Guy Laforge

Die verborgenen Krankmacher

Wie man Zivilisationskrankheiten selbst besiegen kann

Copyright: Gesundheit plus Lebensfreude Verlag,
               Guy Laforge

Titel: Gesundheit zum Selbermachen

Autor: Guy Laforge

ISBN: 978 3 981 6538 16

Verlagsname: Gesundheit plus Lebensfreude Verlag

4. Auflage 2015

Guy Laforge

Die verborgenen Krankmacher

Wie man Zivilisationskrankheiten selbst besiegen kann

Wie unser gesundheitliches Gleichgewicht
durch Elektrosmog, Erdstrahlen, Nahrungs- und
Umweltgifte beeinflusst wird

Gesundheit plus Lebensfreude Verlag

Copyright : Gesundheit plus Lebensfreude Verlag,
Guy Laforge

Titel: Die verborgenen Krankmacher

Autor: Guy Laforge

Verlagsname: Gesundheit plus Lebensfreude

4. Auflage 2015

INHALTSVERZEICHNIS

VORWORT

KAPITEL 1
DIE WIRBELSÄULE UND IHRE SPANNUNGEN

KAPITEL 2
ELEKTROSMOG, ERDSTRAHLEN, MIKROWELLEN

KAPITEL 3
SCHMERZDETEKTIVE

KAPITEL 4
DER ALLTAG DE WIRBELSÄULE

KAPITEL 5
HILFE, DAS KREUZ TUT WEH!

7

KAPITEL 12
KOSMISCHE SCHWINGUNGEN

KAPITEL 13
ALTERNATIVE HEILKÜNSTE

KAPITEL 14
HYPERAKTIV?

KAPITEL 15
DAS HAUT UM!

KAPITEL 16
STIRBT DIE UMWELT – STIRBT DER MENSCH

KAPITEL 17
DROGEN UND MAFIA

KAPITEL 22
LACHEN SIE TROTZDEM!

KAPITEL 23
KREBS, WIE HELFEN?

KAPITEL 24
DIAGNOSE MÖGLICH!

LITERATURHINWEISE

VORWORT

In diesem Buch beschreibe ich die Erfahrungen mit Selbsttherapien, die mir nützlich waren, um wieder gesund zu werden. Sehr viele Maßnahmen nutze ich heute noch, um gesund zu bleiben. Der Vorteil dieser Methoden ist, dass sie alle parallel zu den herkömmlichen medizinischen Behandlungen praktiziert werden können, was nicht ausschließen soll, dass der Arzt zurate gezogen werden sollte.

»Aus Erfahrung wird man klug« heißt es. Deshalb hatte ich im Laufe der Zeit sehr viel Informationsmaterial über die unterschiedlichsten Möglichkeiten, die verschiedensten Krankheiten zu verhindern oder natürlich zu heilen, gesammelt.

Die Suche nach biologischen Heilmethoden durch Selbsthilfe wurde zu meiner Freizeitbeschäftigung.

Trotz meines Wissens und des Versuchs, auf eine weitgehend gesunde Lebensweise zu achten, konnte ich nicht ausschließen, dass mir das Schicksal eines Tages doch noch seine Schläge erteilen würde. Diese Ansammlung von Informationen käme mir dann vielleicht auch zugute. Genauer gesagt: Ich habe das Buch in erster Linie für mich selbst geschrieben, aber mit dem Ziel, damit auch anderen Menschen helfen zu können.

Ich besuchte Tagungen, Seminare und Vorträge über Mensch, Natur und Naturheilkunde. Das ließ mich die Natur wieder entdecken. Im Laufe der Zeit habe ich Interessantes und teilweise Faszinierendes erfahren können.

Die Hilfen aus der Natur waren für mich als Techniker nicht immer zu erklären. Nie war es unlogisch, aber oft schwer nachvollziehbar. Vielleicht fand ich deshalb viele dieser Methoden so reizvoll. Sie hatten etwas Prickelndes an sich, und wenn sie helfen konnten, warum sollte man sie bei Bedarf nicht ausprobieren?

Die Menschen, die ich bei diesen Seminaren traf, hatten oft über eigenes Leid nachdenken müssen. Auch sie waren – aus der Not heraus – meistens sehr kritisch gegenüber vielen herkömmlichen Heilsystemen geworden.

Ärzte, Heilpraktiker, Physiker und Interessierte aller Berufsgruppen finden bei solchen Seminaren zusammen. Viele Ärzte hatten festgestellt, dass die derzeitigen Methoden der Schulmedizin zu oft versagten, und suchten in einer anderen Richtung nach möglichen Lösungen. Einige hatten ihren Beruf zu ihrer Lebensaufgabe gemacht und teilweise in eine Art Privatforschung umgesetzt. Oft waren sie auch über eigene Krankheiten zum Nachdenken gekommen.

Zu diesen Tagungen kamen auch Leute, die zwar nie ein Semester studiert haben, die aber durch ihre langjährigen Beobachtungen und Selbsterfahrungen interessante Erkenntnisse mitteilen konnten. Oftmals befanden sich darunter Menschen mit sogenannten übernatürlichen Begabungen. Sie haben zwar mit jeglicher Art von anerkannter Wissenschaft »nichts am Hut«, können jedoch eindeutige Erfolge nachweisen. Ihre Erkenntnisse sind in ihrer Wirkung oft wertvoller als ein stures langjähriges Studium.

Die, die dort teilnahmen, waren zumeist sehr interessante Menschen. Einige konnten in Sachen Mensch und Natur von Dingen berichten, die an die Grenzen des heutigen Wissens stoßen.

Auch ich hatte durch die Krankheit lernen müssen, Arroganz und »Scheuklappen« abzulegen. Dadurch nimmt man vieles intensiver wahr und erhält die Möglichkeit, seinen Blickwinkel und sein Wissen zu erweitern.

Die Naturheilkunde ist ein sehr umfangreiches und unerschöpfliches Thema. Die Vernetzung der Möglichkeiten ist wie die Natur selbst fast unendlich. Ihre Erkundung verlangt viel Freizeitopfer, Weitblick, die Wahrnehmung von Intuitionen sowie ein gesundes Selbstvertrauen.

Die Natur schenkt uns Leben und Gesundheit. Sie nimmt die Gesundheit und das Leben häufig zu früh und oftmals qualvoll zurück, wenn wir mit ihr nicht im Einklang leben.

Fast immer gibt uns die Natur die Gesundheit wieder, wenn wir rechtzeitig gelernt haben, unseren Körper als Naturprodukt zu respektieren und ihn an entsprechende natürliche Rhythmen und die Umgebung anpassen.

Ich gewann immer mehr die Überzeugung, dass gegen jede Art von Erkrankung »ein Kraut« gewachsen sei, auch wenn dieses Kraut und seine Anwendungsweise leider noch unbekannt sind.

Meine neuen Interessen machten mich hellhörig für alles, was Krankheiten, Heilungen und die Erfahrungen dazu betrafen.

Es fiel mir auf, dass das Thema Gesundheit die Menschen im Allgemeinen sehr beschäftigt und in häufigen Gesprächen immer wieder auftaucht. Viele

Methoden der etablierten Schulmedizin werden oft aufgrund von negativen Erfahrungen angezweifelt. Es sind nicht zuletzt die fließbandartigen Behandlungen, der radikale Einsatz von Penizillin, Cortison und Co., sondern auch der Mangel an Wirksamkeit dieser Methoden und das weitere Absinken des Gesundheitszustandes, was sehr nachdenklich macht.

Durch ihre bleibenden Leiden entschließen sich immer mehr Menschen zur Selbsthilfe vorwiegend natürlicher Art.

Die eigenen Gesetze der Natur sind für den modernen Menschen kaum fassbar. Solche Bemerkungen wie:»Es ist wissenschaftlich nicht nachgewiesen« konnte ich nicht mehr ernst nehmen. Vielmehr dachte ich, dass der Autor einer solchen Aussage wahrscheinlich noch nie ernsthaft krank war.

Hier möchte ich meine persönlichen Erfahrungen und Meinungen zu den verschiedensten Themen mitteilen.

Ich spreche auch Umweltprobleme an, die mich bedrücken und die direkt oder indirekt einen Einfluss auf die Gesundheit der Menschen haben.

Ich möchte hiermit auf keinen Fall behaupten, Patentlösungen für jedermann liefern zu können. Vielmehr möchte ich über meine persönliche Art, die Dinge zu sehen, anderen vermitteln, dass es mit einfachen Methoden möglich ist, die Gesundheit weitgehend zu schützen. Das hat mir seit Jahren zu einer zufriedenstellenden Gesundheit verholfen. Viele der zitierten Beispiele beziehen sich auf Erfahrungen durch Gespräche, ob mit Kunden, in geselliger Runde, bei Feierlichkeiten und so weiter. Die Angaben unter »Bekannten« können daher auffallend sein. Wichtig bei einem Beispiel soll nicht die Herkunft sein, sondern der Inhalt und deren Entwicklung.

Ich habe nichts erfunden, sondern nur über Jahre sehr viele Informationen gesammelt.

KAPITEL 1

DIE WIRBELSÄULE UND IHRE SPANNUNGEN

MECHANISMUS DER WIRBELSÄULE AUS DER SICHT EINES TECHNIKERS

Es hat ungefähr zwei Jahre gedauert, bis sich meine Wirbelsäule durch die elektromagnetische Strahlung eines Radioweckers schmerzhaft auszurenken begann. Die Bänder meiner Wirbelsäule lockerten sich von Tag zu Tag mehr, die Rückenmuskulatur ließ stetig weiter nach.

Die Wirbelkörper verrenkten sich ständig, sogar im Schlaf und bei jeder Art von Bewegung. Die dadurch eingeklemmten Nerven strahlten ihre teilweise unerträglichen Schmerzen zu den Organen hin, die sie energetisch versorgten. Keine von den angegangenen Maßnahmen wie Massagen, Spritzen und mehr brachte Erfolg, zumindest keinen langfristigen.

In meinem technischen Beruf habe ich häufig mit Handwerkern zu tun, die durch körperliche Tätigkeit ihre Muskulatur ständig trainieren.

Handwerkliche Arbeiten werden heutzutage sehr von der Technik unterstützt und stellen nicht mehr die »Knochenarbeiten« dar wie vor einigen Jahrzehnten. Daher sollte man davon ausgehen, dass ein Verschleiß der Gelenke weniger vorkommt als in früheren Jahren, in denen man noch ohne technische Hilfe arbeiten musste.
Als erstaunlich empfinde ich, dass der Krankenstand durch angebliche Verschleißerscheinungen ständig wächst, sogar auch bei jungen Menschen. Die Warteräume sind voll von solchen Leuten. Die Zahl der orthopädischen Praxen ist in den letzten dreißig Jahren stark angestiegen und die Orthopäden haben alle gut zu tun.

Das muss doch einen Grund haben!

Öfter konnte ich Handwerker beobachten, die sich während einer Pause mit einer Hand an eine Schulter fassten, das Schultergelenk mit dem Arm kreisförmig bewegten, offensichtlich um Schmerzen zu lindern. Auf meine Frage, welche Probleme sie hätten, bekam ich oft die Antwort, dass es sich um Verschleiß in der Schulter handele. Erfuhr ich, dass der Betroffene die Schmerzen an der rechten Schulter hatte, fragte ich, ob sich ein Radiowecker oder ein anderes in Strom gestecktes Gerät an der rechten Bettseite befände. Selten wurde diese Frage mit Nein beantwortet. In diesen Fällen erkundigte ich mich weiter, ob der Betroffene in Seiten- oder Bauchlage schlafe und ob die kranke Schulter die längste Zeit der Nacht nah zum elektrischen Wecker liegt und so direkt bestrahlt werde.

Der Zusammenhang von Schulterbeschwerden und Radiowecker erstaunte immer wieder. Die Angaben waren jedoch so übereinstimmend, dass die meisten Betroffenen sich entschieden, das Gerät zumindest probeweise zu entfernen. Im Allgemeinen verschwanden die Beschwerden schon innerhalb von zwei Wochen. Oft wurde der Schlaf ruhiger. Viele fühlten sich insgesamt besser.

Einige der Leute, die ich nach Jahren wieder traf, hatten längst ihren Verschleiß vergessen. Wo keine genauen Ursachen festgestellt werden, kann die Diagnose sehr schnell entweder Verschleiß oder psychosomatische Erkrankung lauten.

DER KÖRPER VERSUCHT SICH SELBST ZU SCHÜTZEN

Im Laufe der Jahre habe ich verschiedenen Menschen mit meinen persönlichen Erkenntnissen helfen können. Bei einigen meiner Bekannten bekam ich die Gelegenheit, mir den Schlafplatz anzusehen und genauestens zu betrachten.

Dabei, und nach einem anschließenden Gespräch, stellte ich fest, dass Erwachsene genau wie Säuglinge im eingeschlafenen Zustand vor gewissen Störungen aus der Erde unbewusst flüchten. Fast immer war es mir möglich gewesen, die gewohnte Schlafposition nur nach dem Verlauf der unterirdischen Störungen anzugeben.

Bedingt durch ihre Körpergröße können Erwachsene diesen Störungen im Bett – ganz im Gegensatz zu Säuglingen – leider nicht ausweichen. Somit mussten sie die langfristigen Bestrahlungen an bestimmten Körperstellen und Organen Nacht für Nacht erleiden. Es war mir aufgefallen, dass die gekrümmte Haltung des Körpers im Schlaf nur dazu diente, den stärksten Strahlungskonzentrationen aus der Erde auszuweichen. Der Körper wehrte sich gegen diese Angriffe, schlief unruhig, drehte und wendete sich ständig, um damit bestimmten aggressiven Wellen an denselben Punkten oder Organen im Körper entgegenzuwirken: eine Art Selbstschutz.

18

Seltsamerweise berichten Menschen oft, nur in einer gewissen Position schlafen zu können. Fragt man nach dem Schlaf im Urlaub, dann heißt es oft: Es sei sehr schwierig gewesen, in den ersten Nächten Schlaf zu finden. Später habe man in einer anderen Position schlafen können.

Der Körper hatte sich den positiven Bodengegebenheiten des neuen Schlafplatzes am Urlaubsort angepasst und gegen die gewohnte Schlafposition von zu Hause in den ersten Nächten angekämpft.

Künstliche Strahlungen aus Geräten dagegen nimmt der Körper nicht wahr. In einem sehr ungünstig platzierten Bett kann jemand schlafend hochrutschen, um unterirdischen Störungen im Unterkörperbereich auszuweichen. Möglicherweise schläft er dann aber mit dem Kopf im Bereich eines Radioweckers.

Die Auswirkungen der elektromagnetischen, künstlichen Strahlungen werden langfristig wahrscheinlich ihre entsprechenden Beschwerden mit sich bringen. Der Körper kennt aus seinen natürlichen Ursprüngen solche künstlichen Störungen nicht. Er hat nicht gelernt, sich dagegen zu schützen oder vor ihnen auszuweichen.

Durch die pulsierende Wirkung der 50 Hertz aus dem Stromnetz und der Elektrogeräte werden die natürlichen Strahlungen aus der Erde intensiviert. Der gesunde erdstrahlenfreie Schlafplatz wird sehr verkleinert, der Schlaf durch eine unsichtbare unnatürliche Störquelle beeinträchtigt. Der Körper wird also selbst im Schlaf gestresst und kann sich somit nicht effektiv regenerieren.

Je schlechter ein Schlafplatz ist, desto schlechter ist auch die Regeneration und umso größer ist das Bedürfnis, im Bett zu liegen: Der tiefe Schlaf fehlt und somit auch das sich aus einem tiefen Schlaf ergebende Regenerieren. Die Wirkung des schlechten Schlafplatzes erhält auf diese Weise die Möglichkeit eines Multiplikationsfaktors für ein Gesundheitsdefizit.

Sonnenstrahlen reduzieren die Aggressivität der Erdstrahlen. Je intensiver die Sonne, umso weniger spürt man die Strahlen und umso besser kann man schlafen. Der Mittagsschlaf wirkt aus diesem Grund sehr regenerierend. Ein Mittagsschlaf von nur 10 Minuten reicht, um wieder fit zu machen. Daher ist diese Ruhezeit sehr wichtig für die Gesundheit und sollte möglichst täglich eingehalten werden.

ELEKTRIZITÄT, MAGNETISMUS UND MENSCH

Hier kann man die Aschoff'sche Aussage festhalten:»Krankheit hat immer mit magnetischer Unordnung zu tun, Gesundheit hat immer mit magnetischer Ordnung zu tun.« Damit ist der Magnetismus des Blutes gemeint.

Es bedeutet also, dass der Körper – der von Natur aus nur natürliche Elektrizität und natürlichen Magnetismus wie zum Beispiel den Erdmagnetismus gewohnt ist – plötzlich mit künstlich fabrizierten elektromagnetischen Strahlungen wie die aus Radioweckern oder anderen Geräten auch in der Nacht fertig werden soll!

Den Gefallen tut uns der Körper aber langfristig nicht. Dies widerspricht seinen natürlichen Eigenschaften. Es ist meist nur eine Frage der Zeit, bis wir seine Reaktion in Form von Schmerzen und vielleicht sogar Krankheiten zu spüren bekommen. Der künstliche Magnetismus bedeutet in der Natur Unordnung, und wie wir jetzt wissen, bedeutet eine magnetische Unordnung Krankheit.

Die aggressiven Strahlungen aus der Erde, worauf das Bett steht, werden durch den 50 Hertz elektrisch pulsierenden Strom verstärkt. Der Mensch verbringt jede Nacht circa acht Stunden in seinem Bett, um sich zu erholen und zu regenerieren. Das entspricht einem Drittel seines Lebens auf nur zwei Quadratmetern. Während des Schlafes verliert der Körper circa zwei Drittel seiner eigenen Kraft, um sich regenerieren zu können. Hinzu kommt, dass der Mond diese Störungen zwischen Mitternacht und fünf Uhr morgens bis um das Siebenfache gegenüber tagsüber verstärken kann. Die verstärkten Störungen treten bei Vollmond auf. Bei Vollmond wird der Schlaf in der Nacht oft unterbrochen. In einem bestrahlten Bett wird der Mensch zwischen Mitternacht und zwei Uhr wieder wach, er wälzt sich hin und her und kann nicht schlafen. Erst gegen fünf Uhr morgens, wenn die Sonne wieder kommt, kann er wieder schlafen.

Während des Vollmondes verstärken sich die unsichtbaren Energien zwischen Mond und Erde dermaßen, dass sich die Erdkruste während dieser Zeit bis um ca. 30 Zentimeter anhebt und die Meere ihre höchsten Flutwellen erreichen. Gewisse Punkte der Erde nehmen an den Energieintensitäten teil und werden besonders aktiv. Auch unter dem Schlafplatz befinden sich möglicherweise solche Energiepunkte. Sie sind der Grund der Schlaflosigkeit.

20

Auf einem gesunden Platz und einen guten pH-Wert schläft man auch bei Vollmond durch.

Die Kräfte des Mondes sind unvorstellbar gewaltig und sehr zuverlässig. Wer seinen Urlaub am Atlantik verbracht hat, kennt das. Das Meeressystem von Ebbe und Flut wiederholt sich circa alle sechs Stunden. Die Natur ist so zuverlässig in ihrer Rhythmik, dass ein genauer Gezeitenkalender in den Badeorten zu erhalten ist. So erfährt der Tourist, in welchem Ort, in welchem Monat und an welchem Tag das Meer minutengenau am Strand sein wird.

Der Mond beeinflusst die gesamte Natur, Menschen inklusive. Forscher haben bei laufend wiederholtem Fotografieren von Pflanzen beobachtet, dass das Pflanzenwachstum nicht kontinuierlich progressiv ist, sondern nur schubweise abhängig von der Meeresflut.

WIE REAGIERT MEIN LEBENSBAUM AUF DIESEN STRESS?

Eine kleine und punktweise Erdstrahlenkonzentration über Nacht im Lendenwirbelbereich zum Beispiel kann dazu ausreichen: Man kann sich am nächsten Morgen nicht mehr aufrichten beziehungsweise bücken.

Eine derartige Bestrahlung bringt eine gesamte Verspannung der Wirbelsäule mit sich, die Schmerzen in den schwächsten Bereichen verursachen kann. Hat man zum Beispiel eine Schwachstelle im Nackenbereich, dann kann eine Bestrahlung im Brustbereich der Wirbelsäule die Muskulatur so zusammenziehen, dass die Beschwerden eben im Nacken, das heißt an der schwächsten Stelle auftauchen.

Auch die Wirbelsäule leidet unter solchen Bestrahlungen, und gleich welche Beschwerden man hat, ist der Schlafplatzwechsel oder eine Schlafplatzsanierung immer einen Versuch wert, um eine mögliche Besserung des Gesundheitszustandes zu erzielen.

Meistens muss eine Ortswechselreaktion in Kauf genommen werden. Schlechter Schlaf und eine Verstärkung der Schmerzen in den nächsten Nächten nach der Umstellung sind möglich.

Mehr Schmerzen in den nächsten Nächten sind vorerst als positiv zu bewerten. Dies ist eben eine Reaktion, die allerdings nicht länger als sechs Wochen anhalten sollte. Man muss sonst davon ausgehen, dass der Schlafplatz vielleicht noch immer nicht stimmt.

Der Bettentausch unter Ehepartnern beweist oft den Unterschied von Bodenbeschaffenheit auf kleinstem Raum. Trotz gleicher Matratzen und gleichem Bettzeug wird anders geschlafen, besser oder schlechter, jedenfalls unterschiedlich. Es erscheint für den Laien vorerst als unglaublich und wird oft als das Resultat der geänderten Schlafplatzgewohnheit abgetan. So ist es aber nicht! Der Boden und seine unsichtbaren Ausstrahlungen sind der Grund für diese Effekte. Wenn man solche Unterschiede spürt, dann tut sich da etwas. Bald übernimmt man möglicherweise die Schlafgewohnheiten des Partners und vielleicht sogar seine Liegeposition im Schlaf. Vielleicht tauscht man sogar mit ihm die Beschwerden?

Spätestens dann wäre es ratsam zu versuchen, die Ursachen dieses Phänomens zu ergründen. Entweder beschäftigt man sich selbst mit der Materie oder man versucht, einen Spezialisten der Strahlenkunde anzusprechen.

Findet man selbst oder über einen Radiästheten den besten Schlafplatz, frei von Erdstrahlungen und dazu noch in der richtigen Körperachse, dann wird man die meiste Zeit der Nacht auf dem Rücken schlafen. Auf einem schlechten Schlafplatz dreht man sich hin und her und wühlt die ganze Nacht über, besonders bei Vollmond. Durch diese Unruhe schläft man in der Seitenlage und rutscht meist völlig verkrümmt auf die günstigeren Stellen des Bettes.

Ein guter Schlafplatz, frei von Erdstrahlen, ist von Natur aus kaum breiter und länger als ein Menschenkörper. Selbst durch ein Doppelbett verläuft fast immer eine Strahlung, die selbstverständlich durch die sogenannte Besucherritze gehen sollte.

In der Seitenlage bildet der Körper und somit die Wirbelsäule eine Rundung, die das Einklemmen von Nerven verhindert, falls einige Wirbel blockiert sind. Bekommt man nun einen guten und ungestörten Liegeplatz, beginnt man auf dem

Rücken über Stunden zu schlafen. Die Wirbelsäule liegt dann dabei selbstverständlich gerade auf der Matratze und klemmt möglicherweise Nerven ein, von denen man auf dem schlechten Schlafplatz wegen des krummen Liegens nie etwas gespürt hatte.

Die eingeklemmten Nerven machen sich aber meistens an ihren Enden bemerkbar und selten an der Stelle, an der sie eingeklemmt sind. So empfindet man oft durch diese flache Körperlage besonders im Brustwirbelbereich Schmerzen, die in den gesamten Brustkorb ausstrahlen können. Man wird unruhig, nimmt stechende Beschwerden in der Herzgegend wahr, leidet teilweise sogar unter Atemnot. Das Herz meldet durch die entsprechenden Schmerzen, dass seine Versorgung nicht mehr ausreicht. In einem solchen Fall stimmt das EKG und es gibt trotz oft heftiger und beunruhigender Schmerzen keinen krankhafter Befund am Herzen.

Auch diese Erfahrung hatte ich machen müssen und sehr lange nach der Ursache geforscht.

Man sollte in einem solchen Fall immer an die Wirbelsäule im Brustbereich denken.

Es muss dann unbedingt eine Deblockierung der Wirbel vorgenommen werden. Der Schmerz ist ein Warnsignal und will auf einen Defekt sowie auf eine Unterversorgung aufmerksam machen. Dieses Warnsignal sollte nicht lange ignoriert werden. Damit kann ein Schaden an dem betroffenen Organ rechtzeitig vermieden werden. Deblockierungen sind nicht schmerzhaft.
Eine Blockierung im oberen Wirbelsäulenbereich kann im gesamten Arm bis zu den Fingerspitzen hin eine Taubheit hervorrufen. Das Gefühl stimmt viele der Betroffenen sehr unruhig, weil sie glauben, Opfer eines Schlaganfalls geworden zu sein. Man sollte sofort versuchen zu pfeifen. Falls man noch pfeifen kann, ist ein Schlaganfall nahezu ausgeschlossen. Es handelt sich höchstwahrscheinlich um die Ausstrahlung einer Verrenkung im oberen Wirbelsäulenbereich.
Um die Schmerzen zu lindern, kann man sich hinknien, sich dabei auf die Ellenbogen abstützen, die Unterarme auf den Fußboden legen und den Kopf so weit wie möglich im Richtung Bauchnabel neigen, also einen Katzenbuckel machen. Damit werden die eingeklemmten Nerven der Wirbelsäule etwas befreit. In dieser Position werden die Arme wieder durchblutet. Wie aus den Experimenten mit dem Liegeplatztest bekannt ist, können starke Erdstrahlen auch solche Durchblutungsbeschwerden verursachen.

ELEKTRIZITÄT IM SCHLAFZIMMER und RÜCKENBESCHWERDEN

Als ich kürzlich Verwandte in Frankreich besuchte, musste ich enttäuscht feststellen, dass sie ihr Bett wieder in einer von der Erde stark bestrahlten Zone aufgestellt hatten.

Ein Jahr zuvor hatte ich mit der Frau einen erdstrahlenfreien Platz im Schlafzimmer ausgetestet. Sie empfand dort eindeutig Wohlbefinden im Gegensatz zum alten Schlafplatz. Daraufhin verstellten meine Verwandten ihr Bett. Dennoch wachten sie dort jeden Morgen nach wie vor mit starken Rückenschmerzen auf.

Da also der Standortwechsel des Bettes nicht wie gewünscht gewirkt hatte, wurde es zu einem späteren Zeitpunkt wieder auf den ursprünglichen und dekorativ schöneren Platz zurückgestellt.

Dort wiederum fühlten sich meine Verwandten ständig wie unter Spannung gesetzt, sodass sie schlecht schliefen und es morgens nicht im Bett aushalten konnten. Ein Ausschlafen war ihnen nie möglich gewesen.

Aus Deutschland hatte ich ein elektronisches Vielfachmessgerät mitgebracht und vorsichtshalber auch einen automatischen Netzfreischalter, um den Strom nachts in den Stromleitungen vollautomatisch auszuschalten.

Das Digitalvielfachmessgerät, welches jeder Elektriker in der Werkzeugtasche hat, wurde mit einem Kabel mit einem Erdanschluss verbunden und das andere Kabel wurde mitten im Raum von meinem Cousin in der Hand gehalten.

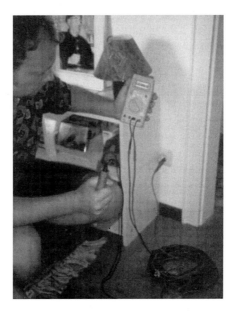

Elektrosmog Messung einfach gemacht, auch liegend auf das Bett besonders zu empfehlen.

Mein Cousin diente als Empfänger für die elektrischen Stromverluste im Hause und erstaunlicherweise war er mit einer Spannung von über 17 Volt aufgeladen. 17 Volt mitten im Raum, das war eine beträchtliche Menge.

Sein Haus war im Laufe der Zeit mehrfach umgebaut und die elektrischen Leitungen so geführt worden, dass kein System mehr in der Verlegung vorhanden war.

Die kreuz und quer verlaufenden Stromleitungen von älteren Häusern mit immer neuen Unterverteilungen und Sicherungskästen machen das Herausfinden von störenden Stromkreisen oft sehr schwierig.

Es ist daher empfehlenswert, eine elektrische Anlage nur so zu erweitern, dass sie immer dem System einer neuen zentralen Anlage entspricht.
Das heißt, möglichst keine zusätzlichen Unterverteilungen im Hause einbauen, sondern nur eine Erweiterung der ursprünglichen Anlage vornehmen!

Dabei sollte eine fachmännische und systematische Verlegung der Leitungen mit einem großen Bogen um die Schlafräume in Betracht gezogen werden. So werden unnötige Störungen für den Schlafbereich weitgehend ausgeschlossen.

Also machte ich mich bei den Verwandten auf die Suche nach den störenden Stromkreisen. Mein Cousin stand für diese Untersuchung mitten im Zimmer. In der Hand hielt er die Elektrode, die mit dem Messgerät verbunden war. Die andere Leitung des Vielfachmessgerätes wurde als Masseanschluss mit einem Heizkörper verbunden, weil keine andere Erdungsmöglichkeit in dem Raum bestand. Mein Cousin diente also als lebende Spule, wie man in der Elektrobranche definieren würde. Er las am Vielfachmessgerät die Messwerte der Fremdspannungen ab, die von seinem Körper im Raum aufgenommen wurden. Ich hatte zuvor alle Sicherungen ausgeschaltet und schaltete sie einzeln nach und nach wieder ein. Sobald der Spannungswert anstieg, meldete sich mein Cousin, damit ich die gerade eingeschaltete Sicherung wieder ausschalten konnte. Somit kann der jeweils störende Stromkreis genau geortet werden.

Beim Abschalten der Hauptsicherung rief mein Cousin, dass die Spannung nur noch 345 Millivolt betrage, also nur noch ein Fünfzigstel der bisherigen Störstrahlung, was eigentlich noch zu viel war, aber doch eine wesentliche Besserung bedeutete. Ein besseres Ergebnis war in diesem Fall leider nicht zu erzielen. Nach dieser Messung war er jedenfalls sehr erstaunt und nachdenklich.

Das Beste wäre gewesen, auf die Zahl Null zu kommen. Aber die alte Anlage erlaubte es eben nicht. Ich hatte meinem Cousin empfohlen, die Erdung des Hauses von einem Elektriker nachsehen zu lassen, damit diese Restströme vielleicht auch zurück zur Erde fließen könnten.

Eine alte Hauserdung ist oft durch Korrosion nicht mehr wirksam. Der Mensch speichert dann die elektrische Ladung im Raum, die mangels Erdung nicht mehr abfließen kann.

Ich empfahl meinem Cousin außerdem, einige Leitungen, die immer unter Strom bleiben mussten, etwas weiter von dem Schlaftrakt entfernt zu führen.

Ich installierte den mitgebrachten Netzfreischalter hinter der Sicherung des störenden Stromkreises, und sobald Licht und Radiogeräte aus diesem Stromkreis abgeschaltet wurden, schaltete der Netzfreischalter den Strom völlig ab. Somit war kein unnötiger Strom mehr während der Nacht in den Wänden vorhanden. Der Netzfreischalter schaltete den Strom wieder ein, sobald man den Lichtschalter betätigte.
Schon am nächsten Morgen meldeten beide Verwandten sehr erfreut, keine Rückenschmerzen mehr zu haben. Sie fühlten sich zum ersten Mal in diesem Haus entspannt und ausgeschlafen.

Ich wusste schon, wie Strom in der Nacht einen Körper negativ bestrahlen konnte, aber diese krasse Auswirkung war mir bis dahin noch unbekannt.

Einige Tage später rief ich an, um zu erfahren, ob die Auswirkung des Netzfreischalters sich weiterhin bestätigte. Darauf sagten mir die Verwandten: »Wir fühlen uns ganz anders, wir sind ganz happy.« Ich war sehr erfreut, den beiden mit dieser einfachen Maßnahme geholfen zu haben.

Eine zusätzliche erfreuliche Nachricht erreichte mich kaum fünf Monate später, nachdem das Bett umgestellt und der Strom abgeschaltet war: Meine Verwandte war endlich schwanger, obwohl sie die Hoffnung darauf schon längst aufgegeben hatte. Fachmediziner hatten zuvor nach sieben verschiedenen Untersuchungen angegeben, dass beide keine Kinder bekommen können. Nach Beseitigung der Störungen verliefen jedoch beide Schwangerschaften problemlos.

Zum Thema Kinderlosigkeit noch folgende Ergänzungen:

Viele kinderlose Ehepaare, denen möglicherweise sogar ihr Arzt bestätigt hatte, dass eine Schwangerschaft unmöglich wäre, werden im Leben oftmals von Traurigkeit und Resignation, teilweise auch von Depressionen begleitet. Eines Tages ziehen sie um in ein anderes Haus oder vielleicht nur in ein anderes Zimmer und werden sehr bald von einer Schwangerschaft überrascht. Viele Ehepaare bekommen Kinder, nachdem sie ihr Bett umstellen oder nach einem längeren Urlaub an einem fremden Ort – das ist kein Zufall, wie schon lange aus der Strahlenkunde bekannt ist.

Der Urlaub an strahlenfreien oder weniger bestrahlten Schlafplätzen, dazu keinen Stress haben, das Fehlen der elektromagnetischen Felder, das alles trägt dazu bei, eventuelle zukünftige Eltern positiv zu stimulieren.

Kommt eine Schwangerschaft erst nach einer solchen Abwesenheit von zu Hause zustande, dann sollte man über die häuslichen negativen Einflüsse nachdenken, die dazu geführt haben mögen, dass da keine Schwangerschaft zustande kommen konnte. War zum Beispiel der Grund für die Kinderlosigkeit starke Bestrahlung im Bauchbereich durch Erdstrahlen im Bett, dann muss man unbedingt den Schlafplatz wechseln, um dem Kind im Bauch der Mutter keinen Schaden zuzufügen. In vielen dieser Fälle hatte die Frau an solchen Stellen zuvor an Unterleibsproblemen und an unregelmäßigen und schmerzhaften Perioden gelitten. Das allein kann eine Aussage über eine starke Schlafplatzbestrahlung sein.

Ergänzend zum Thema:

Rudolf Breuß erwähnt in seiner Broschüre »Krebs und Leukämie«, dass künstliche Geruchsspender, die in den Toiletten angebracht werden, häufig Arsen enthalten und für Frauen zu unangenehmen Folgen, wie unter anderem zu unerklärlichem Ausfluss, führen können.

Als Geruchsspender im Wohnbereich empfehlen sich daher natürliche Essenzen, wie zum Beispiel Lavendel, welche man in einem kleinen verschlossenen Tongefäß »ausatmen« lässt. Das Tongefäß, auch in Biohäusern und teilweise in Souvenirläden erhältlich, atmet den Lavendelduft aus dem Boden. Das Gefäß sollte aus diesem Grund aus unglasiertem Ton sein. Die eingefüllte Menge an Lavendelessenz braucht nur sehr gering zu sein und nur den Boden des Gefäßes zu bedecken. Ist es jedoch zu voll, tränkt es sich so sehr, dass es nicht mehr atmet, das Gefäß ist dann unbrauchbar. Lavendel hat eine schützende Wirkung gegen Insekten

Rudolf Breuß gibt auch an, dass bei Kinderlosigkeit das tägliche Trinken von rotem Geraniumtee (Germanium Robertianum) von beiden Eheleuten einen Radiummangel kompensieren kann. Der Tee nennt sich auch Storchenschnabelkrauttee. Laut Breuß sollte man ihn 10 Minuten lang in einer Tasse mit heißem Wasser ziehen lassen. Breuß sagt, dass kinderlose Ehen, wenn zusätzlich Radium genommen wird, nur noch seltene Ausnahmen sein sollten. Dieser Tee unterstützt angeblich die Regeneration des Hormonspiegels.

Nach über dreißig Jahre Erfahrungen mit Strahlen ist mir kein Ehepaar bekannt, dass nach dessen Ausweichen durch die einfache Verstellung des Bettes und dazu die Beseitigung von Elektrosmog anschließend keine Kinder bekommen hat. Der Versuch lohnt sich also immer.

Zu einem späteren Zeitpunkt erwähnte meine Verwandte, noch einmal die Anspannung im Rücken gespürt zu haben. Ich fand heraus, dass der Netzfreischalter in der Nacht nicht abgeschaltet hatte, weil der Fernseher im Wohnzimmer, der über denselben Stromkreis lief, nicht ausgeschaltet worden war. Da er nur über die Fernbedienung betrieben wurde, blieb sein Trafo in Bereitschaft. Sein Stromverbrauch wurde jedoch vom Netzfreischalter gespürt.

Ein Netzfreischalterautomat schaltet den Strom nur dann ab, wenn er fühlt, dass der letzte Verbraucher ausgeschaltet ist. Er kann nicht entscheiden, ob es sich beispielsweise um den Trafo eines eingesteckten Kassettenrekorders handelt, um eine Lampe oder einen sonstigen, unnötigen Stromverbraucher. Solange das Gerät fühlt, dass noch Strom verbraucht wird, schaltet es nicht ab.

Es ist möglich, eine Orientierungsbirne zur Funktionskontrolle des Netzfreischalters in eine Schlafzimmersteckdose zu stecken. Solch eine Kontrollleuchte, oft in Kinderzimmer eingesetzt, verbraucht sehr wenig Energie und wird im Normalfall von einem Netzfreischalter nicht erfasst. Wenn sie erloschen ist, weiß man, dass auch der letzte Stromverbraucher abgeschaltet ist.

KAPITEL 2

ELEKTROSMOG, ERDSTRAHLEN, MIKROWELLEN

WIE KANN MAN SOLCHE STRAHLUNGEN MESSEN?
MIT WELCHEM GERÄT?
WAS KANN MAN NOCH DAMIT MESSEN?

Ein technisches und für viele ein etwas langweiliges Thema! Andere aber haben diese Beschreibung schon längst erwartet. Technisch unbegabte Menschen können dieses Kapitel überspringen und irgendwann wieder aufgreifen. Es ist allerdings nicht so schwierig zu verstehen, wie man vom Thema her vermuten könnte. Für die Bedienung des Messgerätes kann man auch den Hauselektriker um Hilfe bitten. Spätestens beim Lesen der Messergebnisse wird er eine mögliche ablehnende Haltung ablegen. Er muss nur ein guter Elektriker sein.

Die Methode, solche elektrische Störungen selbst zu messen, ist ziemlich einfach, und ich werde versuchen, sie im Laufe des Textes so ausführlich zu beschreiben, dass möglichst jeder Laie sie praktizieren kann.

Das Vielfachmessgerät mit dem notwendigen Kabelsatz und den Messingelektroden ist unter folgender Anschrift preiswert erhältlich:
Geobionic
Gesellschaft für Geobiologie mbH
Adlerweg 1
D-6935 Waldbrunn/Wk.

Diese speziellen Elektroden bestehen aus Messing 63 und eignen sich daher für Körpermessungen. Das Material enthält kein Blei.
Das Messgerät ermöglicht auch, Spannungen – hervorgerufen durch Metalle im und am Körper (Schmuck) – zu messen. So kann zum Beispiel auch die Stärke elektrischer Spannungen, bedingt durch Amalgamfüllungen und andere Metalle im Mund bestimmt werden. Solche Spannungen weisen auf ungünstige elektrolytische Phänomene im Körper hin und geben somit logischerweise Auskunft auf den zu vermutenden elektrolytischen Abtransport der entsprechenden Metalle im Blut. Ebenso können Spannungen zwischen Metallen im Mund und Körperschmuck gemessen werden. Hohe Spannungen müssen von der eigenen Körperenergie bekämpft bzw. kompensiert werden. Die dafür

benötigte Energie verursacht im Allgemeinen einen unerklärlichen Mangel in Form von ständiger Müdigkeit und Antriebslosigkeit.

Die unvorhersehbaren Konsequenzen von teilweise sehr giftigen Stoffen im Blut wie zum Beispiel Quecksilber aus Amalgamfüllungen oder Palladium aus Zahngold können oft den Gesundheitszustand in einer sehr bedrohlichen Weise langfristig beeinflussen.

Die Messung von Metallen in und am Körper wird im Buch weiter und genauer beschrieben.

DIE OSTEOPOROSE

Die Knochenstruktur beginnt im Alter von 35 Jahren poröser zu werden. Besonders sind Frauen in und nach den Wechseljahren betroffen, wenn die Östrogenproduktion nachlässt. Bei Sportlern wird der Alterungsprozess durch Sauerstoffaufnahme, Durchblutung und die dadurch bedingt biochemischen Auswirkungen verlangsamt. Knochen, Bänder und Knorpel werden von der Porosität betroffen: Osteoporose also!

Wirksame Präparate gegen Osteoporose werden neuerdings auch in Deutschland angeboten. Kombipräparate aus Glucosamin und Chondroitin kann man in Amerika seit Jahrzehnten in Drugstores kaufen. Diese Produkte bestehen ausschließlich aus Schalen von Meeresfrüchten und sind somit unschädlich und ohne Nebenwirkungen. Das Präparat kann, je nach Hersteller, unter verschiedenen Namen vertrieben werden. Der Inhalt allein ist wichtig. Das Präparat ist allen Apothekern bekannt. Die Wirkung ist hervorragend für Wirbelsäule, Bänder und die Regeneration des gesamten Knochenbaus.

Ein Apotheker aus der Baggot Street in Dublin kommentierte das dortige Präparat »Arthricare« so: »Wenn wir nur ein einzig gutes Produkt in unserer Apotheke hätten, dann ist es dieses.«

Zwei irische Wirbelsäulen- und Knochenbau-Spezialisten gehen sogar so weit, zu sagen, dass eine Heilung ohne Einnahme von Glucosamin und Chondroitin unmöglich ist.

Eine Frau hatte ihrem kranken Hund täglich eine Tablette von dem Kombipräparat Glucosamin und Chondroitin dem Futter beigemischt. Die Gelenkprobleme des Hundes wurden in weniger als drei Monaten restlos beseitigt.

Das Produkt sollte im Alter als ein Nahrungsergänzungsmittel angesehen werden. Ich selbst mache damit alle zwei Jahre eine sechsmonatige Kur.

Mittlerweile findet man das Produkt auch in Deutschland. In England, Holland und Amerika zum Beispiel ist das Produkt wesentlich preiswerter als in Deutschland. Das Produkt ist keine Ausnahme: Alle Pharma-Präparate sind im Ausland bis um die Hälfte preiswerter als in Deutschland.

Magnesiummangel kann ebenso zu Beschwerden führen. Die heutigen denaturierten Nahrungsmittel alleine schaffen es nicht, den Körper mit allen notwendigen Stoffen ausreichend zu versorgen.

Naturärzte empfehlen auch die südafrikanische Teufelskralle aus der Kalahari-Wüste als Wurzelextrakt. Schwellungen, gereizte Muskeln und Entzündungen können mit Hilfe der Teufelskralle bis zur Schmerzlosigkeit natürlich behandelt werden. Wichtig ist vor allem, auf eine basische Nahrung zu achten und Sport, besonders Gymnastik, zu machen.

ERDSTRAHLENMESSUNGEN: DAS GEORYTHMOGRAMM

Das Messgerät ermöglicht auch die genaue Ermittlung der Erdstrahlen-Belastungen eines Menschen an seinem Schlafplatz.

Analogmessgeräte mit Nadelanzeige eignen sich besser als Digitalmessgeräte, da die Nadelanzeige träger reagiert und das Ablesen der Werte leichter fällt.

Unter dem Stress eines bestrahlten Schlafplatzes reagiert der Körper, indem er seinen Hautwiderstand ständig verändert.

Der Hautwiderstand beginnt in der Regel, sich schon zehn Minuten später, nachdem man sich auf einen solchen Schlafplatz bewegungslos hingelegt hat, wesentlich zu verändern.

Die Testperson empfindet meist auch nach dieser kurzen Zeit den bestrahlten Platz unangenehm und kalt. Eine Art Nervosität, Verspannungen sowie schnellere Herzschläge machen sich meist ebenso bemerkbar. Zeigt das Messgerät über eine halbe Stunde lang einen kontinuierlich gleichen Hautwiderstand an, ist auch ein entsprechendes Wohlbefinden zu spüren, was auf einen guten und gesunden Schlafplatz hindeutet. Die Testperson fühlt sich auf dem guten Platz entspannt und ruhig, angenehm schwer und wie von der Erde angezogen.

Eine wichtige Bemerkung dazu: Plastik und Kunststoffteile aller Art, Synthetik, Kunststoffkleidung mit Synthetikanteilen, Eisen, Stahl und Edelstahlgegenstände können Erdstrahlen übernehmen, wenn sie auf Erdstrahlen stehen oder liegen. Dadurch werden die aggressiven Strahlungen aus der Erde, sobald sie auf die genannten Gegenstände treffen, waagerecht im Hause verteilt und nach oben gesendet. Sie können sogar durch mehrere Etagen dringen. Eine Plastiktüte an der falschen Stelle kann schon ausreichen. Das bedeutet, dass ein von Natur aus guter Schlafplatz völlig von fremden Störungen zerstört sein kann. Das ist mitunter auch der Grund für eine Zunahme von Krebsfällen um 60 % innerhalb der letzten zwanzig Jahre. Es ist also ratsam, ein Haus weitgehend biologisch einzurichten. Unter biologisch sollte man sich eine Umgebung wie zur Zeit von Adam und Eva vorstellen. Es gab Holz, Baumwolle, Wolle usw., das, was auf der Erdoberfläche heute noch zu finden ist. Mit denselben Stoffen sollten wir unsere Häuser weitgehend gestalten, damit unser Körper sich in seiner Umgebung wohlfühlen und entspannen kann.

Die Stoffe, die der heutige Mensch aus der Erde extrahiert, haben eigentlich wenig in einem biologischen Haus zu suchen. Es sind mineralisierte Stoffe, aus denen Metalle und Plastik produziert werden. Aus Rohöl entstehen die Kunststoffgegenstände, durch die Erdstrahlen im Hause hoch schwingen und den Menschen krank machen. Deren Bündelung im Hause kann sogar um ein Vielfaches intensiver sein, als die ursprünglichen gefährlichsten Erdstrahlen selbst.

Metalle und Kunststoffe im Garten sind ebenso in der Lage, den schönsten Baum und die schönsten Pflanzen schon innerhalb weniger Wochen zum Sterben zu bringen, manchmal genügen sogar nur wenige Tage dazu.

Es ist zwar kaum noch möglich, Kunststoffe im Hause zu vermeiden. Es gilt aber, sowohl den Kauf von Plastik- und Kunststoffgegenständen zu vermeiden als auch in Kunststoff verpackte Ware. Die gekaufte Ware wird zu Hause sofort ausgepackt, ob Toilettenpapier oder Küchenrolle, ob Unterwäsche oder Strumpfhosen. Diese werden in Holz- oder anderen Kästen aus Naturprodukten aufbewahrt.

Metallgegenstände wie zum Beispiel modische Kerzenständer aus Stahl, selbst wenn sie ein oder zwei Stockwerke tiefer stehen, können, wenn sie auf Erdstrahlen stehen, Schlaf und Gesundheit der Menschen auch in den oberen Etagen ruinieren. Falls die Testperson, absolut ruhig liegend auf dem Rücken, sich schon nach wenigen Minuten unwohl fühlt, dann sollten vorerst und versuchsweise alle größeren Metall- und Kunststoffgegenstände woanders als im Haus abgestellt werden. Glasgegenstände aus dickem Glas können wie Lupen wirken und ebenso, selbst aus unteren Etagen, stark stören. Synthetische Kleidungsstücke unterhalb von einem Meter im Schlafzimmer können ebenso den

Schlafplatz extrem stören. Es gilt, alle Kleidungsstücke und jegliche Synthetik oben im Schrank zu lagern und alle rein biologischen Produkte unten im Schrank aufzubewahren.

Flüssigkeiten, auch die Wasserflasche, Medikamente usw. haben nichts in einem Schlafzimmer zu suchen. Ein Schlafzimmer soll der perfekt biologische Ort für die Regeneration des Körpers sein. Ein Schlafzimmer ist kein Sportraum, keine Apotheke, kein Musik- und Fernsehzimmer oder sonst was. Ein Schlafzimmer ist der Raum für ein biologisches Bett auf einem gesunden Platz, sodass ein erholsamer Schlaf ermöglicht wird.

Wer diese zerstörenden Effekte nicht kennt oder noch nie wahrgenommen hat, hat jetzt die Möglichkeit, sein Haus von künstlichen Gegenständen zu sanieren und diese durch Naturprodukte wie z.b. aus Holz und Baumwolle zu ersetzen. Allein dadurch können unerklärliche Beschwerden verschwinden.

Nach dreißig Jahren Erfahrungen mit Krankheiten, Schlafmangel, Erdstrahlen und Kunstoffen steht mein Wissen diesbezüglich und unantastbar fest.

Ich möchte diese Informationen auch an die Adresse eventueller Skeptiker weitergeben und betonen, dass ich bei Weitem noch nicht alles weiß!

Fakt ist also, dass solche Dinge vor einer Hautwiderstandsmessung berücksichtigt werden sollten. Allein durch die Beseitigung solcher künstlichen Störer könnte sich das Bett bereits als ein Schlafparadies entpuppen, ohne es verstellen zu müssen. Das ist zwar äußerst selten, aber es kommt vor.

Die Messung ist einfach, dafür braucht man allerdings ein vorher ausgearbeitetes Blatt Papier. Darauf wird ein Diagramm entstehen. Deshalb sollte man kariertes oder Millimeterpapier in der Größe DIN A4 wählen.

Zuerst zeichnet man am linken Blattrand eine senkrechte Linie ein, dazu am unteren Blattrand eine waagerechte.
Von unten nach oben an der linken Seite des Blattes werden alle fünf Millimeter Zahlen eingetragen.

Von 2 an unten beginnend, dann 4, 6, 8 und so weiter bis zu 50 oder 60, je nachdem, wie viel Platz nach oben zur Verfügung steht. Diese Zahlenreihe bezieht sich auf Kilo-Ohm-Werte. Das heißt so viel, dass wir mit dieser Messeinheit die elektrischen Widerstandsmessungen am Körper einer Versuchsperson feststellen wollen.

Diese Widerstandsmessungen an einem Körper können sich je nach Erdstrahlenbelastung gravierend ändern. Somit sind die von nicht fachkundigen Kritikern umstrittenen Erdstrahlen an jedem Menschen physikalisch messbar.

Unten, von links nach rechts, tragen wir alle 5 Millimeter eine Markierung ein. Jede Markierung wird eine Zeit von 30 Sekunden bedeuten. Es erscheint also alle zehn Millimeter eine neue Minute: 1, 2, 3, 4 und so weiter.

Jetzt kann man über den Hautwiderstand eines Menschen die Erdstrahlenbelastung an einer bestimmten Bodenstelle oder am Schlafplatz messen.

Dort legt sich die Testperson auf den Rücken und darf sich für die nächste halbe Stunde nicht mehr bewegen und nicht reden. Im Hause sollte außerdem absolute Ruhe herrschen, da sonst jeder Gedanke oder jegliche Ablenkung zu einer inneren Verspannung führt. Diese beeinflusst den Hautwiderstand je nach Eigenschaft der Testperson.

Bewegungen regen den Kreislauf an, verändern den Hautwiderstand und verhindern außerdem das Feinfühlen der Qualität des Liegeplatzes.

Das Gerät wird also in dem Bereich von 0 bis zu 200 Kilo-Ohm eingestellt. Die beiden langen Kabel bilden eine Verbindung zwischen Testperson und Messgerät. An den beiden freien Kabelenden werden die Messingelektroden befestigt, die die Testperson anfassen muss. Am anderen Ende werden die Kabel in die dafür vorgesehenen Steckbuchsen am Gerät eingesteckt.

Die Buchsen COM und V/Ohm werden für alle hier angegebenen Messungen verwendet.

Die Testperson wird alle 30 Sekunden darum gebeten, die Elektroden kräftig und gleichmäßig anzufassen. Man wartet bis zu 5 Sekunden, bis der abgelesene Wert sich stabilisiert, und trägt diesen Hautwiderstandswert in Form eines Punktes auf dem vorbereiteten Diagrammblatt ein. Jede halbe Minute wird ein neuer Wert abgelesen und fortlaufend eingetragen.

Die Testperson muss die Elektroden sofort und jedes Mal nach dem Ablesen wieder ablegen. Alle 30 Sekunden also wird der Wert von Neuem erfasst und aufgeschrieben. Erst nach 10 Minuten beginnt die Messung zuverlässig zu werden. Sie sollte möglichst bis zu 30 Minuten fortgesetzt werden, damit gewährleistet ist, dass die Werte ziemlich zuverlässig sind.

Die Ansagen »anfassen« oder »ablegen« werden vom Ableser des Gerätes sehr leise gemacht, um Stress für die Testperson durch laute Geräusche zu vermeiden. Der »Ableser« sollte ebenso wie die Testperson absolut entspannt sein und das Experiment ohne Widerwillen machen. Nur so ist gewährleistet, dass kein Stress entsteht, wodurch die Messung misslingen würde. Während des Messens sollte man auch keinen Kommentar über die entstehenden Werte abgeben.

Anschließend werden sämtliche Punkte der Messung auf dem Blatt miteinander verbunden, sodass eine Kurve (Diagramm) entsteht.

Während der Körper in dieser ruhigen Lage automatisch auf die Bodenqualität reagiert, verändert er seinen Hautwiderstand, was am Messgerät ablesbar ist.

Parallel zu den Messungen spüren die meisten Testpersonen Veränderungen in ihrem Körper. Fühlt sich der Mensch entspannt und warm, dann sind die aufgeschriebenen Werte ebenso ruhig und flach. Die Kraft des Herzens reicht aus, um den bewegungslosen Körper überall zu durchbluten. Es gibt keine kalten Füße.

Sind die Werte völlig durcheinander, gehen sie auf dem Diagramm rauf und runter und die Testperson wird, wenn sie sich nicht bewegt hat, von einem sehr kalten Platz berichten. Der Körper ist insgesamt nervös und verspannt. Die Füße und Fingerspitzen kribbeln sehr unangenehm.

Die Kälte tritt an den Füßen zuerst auf und steigt nach und nach bis zu den Schultern hoch. Der Mensch ist völlig durchgefroren. Er fühlt manchmal sogar Schmerzpunkte im Körper. Das Herz schlägt schneller und unruhig. Die Testperson wird spürbar kurzatmig. So können also die Reaktionen sein, jedoch reagiert jeder Mensch anders.

Ist der Ort der Messung ziemlich frei von Erdstrahlungen, dann wird das Herz die Durchblutung ohne Körperbewegungen problemlos schaffen. Ist der Ort stark bestrahlt, dann kann das Herz die Durchblutung des Körpers nicht aus eigener Kraft leisten. Deshalb entsteht im Körper als Selbstschutz das Bedürfnis, sich in bestrahlten Betten die ganze Nacht über hin und her zu wälzen. Das Herz wäre sonst durch seine unnötige und pausenlose Arbeit Nacht für Nacht zu sehr belastet. Verkalkte oder verschmutzte Koronargefäße würden keine ausreichende Durchblutung mehr ermöglichen. Die Gefahr eines Infarktes wäre schneller gegeben. Das wäre für einen Hohen-Blutdruck-Menschen (Yang-Typ) fatal.

Hat man gute Messwerte erzielt und ein angenehmes Gefühl an einer Stelle verspürt, sollte man sich wieder für einige Minuten an die Stelle zurücklegen, an der man angenehme Empfindungen gehabt hat. Schon nach einigen Sekunden verschwinden Verspannungen und Schmerzen, der Körper wird wieder warm. So kann man den Unterschied eindeutig feststellen. In diesem Fall ist man von der Auswirkung von Erdstrahlen auf den eigenen Körper überzeugt. Diese Erfahrung kann im Leben überall zum Schutze der Gesundheit mitgenommen werden. Bei längeren Aufenthalten an fremden Orten, sei es im Urlaub oder im Geschäftsleben, kann sich der Test für eine bessere Ausgeglichenheit schon sehr schnell als positiv erweisen. Dann ist ein Zimmertausch, andersherum im Bett zu schlafen oder notfalls die Matratzen woanders hinzulegen, häufig eine sehr leichte und wirksame Hilfe.

Die Testperson sollte vor dem Test weder Kaffee noch Alkohol oder Medikamente zu sich nehmen. Somit ist gewährleistet, dass der Test genau und ohne Beeinflussung des Fühlens durchgeführt wird.

Befindet sich die ausgesuchte Testperson in einer Sorgenphase, dann sollte man davon ausgehen, dass sie sich nicht gleichmäßig auf den Test konzentrieren kann und auch keine Entspannungsphase empfinden wird. Eine Person in diesem Zustand ist für den Test nicht geeignet.

Sind die Werte bei der Testperson schon zu Beginn einer Messung zu flach oder zu hoch und/oder kann sie nicht still bleiben, dann sollte man sich um eine andere Testperson bemühen. Selten gibt es Menschen, die keine Reaktion zeigen. Das bedeutet aber nicht, dass sie nicht auf Erdstrahlen reagieren. Ich würde es eher als eine Abstumpfung ihrer Gefühle ansehen. In einem solchen Fall kann ein etwas längeres ruhiges Liegen eine gute Hilfe sein.

Verlorene Gefühle und Empfindungen kommen oft wieder, wenn man über längere Zeit versucht, sein Leben natürlicher zu gestalten, zum Beispiel durch eine Ernährungsumstellung. Außerdem muss man es wollen und die richtige Einstellung haben!

Die Höhe der gemessenen Werte ist nicht wichtig. Wichtig ist nur, dass die Werte nach 10 Minuten stabil und ruhig werden. Die Werte müssen weitgehend eine gerade Linie im Diagramm bilden. Das Diagramm bezieht sich hauptsächlich auf die von dem Menschen aufgenommenen Bodenstörungen, sprich Erdstrahlen, und nennt sich deshalb: Georythmogramm. Es ist empfehlenswert, eine Messung vorzunehmen, ehe man sich für einen neuen Schlafplatz entscheidet.

Nach den Messungen wird es für viele Menschen auffallend sein, weshalb sie gewisse Räume oder Plätze im Hause instinktiv bevorzugt haben. Oftmals sind es die Plätze, an denen die Werte der Hautwiderstandsmessung weitgehend eine Linie bilden. Andere werden auch verstehen, weshalb sie abends unbewusst ungern zu Bett gegangen sind, weshalb sie am nächsten Morgen müde und mit Beschwerden sowie Rückenschmerzen aufgestanden sind.

Diese natürlichen Empfindungen und Sinne sind in jedem Menschen zu seinem Selbstschutz von Natur aus verankert. Bei dem einen mehr, beim anderen weniger. Man sollte lernen, seinen Intuitionen zu folgen.
Ein Analogmessgerät mit Nadelanzeige ist wegen der Trägheit seiner Nadel einfacher abzulesen als ein Digitalgerät, auf dem sich die Zahlen bei der geringsten Veränderung der Werte sehr schnell bewegen. Die Verwendung eines Analoggerätes als alternative Möglichkeit empfiehlt sich nur in Bezug auf das Georythmogramm. Für alle anderen beschriebenen Messungen ist ein Digitalgerät angeraten.
Der 1992 verstorbene Dr. med. Hartmann aus Eberbach am Neckar ist der Erfinder des Georythmogramms.

Eine andere von ihm für wissenschaftliche Zwecke eingesetzte Messtechnik ist eine galvanische Methode. Die galvanische Hautwiderstandsmessung ermöglicht präzisere Messungen. Galvanische Messungen haben verblüffende wissenschaftliche Untersuchungen von Pflanzen ermöglicht.

In vielen Universitäten der Welt wurden galvanische Messungen durchgeführt, die die Erkenntnisse über das Verhalten der Pflanzen, ihr Erinnerungsvermögen und ihre Beziehung zum Menschen darlegen.

Die galvanischen Messungen werden auch für das Erfassen der Gehirnströme von Menschen auf die gleiche Weise wie bei Pflanzen als Lügendetektor eingesetzt.

Der erwünschte Wert des Hautwiderstandes der Testperson läge für die Messung mit unserem normalen Vielfachmessgerät um die 20 Kilo-Ohm, wobei, wie schon erwähnt, die Höhe nicht wichtig ist – es muss sich eine ziemlich gerade Linie beim Abtragen der Messwerte ergeben. Das Einpendeln auf die richtige Kurve kann wie gesagt bis zu 10 Minuten dauern.

Um verschiede Plätze zu messen und zu vergleichen, sollten immer dieselben zwei Personen zusammenwirken.

Hat man sich ein Vielfachmessgerät gekauft und kommt mit dem Einstellen des Knopfes nicht zurecht, sollte man den Hauselektriker zu Rate ziehen. Das Bedienen des Gerätes ist für die angegebenen Messungen ziemlich einfach. Technisch unbegabte Menschen haben jedoch die Möglichkeit, sich vom Elektriker genauer einweisen zu lassen.

Für das Georythmogramm muss das Gerät im Normalfall innerhalb der 200-Kilo-Ohm-Skala eingestellt werden. Eine höhere Skala wird nur in seltenen Ausnahmen benötigt.

Pendelt der Hautwiderstand ständig zwischen niedrigen Werten von ca. 20 und hohen Werten von über 200 Kilo-Ohm hin und her, und das noch über einen Zeitraum von zehn Minuten hinaus, dann wäre es ratsam, an der Stelle nie ein Bett aufzustellen. Es könnte lebensentscheidend sein.

MESSBARE SPANNUNGEN VON METALLEN AM KÖRPER und ELEKTROLYTISCHE EFFEKTE

Für Spannungsmessungen von Metallen am Körper und im Mund wählt man die Skala bis zu 200 Millivolt Gleichstrom. Gleichstrom wird mit dem Gleichzeichen = angezeigt.
Mit den beiden mitgelieferten, kürzeren Kabeln des Gerätes kann man zum Beispiel die Zahnfüllungen aus verschiedenen Metallen testen und die entstehende Spannung ablesen. Zum Beispiel wird der Endstift eines Kabels auf eine Goldfüllung gehalten, der andere auf die Amalgamfüllung. Weiter kann ein Stift auf die Amalgamfüllung und der andere auf den Ehering oder auf dem modernen Ohrschmuck getestet werden. Diese Versuche können Interessantes verraten und dazu ermutigen, auf einige der Metalle freiwillig zu verzichten.

Man stelle sich den Körper als eine technische Anlage vor, wobei der Wasserhaushalt des Körpers einem elektrolytischen Bad entspricht. Diese Anlage funktioniert nur dann richtig, wenn alle Mineralien und Metalle, wie in einem elektrolytischen Bad, zirkulieren und sich austauschen. So wird verständlich, weshalb das Quecksilber von Amalgamfüllungen im Blut abtransportiert wird und dabei so viele Schäden anrichtet.

38

MESSUNG VON STROMVERLUSTEN IM HAUSE

Wenn Sie elektrische Verluste im Hause ermitteln und störende Sicherungs-
kreise herausfinden wollen, sollte Ihr Gerät auf 200 Millivolt Wechselspannung eingestellt werden. Wechselspannung wird auf manchen Geräten auch als
AC (»alternativ current«) angegeben oder als ein wellenartiges Zeichen aufge-
druckt. Die Elektrode, die über ein Kabel mit dem Anschluss COM am Messgerät verbunden ist, wird gegen eine kleine Klemmzange ausgetauscht, die an
der Erdung der Steckdose (oder einer anderen Erdung) angeschlossen wird.
Man fasst die verbleibende Messingelektrode, deren Kabel mit der Steckbuch-
se »Volt« verbunden ist, mit der Hand an. Es entsteht also folgendes Bild: Ein
Kabel verbindet Gerät und Mensch, das zweite Kabel verbindet Gerät und
Erdanschluss. Das Gerät ist auf Wechselspannung eingestellt. Die Skala kann
je nach Intensität der Strahlung ausgewählt werden, in seltenen Fällen bis zu
20 Volt. Es zeigt, am Körper gemessen, den Spannungsverlust in den vier
Wänden an. Kommt die Anzeige »1«, dann war die Einstellung der Geräteska-
la zu niedrig gewählt.

Die andere Hand wird als Fühler für das genaue Orten von elektrischen Ver-
lustquellen eingesetzt. Man gleitet mit der Hand an Decken, Wänden und Fuß-
böden entlang und kann dann auf dem Messgerät die zu- oder abnehmende
Spannung ablesen. In der Nähe von elektrischen Leitungen steigt die Anzeige.
So kann man die Richtung der Quellen von elektrischen Stromverlusten anpei-
len.

Um festzustellen, welche elektrische Verlustspannung man Nacht für Nacht als
Körperbelastung im Bett aufnimmt, legt man sich dort auf den Rücken. Man
nimmt die Elektrode in die Hand und legt das Messgerät in sichtbare Nähe.
Die Erdung bleibt angeschlossen.
Das Messgerät sollte keinen Körperkontakt während der Messung bekommen.
Es könnte zu falschen Anzeigen am Messgerät führen. Wie schon beschrieben,
wird der Stromkreis herausgefunden, indem eine Person sämtliche Sicherungen abschaltet und hintereinander langsam wieder einschaltet. Steigt der Wert
durch das Wiedereinschalten irgendeiner Sicherung, dann hat man bereits
einen Störkreis gefunden. Diese Sicherung wird für weitere Versuche ausgeschaltet.

So kann man alle Sicherungen und Störkreise genau herausfinden. Man merkt
sich die Sicherungen und lässt vom Elektriker einen Netzfreischalter einbauen,
damit der störende Kreis während der Nacht außer Betrieb gesetzt wird.

Der Stecker eines Fernsehers im Schlafzimmer muss nachts herausgezogen werden. Der Radiowecker wird ohne Stecker und nur in Batteriebetrieb betrieben.

Somit kann sich der Körper ohne unnötige Einflüsse durch Strom über Nacht erholen. Misst man trotz abgeschalteten Sicherungen (auch des Hauptsicherungsschalters) noch Spannung, dann muss nach der Ursache geforscht werden. Sie kann von einer fremden Stromleitung unter dem Bett verursacht werden, wie zum Beispiel durch ein Stromkabel, das für die Versorgung der Waschmaschine in dem sich darunter liegenden Keller befindet. Sie kann auch durch einen Dachständer verursacht sein (als Dachständer wird die Einrichtung bezeichnet, die sich am Giebel eines Haus befindet und an der die zur Stromversorgung dienenden Luftleitungen befestigt sind). In den meisten Fällen ist es schwierig, ein solches Haus vollkommen von Stromverlusten zu befreien. Am besten ist eine unterirdische Stromversorgung. Das Haus selbst und möglichst alle Baumetalle sollten eine gute Erdung bekommen.

Eine Stromanzeige am Messgerät trotz ausgeschalteter elektrischer Anlage kann auch durch eine zu alte und korrodierte Hauserdung verursacht werden. Somit wird verhindert, dass der vom Körper aufgenommene Strom zur Erde zurückfließen kann.

Wie schon erwähnt: Erscheint während der Messung die Zahl 1 auf dem Gerät, dann teilt das Gerät mit, dass die gewählte Skala zu niedrig gewählt wurde und dass die gemessenen Werte über die 200 Millivolt gehen. Somit muss die nächste höhere Skala auf dem Gerät eingestellt werden, um die Werte erfassen zu können.

Wenn die Störungen beseitigt sind und sobald die Werte wieder unter die 200er Grenze fallen, kann man das Gerät zurückschalten, um präziser messen zu können. So einfach geht das!

KAPITEL 3

SCHMERZDETEKTIVE

DER SCHLAFPLATZ, SEINE UMGEBUNG, DIE WIRBELSÄULE, DER SPORT, VORSICHT SPANNUNG!

Gesund zu sein und zu bleiben ist ein Komfort, den man mit allen Mitteln pflegen sollte. Man wird nicht jünger! Also: Wenn Geräte nicht gebraucht werden, wird die Stromzufuhr einfach abgeschaltet! Ein Stromverbraucher weniger ist gleich ein Strahler weniger.

Um die Auswirkung von elektromagnetischen Feldern noch einmal zu verdeutlichen, weise ich auf folgenden Artikel hin: Dr. Varga; Krebsgeschehen – Deutsche Zeitschrift für Onkologie Heft 2/1984, »Krebs und elektromagnetische Umweltfaktoren«.

WIRBELSÄULE, STATIK, STÖRUNGEN UND SCHMERZEN

Wenn es mit Hilfe von elektromagnetischem Smog im Schlafzimmer gelungen ist, eine Wirbelsäule soweit zu ruinieren, dass sämtliche Wirbelkörper nicht mehr aufeinander stehen, ist kaum damit zu rechnen, dass ein ganzes Leben ausreicht, um diese Wirbelsäule wieder perfekt auszurichten.

Einrenkungen und Massagen hatten mir keinen Erfolg gebracht, solange ich die Ursache – Elektrogeräte im Schlafzimmer – nicht gefunden und beseitigt hatte.
Der Zustand besserte sich zwar, aber die Blockierungen der Wirbelsäule blieben: Die Statik der Wirbelsäule stimmte nicht mehr und die angenommene Schutzhaltung wurde zur Gewohnheit. Sie führte degenerativ zu weiteren Blockierungen der Wirbelkörper und zu den sich daraus ergebenden Schmerzen.

DAS AUSWÄHLEN EINER MATRATZE

Menschen, die von solchen Schmerzen behaftet sind, bekommen oft den Ratschlag, auf einer harten Unterlage zu schlafen. Sie legen sich dann ein Brett unter die Matratze. Dieses ist nach meiner Ansicht und meiner Erfahrung ein großer Fehler.

Der Körper bildet in der Seitenlage keinesfalls eine gerade Linie. Schulter und Gesäß sind schwerer und müssen die Möglichkeit erhalten, sich in die Matratze einzudrücken, und zwar so, dass die Wirbelsäule in der Seitenlage gesehen weitgehend eine gerade Linie bildet.

Ist die Matratze zu weich, dann hängt die Wirbelsäule durch, weil sich die schweren Körperpartien wie Gesäß und Schulterbereich in die Matratze eindrücken. Der Nierenbereich bleibt höher und bildet eine Rundung nach oben. Dadurch verrenkt sich möglicherweise eine schwach gewordene Wirbelsäule während des Schlafes fast bei jeder Drehung.

Ist die Matratze zu hart, dann hängt die Wirbelsäule im Nierenbereich, weil Gesäß und Schulterpartien zu hoch getragen werden. Eine solche Belastung der Wirbelsäule kann auch zu Blockierungen im Schlaf führen.

Der am meisten belastete Bereich ist der Lendenwirbelbereich.

Eine Matratze sollte aus biologischen Stoffen bestehen, ohne Metalle und Kunststoffe, damit der Körper in der Nacht ungestresst zur Natur zurückkommen kann.

Eine Matratze sollte zu zweit ausgesucht werden. Das Probeliegen wird auch in der Seitenlage gemacht. Die Begleitperson achtet darauf, dass die Wirbelsäule gerade bleibt. Biologische Stoffe haben oft den Nachteil, sich im Laufe der Zeit leicht zu verändern. Sie können eine Mulde bilden.

Eine Alternative wäre Latex. Latex ist ein Naturgummi und wird mit einem geringen Anteil an synthetischen Stoffen gebunden. Seine Form bleibt über sehr lange Zeit erhalten. Latex gibt es in verschiedene Dichten, weich oder hart. Teilweise wird Latex für leichtere Menschen auch durch ein gebohrtes Profil statt über die Dichte weicher gemacht.

Der starke Wettbewerb beeinflusst die Qualität. So entspricht Latex nicht immer der gewünschten Latexqualität. Die synthetische Beimischung, wodurch die Festigkeit von Latex gewährleistet wird, ist leider nicht biologisch abge-

42

stimmt. Einige Mischungen sind dermaßen schlecht, dass sobald man darauf liegt, der Körper zu »kochen« beginnt. Ein Einschlafen ist so kaum noch möglich.

Nach jahrelangen Tests konnte ich feststellen, dass die besten Latexmatratzen aus Sri Lanka kommen.

Die Matratzen von der Fa. Baumberger (www.baumberger.eu) können nach. Die Matratze ist sehr angenehm, und nimmt den Körper gut auf. Latex-Green-Matratzen sind von exzellente Qualität und mitunter bei:" Baumberger-Schlafkomfort" und bei "Dormiente" zu erhalten. Mehr zu diesem Thema und auch über Lattenroste und –Kissen in das Buch „Gesundes Haus – Gesunder Mensch" Ein Mensch schwitzt in der Nacht zwischen einem halben und zwei Liter Flüssigkeit aus. Dieses Wasser sollte nicht von der Matratze aufgenommen werden, um eine Dauerfeuchtigkeit und die damit nachwachsenden Schimmelpilze zu vermeiden.

Daher ist sehr zu empfehlen, eine Schafswolldecke auf die Matratze zu legen. Das Trikot der Decke sollte selbstverständlich aus Baumwolle und nicht aus Kunstfasern sein. Besser wäre eine natürliche und ungewaschene Schafwolle, weil die Fettanteile der Wolle erhalten geblieben sind und eine positive und beruhigende Auswirkung auf Menschen haben. Kamelhaar Decken sind Atmungsaktiv und warm.

Unbehandelte Wolle besteht wie Wildseide aus Eiweißfasern und braucht deshalb nicht gewaschen zu werden. Das Aufhängen an der frischen Luft genügt im Normalfall für eine Reinigung dieser Textilien.

Bei hartnäckiger Verschmutzung sollte man sich entsprechende Reinigungsmittel aus dem Biohaus besorgen, um zu verhindern, dass die natürlichen Eigenschaften der Wolle verloren gehen.

Bettgestelle und Lattenroste sollten ebenso aus biologischen Stoffen und ohne Metalle sein. Das Bett sollte auf keinen Fall in irgendeiner Weise mit Strom und Elektrogeräten verbunden sein.

Ein Holzbett bietet sich selbstverständlich an, wobei seine Behandlung beachtet werden sollte. Die Ausgasung gewisser Chemikalien kann sogar länger als zehn Jahre anhalten. Das Bett sollte ohne Kasten sein, um eine Durchlüftung auch von unten her zu gewährleisten. Das Schwitzwasser kann somit besser verdunsten, was die Entwicklung von Schimmelpilzen und Milben weitgehend verhindert. Es bedeutet, dass das Bett frei steht und ohne Unterbau. So wird auch automatisch vermieden, dass krank machende Kunststoffe und Metalle unterm Bett abgestellt werden.

Zimmer und Bettzeug sollten jeden Tag gut gelüftet werden. Wenn möglich, sollte das Bettzeug am Fenster lüften. Wenn Matratze und Oberbett über Stunden getrennt sind, können sie logischerweise besser trocknen.

Unsere Ahnen waren nicht dumm, wenn sie ihr Bettzeug bei jedem Wetter an die frische Luft hingen. Sie waren naturverbundener als wir und entwickelten mehr Gefühle für das Richtige im biologischen Sinn.

Unser modernes Denken geht mehr dahin, die Charakteristika von Luxustechniken und die Zahl ihrer Bedienungsknöpfe zu kennen als den Unterschied zwischen einer Eiche und einer Linde. Den Kindern wird immer weniger Natur vermittelt. Die Sensibilität verliert sich trotz wachsender Gesundheits- und Umweltprobleme.

Die über Jahrhunderte gesammelten wertvollen Erkenntnisse unserer Ahnen werden oft belächelt und als Unsinn abgetan. In den meisten Fällen, wie zum Beispiel beim Bettlüften, hatten sie sicherlich recht.

Diese stetig wachsende Entfernung von der Natur ist auch eine Entfernung von Geist, Seele und Körper aus der Natur. Der Körper wird damit langfristig nicht fertig. Das Nervensystem reagiert sensibel auf alles Störende und Unnatürliche, wie die Kinesiologie es nachweisen kann (weiteres Thema). Diese Abschwächung wird selbstverständlich an die Muskulatur und den übrigen Organismus weitergegeben.

Sich in einer materiellen und konsumbetonten oder künstlichen Umwelt ununterbrochen aufzuhalten, sich nach ihren Gesetzmäßigkeiten zu richten und zu leben, bedeutet für den Körper einen ständigen Stress und am Ende selten etwas Gutes für die Gesundheit.

Ein natürliches Verhalten wird in unserer Zeit oft als eine »Spinnerei« abgetan, aber meist nur so lange, bis der Gesundheitszustand des Kritikers versagt.

Man sollte sich deshalb nicht schämen, das Wissen und Fühlen unserer Ahnen zu übernehmen. Es dient letztendlich der Gesundheit und dem Wohle der Familie.

DIE BANDSCHEIBEN, DIE SPORTLICHEN AKTIVITÄTEN?

Rudolf Breuß beschreibt in seinem Buch »Krebs, Leukämie und andere scheinbar unheilbare Krankheiten mit natürlichen Mitteln heilbar«, dass er 5700 Patienten mit Bandscheibenschäden erfolgreich behandelt hat. Er hat sogar diejenigen mit Erfolg behandelt, bei denen die Therapien der Schulmediziner und Chiropraktiker versagt hatten. Breuß meinte, dass der Bandscheibenverschleiß nicht existiere.

Er vergleicht die Bandscheibe mit einem Schwamm. Wird ein Schwamm im nassen Zustand solange unter einem Gewicht flach gepresst, bis er trocken ist, dann wird dieser Schwamm nach Entfernung des Gewichtes wie eine flache ausgetrocknete Kruste aussehen. Nur mit Hilfe einer Flüssigkeit kann er seine Ursprungsform wieder finden.

Breuß sieht die Wirbelsäule wie eine Kette. Ist die Kette sehr gespannt, kann kein Glied der Kette verschoben werden. Ist die Kette nicht mehr gespannt, kann jedes Glied verschoben werden. Er zieht daraus den Schluss: Wenn alle Bandscheiben zu dünn bzw. trocken und schmal geworden sind, hat die Wirbelsäule keine Spannung mehr. Dabei werden auch die Nerven zwischen den Wirbelkörpern schmerzhaft eingeklemmt.

In seiner Behandlungsweise schenkt Breuß dem Steißbein eine besondere Aufmerksamkeit. Das Steißbein ist der »Anfangsknochen« der Wirbelsäule und ist abhängig von der Ausgeglichenheit der Psyche. Die Verlängerung des Steißbeines zeigt zum Beispiel bei Hunden den instinktiven Ausdruck der Freude: Der Schwanz wedelt hin und her.

Das Steißbein muss als erster Wirbelkörper auf Entspannung behandelt werden. Leider wird diese Voraussetzung bei herkömmlichen Massagen der Wirbelsäule oft nicht beachtet.

Esoteriker sehen Wirbelsäulenerkrankungen als Krankheit der Seele an. Daher fällt es nicht schwer, die Wichtigkeit des Steißbeines für die Psyche anzuerkennen.

In einer gebückten Rückenhaltung zum Beispiel wird die schwere seelische Last gesehen, die ein Mensch auf seinen Schultern trägt.

In meinem damaligen Zustand empfahl mir mein Arzt zu joggen, damit mein Muskelkorsett entlang der Wirbelsäule gestärkt und letztendlich die Wirbelsäule gestützt würde.

Diese Empfehlung erwies sich als Reinfall. Meine Wirbelsäule hatte durch die zu sehr geschwächte Muskulatur keinen Halt mehr und das Joggen wirkte bei jedem Auftritt wie ein Hammerschlag in der Wirbelsäule. Die eingeklemmten Nerven wurden noch mehr eingeklemmt und gereizt, die Schmerzen unerträglich. Hat man außerdem wie ich nicht gelernt, richtig zu laufen und aufzutreten, dann ist der anschließende Schaden umso schlimmer.

Die Erkrankungsursache der Wirbelsäule muss erst gefunden und beseitigt und dann mit Naturheilmethoden behandelt und gestärkt werden. Erst dann kann man an eine Steigerung der sportlichen Belastungen denken. Die Muskulatur sollte langsam wieder aufgebaut werden, damit das Skelett einen guten Zusammenhalt erhält. Die Technik muss sozusagen wieder eingefahren werden.

Das Joggen auf Asphalt bzw. auf einem Boden, der nicht federt, ist sehr schädlich, besonders wenn das Schuhzeug nicht angepasst ist. Dafür gibt es heute Schuhe mit Luftpolstern, die ein hartes Auftreten verhindern, um den gesamten Körperbau vor den schädlichen Schlägen zu schonen.

Die besten Sportarten zur Abhilfe für eine erkrankte Wirbelsäule sind nach meiner Meinung das Wandern oder Bergwandern, das Radfahren, der Skilanglauf und das Rückenschwimmen.

Andere Sportarten wie Tennis, Reiten, Golfen und Joggen können erst wieder in Frage kommen, wenn die Wirbelsäulenschwäche beseitigt worden ist, und auch erst dann, wenn die Wirbelsäule soweit stabilisiert ist, dass sie nicht in eine Schutzhaltung gerät und somit einige Bandscheiben falsch beansprucht werden.

Bei einer schwachen Wirbelsäule halte ich Tennis und Golf für besonders problematisch. Viele der plötzlichen und unvorhergesehenen Drehungen des Bewegungsapparates führen zu weiteren Blockierungen der Wirbelsäule.

Leichte Übungen, wie Liegestütze mit stark angespannter Muskulatur besonders im Gesäßbereich, können eine sehr wirksame Hilfe für die Lendenwirbel bedeuten. Gleichmäßige Übungen mit dem Expander, bewusst praktiziert, können schnell die Rücken- und Nackenmuskulatur stärken.

Fotomodelle fördern eine gute Haltung ihrer Wirbelsäule durch das Laufen mit einem Buch auf dem Kopf. Aus der Gewohnheit, so zu laufen und zu stehen, ergibt sich eine straffe Muskulatur.

Während meines Militärdienstes in der französischen Armee waren wir öfter als »Freiwillige« zum Tragen von Munition eingeteilt worden. Die Kisten waren um die 70 Kilo schwer und konnten eigentlich nur von zwei Männern getragen werden.

Von der Insel Réunion kommend, 14.000 Kilometer südlich von Frankreich, nahmen einige Soldaten auch an den Übungen teil. Unsere Ungeschicklichkeit beim Tragen nervte sie so sehr, dass sie die Kisten selbst trugen. Sie wickelten sich aus einem Tuch ein Netz, setzten es auf den Kopf, stellten sich die Munitionskiste mit fremder Hilfe darauf und liefen davon, als ob nichts gewesen wäre. Sie konnten viele Kilometer weit damit laufen und ermüdeten kaum. Diese Menschen haben nie über irgendwelche Probleme mit der Wirbelsäule geklagt. Schaut man Filme über afrikanische Märkte an und sieht, was die Menschen, auch ältere, auf dem Kopf tragen, dann wird einem bewusst, dass bei unseren Erkrankungen der Wirbelsäulen, die wenig belastet sind, etwas nicht ganz stimmen kann.

Es ist auf jeden Fall ratsam, beim Sport immer mild anzufangen und die Leistungen progressiv zu steigern. Je mehr sich das Muskelkorsett bildet, umso stärker fühlt man sich, umso mehr kann man sich zutrauen und die Muskulatur noch besser und stärker trainieren.

Ist das Muskelkorsett eines Menschen sehr geschwächt, werden die Bandscheiben zusammengedrückt und übernehmen somit eine Aufgabe, für die sie von der Natur her nicht vorgesehen sind.

Die Bandscheiben werden dann so flach gedrückt, dass sie entweder teilweise oder gar nicht mehr auf einem Röntgenbild erkennbar sind. Die Nerven, die zwischen den Wirbelkörpern verlaufen, werden eingeklemmt und melden sich in Form von Schmerzen sogar an den Organen, deren Steuerung sie übernehmen.

BANDSCHEIBENVERSCHLEISS?

Es war mir noch nie verständlich, warum ein Bandscheibenvorfall auf einem Röntgenbild gut erkennbar ist und warum ein Bandscheibenverschleiß nicht zu sehen ist. Das ist unlogisch. Der Bandscheibenverschleiß müsste einen zermahlenen Stoff auf dem Röntgenbild zeigen.

Die Verschleißrückstände müssten irgendwo sichtbar sein, ungefähr so sichtbar wie ein Bandscheibenvorfall, nur in Pulverform.

So ist die Erscheinung jeden technischen Verschleißes feststellbar.

Der Bandscheibenvorfall ergibt sich aus einer ungleich zusammengedrückten Bandscheibe. Die Bandscheibe ist hinten meist recht dünn, wird nach vorne sehr dick und sieht wie aufgeblasen aus. Somit tritt die Bandscheibe zwischen zwei Wirbelkörpern heraus und drückt zum Rückenmark hin. Die Verdickung kann dorthin so stark drücken, dass eine Querschnittslähmung im Extremfall entstehen kann. Selten kommt es jedoch so weit, dass die Schmerzen eines Vorfalls so unerträglich sind, dass eine Zwangspause eingelegt werden muss.

Wirbelsäulenschmerzen kann nur derjenige einschätzen, der sie schon einmal durchlebt hat. Starke Schmerzen führen zu einer Quasilähmung des Körpers. Sie können auch so sein wie bei einem Knochenbruch. Ihre Erscheinungsform ist immer unterschiedlich und nicht immer definierbar, weil der entstehende Schmerz oft ganz woanders als im Wirbelsäulenbereich auftritt.

Bestrahlungen am Bett, falsche Körperhaltung, hektische Bewegungen, zu langes und schlechtes Sitzen ohne körperlichen Ausgleich, viel Autofahren mit entsprechenden Erschütterungen, zu üppiges Essen und der daraus folgende Verlust der Bauchmuskulatur sind die Ursachen für die meisten Wirbelsäulenerkrankungen.

MUSKULATUR UND WIRBELSÄULE

Die Rückenmuskulatur ist die hintere Stütze der Wirbelsäule – die Bauchmuskulatur ist die Vordermuskulatur der Wirbelsäule.

Hängt der Bauch durch, wird die Wirbelsäule im Lendenbereich nach vorne gezogen, die Wirbelkörper verformen sich, es ergeben sich Rundungen in der Wirbelsäule, die nicht sein sollten.

Die Wirbelkörper sind Knochen und passen sich nicht an, die Bandscheiben als Zwischenkissen geben nach und verformen sich. Irgendwann wird es in dem Bereich, den die Nerven alle durchlaufen, sehr schmal. Die Nerven werden gereizt und verletzt, man spürt zum ersten Mal, wo sich die Wirbelsäule befindet. Entzünden sich dazu Nerven und eventuell damit der Wirbelkörper, dann kann man sich durch die Entzündung und ihre Ausstrahlung auf einiges gefasst machen, was Schmerzen angeht.

Bei akuten Schmerzen und um eine Erleichterung für die Bauchmuskulatur tagsüber zu erreichen, sollte man den Gang zur Toilette morgens vor der Tagesbelastung erledigen. Allein diese kleine Maßnahme kann sehr schmerzlindernd sein.

WOHER KOMMT DER SCHMERZ?

Auf welche Organe und Körperteile kann sich eine Blockierung der Wirbelsäule schmerzhaft, manchmal jedoch auch nicht spürbar, auswirken?
Die Auswirkungen sind sehr verschieden, je nachdem in welcher Höhe der Wirbelsäule eine Blockierung vorhanden ist. Anhand einer chiropraktischen Tafel ergeben sich folgende Ausstrahlungsmöglichkeiten von verrenkten Wirbelkörpern, woraus ersichtlich wird, dass kaum ein Organ durch eine Wirbelsäulenblockierung verschont bleibt. Eine Verrenkung kann also immer der Krankheitsverursacher sein.
Beginnen wir also am Kopf.
Der Atlas, die Pfanne im oberen Wirbelsäulenbereich, worauf der Schädel steht, ist häufig der Verursacher ungeahnter Erkrankungen, auch im Alter. Der Kopf eines ungeborenen Kindes im Mutterleib ist größer und schwerer als der übrige Teil des Körpers. Der weiche Knorpel als Zwischenmasse zwischen Atlas und Schädel ist sehr instabil und kann sich im Mutterleib leicht verdrehen. Das kann zu einer Verengung des Schädelloches führen, wodurch später eine einwandfreie Körperfunktion verhindert wird. Das Rückenmark, die Hirnnerven und andere Nervenbahnen werden einem Dauerdruck ausgesetzt. Arterien, Gefäße und Lymphbahnen werden eingeengt. Körperliche und psychische Störungen können ebenso die lebenslänglichen Folgen sein wie Skoliose, Beckenschiefstand und übrige Rückenprobleme. Der Schweizer Schümperli hat eine besondere Technik und das passende Gerät dazu entwickelt, um den Atlas erfolgreich in die richtige Position zurückzusetzen.

Eine Internetadresse dazu: www.atlasprofilax.com

Selbst im Alter sollte dafür gesorgt werden, dass der Atlas in seiner vorgesehenen Position platziert wird. Wenn der Atlas einmal richtig positioniert wird, dann verändert er sich nie mehr. Er ist dann dermaßen fest in seiner Urposition, im Schädelknochen eingerastet, dass er nicht mehr raus kann. Der Körper wird ausgeglichen. Die Nervenbahnen arbeiten frei.

Die positive Auswirkung einer Atlasbehandlung auf den gesamten Körper kann bei Erwachsenen, je nach Alter, bis zu einem Jahr andauern. Die Gesundheit wird insgesamt spürbar gestärkt. Der Körper wird in der Zwischenzeit immer wieder seine Ruhe verlangen. Dafür wird die Abendmüdigkeit oft früher als gewohnt kommen. Der Körper teilt somit mit, dass er gerade arbeitet und dafür seine Ruhe braucht. Das ist die Ankündigung einer stabil werdenden Gesundheit.

Es gibt wenig Spezialisten, die sich damit gut auskennen und über ein effizientes Gerät verfügen, um den Atlas zu lösen und an die richtige Stelle zu setzen.

Nach dem Atlas folgen die obersten Wirbel der sieben Cervicalwirbel. Durch diesen Wirbelsäulenbereich können folgende Organe betroffen sein, beziehungsweise Beschwerden ausgelöst werden: Gehirn, Vorderkopf, Krämpfe, Epilepsie, Kopfschmerzen bis zum Wangenknochen, Augen, Ohren, Mandeln, Kehlkopf, Herz, Stirnwurzel, Nase, Zähne, Kropf, Stockschnupfen, Schilddrüse und Heiserkeit.

Die zwölf weiteren Wirbel, die Dorsalen, befinden sich im Brustbereich und wirken von oben angefangen auf nachstehende Bereiche und rufen folgende Beschwerden hervor: Schulter, Nacken, Ellenbogen, Armen, Stimmbänder, Herz, Rippenfell (Entzündungen), Herzklopfen, Brustwarzen (Thymusdrüsen), Lunge, Magen, Milz, Netzhaut, Leber, Galle, Bauchspeicheldrüse, Hauttätigkeit, Nieren, Dickdarm, Venen, Knoten, Blase.

Die weiteren fünf Wirbel, die Lumbalen, das »Kreuz« oder der Lendenbereich wirken auf: Dickdarm, Dünndarm, Haut, Venen, Knoten, Blase, Drüsen, Blinddarm, Grimmdarm, Mastdarm, After, Schließmuskel, Kniegelenke und untere Extremitäten.

Die bekannten Schmerzen bis zum letzten Zeh und der Hexenschuss finden fast immer ihren Ursprung in diesem Bereich der Wirbelsäule.

Ist ein Wirbel im Lendenbereich blockiert, spricht man auch von Ischiasnerv-Schmerzen. Diese Schmerzen sind oft unerträglich und lähmend, ihre Ausstrahlung verkrampft und verspannt auch den gesamten Beinbereich so, als ob das Bein sich in einem unerträglichen Kribbeln zusammenziehen würde.

Die letzten Wirbel nach unten bis zum Steißbein sind die Sakralen. Sie können bei einer Blockierung in folgende Bereiche ausstrahlen bzw. diese Probleme hervorrufen: Frauenkrankheiten, Uterus, Vorsteherdrüse, After, Hoden und Hämorrhoiden.

Die Wirbelsäule, unser Lebensbaum, ermöglicht das Fließen von notwendigen Energien, Schwingungen und Befehlen aus dem Gehirn zu allen Organen.

Eine Blockierung oder Verrenkung von zwei Wirbeln ist als eine Drosselung des Energieflusses anzusehen, welche die entsprechenden Organe beeinflusst. Irgendwann melden sich dann diese Organe durch Alarmsignale, also durch Schmerzen.

Schmerzen sind eine Aufforderung zum Nachdenken und zur Verhaltensänderung. Schmerzen wollen nur signalisieren, dass irgendwas nicht stimmt. Sie sind wie das Stottern im Motor, das vor der Panne warnt. Schmerzen sollten möglichst nur durch die Behandlung ihrer Ursache beseitigt werden und nicht die Symptome durch schmerzstillende Präparate, zumindest nicht dauerhaft.

UMGANG MIT MUSKULATUR UND GELENKEN

Beim Bücken sollte der Rücken gestreckt bleiben, die Bauchmuskulatur eingezogen und die Gesäßmuskulatur angespannt werden. Dann geht man in die Knie.

Falls man den Körper in der gebückten Haltung drehen will, darf dies auf keinen Fall aus der Wirbelsäule heraus geschehen: Zum Rotieren sollte man die Füße benutzen.

Die Wirbelsäule wird zu oft als Gelenk benutzt. Es werden Gewichte gehoben, ohne vorher die Muskulatur angespannt zu haben.

Man darf also die Richtung erst dann ändern, wenn der Hebevorgang abgeschlossen ist. Folgendermaßen sollte man dabei verfahren: Zuerst in die Knie gehen, dabei Gesäß- und Bauchmuskulatur anspannen und mit gestrecktem Rücken das Gewicht gerade hochheben. Erst danach mit den Füßen drehen, aber niemals aus der Wirbelsäule heraus!

Die Wirbelsäule ist kein Gelenk, sie ist ein Bewegungsapparat, der so flexibel reagiert, dass er alle Gelenkbewegungen unseres Körpers ausgleichen kann.

Taschen oder Koffer sollten nur so schwer sein und nur so lange getragen werden, wie die Muskulatur des Armes es erlaubt. Auch wenn die Muskulatur des Armes es nicht schafft, das Gewicht zu heben, wird es den Fingern zwar wahrscheinlich gelingen, aber spätestens beim Aufrichten wird der Körper seitlich gebeugt und die Wirbelsäule extrem einseitig belastet mit dem Risiko, sich zu verrenken.

Ist der Arm zu schwach, um das Gewicht durch seine eigene Muskulatur zu heben, dann ist die Last für den untrainierten Arm zu schwer. Versucht man das Gewicht trotzdem hochzuheben, dann geht es letztendlich auf Kosten der Wirbelsäule, die sich dafür verbiegen muss.

Aus einer gekrümmten Wirbelsäule heraus mit angespannten Beinen zu heben und dazu aus dem »Kreuz« drehen zu wollen, bedeutet für die Wirbelsäule den Mord auf Raten.

Ein Gewicht von zehn Kilo mit einer krummen Wirbelsäule und gerade gestreckten Beinen vom Boden hochzuheben, bedeutet eine Kraftübung von circa 350 Kilo Druck im Lendenwirbelbereich.

Zehn Kilo mit eingeknickten Knien und mit angespannter Muskulatur der Wirbelsäule zu heben, bedeutet eine Minderung der Belastung um ca. 100 Kilo, das heißt, dass die Belastung im Lendenwirbelbereich dann nur ungefähr 250 Kilo beträgt.

Auf die Lebensdauer bezogen, werden die überflüssigen tonnenschweren Belastungen einer misshandelten Wirbelsäule nur selten spurlos bleiben.

Kann ich ein Gewicht nicht aus der Kraft der Knie oder der Arme und aus der gesamte Muskulatur heraus heben, sollte ich sicherlich darauf verzichten, es aus der Wirbelsäule heraus zu versuchen: Das Gewicht ist dann eine Nummer zu schwer für mich, was bedeutet, dass ich Hilfe brauche, um diese Arbeit zu verrichten.

EIGENE ERKLÄRUNG ZUR WIRBELSÄULENDEGENERATION

Wenn ein Mensch in einer natürlichen und ungestörten Umgebung schläft, befindet sich in seiner Wirbelsäule eine Spannung von ca. 30 bis 40 Kilo.

Wie reagiert der Mensch auf Elektrizität?

Man stelle sich vor, dass die Wirbelsäule in der Nacht permanent ständig von Elektrogeräten und deren 50 Hertz elektromagnetischen Stromverlusten bestrahlt wird, dass möglicherweise eine Matratze mit Metallteilen die Stromverluste davon noch zusätzlich aufnimmt und über die ganze Matratzenfläche zum Körper weiterleitet. Dann beginnt der schlafende Körper in der Nacht auch, mit den 50 Hertz mitzuschwingen.

Der Körper wird vom Gehirn aus durch Stromreize über das Nervensystem gesteuert. Die pulsierenden Gleichströme ergeben Spannungen, die 10 bis 100 Millivolt betragen. Die Impulsfrequenzen, die von den Nervenfasern weitergeleitet werden, betragen bis 100 Hertz, wobei ihre größte Empfindlichkeit um 50 Hertz liegt.

Die Natur hat sich also schon lange vor den heutigen Wissenschaftlern und Technikern der Digital- und Nachrichtentechnik bedient. Deshalb ist es möglich, über EEG-Messungen einen Aufschluss über Erkrankungen zu ermitteln. Denken wir jetzt an die Antennenwirkung unseres Nervensystems:

Möglicherweise sind die Spannungsverluste der Elektrogeräte am Schlafplatz schon ziemlich hoch. Dazu kommen noch die Übertragung auf die Federkernmatratze, Lattenroste und andere metallische Teile als Verstärkung.

Bis zu 100 Volt/Meter und mehr ist auf einer stromführenden Federkernmatratze zu messen, wenn alle Federn durch einen Draht verbunden sind. Ebenso kann diese Spannung an Wasserbetten wegen der Elektroheizung gemessen werden.

Die Spannungsmessung erfolgt entweder an der Matratze selbst oder an dem Menschen, der darauf liegt, weil der menschliche Körper diese Verlustspannungen sofort messbar aufnimmt, auch ohne direkten Kontakt zu den Metallen oder zum Wasser zu haben.

Die ununterbrochene künstliche und naturfremde Bestrahlung von 50 Hertz aus dem Stromnetz wirkt auf das Nervensystem so, dass es selbst in seiner eigenen Steuerung zum Nachteil beeinflusst und geschwächt wird. Infolgedessen schwächt sich die Muskulatur, die Bänder werden locker, die Spannung von 30 bis 40 Kilo in der Wirbelsäule lässt auch entsprechend nach.

Vielleicht ist eines Tages diese Spannung nur noch 10 oder 20 Kilo stark. Die Wirbelsäule hat dann zu wenig oder gar keinen Halt mehr, die Wirbel verrenken sich schon im Schlaf. Die Wirbelsäule degeneriert bis zu den Hüftgelenken.

Ich sehe die Wirbelsäule als die Mittelsäule einer Brücke und die Bänder, die mit den Hüftgelenken in Verbindung stehen, als die abgehenden Seile der Brücke. Löst man die Seile der Brücke, dann fällt diese als Wrack zusammen. Ähnlich sehe ich die gelockerten Bänder zwischen Wirbelsäule und Hüftgelenken. In der Zeit, in der ich kaum noch laufen konnte, verglich ich jedenfalls dieses Bild mit meinem Zustand. Die Schulmedizin denkt mehr elektrochemisch als elektromechanisch bzw. elektrotechnisch.

Ein guter Orthopäde wird eines Tages von einer Hypermobilität sprechen. Diese Feststellung ist zwar richtig, aber die Ursachen kennt er nicht, zumindest spricht er nicht darüber, weil sie durch keine offizielle Wissenschaft erklärt wird.
Das Wissen um eine Wechselwirkung zwischen Elektronikkonsum und Wirbelsäulen- sowie Hüftproblemen ist noch zu neu, als dass die Medizin einen wissenschaftlich erwiesenen Zusammenhang sehen könnte.

Für eine erfolgreiche Behandlung müssen zuerst die konsumbedingten Ursachen beseitigt werden, damit die Muskulatur wieder kräftiger wird und die Wirbelsäule entsprechend stabiler. Dann muss die Blockierung oder Verrenkung behoben werden, damit die aus diesem Bereich mit Energie versorgten Organe weiterhin oder wieder gut arbeiten können.

Anschließend kann eventuell eine Sklerosierung mit Traubenzucker diese Hypermobilität beheben. Bei einer Sklerosierung werden Traubenzuckerspritzen entlang der Wirbelsäule gesetzt. Sie bewirken, dass sich dort die Bänder wieder spannen und somit ein Korsett bilden zur Unterstützung und Stärkung der Wirbelsäule.

Die Klinik für manuelle Therapie in Hamm behandelt auch auf diese Weise.

Nach Erkennen und Beseitigung der Ursachen der Wirbelsäulenerkrankung und nachdem die Wirbel einigermaßen übereinander gebracht worden sind, bietet eine Sklerosierung sicherlich eine gute Hilfe, die Muskulatur neu zu straffen, um eine Stütze der Wirbelsäule zu schaffen. Aber irgendwann wird sie wahrscheinlich in ihrer Wirkung nachlassen.

Meine Meinung ist, dass selbst Sklerosierungen keine dauerhafte Hilfe bieten können, das heißt, sie sollten nicht zur Sucht werden.

Einrenkungen sind nicht schmerzhaft – sie hören sich an wie ein Fingerknacken. Die Zeit nach der Behandlung sollte man dazu nutzen, mit seiner Wirbelsäule sorgfältig umzugehen und die Muskulatur durch entsprechende Übungen so zu straffen, dass die Wirkung der Sklerosierung sehr lang anhält bzw. sich eines Tages durch die eigene Muskulatur erübrigt.

Entsprechende Gymnastik lernen, sich richtig zu bücken, zu setzen und zu bewegen usw. sind wirksame Hilfen.

Man sollte versuchen, den Körper insgesamt so zu stabilisieren und zu behandeln, dass weitere Deblockierungen nicht mehr stattfinden müssen. Sie können sonst auf Dauer schädlich werden, wenn die Bänder sich immer weiter »lockern«. Daher ist Elektrosmog im Schlafzimmer unbedingt zu vermeiden.

DURCH EIGENE ERFAHRUNGEN ANDERS DENKEN

Ich habe es aufgegeben, als Perfektionist an meine Wirbelsäule zu denken. Meine Wirbelsäule ist nach wie vor weitgehend minimal verrenkt, aber ich habe gelernt, mich danach zu verhalten und damit zu leben. Es ist außerdem sehr schwer, einen Orthopäden mit guten Kenntnissen der Wirbelsäule zu finden. Es wird gespritzt, um den Schmerz zu lindern.

Die meisten Orthopäden sind erfahrungsgemäß nicht in der Lage, eine Wirbelsäule manuell auszurichten. Das Problem wird also provisorisch behandelt, aber die Ursache bleibt langfristig. Es gibt aber auch andere Therapeuten, man muss sie nur suchen.

Eine gerade Wirbelsäule von oben nach unten mit genau aufeinander stehenden Wirbelkörpern gibt es kaum. Wichtig ist aber, den eigenen Körper soweit kennenzulernen, dass das Maß einer Verrenkung und ihrer Ausstrahlung auf die entsprechenden Organe erkannt und in ihrer Aussagekraft eingeschätzt werden kann.

Meine Wirbelsäule spüre ich nur einige Tage im Jahr und oftmals nur, weil ich sie durch unsachgemäße Bewegungen rücksichtslos behandelt habe. Sie meldet sich dann mit entsprechenden Schmerzen und es ist ihr gutes Recht mir zu zeigen, dass ich mich wieder einmal ziemlich dumm verhalten habe.

Auch über die täglichen Arbeitsbedingungen muss nachgedacht werden, vor allem sollte vermieden werden, dauerhaft in einer gebückten Haltung zu arbeiten. Vielleicht sind zum Beispiel die Küchenmöbel oder der Schreibtisch zu niedrig oder zu hoch eingestellt?

AUCH FÜR DIE WIRBELSÄULE IST EINE GESUNDE ERNÄHRUNG WICHTIG

Es wird besonders kritisch, wenn ich längere Zeit nicht auf den pH-Wert meines Stoffwechsels geachtet habe. Dann verkrampft sich der gesamte Körper, was ihn unflexibel macht. Verrenkungen können in einem übersäuerten Zustand umso schneller provoziert werden. Durch den Mangel an Elastizität eines übersäuerten Körpers wirken alle Arbeiten wie eine Vergewaltigung des Knochenbaues. Jedenfalls machen sich in diesem verspannten Zustand des Körpers die Verrenkungen bemerkbar. Der pH-Wert muss dann überwiegend über eine gesunde Ernährung in Ordnung gebracht werden.

Der moderne Mensch ist oft überfressen und unterernährt zugleich. Dieses führt zu einer Übersäuerung seines Stoffwechsels und einer Kettenreaktion für den gesamten Körper. Auf das Thema Ernährung werde ich in einem weiteren Kapitel zurückkommen.

Unsere moderne und technisierte Welt ermöglicht uns, die Nacht zum Tage zu machen. Wir essen und trinken alles Mögliche zu jeder Zeit. Wir belasten sogar in der Nacht unsere Verdauungsorgane, obwohl sie dann gar nicht arbeiten wollen, weil sie eben auf die Rhythmen der Natur und nicht auf Nachtarbeit eingestellt sind. Nachts zu essen widerspricht den natürlichen Eigenschaften des Organismus und stört den Leberstoffwechsel.

Ein weiterer wichtiger Faktor für ein ungesundes Leben ist der Verzicht auf die Traumphase, was zugleich zu einem Schaden der Seele führt. Während der Traumphase werden Probleme und Entbehrungen des täglichen Lebens aufgearbeitet und ausgeglichen.

Wenn ein Mensch zu wenige oder gar keine Traumphasen hat, dann können sich sehr bald Unzufriedenheit und Frust einstellen. Durch die Konsumsucht kommt es oftmals zu einer Kompensation von mangelnder Ausgeglichenheit infolge von mangelnden Träumen. Wie gesagt, das Konsumverhalten wäre nur eine vorläufige Erscheinung, weil ein Leben auf dem Irrweg immer nur eine Täuschung sein kann, die sich meistens irgendwann in irgendeiner Krankheitsform ausdrückt.

Der alten Volksweisheit »Jede Schlafstunde vor Mitternacht zählt doppelt« – was körperlich tätige Menschen eindeutig bestätigen – wird oft keine Beachtung mehr geschenkt. Der Fernseher bleibt häufig bis Mitternacht an. Die günstige Zeit für eine gute Regeneration wird kaum mehr in Anspruch genommen. Der Mensch geht gerade dann zu Bett, wenn Strahlenbelastungen in der Umwelt, ob natürliche oder künstliche, damit beginnen, aggressiv zu werden. Wenn die Sonne am schwächsten ist, ist es entsprechend kalt draußen. Genau in der Zeit zwischen 1 Uhr und 5 Uhr in der Nacht wird die Strahlentätigkeit intensiver und das besonders bei Vollmond. Das ist der Grund, weshalb viele gegen spätestens 2 Uhr aufwachen und erst gegen fünf Uhr wieder einschlafen. Hinzu kommen die belasteten und bestrahlten Betten. Der Körper protestiert gegen die Strahlenintensität, weil es ihn auf Dauer krank macht.

Eine unregelmäßige Lebensweise mit Alkohol und Rauchgenuss sowie wenig Schlaf und schlechte Ernährung tragen zu einer Körperdegeneration mit entsprechenden Konsequenzen bei. Der schlechte Stoffwechsel und der Verlust des pH-Wertes sind Begleiterscheinungen einer nachlassenden Gesundheit.

ZUFÄLLE! ZUFÄLLE!

»Zufälligerweise« beginnen die Schmerzen in dem Bereich, an dem sich der Radiowecker oder ein anderes an das Stromnetz gesteckte Gerät nahe dem Körper befindet. Oft ist das der Schulterbereich. Ein einziges Gerät unter Spannung, hinter der Schlafzimmerwand und im Kopfbereich (sei es nur der Trafo einer Lichtwerbung an der Außenwand) kann ausreichen, um eine Wirbelsäule negativ zu beeinflussen. Ein Radiowecker, der nur auf Batterie betrieben wird und circa einen Meter vom Körper entfernt steht, ist die bessere Alternative.

Die Tageszeitung »Westfälische Nachrichten« berichtete am 23.10.91 über »Viele Ausfälle wegen Bandscheibenschäden«.

Erstaunlicherweise haben ebenso Krankheiten wie Arthrose, Rheuma und Gicht seit dem Beginn eines verstärkten Elektrokonsums im Bereich der Schlafräume sehr stark zugenommen.

Vielfach sind sogar weder Rheuma noch Gichtwerte festzustellen und trotzdem sind die Symptome da.

Also ist es wichtig, solche Strahlungsquellen zu orten und zu beseitigen.

ELEKTROMAGNETISCHE STRAHLUNG HÖRBAR MACHEN

Um elektromagnetische Verluste auf eine einfache und preiswerte Weise zu orten, kann man sich einen Telefonverstärker im Kaufhaus oder Elektronikladen kaufen. Ihn gibt es auch mit Batterie betrieben.

Beim Anlehnen dieses Gerätes an ein Telefon kann man die Stimme des Anrufers über den kleinen Lautsprecher hören. Eine Stimme produziert elektromagnetische Wellen.

Diese Telefonverstärker eignen sich auch für die Aufnahme anderer Arten von elektromagnetischen Feldern wie zum Beispiel die aus den Transformatoren und Motoren unserer modernen Haushaltsgeräte.
Solche kleinen Verstärker geben zwar nur einen sehr schwachen Eindruck von der Intensität der elektromagnetischen Wellen, in Wirklichkeit wirken sie sehr viel weiter auf einen Menschen ein, als das schwache Gerät es empfinden und wiedergeben kann. Aber es ermöglicht die Ortung von stärkeren elektromagnetischen Feldern.

Schaltet man also den Telefonverstärker auf die höchste Stufe, dann können jetzt sämtliche Elektrogeräte überprüft werden.

Radiowecker, Leuchtstoffröhre, Dimmerschalter, die gesamte Stromleitung vom Dimmer bis zur Lampe, Halogenlampen mit Trafos, Kassettenrekorder oder Kofferradios usw. werden so auf Strahlung getestet. Einige Geräte strahlen auch im ausgeschalteten Zustand, weil der Trafo in Betrieb ist, sobald das Gerät eingesteckt wird. Zumindest im Schlafzimmer muss dann der Stecker solcher Geräte nachtsüber rausgezogen werden.

Die sechzig Schaltungen der Nadel einer Analogarmbanduhr pro Minute können auch akustisch erfasst werden. Man hört: Alles im Hause dröhnt. Mein Körper als perfekte Antenne dröhnt sicherlich mit. Die Auswirkungen der dauerhaften Bestrahlung kommen erst später.

Zieht man die Stecker aller Geräte heraus, ist Ruhe im Hause. Will man Radio hören oder fernsehen, dann steckt man sie eben nach Bedarf wieder ein und zieht sie nach Gebrauch wieder heraus.

Wenn ich bequem bin, baue ich mir einen Zwischenschalter in das Kabel und schone damit sogar die Tastatur des Gerätes, welche in den meisten Fällen als

Erste defekt ist. Baumärkte bieten Mehrfachsteckdosen an, die an einer Seite einen Stecker und an der anderen Seite einen Fußschalter haben. So braucht man sich nicht zu bücken, um alle Geräte gleichzeitig außer Betrieb zu setzen.

Möchte man genauer über elektrische und elektromagnetische Verluste erfahren, dann muss mehr Geld investiert werden.

Geobionic – Gesellschaft für Geobiologie mbH, Adlerweg 1, D-6935 Waldbrunn/Wk., gibt die gewünschten Informationen und verkauft je nach Bedarf die notwendigen Messgeräte.

ELEKTRISCHE STRAHLUNG AUFSPÜREN

Mit einem entsprechenden Gerät ist es auch möglich, zu ermitteln, ob die Steh- und Tischlampen im Hause richtig gesteckt sind.

Hält man das Gerät neben eine Glühbirne, darf im ausgeschalteten Zustand der Lampe nur ein geringes elektrisches Feld festzustellen sein.

Falls das Gerät ein stark elektrisches Feld anzeigt, muss der Stecker in der Steckdose zu 180 Grad gedreht werden. Damit wird die Phase direkt am Schalter abgeschaltet, statt bis zur Glühbirne und zurück zum Schalter ein starkes Feld aufzubauen. In diesem Falle laufen beim ausgeschalteten Zustand der Lampe zwei Phasen parallel aneinander. Deshalb ist das Feld so stark. Schaltet man die Lampe ein, kommen die Phase und der Minuspol wieder nebeneinander, deshalb wird das Feld schwächer.

Es gibt auch Messgeräte mit Stechsonde für Federkernmatratzen. Sticht man so in die Matratze, dass die Sonde die Metalle genau berührt, stellt man möglicherweise bis zu 100 Volt/Meter und mehr fest.

Das Gerät selbst muss dabei auf dem Boden liegen bleiben, sonst werden die meisten elektrischen Verluste von der Person aufgenommen, die das Gerät in der Hand hält. Außerdem wird die Anzeige des Gerätes zu schwach, was die tatsächlichen Strahlenbelastungsangaben fälschlicherweise mindert.

In einem solchen Fall nimmt man das Metallteil der Sonde in die Hand, legt das Gerät auf den Boden und legt sich mit der Sonde in der Hand auf die Matratze, die vorher eine hohe elektrische Spannung angezeigt hat.

Das Gerät zeigt jetzt fast genau den gleichen Spannungswert an wie vorher, als die Sonde direkt in der Matratze gestochen worden war. Der menschliche Körper als perfekte Antenne übernimmt die Stromverluste wie auf einem elektrischen Stuhl im Miniformat, und das selbstverständlich auch Nacht für Nacht.

Es lohnt sich auch, diesen Liegeversuch wegen der elektrischen Beheizung auf Wasserbetten durchzuführen (selbstverständlich ohne vorher in die Wassermatratze zu stechen).

Am Körper gemessene Spannungen von bis zu 150 Volt/Meter sind auf Wasserbetten keine Seltenheit. Wasserbetten erleichtern einerseits Rückenprobleme, weil sie die Körperformen besser aufnehmen. Anderseits wird eine elektrische Spannung von 50 Hertz dem Nervensystem vermittelt, wodurch wiederum Bänder der Wirbelsäule gelockert werden können. Hinzu kommt, dass der pH-Wert des Wassers sich im Laufe der Zeit ungünstig verändern kann. Eine Übersäuerung könnte so dem Körper nachts zugeführt werden. Es geschieht als Resonanz, ähnlich der Schwingungen von homöopathischen Präparaten, nur im umgekehrten Sinn.

KAPITEL 4

DER ALLTAG DER WIRBELSÄULE

DIE WIRBELSÄULE IM TÄGLICHEN EINSATZ IM BÜRO, IM AUTO UND ANDERSWO – EINE GUTE ÜBUNG

Betrachten wir ältere Menschen, die in ihrem Garten alle Arbeiten von Hand verrichten: Sie befinden sich stundenlang in einer gebückten Haltung, um ihre Beete und Pflanzen zu pflegen. Der Körper ist im Beckenbereich abgewinkelt, aber der Rücken ist gerade gestreckt. Die Füße stehen im Abstand von circa fünfzig Zentimetern parallel auseinander. Die Knie sind so weit voneinander entfernt, dass die Leute mit den Armen zwischen den Beinen am Beet arbeiten. Dabei halten sie das Gesäß so weit nach hinten, dass sie das Gleichgewicht gerade noch halten können.

Versucht man, diese Stellung als Übung nachzumachen, wird man feststellen, wo welche Muskeln nicht aktiv sind. In den Beinen, Oberschenkeln und im Gesäß spannt sich die Muskulatur an. Man empfindet diese Haltung sogar als schmerzhaft, und wer untrainiert ist, hält es nicht lange so aus. Die beste Muskulatur, das beste Muskelkorsett der Wirbelsäule beginnt im Gesäß. Unsere ständigen sitzenden Tätigkeiten tragen sehr dazu bei, dieses Muskelkorsett zu schwächen. Man sollte deshalb Ausgleichsübungen suchen und von Zeit zu Zeit das Gesäß für einige Sekunden kräftig anspannen und die Pobacken zusammenkneifen. Den Bauch einzuziehen, ist auch sehr hilfsreich. Dabei merkt man, wie sich der Lendenbereich der Wirbelsäule aufrichtet. Eine gute Bauchmuskulatur ist eine wichtige Stütze für die Wirbelsäule.

Wenn man tief und bequem in einem Sessel oder im Auto sitzt und sich wieder aufrichten oder Bedienungselemente erreichen möchte, dann sollte es nicht aus einer Wirbelsäulenbiegung nach vorne geschehen, sondern aus dem Zug der Bauchmuskulatur mit Beanspruchung der Hüftgelenkmuskeln. Somit wird jede Gelegenheit wahrgenommen, die Bauchmuskulatur im Sitzen zu trainieren. Diese Übungen eignen sich besonders für Autofahrer und Büromenschen.

DIE WIRBELSÄULE IM BÜRO

Moderne fünfbeinige Drehstühle sind gegenüber den vierbeinigen zwar sicherer, was ein mögliches Umfallen angeht, sie tragen aber dazu bei, dass die Wirbelsäule oft zu schnell und unkontrolliert belastet wird. Der gestresste Büromensch möchte sein Ziel schnell und mit den geringsten Bewegungen erreichen.
Er wendet seinen Blick dorthin, dreht seinen Oberkörper in seine Zielrichtung und schiebt gleichzeitig mit den Füßen meist seitlich den gesamten Stuhl schlagartig dahin, wo er ihn hin haben möchte. Die Wirbelsäule sieht in diesem Moment wie eine Schraube aus, eine Verrenkung im Lendenwirbelbereich ist dabei nie auszuschließen.
Vierbeinige Drehstühle fielen in der Vergangenheit häufig dabei um. Der Beweis für eine unangemessene Bedienung solcher Drehstühle machte es notwendig, auf fünfarmige Stühle umzurüsten, um »Unfälle« vorzubeugen. Bei einer korrekten Bedienung, in diesem Fall im Sinne der Wirbelsäule, hätte eigentlich niemand fallen dürfen, selbst nicht von einem vierbeinigen Stuhl.
Jede Bewegung sollte durchdacht und bewusst ausgeführt werden. Routine macht oberflächlich und ermöglicht Fehler, die oft zum Verhängnis werden können.

Von der

COMFORTO GmbH
Bergstr. 1
59229 Ahlen/Westfalen
Tel. 02382-7810

ist ein vierbeiniger, preiswerter Bürostuhl entwickelt worden. Jedes der vier Beine hat seine eigene Rolle. Der Stuhl ist atmungsfähig, leicht, angenehm und erlaubt, sich zurückzulehnen. Die Höhe ist die von Standardstühlen und ist nicht verstellbar. Für eine normale Schreibtischhöhe ist er oft völlig ausreichend. Wer sich mit diesem Stuhl drehen möchte, wird gezwungen, seine Rotationsbewegung komplett auszuführen, bevor er sein Ziel erreichen kann. Diese Mehrarbeit führt zu einer gezwungenen Schonung der Wirbelsäule. Beine und Arme werden in Bewegung gebracht, schon bevor man aufstehen kann. Körper und Muskulatur werden so auf den »Sprung« zur Seite rechtzeitig vorbereitet.

Die meisten Arbeitsplätze sind dem Körper nicht angepasst und stellen somit die Vorbedingungen für eine Wirbelsäulendegeneration. Der Mensch sitzt meist den ganzen Tag mit einer völlig verkrümmten Wirbelsäule an seinem

Arbeitsplatz. Bandscheiben und Nerven werden so lange eingeklemmt, bis die Schmerzen einsetzen.

Das schlechte Sitzen kann zur Gewohnheit werden und wird oft zu Hause vor dem Fernseher in derselben Form fortgesetzt.

Wie lange wird das noch gut gehen?

Eine Firmenzeitung publizierte Ende 1995 folgenden Artikel aus einem Referat von Prof. Heinzpeter Rühmann, Lehrstuhl für Ergonomie an der Technischen Universität München:

»Sitzen wir uns kaputt?
Erkrankungen des Bewegungsapparates nehmen stark zu.

›Das Sitzbein des Menschen ist zu seinem dritten Standbein geworden‹ ist einmal überspitzt gesagt worden. Doch diese Aussage hat einen realen Hintergrund.

- In Deutschland sind von den ca. 32 Millionen Beschäftigten rund 17 Millionen – also mehr als 53 Prozent – stundenweise bis ganztägig im Sitzen auf Büro- und Arbeitsdrehstühlen oder in Fahrzeugen aller Art tätig.
- Hochrechnungen sagen für die nächsten 10 bis 15 Jahre eine Zunahme der Sitzarbeitsplätze auf 19 bis 20 Millionen voraus.
- Menschen mit Bürotätigkeiten verbringen während ihres gesamten Berufslebens 60.000 bis 80.000 Stunden in sitzender Körperhaltung. Hinzu kommt das Sitzen in der Freizeit: im Auto, in öffentlichen Verkehrsmitteln, vor dem Fernsehgerät usw. So bequem und erholsam das Sitzen dem Menschen erscheinen mag, so unübersehbar sind die Nachteile bei lang andauerndem Sitzen.
- Die inneren Organe werden eingezwängt.
- Der venöse Blutrückfluss, besonders in den Beinen, wird beeinträchtigt.
- Durch Wirbelsäulen-Fehlhaltungen kommt es zunehmend zu Bandscheibenschädigungen.
- Muskelverspannungen treten auf.
- Die tragende Rückenmuskulatur wird geschwächt.

Die Folgen lassen sich mit alarmierenden Zahlen verdeutlichen:

60 Prozent der Erwachsenen haben Rückenbeschwerden, rund die Hälfte von ihnen ist deswegen zeitweise arbeitsunfähig. 120 Millionen Arbeitsausfalltage entstehen dadurch pro Jahr.«

Der Artikel hat 15 Jahre später bis auf eine geringe Änderung der Zahlen nach wie vor seine Gültigkeit.

Es ist also wichtig, zumindest in der Freizeit für Bewegung und frische Luft zu sorgen. Wichtig ist ebenso die Zahl der Trafos und eingeschalteten Elektrogeräte am Arbeitsplatz so weit wie möglich zu mindern, um den Elektrosmog zu reduzieren. Sie sollten auch so fern wie möglich von allen Körperteilen aufgestellt werden.

Um eine individuelle und richtige Einstellung des Arbeitsplatzes zu erreichen, muss erst der Arbeitsstuhl eingestellt werden. Die Höhe des Stuhls muss der Körpergröße angepasst werden. Sowohl das Knie als auch die Beine im Hüftbereich müssen jeweils einen Winkel von mindestens neunzig Grad bilden.

Entsprechend wird die Höhe des Stuhls eingestellt. So kann eine gute und ungedrosselte Durchblutung gewährleistet werden, um eine verfrühte Ermüdung zu vermeiden.

Nach der Einstellung des Stuhls ist jetzt eine richtige Einstellung des Arbeitstisches möglich. Dafür sitzt man mit aufrechtem, geradem Rücken auf dem neu eingestellten Stuhl. Die Oberarme sind seitlich fallend am Oberkörper angelehnt. Die Ellenbogen bilden einen 90°-Winkel, sodass die Vorderarme und Hände waagerecht nach vorne zeigen. So nähert man sich dem Arbeitstisch. Der Tisch darf auf keinen Fall niedriger als die Ellenbogen sein. Es würde zu einer Rückenverkrümmung führen. Entsprechend hoch muss also der Arbeitstisch eingestellt werden.

Der Computer muss demnach auch an einen ergonomischen Arbeitsplatz angepasst werden. Der mittlere Punkt des Bildschirms muss sich genau in der Augenhöhe befinden, dann sitzt man angenehm und richtig, der Rücken ist gerade und so über Stunden ohne Ermüdung belastbar.

Ermüdet man trotzdem zu schnell, sollte man über die Möglichkeit von starken Erdstrahlen am Sitzplatz nachdenken. Denkbar ist auch, dass sich zu viele und unnötige Plastik- und Metallgegenstände wie Folien und mehr im Raum befinden. Plastikhüllen und durchsichtige Einhängefolien in Aktenordnern z.B. erweisen sich immer als besonders gefährlich, wenn sie sich in Körperhöhe und unterhalb befinden. Solche Aktenordner sollten immer oben, oberhalb des

Körpers, in den Schränken abgestellt werden. Plastik kann starke Erdstrahlen bündeln und das Nervensystem unsichtbar und permanent angreifen. Eine einzige Folie am schlechten Platz kann ausreichen, um das Wohlbefinden im Raum empfindlich zu stören. Im unteren Bereich der Schränke können Bücher, Papierunterlagen und andere biologische Gegenstände aufbewahrt werden.

Manch ein Unternehmer wird sich darüber beklagen, dass einige Mitarbeiter immer krank sind und wenig Arbeitslust zeigen. Wer ahnt schon, dass der unsichtbar schlechte Arbeitsplatz der Grund dafür sein kann. Der beste Mitarbeiter kann an einem schlechten und unbiologischen Sitzplatz zum größten Versager werden. In der nächsten Firma blüht er auf und bringt die besten Leistungen.

Ein sensibler Mensch kann den Sitztest machen. Er bleibt ruhig und absolut bewegungslos für eine Viertelstunde auf dem Sitzplatz sitzen. Merkt er dabei ein Zittern, Kopfschmerzen, Übelkeit oder sonstige unangenehme Erscheinungen, dann hat er die Möglichkeit, denselben Test an einem anderen Platz im Raum zu wiederholen. Ein Meter weiter kann schon ausreichen, um den Traumsitzplatz zu finden.

Eine Neigung um ca. 15 Grad des Schreibbereiches würde die Sitzhaltung noch optimieren. Wer viel schreiben muss und eine angenehme Arbeitsposition erreichen möchte, sollte über ein zusätzliches Pult auf seinem Schreibtisch nachdenken. Ein Pult auf dem Schreibtisch ist auch eine kostengünstige Alternative, um die gewünschte Arbeitshöhe von nicht einstellbaren Tischen zu erreichen. Mit 15 Grad Neigung in der optimalen Sitzhöhe auf einem strahlenfreien Platz kann man über Stunden konzentriert arbeiten. Man ermüdet dabei kaum und der Rücken bleibt fit. Man ist leistungsfähig und hat Freude an seinem Job.

Wirbelsäulenprobleme sind zu einer Volkskrankheit geworden. Am Schreibtisch sitzt man den ganzen Tag über umgeben von Trafos und elektrischen Geräten, durch die der geballte Elektrosmog permanent vom Körper aufgenommen wird. Es wäre eine leichte Arbeit, dafür zu sorgen, dass die Trafos und Geräte so weit als möglich vom Körper platziert werden. Je größer die Entfernung der Gerätschaften vom Körper (auch von den Füßen) ist, umso besser ist es für das Nervensystem.

Um eine bessere Sitzhaltung am Arbeitsplatz und zu Hause zurückzugewinnen, ist der Stuhl »Balans« von der Fa. Vogel in Ludwigsburg/Württemberg sehr empfehlenswert.

Der »Balans« hat keine Rückenlehne, ist wie ein Schaukelstuhl aufgebaut, die Sitzfläche ist nach vorne geneigt, die Knie werden auf eine dafür vorgesehene Halterung unterhalb der vorderen Kante der Sitzfläche aufgelegt und die Füße werden nach hinten auf den »Schaukelflächen« im Stuhl aufgelegt. Durch den Schaukelstuhleffekt und dadurch, dass die Füße den Boden nicht berühren, muss man im Gleichgewicht sitzen. Das erfordert ein diszipliniertes Sitzen, was zu einer geraden und gestreckten Wirbelsäule führt. Der Balans ist zwar gewöhnungsbedürftig, aber sehr hilfsreich um einen richtige Sitzstellung lernen zu können.

Das Durchhängen der Wirbelsäule ist mit dem original »Balans« nicht möglich, da man nach vorne fallen würde. Eine gute Sitzhaltung wird daher erzwungen und die Muskulatur entsprechend angespannt. Als einziger Nachteil könnte eine auf Dauer mangelhafte Durchblutung der Beine empfunden werden, die durch den engen Winkel der Knie entstehen kann.
In Yogaübungen, wie dem Lotussitz, wird eine Durchblutung der Beine gerne gedrosselt, um eine bessere Gehirndurchblutung zu ermöglichen. Eine Steigerung der Konzentration soll damit zustande kommen. Es wäre ein positiver Nebeneffekt beim Balans, der im Allgemeinen immer nur zeitweise benutzt wird.
Goethe arbeitete am liebsten an einem Pult, weil es angeblich konzentrationsfördernd sei. Zeitweise an einem Pult zu arbeiten, zwingt zu einer geraden Stellung der Wirbelsäule.

DIE WIRBELSÄULE, DAS AUTOFAHREN UND EINIGES ZUM AUTO DAZU

Das Autofahren und die dadurch entsprechenden Erschütterungen und Schwingungen verursacht eine Pressung der Bandscheiben besonders im Lendenwirbelbereich. Die Muskulatur im Wirbelsäulenbereich ist während der Fahrzeiten nicht wie zum Beispiel im Stehen angespannt, sondern befindet sich eher in einer entspannten Haltung wie in einem Sessel. Erschütterungen, auch minimale, werden besonders im Lendenwirbelbereich aufgenommen, weil das gesamte Körpergewicht in dem Bereich auf eine unvorbereitete Muskulatur drückt.

Der Kampf der Autohersteller wegen geringerer Windwiderstandswerte (CW-Werte) hat dazu geführt, dass die Autos immer niedriger gebaut wurden. Die Menschen sind aber deshalb nicht kleiner geworden. Selbst die Franzosen haben ihre alte Devise verlassen: »Man muss mit aufgesetztem Hut problemlos in ein Auto einsteigen können«.

Frühere Automodelle waren viel höher gebaut. Man konnte bequem mit hängenden Beinen und Armen darin sitzen. Das Lenkrad war so angebracht, dass beide Hände aufgelegt werden konnten, ohne die Arme anzuspannen. Auch größere Leute kamen damit zurecht.

Die modernen Autos sind oft sehr niedrig gebaut. Größere Menschen haben unter dem Lenkrad kaum Platz für ihre Knie. Sie müssen ihren Sitz weit zurückstellen und ihre Arme immer angespannt am Lenkrad halten, weil dieses nicht entsprechend der Körpergröße zu verlängern ist. Nur in Wagen der Oberklasse und auch bei einigen ausländischen Fahrzeugen lässt sich ein Lenkrad nachstellen. Die Folge davon ist, dass die ständig angespannten Arme über lange Strecken sehr schwer werden. Der Fahrer verliert an Kraft, lässt beide Schultern nach vorne hängen, um das Gewicht seiner Arme aufzufangen. Die Wirbelsäule bekommt eine krumme Haltung. Die Körperhaltung wird somit auf Dauer verschlechtert, und das besonders bei Menschen, die viel Auto fahren müssen.

Über längere Strecken wird aus Ermüdungsgründen wechselseitig nur einhändig gefahren, was sicherlich im Notfall auf Kosten der Sicherheit geht.

Wenn der Wagen sehr tief gebaut ist, kommt die Lenksäule oft fast waagerecht aus der Vorderachse in den Fahrerraum. Das Lenkrad hat somit wenig Neigung und steht fast senkrecht. Es ist also nicht mehr möglich, die Hände auf das Lenkrad zu legen und mit entspannten Armen beziehungsweise fallenden Ellenbogen zu fahren. Man muss sich verkrampft am Lenkrad festhalten, um das Gewicht der gestreckten Arme hochhalten zu können. Früher war es möglich, mit fallenden Ellenbogen völlig entspannt zu fahren.

Die Möglichkeit, das Lenkrad zu verstellen und zu verlängern, ist mindestens so wichtig wie die der Sitzverstellung. Ein Auto sollte primär nach optimalen körpergerechten Maßstäben ausgewählt werden.

Die meisten Autokonstrukteure können scheinbar das Wort Ergonometrie noch nicht umsetzen und anwenden. Viele der derzeitigen Autos sind nur für kleinere Leute gebaut. Früher waren die Sitze orthopädisch schlecht geformt, dafür die Körperhaltung am Lenkrad entspannt. Heute ist es umgekehrt. Die Qualität der Sitze hat sich aber inzwischen sehr verbessert. Der Vergleich lässt sich sehr leicht mit Autos aus neuen und älteren Baujahren feststellen.

Ich hatte für mich herausgefunden, dass ich mich im Auto wohlfühlte, wenn keines meiner Gelenke einen kleineren Winkel als 90 Grad bildete. Eine gute Durchblutung war somit gewährleistet. Beim Winkel unter 90 Grad übertrug sich die Anspannung auf die gesamte Wirbelsäule. Zu weiche Sitze verursachen diese Anspannung. Der Körper fällt in den Sitz und bildet im Hüftbereich oft einen Winkel kleiner als 90 Grad. Der Lendenwirbelbereich wird dann verformt, was schnell Rückenschmerzen verursachen kann.

Ich hatte die Rückenlehne meines Sitzes weit zurückgeneigt. Der Grund war, dass ich meine empfindlichen Lendenwirbel nicht belasten wollte. Sitzt man gerade im Auto, werden alle Erschütterungen und Vibrationen vom Körper aufgenommen und auf die Lendenwirbel übertragen. Das gesamte Körpergewicht drückt in den Lendenwirbelbereich. Sitzt man mit mehr Neigung nach hinten, verteilt sich der Körperdruck entsprechend über die gesamte Rückenlehne: Die Lendenwirbel sind weitgehend entlastet und die Gelenke öffnen sich bis zu einem Winkel von 120 Grad.

Leider ist dadurch das Lenkrad weiter entfernt, was sich durch eine Annäherung des Sitzes etwas ausgleichen lässt. Das Autofahren wirkt nicht mehr so ermüdend und der Knochenbau wird geschont, was sich für Berufs- und Langstreckenfahrer langfristig auszahlt.

Beruf und lange Fahrstrecken sind oft unzertrennlich. Autofahren stellt eine einseitige Körperbelastung dar, deshalb ist eine Entlastung des Körpers während der Fahrzeiten sehr wichtig.

Ein älterer orthopädischer Polsterer aus Essen erklärte mir einige Grundregeln für die nachträgliche Auspolsterung von Autositzen. Von da ab wurden sämtliche schlecht geformten Fahrersitze eines neuen Pkws schon vor der ersten Fahrt umgebaut. Glücklicherweise haben die Autohersteller mittlerweile den Sitzkomfort deutlich verbessert.

Der Verbraucher hat auch nachgedacht. Selbst junge Leute entscheiden sich immer öfters für höhere Autos, sogenannte Vans.

Die Anordnung der Pedale, ihr Abstand untereinander, ihre jeweilige Höhe und der notwendige Weg der Füße, um eine Reaktion des Fahrzeugs zu erzeugen, sind entscheidend für gesunde oder kranke Knie und Hüften.

Einige Autos eignen sich besonders dazu, deren Fahrer wahrscheinlich dauerhaft in orthopädische Behandlung zu schicken. Die Anordnung der Pedale ist nach meinen Erfahrungen der wichtigste Faktor geworden für die Entscheidung eines Fahrzeuges.

Hier möchte ich Beispiele von falsch konstruierten Fahrzeugen nennen, die mittlerweile nur noch als Gebrauchtfahrzeuge zu finden sind.

Mit einem Passat der zweiten Generation, der mit den rechteckigen Scheinwerfern, habe ich 1988 in der Stadt Vreden an der holländischen Grenze auf nasser Fahrbahn drei Wagen vor einer roten Ampel ineinander gefahren.
Als die Polizei kam, wurde ich beschuldigt, den Unfall verursacht zu haben.
Ich protestierte vehement und zeigte den Polizisten die mitgeführte Akte der Korrespondenz mit VW, bezogen auf die falsche Konstruktion des Fahrzeugs.
Ich teilte dem Polizeimeister mit, dass der Schwerpunkt des Fahrzeugs nicht stimmt.
Beruflich bedingt war mein Kombiwagen immer gut beladen. Ich erklärte ihm weiter, dass die Vorderräder schon bei geringster Beladung den Boden beim Bremsen nicht mehr greifen. Der Wagen rutschte wie ein Schlitten gerade weiter, bis er reinzufällig irgendwann zum Stehen kam. So hatte ich auch schon eine rechtwinkelige Kurve auf einer Landstraße verpasst. Die Straße war in der Kurve durch Bäume etwas nass gewesen. Ich kannte den Wagen und fuhr ihn deshalb extrem vorsichtig. Das hat einige Male aber nicht gereicht.
Der Wagen fuhr trotz der Lenkung einfach weiter geradeaus in einen Ackerweg und kam dort zum Stehen. Auf nassem Kopfsteinpflaster in Steinfurt, bei sehr geringer Geschwindigkeit, wurden zwei ältere Menschen sehr viel schneller bei der Überquerung der Straße, als sie sahen, dass der Wagen nicht stoppen wollte. Ich bat die beiden um Entschuldigung. Zum Glück war wieder nichts passiert! Der Fall war seinerzeit auch von dem VW Jetta bekannt. VW wollte davon aber auch gar nichts wissen.
Dann sprach ich den Polizisten auf die schlecht platzierten Pedale an, wodurch man sich die Knochen kaputt machte. Ich fügte hinzu, dass der TÜV ein derartiges Auto von einem ausländischen Hersteller niemals auf dem deutschen Markt zugelassen hätte.
Der Polizist fasste mich freundlich am Unterarm und zog mich zur Seite.
Er bestätigte meine Aussagen. Er sagte sogar, dass die Gewerkschaft der Polizei sich zu der Zeit dafür einsetzte, dass kein VW mehr als Dienstwagen bestellt wird. Die größeren Kollegen des Polizisten hatten besonders im Winter erhebliche Knochenprobleme und mussten deshalb häufiger mit Krankenschein zu Hause bleiben. Über mehr als zehn Jahre lang wurde dann von der Polizei in Nordrhein-Westfalen nur noch Opel gefahren.
Ich erhielt wegen des Unfalles kein Strafmandat.
Der Polizist protokollierte sozusagen, dass ich daran unschuldig war, die drei stehenden Autos ineinander gefahren zu haben.

Als die nächste Passat-Generation auf den Markt kam, schaute ich mir in Marl/Westf. die Pedalkonstruktion in einer VW-Vertretung an. Der Verkäufer kam auf mich zu. Ich sagte: »Oh, die Pedale wurden geändert.« Darauf antwortete er sinngemäß: »Ja, jetzt ist es vorbei mit den kaputten Knien.«

Ich war völlig verblüfft, alle hatten also von dem Problem gewusst!

Als Außendienstler entschied ich mich 1997, einen VW Passat der vierten Generation zu kaufen. Aufgrund einiger Jahre ohne Gelenkprobleme hatte ich meine guten Erkenntnisse und Vorgaben vergessen und kontrollierte vor dem Kauf nicht die Pedalstellung.

Ich hatte dazwischen drei Jahre lang einen Citroën vom Typ XM mit einem unvergleichbaren Fahrkomfort gefahren. Aufgrund technischer Probleme entschied ich mich für eine endgültige Trennung vom Auto und Hersteller.

Nach circa zwei Wochen mit meinem neuen Passat bekam ich starke Probleme mit dem rechten Knie. Die Schmerzen wurden immer schlimmer und setzten sich bald im rechten Hüftgelenk fort. Ich stellte fest, dass das Gaspedal fast 6 cm niedriger angeordnet war als das Bremspedal. Der Weg des Gaspedals war dazu noch insgesamt 11 cm lang bis zum Anschlag für Vollgas. Das ergibt von der Höhe des Bremspedals bis zum Vollgas einen gesamten Weg von 17 cm. Der Weg des Bremspedals war 19 cm lang bis zum Endanschlag. Beim plötzlichen Gasgeben muss man oft das Gaspedal zuerst etwas weiter treten und dann bei Erreichung der gewünschten Geschwindigkeit etwas zurücknehmen. Das macht man automatisch und ohne nachzudenken. Falls jedoch plötzlich gebremst werden soll, dann reagiert man ebenso automatisch und schnell. Dabei wird der rechte Fuß unbewusst vom Gaspedal zurückgezogen, schnell zurückgezogen bis zur Höhe des Bremspedals und in der Not unbeherrscht nach links gedreht, um das Bremspedal mit aller Kraft über den langen Weg von 19 cm treten zu können. Dann muss man wieder Gas geben, zieht den Fuß zurück auf Höhe des Gaspedals, dreht ihn dafür schnell nach rechts und tritt wieder tief, um wieder Gas geben zu können. Wer diese Gymnastik permanent machen muss, hat keine Chance, dass seine Knochen heil bleiben.

Um einen Vergleich mit Autos von anderen Herstellern zu haben, untersuchte ich die Pedalen des 3er BMWs eines Kollegen. Die Wege der Pedale waren kurz und deren Höhe untereinander war ziemlich identisch. So war es möglich, allein durch das Drehen der Ferse Brems- und Gaspedale zu erreichen und mit wenig Druck entweder Gas zu geben oder zu bremsen.

70

Als der Kölner Kollege mich fragte, weshalb ich mich für die Pedalen seines Autos interessierte, erzählte ich ihm von meinen unerträglichen Schmerzen im rechten Knie- und Hüftgelenk. Darauf antwortete er mir, dass er vorher einen Golf gefahren hatte. Er war häufig wegen seines Knies beim Orthopäden gewesen. Seitdem er den BMW fuhr, hatte er keine Knieschmerzen mehr.

Ein Kraftfahrzeugmeister von VW selbst teilte mir mit, dass er die Anordnung der Pedale des neuen Passat auch nicht gut vertragen konnte.

Nach 6 Wochen und nur 3000 Kilometern verlangte ich mein Geld von VW zurück. Als ich damit drohte, die Fachpresse über die falsche Konstruktion zu informieren, erhielt ich mein Geld innerhalb weniger Stunden zurück.

Die Modelle aller Hersteller ändern sich laufend. Es ist daher sehr wichtig, vor dem Kauf eines Fahrzeugs eine kritische und ausführliche Testfahrt zu machen, damit keine falsche Entscheidung getroffen wird.

Dann entschied ich mich für den Kauf eines Mercedes der C-Klasse. Ich entschied mich für Mercedes, weil zu der Zeit die Taxifahrer durchweg Mercedes fuhren. Es konnte also nur ein gutes und zuverlässiges Auto sein. Ich wählte ein Automatikgetriebe. Bald meldete sich mein rechtes Knie wieder. Die Ähnlichkeit mit dem Passat und den krank machenden Pedalen war überraschend groß. Ich änderte meine Fahrweise so, dass ich nur noch mit dem linken Fuß bremste. Das war mein erster und letzter Mercedes.

In Berlin wurde ich 1998 wegen einer Sonderveranstaltung vom Flughafen Tempelhof mit einem Mercedes 600 abgeholt. Es war eher ein Zufall, mit einem solchen Wagen abgeholt zu werden. Der Fahrer muss, an seiner imposanten Figur gemessen, Bodyguard gewesen sein. Jedenfalls konnte ich während der Fahrt beobachten, dass er auch mit dem linken Fuß bremste. Ich fragte ihn, weshalb er so bremst. Er antwortete, dass er sonst Knieprobleme bekommt.

Auf dem Weg nach Münster fragte ich die Taxifahrerin eines Mercedes der älteren E-Klasse, ob die Platzierung der Pedale angenehm ist. Darauf antwortete die Frau, dass sie nur Nachtdienst macht, weil man nachts nicht so viel bremsen muss. Wenn sie ausnahmsweise Dienst am Tag machen musste, bekam sie Schmerzen am rechten Knie.

Diese Beispiele sind 2014 zwar etwas älter, leider aber stimmen sie in der Form immer noch. Das kann bei allen Herstellern oder Modellen vorkommen. Wenn man das Auto bereits gekauft hat, ist eine Rückgabe schwer möglich.

Der Kauf eines Autos ist oft mit Emotionen verbunden. Auch wenn es schwer fallen sollte, sollte man vor einem Kauf das Auto ausreichend testen, um unnötige Orthopäden besuche nach dem Kauf zu vermeiden. Einige Hersteller, selbst die namhaften, sollte man unter die Lupe nehmen. Die falsche Konstruktion mancher Fahrzeuge ist nach wie vor dermaßen flagrant, dass die Entscheidung schnell getroffen wird. Man muss es nur wissen!

Worauf es ankommt: Das Bremspedal ist das, was die Gelenke am meisten belastet. Der Grund ist einfach. Die Betätigung dieses Pedals ist überwiegend eine oft unvorhergesehene Reaktion. Diese Reaktion ist selten vorbereitet und daher entsprechend nicht immer genau kontrollierbar. Eine Reaktion ergibt sich, in einem Bremsfall, meist aus einer plötzlich auftretenden Gefahr. Das Gehirn ordnet dabei eine blitzschnelle Reaktion der Bein- und Fußmuskulatur, um das Bremspedal wirksam und rasch zu betätigen. So soll das Auto völlig instinktiv zum Stehen gebracht werden.

Die Inanspruchnahme der Muskulatur wird beim Bremsen seltener vorbereitet als beim Gas geben.
Das bedeutet, dass das Gaspedal besonders ergonometrisch eingebaut werden soll, damit eine überraschte Muskulatur beim plötzlichen und unvorbereiteten Kraftaufwand direkt und ohne Umwege und Sondergymnastik einwandfrei agieren und arbeiten kann.

Um diese zu kontrollieren, richtet man als Erstes den Sitzplatz des Traumwagens komfortabel ein. Gerade gegenüber dem rechten Fuß, wohlgemerkt absolut gerade gegenüber, muss sich das Bremspedal befinden. Nicht ein bisschen rechts oder ein bisschen links, sondern gerade gegenüber dem rechten Fuß beim komfortablen Sitzen. Für ein plötzliches Bremsen wird oft eine maximale Kraft angewandt. Diese Kraft darf nicht aus einem seitlich rotierten Knie entstehen, sondern aus einem gerade gestreckten Bein. Das heißt, gerade gestreckt vom rechten Hüftgelenk bis zum durchgetretenen Bremspedal.

Sind Drehungen des Kniegelenks erforderlich, um bremsen zu können, so wird in der Fortsetzung auch das Hüftgelenk dabei gedreht. Bei häufigen Wiederholungen im Straßenverkehr würden sich irgendwann Schmerzen im rechten Knie und in der Hüfte einstellen. Diese Schmerzen gehen nur dann wieder weg, wenn der Wagen auch weggeht.

Viele ausländische Hersteller bauen ihre Autos nicht nur für die Technik, sondern auch für den Menschen, der sie fahren muss. Daher sollte man unbedingt auch ausländische Autos testen. Wer sich amerikanische Fahrzeuge ansieht oder schon gefahren hat oder in Amerika mit dem Bus gefahren ist, weiß von

72

ergonometrisch angeordneten Pedalen. Das Bremspedal befindet sich genau gegenüber dem rechten Bein. Das Gaspedal befindet sich mit minimalem Abstand vom Bremspedal in derselben Höhe direkt daneben, wobei das Gaspedal leicht angewinkelt ist und zum rechten Fuß hinzeigt. Die Brems- und Gaswege der Pedale sind in den Fahrzeugen sehr kurz. Circa 5 Zentimeter reichen schon aus, um durch ein leichtes Drehen der Ferse entweder Vollgas oder eine Vollbremsung zu schaffen. Die Pedale lassen sich außerdem sehr leicht bis zum Anschlag treten. Die Fahrer solcher Fahrzeuge brauchen sicher keinen Orthopäden wegen schlecht konstruierten Autos.

In Europa sieht es leider sehr oft anders aus, selbst in Autos der Oberklasse.

Beim Test sollte dies also berücksichtigt werden, besonders von den Vielfahrern: Die Länge des Bremswegs des Pedals wird bis zum Anschlag getestet. Dann wird die Ferse nach rechts gedreht, ohne den Fuß vom Boden zu heben, um das Gaspedal ebenso bis zum Anschlag zu treten. Ist es nicht so einfach möglich, lohnt es sich vielleicht, über den Kauf nachzudenken.

Wenn die richtige Entscheidung gefallen ist, sollte der Autofahrer sich selbst noch mal an die Nase fassen. Ist er ein uriger Deutscher, dann sitzt er vermutlich immer noch nicht richtig. Der deutsche Bürger ist zumindest im Ausland der große Liebling der Taschendiebe. Schon eine einzige U-Bahn-Fahrt kann dazu ausreichen, dass sein Geld und alle Papiere in fremde Händen gelangen.

Hinten aus der Hosentasche ist es nämlich ein Kinderspiel, sich ein zwei Zentimeter dickes Portemonnaie im überfüllten Zug anzueignen. Meine Besuche mit Bekannten in Paris haben mir immer recht gegeben. Alle waren zuvor sicher, alles zu spüren. Anschließend waren die meisten sicher, dass man doch nicht alles merkt.

Jedenfalls hat das Portemonnaie in der Revolvertasche einer Hose schon für manchen unnötigen Bandscheibenvorfall und manche Hüftoperation gesorgt.

Wer dauernd mit einer Hüftseite um zwei oder mehr Zentimeter höher sitzt als die andere Seite, der muss damit rechnen, dass die dadurch falsch gekrümmte Wirbelsäule im Lendenbereich irgendwann gegensteuern wird. Das tut sie auch. Der Beckenschiefstand ergibt sich automatisch. Der Ischiasnerv wird eingeklemmt und vermittelt deutlich, dass er lebt: Es zieht bis unten ins Bein, die Schmerzen sind unerträglich. Der Orthopäde röntgt, spritzt und schickt wieder nach Hause.

Eigentlich ist es nur eine kleine Blockierung, auch wenn die Hüften mit zwei Zentimeter Höhendifferenz zueinander stehen. Ein leichter Griff von dreißig Sekunden genügt eigentlich, um alles ohne Röntgenbilder und Spritzen wieder in Ordnung zu bringen. Leider sind diese Methoden, überwiegend aus östlichen Ländern, in Deutschland nicht bekannt. Vielleicht wird stattdessen an der Wirbelsäule oder an der Hüfte operiert.

Das Portemonnaie sollte also einen anderen Platz finden als in den hinteren Hosentaschen, damit man seine eigenen Knochen länger behalten kann.

ELEKTROMAGNETISCHE STÖRUNGEN IM AUTO

Fuhr ich mit einem Benziner, stellte ich immer wieder fest, dass nach längeren Strecken mein rechtes Bein eingeschlafen war.

Als ich mit einem elektromagnetischen Messgerät ein sehr starkes Feld aus der Zündspule an der rechten Seite im Beinbereich geortet hatte, begriff ich, weshalb mein rechtes Bein immer eingeschlafen und weshalb ein schmerzhaftes Ziehen bis in den Lendenwirbelbereich zu spüren war.

In einer Werkstatt hatte ich einen Termin mit dem Werksingenieur des Wagenherstellers vereinbart, um eine eventuelle Abschirmung der elektromagnetischen Zündspule in dem Benziner, den ich als Dienstwagen fuhr, zu besprechen.

Von einem der Werkstattinhaber, nach meinem Ermessen völlig ohne Verständnis, wurde ich dem Ingenieur als ein Außerirdischer vorgestellt.

Ich erläuterte ihm den Grund meiner Reklamation, indem ich die Ursachen meiner Beschwerden in Verbindung mit den elektromagnetischen Feldern der Zündspule brachte. Ich erklärte ihm, dass Wirbelsäulenprobleme auch in den Beinen spürbar sein können und umgekehrt Störungen im Beinbereich in der Wirbelsäule zu merken seien.

Ich erläuterte weiter, dass das Nervensystem als perfektes Stromkabel in alle Richtungen leite und über Schmerzen als elektrochemische Reaktion melde, dass etwas nicht stimme.

Der Werksingenieur wurde plötzlich sehr aufmerksam und bat mich, auch in seinem Auto mit einem Telefonverstärker als Messgerät nach solchen Strahlungen zu suchen. In seinem Wagen waren nämlich auch Störungen im rechten Beinbereich vorhanden.

Er wurde nachdenklich und erklärte mir, sehr viele Kilometer im Jahr zu fahren. Mehr sagte er nicht dazu. Aber es wurde mir klar, dass es ihm sehr ernst war, weil er selbst von diesen Beschwerden betroffen war.

Es hat sich zwar sehr viel die letzten Jahre in der Technik geändert, solche Störungsmöglichkeiten bestehen leider immer noch. Solche Krankheitsursachen werden nie festgestellt.

Einige Zeit später bekam ich ein Dieselfahrzeug als Dienstwagen.

In einem solchen Wagen sind die Beschwerden auch nach langen Fahrten nie wieder aufgetreten: keine Zündspule, keine elektromagnetischen Felder, zumindest nicht mehr so starke.

Wenn man mit dem Wagen an einer Ampel steht, fällt oft auf, dass der Radioempfang gestört oder völlig unterdrückt wird. Fährt man einige Zentimeter vor- oder rückwärts, kommt der Empfang wieder. Hier wird deutlich, wie Wellen stören können. Wirken sie also auf den Radioempfang ein, werden sie zwangsläufig meinen Körper als perfekte Antenne in der Natur auch beeinflussen können.

Wir modernen Menschen sind scheinbar unempfindlich für solche elektrischen Störungen geworden, zumindest intuitiv. In einer Zeit, in der Autos noch mit Holz, Stahl oder Bakelit gebaut wurden und mit Filz oder Baumwolle ausgepolstert waren, hatten die Autos oft ein Schleifband unter dem Boden, um das Auto zu erden und vor elektrischen Ladungen zu schützen. Heute sind die Autos voll von Kunststoffen und Velours. Diese Stoffe gasen aus und laden sich auf, aber wir spüren davon wenig, außer einer möglichen unangenehmen Entladung des Körpers beim Verlassen des Wagens. Reagierten die Menschen früher auf solche Störungen, bewusst oder unbewusst, empfindlicher?

Durch die ersten Stahlgürtelreifen wurden sehr oft elektrische Radiostörungen durch eine Auf- und Entladung des Stahlbandes im Reifen hörbar.

Weitere elektromagnetische Störungen im Auto ergeben sich durch den Einzug der modernen Kommunikationstechniken. Autotelefone erzeugen starke elektromagnetische Felder. Es ist daher empfehlenswert, die gesamte Sendetechnik, besonders die Antenne, möglichst weit weg vom Fahrer einbauen zu lassen.

Es muss allerdings nach meiner Vorstellung darauf geachtet werden, dass Metallteile der Karosserie Mensch und Sendeantenne trennen, damit eine Abschirmwirkung gegeben wird. Das Glas der Scheiben schirmt nicht ab. Ein Kombiwagen bietet wegen des langen Daches vermutlich die besten Voraussetzungen. Scheibenantenne und Bluetooth-Technik für Handys im Auto sind gefährliche Mikrowellensender. Das ist mit Messgeräten für gepulste Hochfrequenzen sehr deutlich feststellbar.

Es handelt sich dabei um Mikrowellen. Mikrowellen kann man für das Braten eines Hähnchens gebrauchen. Für einen Menschen kann es langfristig kritisch werden. Für Lobbyisten sind alle unsichtbaren Störungen ungefährlich und befinden sich so lange innerhalb der Toleranzen, bis ein Massensterben nicht mehr zu leugnen ist. Es ist also besser, sich auf sich selbst zu verlassen und entsprechende Vorsichtsmaßnahmen zu treffen.

Wenn es sich beruflich nicht anders gestalten lässt, sollte man versuchen, zumindest einen Teil der Strahlung vom Führerhaus abzuwenden.

Die Scheibenantenne neuerer Autos befindet sich häufig unten. Eine durchsichtige Fensterfolie, wie die für die Abschirmung von elektromagnetischem Smog in dichten Wohngebieten, kann im Bereich der Antenne im Fahrzeug angebracht werden. So kann der Fahrer mindestens teilweise vor den Strahlen geschützt werden. Es genügt, ein kleines Stück Folie, eventuell mehrfach gefaltet, vor der Antenne zu platzieren, damit die Strahlen sicher nach außen statt nach innen gesendet werden. Das Telefon bzw. das Handy muss beim Telefonieren in seiner Schale bleiben.
Hier eine Adresse, um die Folie bestellen zu können: www.sunstop.info bzw. info@sunstop.info

Händler, die sich auf den Einbau solcher Telefontechniken spezialisiert haben, sind über die Gesundheitsgefährdung durch elektromagnetische Störungen von unsachgemäß eingebauter Sendetechnik und Autotelefonen ziemlich genau informiert. Leider wird die Gefahr von vielen Händlern immer noch unterschätzt. Daher ist es wichtig, den Einbauort der Teile möglichst zu besprechen und mitzubestimmen.

Um nicht »hinter dem Mond« zu leben, muss man heutzutage je nach Beruf mit diesen Techniken zwar arbeiten, aber es schadet sicher nicht, sich den bestmöglichen Schutz zu gewähren.

Mit elektromagnetischen Feldern allgemein und mit denen von Mikrowellen speziell ist nach meinen eigenen Erfahrungen nicht zu spaßen. Denken wir einfach an die bekannte kurze Dosis von elektromagnetischen Röntgenstrahlen und die Warnung, das Röntgen möglichst nicht öfter als alle sechs Monate zu wiederholen. Dann wird verständlich, welche Belastung elektromagnetische Strahlungen für den Körper sein können.

Dauertelefonate mit dem Handy zu führen und ständig online mit dem Laptop aus dem geschlossenen Auto zu arbeiten, das bleibt auf Dauer nicht spurlos.

Die Summierung aller Störungen kann dazu verhelfen, die Lebensdauer eines Menschen mitzubestimmen. Hinzu kommt, dass die Verwendung der Elektronik im Auto während des Fahrens selbst für routinierte Autofahrer zu lebensgefährlichen Situationen im Straßenverkehr führt. Die steigende Zahl der angeblich unerklärlichen Todesfälle, wie durch frontale Unfälle auf der Gegenfahrbahn, ist ein Zeichen dafür, dass die Ablenkung am Steuer aufgrund der Bedienung von Navigationsgeräten und Telefonen extrem gefährlich ist.

Die Aufstellung von Sendemasten überall in der Landschaft und auf Dächern wurde auch ohne Bedenken durchgezogen. Nur so ist ein Mobilfunktelefonsystem für jedermann und für jede Westentasche möglich.

Ein Mobiltelefon sollte möglichst nicht im Auto verwendet werden. Die Karosserie wirkt teilweise als Faraday'scher Käfig und reflektiert einen Teil der Wellen zum Schaden aller Fahrgäste. Durch getönte Scheiben wird der Durchlass der Wellen nach außen besonders erschwert.

Durch Untersuchungen des Blutbildes wurde nachgewiesen, dass nach einem Gespräch mit einem Handy am Ohr von nur neunzig Sekunden das Blutbild des Gehirns völlig verändert wird. Das Fließen des Blutes wird sofort bei der Entstehung der Mikrowellensendung unterbrochen. Anschließend sind vierzig Minuten notwendig, damit das Blut sich wieder normalisiert. Das Blut eines Nichttelefonierers in einem Abstand von 1,70 Metern wurde zur gleichen Zeit untersucht. Das Blutbild war ebenso ungünstig verändert. Somit wurde eindeutig nachgewiesen, dass Handystrahlen auch Unbeteiligte in der Nähe angreifen und schädigen. Es ist eigentlich eine Körperverletzung, ähnlich wie die vom Raucher an dem Nichtraucher in seiner Nähe.

Das Gefühl einer Erwärmung des Kopfes für Handytelefonierer ist eine Täuschung. Thermographische Bilder des Kopfes haben nachgewiesen, dass anders als bisher angenommen der Kopfbereich, woran das Handy gehalten wird, kalt ist. Es wurde immer angenommen, dass aufgrund des Wärmeempfindens der Kopf warm wäre. Es ist umgekehrt, das Blut zirkuliert nicht mehr und der Kopf wird an der Stelle kalt. Das Wärmegefühl resultiert davon, dass das Herz versucht, das Blut zu pumpen. Durch den steigenden Druck in dem Kopfbereich ergibt sich das empfundene Wärmegefühl. Es ist ungefähr wie mit einer Fahrradpumpe, je höher der Druck umso höher die Wärme.

In diesem Zusammenhang möchte ich noch mal daran erinnern, durch welche empfindlichen Ströme, die man in einem EEG ablesen kann, die Gehirntätigkeit und der Gesundheitszustand bestimmt werden. Mobiltelefone mit Sender und Antenne im Kopfbereich senden ihre Mikrowellen bis zu 12 Watt Leistung direkt im Kopfbereich, in Höhe der Zirbeldrüse.

Der häufige Gebrauch eines Handys ist laut Dr. Volkrodt für Augen und Gehirn schädlich. Mittlerweile treten auch häufiger Gliomas auf. Diese Gehirntumore sind selten völlig zu entfernen.

Immer mehr Menschen klagen außerdem über wechselnde Ohrgeräusche. Diese Art von Beschwerden ist relativ neu und passt zeitlich gut mit dem Zuwachs der unsichtbaren elektromagnetischen Umweltverseuchung. Das Empfinden ist vermutlich auf künstliche Wellen zurückzuführen, auf die das Gehörsystem empfindlich reagiert. Das Ohr ist ausschließlich ein akustischer Wellenempfänger.

Die Handystrahlen sind nicht harmlos. Es gibt viele Beispiele, durch die die latente Gefahr von Handystrahlungen immer wieder belegt wird.

Schon am 25.3.1995 ging folgende Warnung durch die Medien:

»Warnung: Mobiltelefone legen Medizingeräte lahm.
Bonn (AP). Das Bundesministerium hat empfohlen, die Verwendung von Mobiltelefonen in kritischen Bereichen von Kliniken, Arztpraxen und Pflegeeinrichtungen zu verbieten. Das Ministerium warnte gestern in Bonn vor Gefahren für die Patienten, da diese Apparate die Funktion elektronisch gesteuerter Medizingeräte stören können. Nicht betroffen seien schnurlose Telefone, die mit wesentlich geringeren Sendeleistungen arbeiten. Das Ministerium, das sich auf Angaben von Sachverständigen und Strahlenschützern stützt, riet außerdem Trägern von Herzschrittmachern, das Mobiltelefon nicht in der Brusttasche und nicht unmittelbar am Körper zu tragen. Auch wenn das Telefon lediglich empfangsbereit sei, könne es bei einem geringen Abstand von etwa zehn Zentimetern Störungen des Herzschrittmachers verursachen.«

Im Bezug auf das Gehirn des Anrufers wurden keine Angaben gemacht. Die Zirbeldrüse wird extrem belastet.

Dieser offizielle Bericht enthielt bereits vor fünfzehn Jahren alle wichtigen Warnungen, über die jeder Mensch hätte nachdenken können. Hierbei kann

man grundsätzlich und deutlich wahrnehmen, dass Handystrahlen nicht ohne Konsequenzen sind. Man kann ebenso wahrnehmen, dass Handys in der Brusttasche für einen Herzschrittmacher gefährlich sind. Da das gesunde Herz eines Menschen sein bester Herzschrittmacher ist, kann man aus der Warnung entnehmen, dass das Tragen eines Handys am Körper die Gesundheit grundsätzlich angreift.

Die Zunahme von Frontalunfällen, häufig mit Todesfolge, ist aus den Nachrichten kaum zu überhören. Telefonieren während der Fahrt, selbst mit Freisprechanlagen, lenkt eindeutig vom konzentrierten Autofahren ab, besonders dann, wenn der Fahrer die Wahltasten selbst bedienen muss.

Je nachdem wie sich das Gespräch entwickelt, wird man entweder ruhiger und fährt entsprechend zu langsam, oder man regt sich auf und fährt entsprechend zu schnell, manchmal sogar unbeherrscht. Beim laufenden Motor sollte aus Sicherheitsgründen für alle Verkehrsteilnehmer das Telefonieren im Auto unmöglich gemacht werden.

Ein Geschäftsmann bzw. Außendienstler im Auto kann während des Fahrens genauso viele oder mehr Telefonate führen, wie dies eine Bürokraft den ganzen Tag leistet. Das Telefonieren im Auto von Mitarbeitern ist daher zu einem deutlichen Wirtschaftsfaktor der Unternehmen geworden. Im Fall eines Unfalles wird die Verantwortung nur dem Fahrer des Fahrzeugs übertragen. Der Arbeitgeber erwartet aber stillschweigend, dass während des Fahrens telefoniert wird. Telefonieren im Auto kann lebensgefährlich sein. Der Profit von Unternehmer und Telefongesellschaften verbietet die erforderlichen Sicherheitsmaßnahmen.

Interessant ist auch die damalige Andeutung auf schnurlose Telefone. Dabei wurde nur die Sendeleistung des Telefons in Bezug auf Störungen von medizinischen Geräten angesprochen. Was wiederum nicht angesprochen wird, ist der Effekt der pulsierenden Wellen von schnurlosen Telefonen im Vergleich zu der pulsierenden Rhythmik des menschlichen Herzens. Allein in Deutschland sterben jährlich über 80.000 Menschen am plötzlichen Herzstillstand. Es wäre sicher interessant herauszufinden, ob DECT-Funkwellen daran beteiligt sind, und wenn ja, in welchem Umfang.

Schnurlose DECT-Telefone haben zurzeit noch weniger Sendeleistung als Handys, weil sie nur bis ca. 200 Meter im Umkreis ihre gepulsten Mikrowellen senden. In Italien sollen sie bald eine Reichweite bis zu einen Radius von 3 Kilometern erreichen.

Das bedeutet, dass in diesem Bereich alle Lebewesen permanent beeinflusst werden, weil irgendjemand während seiner Gartenarbeit erreichbar bleiben möchte. Die »unerklärbaren« schlaflosen Nächte und Gesundheitsschäden der ahnungslosen Betroffenen werden ignoriert oder belächelt.

DECT-Telefone pulsen circa alle sechs Sekunden einen elektrischen Impuls von circa sieben Volt Leistung für ihre eigene Kennung. Die meisten schnurlosen Telefone senden so ihre Mikrowellen 24 Stunden täglich, auch durch alle Schlafzimmer im Hause, möglicherweise auch von und zum Nachbar.

Neue Siemens schnurlose Telefon lassen sich vollkommen abschalten. Dafür muss das Eco-Modus+ einprogrammiert werden. Sieht man im Display oben links, viertelrunden Wellen, so sendet das Gerät ständig Mikrowellen. Das Umprogrammieren geht wie folgt: Menü, Einstellungen, Basis, Sonderfunktionen, dann scrollen bis Eco-Modus+ erscheint, schließlich, mit der OK-Taste ein Häkchen setzen. Sobald das Gerät im Display-Modus zurückkommt, erscheint oben links ein kleines Mikrofon statt die viertelrunden Wellen. Das Telefon sendet Mikrowellen nur noch wenn gesprochen wird, auch wenn es nicht in der Station zurückgestellt wird.

Der Computer, mit drahtlosem WLAN-Anschluss zu Hause, sendet auch permanent seine Mikrowellen durch die Wohnung. Wenn die Menge der gesendeten Wellen innerhalb vieler heutiger Wohnungen farbig erscheinen könnte, würde man in diesen Wohnungen kein Tageslicht mehr bekommen.

W-LAN sollte nachts, bzw. wenn man es nicht mehr braucht, immer ausgeschaltet werden.

Der Arzt findet immer seltener, weshalb sein Patient krank ist.

Der Mensch ist nicht nur ein elektrochemisches Aggregat, sondern auch eine perfekte Antenne von einer Länge von ca. 400.000 Kilometern – unserem Nervensystem. So gut wie das Nervensystem sind nicht einmal die Supraleiter der präzisen elektronischen Geräte.

Das menschliche Herz pulst permanent mit circa einem Volt messbar. Pulst das Herz seine 1-Volt-Spannung nicht mehr, ist der Mensch bereits tot.

Nehmen wir an, dass ein schnurloses Telefon permanent seine sieben Volt alle sechs Sekunden in der Umgebung pulst. Nehmen wir jetzt an, dass die Herzpulse eines Menschen in der Nähe für einige Sekunden und nur zum selben Moment, gleich wie das schnurlose Telefon, pulsen. Ein unsichtbarer Kurzschluss kann dadurch zwischen Telefon und Mensch entstehen. Das Telefon pulst dann weiter, der Mensch fällt um. Das wäre kein Herzinfarkt. Das nennt man den »plötzlichen Tod durch Herzstillstand«. Der Vorteil ist immerhin,

dass man auf diese Weise gesund gestorben ist. Das gilt für alle, gleich wie alt man ist. Experten kennen das Risiko sehr genau.

Als ich mir in der Nähe von Heidelberg einen Vortrag über schnurlose Telefone und deren gepulsten Hochfrequenzen anhörte, war mir die Verbindung mit dem Herzen völlig klar. Als der Vortrag beendet war, ging ich auf den Vortragsexperten zu und fragte ihn, ob er von dem elektrischen Puls des Herzens wüsste. Darauf antwortete er prompt: »Ja.« Dann erklärte ich ihm meine Vorstellung eines Kurzschlusses im Extremfall und von der Lebensgefahr, die daraus entstehen könne. Er sagte mir, dass die Zunahme der Todesfälle extrem zunimmt. So fragte ich ihn weiter, weshalb er dieses dem Publikum als Warnung nicht mitgeteilt habe. Darauf antwortete er, dass sich viele Lobbyisten von Telefonkonzernen seine Vorträge anhören würden. Daher sei es ihm zu gefährlich, so deutlich über die Gefahren zu sprechen.

Mittlerweile gibt es sogar auch Babyphone, die mit DECT wie schnurlose Telefone betrieben werden. Damit werden die Kleinen bis zu 150 Meter Entfernung drahtlos überwacht. Die Babys müssen auch oft überwacht werden, weil sie, häufig aus ihrem instinktiven Selbstschutz heraus weinen, sobald die DECT-Anlage eingeschaltet wird. Ohne eingeschaltete DECT-Anlage schlafen sie meist durch, vorausgesetzt, das Bett steht nicht auf aggressiven Erdstrahlen.

Die weniger gefährlichen CT-analog schnurlosen Telefone sind nicht mehr erlaubt, weil deren Wellenbereich für andere Zwecke weiterverkauft wurde.

Es sind nur noch Digitaltelefone erhältlich. Die Industrie spricht nicht über die Gefahren von Mikrowellen. Sie tut trotzdem im Stillen etwas dagegen.

Es gibt sogenannte strahlungsarme schnurlose Telefone. Auch zwischen strahlungsarmen Telefonen gibt es Unterschiede. Es gibt Telefone, die nur strahlungsarm sind beziehungsweise keine gepulsten Mikrowellen senden, wenn sie in der Gabel der Ladestation abgestellt sind. Sobald sie irgendwo herumliegen, sendet die Station ihre Mikrowellen permanent weiter.

Die bessere Lösung ist, solche Telefone zu kaufen, wie z.B. von Siemens, die nur senden, wenn man spricht. Sobald das Gespräch beendet ist, gibt es nach einigen Sekunden keine Wellen mehr.

Die Voraussetzung dafür, dass es funktioniert, ist die erste Einstellung des Gerätes. Wichtig dafür ist, sich mit der Installationsanweisung noch vor der Inbetriebnahme auseinanderzusetzen. Es muss zum Beispiel eine Einstellung

vorgenommen werden, wie Eco-modus plus, damit das Gerät strahlungsarm wird und dazu bis zu 60 % Energie einspart.

Wer absolut keine Strahlung haben möchte, muss sein Schnurtelefon behalten. Ein Telefon mit 230 Volt Stromanschluss verursacht immer eine ungünstige Strahlung.

Es gibt immer wieder vehemente Proteste gegen Sendemaste. Diese Proteste kommen oft von den Verursachern selbst, die nur mit dem Handy telefonieren.

Hinzu kommt, dass sie zu Hause ein schnurloses Telefon haben, wovon die Mikrowellen sich mit ihren gepulsten Hochfrequenzen auf die Hausbewohner verteilen.

Mit Mikrowellen kann man auch Hähnchen braten. Da die Leistungen der Telefone erheblich geringer sind als die der Mikrowellenherde, wird man nicht so schnell gar.

Wer in die Kirche geht, möchte gerne die Botschaft von »oben« erfahren. Das tut er auch zwangsläufig. Es gibt kaum noch Kirchtürme ohne Mikrowellensender. Das lukrative Geschäft mit den Telefonkonzernen lässt sich die Kirche nicht entgehen. Die vermieteten Kirchtürme bringen gutes Geld ein. Alles, was von oben kommt, ist also nicht immer das Gute, das man so erhofft.

Künstlich erzeugte Mikrowellen sind für alles Lebende gefährlich. Sie beeinflussen auch die Tierwelt, wie folgender Bericht vom 4.9.1992 deutlich macht:
»8200 Brieftauben sind verschollen
Sydney. Brieftaubenzüchter in Australien sind von einer Tragödie ungeahnten Ausmaßes betroffen: Nur 80 von 8100 am Samstag in Hay gestarteten Vögel sind wieder aufgefunden worden. Die übrigen Tauben mit einem Wert von 1,3 Millionen Mark werden seither vermisst. Wahrscheinlich haben eine Häufung von Zufällen wie starker Wind, Radarstörungen und der Flug über das Gelände von Schützenvereinen die Katastrophe heraufbeschworen.«

Die Betrachtung der Radarstörungen und somit von starken elektromagnetischen Strahlen fällt hier besonders auf. Man weiß, dass eine Brieftaube mit einem kleinen Magnet auf der Stirn ihren Weg nicht mehr findet. Der Flug durch die Richtfunkstrahlen verursacht das Gleiche. Die Australier liegen mit ihren Gedanken vermutlich richtig.

Einigen klügeren Leuten ist es durch Gerichtsbeschluss gelungen, den Baustopp solcher Sendetürme, wie zum Beispiel in Lüneburg und Wiesbaden, zu

erreichen. Durch solche Aktionen wird die Bevölkerung zwar immer wieder aufmerksam gemacht, aber die Konsumsucht und die freie Kommunikation mit dem Handy überwiegen die Vernunft.

Die rasante Entwicklung einer neuen Kommunikationsfreiheit zieht Folgen nach sich. Smartphone bieten Spiele, Musik und Kommunikationselektronik wovon der Mensch sich abhängig macht.
Diese Abhängigkeit wird meist zu einer Sucht. Eine Sucht macht irgendwann krank.
Die permanente Kommunikation- und Informationstechnik der modernen Menschen ist eine seelenlose Kommunikation. Ein Mensch braucht die Kommunikation mit und unter Menschen, wenn er seelisch nicht erkranken will. Der psychische Bezug der Zähne in Kombination mit der elektronischen Sucht ist eine Erklärung für eine rasante Zunahme an Burnout Fälle. Mehr dazu in das Buch: „Wenn die Ärzte nicht weiter wissen"..

Die Quintessenz für den Geschäftsmann unterwegs: Sind viele Telefonate zu erledigen, dann wäre eigentlich eine Telefonzelle die beste Lösung. Leider werden Telefonzellen kaum noch benutzt, weil fast jeder ein Handy besitzt.

Das bisschen Bewegung war eine gute Lymphdrainage, die Durchblutung wurde dabei immer etwas angeregt, die frische Luft munterte wieder auf und der Stresspegel wurde herabgesetzt. Das waren noch gute Zeiten. Jetzt sitzt man im Auto und brät sich das Gehirn mit dem Handy am Kopf. Auch die Person am Postschalter mit dem freundlichen Lächeln ist nicht mehr da. Da war man noch Mensch und nicht nur ein Bedienungsautomat der modernen Kommunikationselektronik. Man war rundum zufriedener, hat sich viele Sendestrahlungen erspart und durch Sauerstoffaufnahme wieder Kräfte für einen neuen Start gesammelt und etwas Stress abgebaut.

Der modern ausgestattete Geschäftsmann lebt völlig abhängig von seiner Kommunikationselektronik und ihren Bestrahlungen. Er verfügt unterwegs über eine Telefonanlage mit Bluetooth, um überall drahtlos telefonieren zu können. Dazu hat er einen Laptop im Auto, um seine Kundendaten prüfen zu können und zu bearbeiten. Er sendet auch E-Mails und arbeitet im Internet über UMTS oder LTE aus seinem Wagen. Das Auto aus Metall mit getönten Scheiben schirmt einen Großteil der Wellen ab, die sich so im Auto »hochschaukeln«.

Die »Mikrowellendröhnung« im Auto ist perfekt. Es ist eine gute Möglichkeit, den eigenen Gesundheitszustand zu provozieren. So kann man schneller erfahren, wie lange der Körper alles mitmacht.

Dazu verarmt dieser moderne Mensch an fehlenden menschlichen Kontakten. Er muss alles alleine regeln. Ihm bleibt letztendlich nur noch das Burn-out, um eine lange, oft sehr lange Pause einlegen zu können.

Wer dauerhaft so leben muss und seine Gesundheit doch schützen möchte, sollte auf eine feste Dachantenne mit Kabelverbindung bestehen. Bluetooth sollte unbedingt abgelehnt werden. Das Handy bleibt im Auto in der Schale. Es wird nur über die Freisprechanlage telefoniert und nicht mit dem Handy am Kopf.

Aus meinen langjährigen Erfahrungen im Außendienst eines großen deutschen Industriekonzerns weiß ich von der Wichtigkeit der Kommunikation im Alltag.

Meine Kunden wissen, dass ich nicht mit dem Handy telefoniere und dass ich kein Handy am Körper trage, einmal um das Gehirn und meine Organe zu schützen und andererseits um die Potenz zu erhalten.

Meine Kunden besprechen meine Mailbox, manchmal auch nicht. Sie wissen, dass ich sie immer zurückrufe. Ich betone IMMER, auch wenn keine Nachricht hinterlassen wurde. Das mache ich auch nach drei Wochen Urlaub, wenn über 100 Telefonate in der Mailbox gespeichert sind. So wird über die Rückruftaste immer von zu Hause aus oder aus dem Auto über Freisprechanlage zurückgerufen. Die Kunden wissen also, dass ich so immer ungestresst und mit ruhiger Stimme zurückrufe. Es erlaubt mir, frei zu sein, Gespräche ungestört zu führen und so weitgehend ungestresst zu leben. Ich bestimme selbst, wann ich zurückrufe und bleibe so völlig gelassen. Das merken die Ansprechpartner am Telefon. Das kommt bei allen gut an.

Wenn die zwischenmenschliche Beziehung bei Außendienstler und Kunde stimmt, wenn Vertrauen und Zuverlässigkeit gegeben sind, wenn Probleme des Kunden, gleich welcher Art gelöst werden, wenn man wie unter Freunden miteinander umgeht, dann ist ein störendes Handy geradezu fehl am Platze.

Mit dem Handy zu telefonieren, kann sogar zu einer teuren Sucht werden. Viele glauben, sich mit dem Handy ein großes Stück Freiheit gekauft zu haben. Es ist eigentlich das Gegenteil. Sobald der Handybesitzer sein Handy nicht mitführt, um endlich frei zu sein, wird er sich Vorwürfe anhören müssen: »Warum warst du nicht erreichbar?«

Ein Handy im Auto oder im Rucksack ist wiederum für den Notfall eine Pflicht. Es kann Leben retten. Für notwendige Telefonate kann man einen

Kopfhörer, auch Headset genannt, mitführen. So muss das Handy während des Telefonierens nicht direkt am Kopf gehalten werden.

Die Anwendung der modernen Technik und der Grad einer möglichen Schädigung sind abhängig von der eigenen Veranlagung und von der täglichen Dosis. Die Vorteile der modernen Elektronik sollten aufgrund der künstlichen Strahlung mindestens so kritisch kontrolliert, überlegt und angewandt werden wie die gefährlichen natürlichen Strahlen der Natur selbst. Aus Angst vor Hautschädigungen achtet der vernünftige Mensch darauf, seinen Körper nicht zu lange den Sonnenstrahlen auszusetzen, um ihn nicht zu gefährden. Man braucht aber nicht auf den modernen Komfort zu verzichten. Es ist immer nur eine Frage der Techniken selbst, welche Leistungen, Wellen und Aggressionen sie produzieren, ebenso nach der Art, der Häufigkeit und der Dauer der Verwendungen.

Nicht durchdachte Summierungen von negativen Einflüssen, gleich woher sie kommen, sind die Feinde der Gesundheit.

In der ersten Februarwoche 1993 meldeten die Medien die plötzlich aufgetretene Panik der Amerikaner in Sachen Funktelefon. Das in den USA mit so traumhaften Umsatzzahlen laufende Geschäft mit dem Funktelefon fiel plötzlich auf ein unerwartetes Umsatzminimum zurück.

Ein Mann hatte nämlich den Hersteller seines Funktelefons verklagt und die Öffentlichkeit über folgenden Vorgang informiert: Seine Frau, die zwischen zwei und drei Stunden täglich mit dem Funktelefon telefonierte, war jetzt an einem Gehirntumor erkrankt, der sich gerade an der Stelle am Ohr gebildet hatte, an der sie ständig ihr Mikrowellentelefon gehalten hatte. Die Übersetzung der Originalmeldung aus der amerikanischen Zeitung »Sun-Sentinel« vom 3.1.1993 ist im »Raum und Zeit« Nr. 63 zu lesen.

Die Zirbeldrüse liegt im Einflussbereich der Telefonantenne und wird den Vermutungen nach durch die Mikrowellen angegriffen.

Zu den Mikrowellenbelastungen des Gehirns kommt die Antennenwirkung von Gold und Amalgamlegierungen im Mund hinzu. Der Speichel dient dabei als elektrolytisches Bad für den Abtransport der Schwermetalle von schlecht behandelten Zähnen ins Blut. Schwedische Studien haben diese Effekte nachgewiesen.

Unter dem Titel »Schlafstörung dank Kneipp & Co im Griff« schrieb Peter Dallmann einen interessanten Artikel in der Zeitschrift »Der Naturarzt«:

»Der menschliche Körper bildet in seiner Zirbeldrüse rhythmisch seiner inneren Uhr entsprechend ein Hormon mit schlaffördernden Eigenschaften: Melatonin. Walnüsse enthalten dieses Hormon ebenfalls. Dies ist wenig bekannt. Statt Melatonintabletten mit zahlreichen Nebenwirkungen biete sich hier natürliche Hilfe. ›Beim Verzehr von Walnüssen steigt der Melatoninspiegel im Blut um das Dreifache‹ (Prof. Dr. R.J. Reiter, University of Texas, San Antonio). Erzeugt unser Organismus zu wenig Melatonin, kann es zu Störungen der Nachtruhe kommen. Als ehemaliger Landarzt und Betroffener mit Nachtdienst in über 26 Jahren litt ich besonders darunter. Ich entdeckte die Nüsse, ohne damals vom Melatonin zu wissen, welches ›Die Welt‹ einmal als ›Dornröschen-Hormon‹ bezeichnete). Drei bis vier, mindestens 3 cm messende Nüsse genügen, aber erst kurz vor dem Schlafengehen. Sie sollten nicht ranzig sein und nicht auf Vorrat geknackt werden.« So Peter Dallmann aus 88709 Hagnau.

Das ist ein guter Tipp für Menschen mit einer Nachtdiensttätigkeit. Die Melatoninproduktion der Zirbeldrüse findet überwiegend in der Dunkelheit statt.

Ein Schlafplatz außerhalb von Erdstrahlen, ohne Elektrosmog und ohne Plastik- und Metallstörungen, ist die primäre Voraussetzung für einen tiefen und gesunden Schlaf. Der Schlafraum sollte außerdem absolut dunkel sein. Nach Abkühlung der Beine und Arme und der Einnahme der Walnüsse dazu sollte dem guten Schlaf nichts mehr im Weg stehen.

Die »Münster'sche Zeitung« vom 14.5.1992 publizierte einen Artikel mit dem Titel: »Fachleute diskutieren über Strahlen und Elektrosmog. Mobiltelefone bringen Bürger um ihren Schlaf«.

Schon damals haben die Frühwarnungen wenig genutzt, und mit der Zunahme der Smartphone hat die Strahlungsdichte deutlich zugenommen. Besonders junge Menschen sind es, die sich von diesen unpersönlichen Kommunikationsmitteln abhängig machen und von der Gesellschaft abwenden. Ohne Gespräche, ohne Meinungsaustausch gleich wie, wo und mit wem, verlieren sich Gefühle und Empfindungen. So verarmt die Seele. Eine wachsende Verarmung der Seele und eine wachsende Flut an Informationen, die kaum noch zu verarbeiten sind, sind die Erklärung für einen rasanten Zuwachs an psychische / Psychiatrische Ausfälle. Tendenz steigend!

Hier möchte ich beichten, dass ich mir auch einen Smartphone zugelegt habe. Dann fiel mir auch in Bus, Bahn und sonstwo, dass inzwischen auch Menschen älteren Generationen davon süchtig sind. Sie können scheinbar nicht mehr ohne ihr Smartphone leben. Also habe ich mich von dem Gerät getrennt. Ich möchte mich weiterhin mit Menschen unterhalten können, und von deren Lebenserfahrungen profitieren, Witze hören und erzählen können, wie es eben im wahren Leben ist, bzw. sein sollte.

Die »Westfälischen Nachrichten« vom 1.4.1993 brachten folgenden Artikel:
»Gesundheitsrisiko durch Mobilfunk
Das Bundesamt für Strahlenschutz (BfS) hat vor Gesundheitsrisiken im Umgang mit Mobilfunkhandgeräten für das D-Netz gewarnt. Gefahren seien nicht auszuschließen, wenn die Sendeleistung mehr als zwei Watt betrage und die Antenne nur wenige Zentimeter vom Kopf gehalten werde, heißt es in einer BfS-Mitteilung von gestern.«

Die Zeitschrift »Focus« vom 22.3.1999 gab folgenden Bericht bekannt:
»Muntermacher Handy – telefonieren beeinflusst die Gehirnströme. Diesen Verdacht bestätigte jetzt Frank Donath von der Berliner Charité mit einer Studie im Auftrag der Telekom. Donath setzte 45 Männer 15 Minuten lang einem elektromagnetischen Feld aus, wie es während eines Gesprächs bei voller Handy-Leistung entsteht. Die EEG-Muster, die der Forscher dabei beobachtete, ähnelten Gehirnstrommessungen von Patienten, die mit Antidepressiva behandelt wurden. Epidemiologische Studien, so Donath, müssten nun klären, ob eine Gefährdung besteht. Telefonieren per Handy verändert die Gehirnströme.«

Es wird viel im Auto mit dem Handy am Ohr telefoniert. Die Sendeleistung in einem geschlossenen Auto kann sich bis um 12 Watt erhöhen.

Ein altbekannter und etwas konservativer Kunde hatte nicht viel für meine Strahlungstheorien übrig. Er hörte aber dennoch immer sehr aufmerksam zu. Doch als Mensch mit hohem Blutdruck, ein sogenannter Yang-Typ, ging es ihm trotz seiner Blutdruckprobleme und der Gichtanfälle, weil er eben wie alle Yang-Typen so gerne aß, insgesamt so gut, dass er mit Informationen über krank machende Elektrostörungen nichts zu tun haben wollte. Eines Tages bekam er ein City-Rufgerät, um besser und überall in der Stadt erreichbar zu sein. Er trug das Gerät in der linken Hosentasche. Mit der Zeit bekam er linksseitige Hüftschmerzen, die er sich nicht erklären konnte. Er fuhr einen Monat in Urlaub und spürte trotz vieler Bewegung keine Schmerzen mehr. Zu Hause gebrauchte er wieder wie gewohnt sein City-Funkgerät, prompt meldeten sich die Hüftschmerzen zurück. Da erinnerte er sich an meine Äußerungen und Bedenken in Sachen Strahlen und entschied sich dafür, das Gerät von nun ab am Gürtel, ebenso an der linken Seite, aber etwas höher zu tragen. Die Hüftschmerzen hörten zwar auf, aber dafür setzten sehr starke Schmerzen in der linken Leiste ein. Er wechselte das Gerät von der linken zur rechten Seite und steckte es dort in die Hosentasche. Nun bekam er Schmerzen im rechten Hüftgelenk. Um diesem Vorgang ein Ende zu bereiten, nahm er das Gerät mit Respekt und Bewunderung noch einmal fragend in die Hand. Inzwischen hat es einen passenden und endgültigen Platz in seinem Auto gefunden. Am Körper trug er es jedenfalls nicht mehr. Seine Probleme mit Hüften und Leisten gehören jetzt der Vergangenheit an. Er erzählte mir von seinen Erfahrungen in einem sehr überzeugten Ton und äußerte seine weiteren Bedenken so: »Stell dir vor, was mit den Leuten passiert, die einen Euro-Piepser, ein Handy, ein City-Funkgerät oder Ähnliches direkt im Herzbereich tragen!« Mir ist das klar, dass deren Herz sicherlich gestört wird, weil das Herz selbst eine ständig pulsierende Welle erzeugt, die mit einem medizinischen Voltmeter messbar ist. Die elektrischen Ausstrahlungen eines Herzens und eines Funkgerätes können nach meiner Vorstellung niemals miteinander übereinstimmen.

Das Wissen um die Wirkung des City-Rufgerätes verstärkte meine Bedenken wegen Quarzuhren, die den ganzen Tag am Handgelenk getragen werden.

Einer meiner Kollegen trug schon längere Zeit eine Quarzuhr. Eines Tages verspürte er Schmerzen im linken Handgelenk. Er wechselte die Uhr zum anderen Arm. Kurz darauf verschwanden die Schmerzen tatsächlich, aber sie traten dafür bald an der rechten Seite auf. Dazu gibt es eine einfache Erklärung: Eine Quarzuhr, besonders mit Nadelanzeige, produziert eine künstliche Elektrizität mit eigener Rhythmik. Die Nadelanzeige alleine verursacht bei jeder ihrer Bewegungen, sechzigmal in der Minute, ein starkes elektromagnetisches Feld von über 100 Nanotesla. Es ist eine harte Bestrahlung, sechzigmal pro Minute, direkt am Körper. Da man die Uhr eben direkt auf der Haut des Handgelenks trägt, muss zwangsläufig ihr Informationswert auf das Nervensystem einwirken, und das kann nicht ohne Folgen bleiben. Im Wissen darum ließ er sich von seiner Frau zu Weihnachten eine schöne Automatikuhr schenken. Automatikuhren ziehen sich durch Armbewegungen von selbst auf und haben keinen elektrischen Antrieb durch eine Batterie.

Alles, was sich bewegt oder bewegt wird, erzeugt eine Reibung. Alle Reibungen produzieren eine Spannung. Ein gutes Beispiel dafür kennen alle, die sich kämmen: Die Haare laden sich durch die Reibungen des Kammes elektrostatisch auf und stehen senkrecht hoch oder bleiben am Kamm hängen. Alles, was sich bewegt, produziert also eine elektrische Spannung. Im Körper eines Menschen bewegt sich immer alles.

Die unterschiedlichsten Bewegungen im Körper verursachen ihre eigenen und verschiedenen Spannungsfelder. Sie verändern sozusagen laufend die Aura eines Menschen (Kirlian-Fotografie). So kann doch nur logisch erscheinen, dass fremde Spannungen nahe dem Körper eine Beeinträchtigung der betroffenen Körperteile bewirken.

Noch etwas dazu: Die Natur, die wir meistens nicht sehr respektvoll behandeln, befindet sich in ständiger Veränderung: Sie produziert dadurch von überall her Spannungsfelder, aus dem Kosmos, von Gesteinen, Pflanzen, Tieren oder Menschen. Alle natürlichen Spannungsfelder schließen uns in einen natürlich-elektrischen Lebensprozess ein. Ohne ihn wären wir nicht lebensfähig.

Ohne Gewitter und Blitz gibt es kein Leben. Ohne 100 bis 130 Volt/Meter natürlicher Elektrizität in der Luft können wir nicht existieren.

Es ist alles Licht, Elektrizität und Elektromagnetismus, das uns das Leben schenkt. Es ist eben die Natur, die wir leider von Tag zu Tag selbst in unserem direkten Umfeld immer mehr zerstören. Der weltweit unüberlegte Einsatz von aggressiven Mikrowellen rundet die Umweltzerstörung auf Dauer unsichtbar und endgültig auf.

Durch die weltweite Abholzung insbesondere des tropischen Regenwaldes ist der magnetische Anteil der lebenden Bäume verloren gegangen. Dadurch wurde schon der Erdmagnetismus entsprechend reduziert. Der Erdmagnetismus ist die Basis der Gesundheit. Ein ungestörter Erdmagnetismus am Schlafplatz sorgt für einen ruhigen Schlaf und für eine lückenlose Regeneration aller unserer Zellen. Eine Krankheit ist somit nahezu völlig ausgeschlossen.

UND NOCH ETWAS APROPOS WELLEN!

Dr. Volkrodt ist Spezialist in Sachen Mikrowellen und hat durch sehr viele Forschungen die Gefahren und Zerstörungen durch Mikrowellen in der Natur nachgewiesen. Wie er kürzlich referierte, wird die internationale Strahlenschutzvereinigung, eine Sektion der WHO (Weltgesundheitsorganisation der UNO), langsam aktiv. Es ist damit zu rechnen, dass der nichtthermische Effekt von pulsierenden Mikrowellen und ihr Einfluss auf die Pflanzenwelt und andere Lebewesen offiziell erforscht werden. Eine gut eingesetzte Mikrowelle wäre möglicherweise die perfekte Waffe zum völligen Auslöschen der Menschheit und damit auch der Natur.

Dr. Volkrodt informierte am 29.5.1992 den Bundesminister für Gesundheit über die Mikrowellenverseuchung aus den militärischen Radaranlagen, aus dem Telekombereich und aus den UKW- und TV-Sendern. Die Krankenhausfälle waren allein zwischen 1975 und 1989 konstant angestiegen und haben sich in dieser Zeit über eine vergleichbare Anzahl von Bundesbürgern verdoppelt.

Eine statistische Untersuchung der AOK mit entsprechenden Tabellen wies diese Ergebnisse nach.

Das vom Bundesminister für Post und Telekommunikation 1992 herausgegebene Diagramm über den Zuwachs und Bestand von Sende- und Funkanlagen zwischen 1975 und 1990 stimmt erstaunlicherweise mit dem Diagramm der AOK überein. Der Zuwachs an Krankenhausfällen verläuft also parallel zum Zuwachs an Sendeempfangsanlagen.

Volkrodt fügte den Tabellen und seinem Brief an den Bundesminister zur Unterstützung seines Plädoyers noch folgende Kommentare aus dem Buch von R.O. Becker, »Der Funke des Lebens« hinzu: »Mikrowellenenergie in dem militärisch wichtigen Bereich von 1 bis 15 GHz dringt in alle Organsysteme des Körpers ein und stellt daher für alle Organsysteme auch eine Gefährdung dar.«

»Mikrowellenimpulse scheinen sich mit dem Zentralnervensystem zu koppeln und Reize hervorzubringen, die mit nicht-thermischer elektrischer Reizwirkung zu vergleichen sind.«

Die Aussagen stützen sich auf das Testprogramm der Abteilung für Mikrowellenforschung am Walter Reed Army Institute of Research.

Ich wage zu vermuten, dass der Minister diese Mitteilung, so wie seine Nachfolger, entweder nicht bekommen, nicht gelesen oder nicht verstanden hat.

Wenn Amerikaner, die für solche Forschungen offener sind, zu verblüffenden und klaren Ergebnissen kommen (man denke zum Beispiel an den Fall des plötzlichen Tods von mehreren Kindern in einer Straße von Philadelphia, hervorgerufen durch elektromagnetische Felder), dann werden diese Forschungsergebnisse in Deutschland des Geschäftes wegen gerne abgewimmelt.

Wenn es aber darum geht, mit Hilfe von US-Forschungsergebnissen Geld zu machen, dann wird die Werbung mit folgendem Qualitätssiegel belegt: »Nach strenger Einhaltung der US-Normen«.

Meine persönliche Meinung zu den Vorgängen:
»Es ist etwas faul im Lande!«

Ein Pressebericht veröffentlichte Zahlen, die mich nachdenklich stimmten: 1990 wurden in Deutschland und allein in den alten Bundesländern 304 Milliarden DM für die Gesundheit ausgegeben. Das bedeutete fast zehn Prozent des Bruttosozialprodukts bzw. 4770 DM pro Kopf und einen Kostenanstieg von 9,7 Prozent gegenüber dem Vorjahr.

90

Die Briten verbrauchten zu derselben Zeit angeblich nur die Hälfte und die Dänen nur ein Fünftel unserer Kosten.

Das Bild hat sich prozentual kaum geändert.

Weshalb sollen die Deutschen mehr Geld für ihre Gesundheit benötigen?
- Ist die Umwelt in Deutschland gestörter als anderswo?
- Ernähren sich die Deutschen gerne von Pillen?
- Sind die Ärzte weniger fähig als im Ausland?
- Werden Naturheilverfahren in Deutschland zu wenig eingesetzt?
- Werden natürliche Heilungsmöglichkeiten verhindert?

Hierzu muss gesagt werden, dass das Hitler-Regime heutzutage noch seine Geltung in Deutschland hat. Hitler hat sich die größte Mühe gegeben, Heilberufe zu verbieten. Er veranlasste durch das sogenannte Heilpraktikergesetz, den Heilpraktikern das Leben schwer zu machen, damit sie aufgeben. Das Heilpraktiker-Gesetz ist somit das strengste Gesetz für Heilberufe.

Es gibt in Deutschland wie auch im Ausland z.B. Handaufleger oder sehr fähige Therapeuten mit angeborenen Fähigkeiten, wie Jesus Christus, die in der Lage sind, Menschen da zu heilen, wo die Schulmedizin nicht oder nicht mehr ankommt.

Im Jahr 2011 gilt also, zum Nachteil von vielen immer noch das Hitler-Gesetz. Gemessen an der wachsenden Unfähigkeit der Schulmedizin – was Zivilisationskrankheiten betrifft – ist es traurig, dass natürliche Hilfe nicht erlaubt sein soll.
- Verschreiben die Ärzte zu viel Chemie, wodurch Kranke noch kranker werden?
- Diktieren die Pharmakonzerne Krankheiten und Umsätze?
- Ist der Kranke nur noch ein Wirtschaftsfaktor?
- Werden deshalb so viele gesundheitsschädigende Strahlungen einfach zugelassen?

Es ist schon erstaunlich, dass es noch keine offizielle Aktiengesellschaft und Börsendotierung für das Krankenwesen gibt.

Unser Land ist, wie Volkrodt es angegeben hat, von unsichtbaren Strahlungen unter anderem durch Mikrowellen aus Radaranlagen und den verschiedensten Funkeinrichtungen völlig überlastet. Deshalb müssten diese Strahlen und Wellen unbedingt von unabhängigen, unbestechlichen, sachkundigen und klar denkenden Wissenschaftlern auf »Herz und Nieren« untersucht werden.

Weitere Volkrodt Forschungsergebnisse sind unter anderem der Zeitschrift WBM (Wetter, Boden, Mensch) vom Forschungskreis für Geobiologie in Waldbrunn-Wk. zu entnehmen.

Dr. Volkrodt ist in seiner mühevollen Arbeit und Dokumentation im Sinne des Lebens immer unermüdlich gewesen.

NUN ZURÜCK ZUM THEMA WIRBELSÄULE
UND SITZEN IM AUTO:
SCHLECHTE AUTOSITZE SELBST AUSPOLSTERN

So wurde mir die Auspolsterung eines Autositzes beigebracht: Man stellt seine Sitzposition nach Wunsch ein und achtet darauf, dass das Gesäß, ohne in den Sitz zu fallen, bequem auf dem Polster aufliegt. Um eine gute Durchblutung der Oberschenkel zu erhalten, dürfen sie nicht in die Sitzfläche drücken. Ansonsten muss in passender Höhe unter dem Gesäß ausgepolstert werden.

Um die richtige Auspolsterung im Lendenbereich zu ermitteln, verfährt man so: Man sitzt mit einem sehr stark angespannten Gesäß. Dabei richtet sich die Wirbelsäule von selbst auf und nimmt eine gesunde Haltung an. Jetzt merkt man an den Hohlräumen zwischen Wirbelsäule und Sitz, wie dick die Polsterung im Lendenwirbelbereich sein muss, um dem Rückgrat eine gute Stütze zu bieten.

Eine andere Möglichkeit besteht darin, sich mit hinter dem Kopf verschränkten Händen in dem Autositz zu strecken.

Die Stärke der Auspolsterung kann man mit der Hand fühlen. Sie muss den Hohlraum zwischen Lendenwirbelbereich und Sitz ausfüllen. Man gibt, um den Körperdruck auszugleichen, einen halben bis einen Zentimeter dazu, je nach Beschaffenheit des Materials. Es sollte aber möglichst nicht zu weich sein. Die Lendenwirbel müssen jedenfalls gestützt werden.

Die notwendigen Materialien sind bei einem Polsterer erhältlich, der sicher fachmännisch beraten kann. Latex eignet sich sehr gut.

Die Polsterstücke in circa 20 mal 50 Zentimeter Größe und in der gewünschten Stärke werden unter den Bezug gesteckt und der Größe nach angepasst.

Die Ecken sollten wegen der besseren Passform vorher abgerundet werden. Außerdem ist es sinnvoll, die Polsterung, der Atmungsfähigkeit wegen, in ein Filztuch einzuwickeln.

Der Sitz muss für dieses Umrüsten meist ausgebaut werden. Man löst die Klammern unterhalb der Rückenlehne und schiebt die Auspolsterung ein. Der Schlitz ist dabei immer recht eng, doch die Arbeit ist möglich. Durch mehrmaliges Ausprobieren und mit etwas Geduld findet man sicherlich die passende zentimetergenaue Größe für die Einlage. Insgesamt dauert die Arbeit höchstens zwei Stunden.

Die meisten Autos neuester Bauart verfügen über ergonometrisch gebaute Sitze. Sie lassen sich im Normalfall auch ohne Umbau passend einstellen.

Um den Sitzkomfort zu verbessern und ohne einen Sitz dauerhaft umbauen zu müssen, gibt es die Möglichkeit, eine Rückenschale zu verwenden.

Der »Tilia-Komfortsitz« besteht aus einer orthopädisch geformten Rücken-schale. Die Stoffverkleidung ist in verschiedenen Farben zu erhalten. Der Komfortsitz wird einfach im Sitz angelehnt und kann problemlos von Auto zu Auto mitgenommen werden. Diese Lösung ist nicht nur preiswert, sondern auch sehr gut und passend sowohl für alle Fahrzeuge als auch für die Stühle zu Hause. Keine Bandscheibeneinstellung moderner Autositze kann dem gesam-ten Rücken so optimal angepasst sein wie diese Sitzschale.

Der Hersteller:
Tilia Europa GmbH
Obere Wank 5
87484 Nesselwang
Tel. 08361-9121.0
info@tilia.de

NICHT NUR DIE SITZE!

Die Menschen werden immer größer. Zu kleine oder schlecht gebaute Autos können zu Wirbelsäulen- und Knochenschäden führen.
Es sollte nicht mit gespreizten Knien gefahren werden, um mit den Beinen an dem Lenkrad vorbeizukommen. Falsch gebaute Gas- und Bremspedale dauer-haft bedienen zu müssen, führen langfristig ebenso zu körperlichem Schaden.

Es entstehen zwangsläufig schmerzhafte Bänderlockerungen, die von vielen Orthopäden fälschlicherweise als Rheuma diagnostiziert werden.

Sobald die komfortable Sitzposition in dem dafür ausgewählten Auto endlich stimmt, sollte auch die Position des Lenkrads geprüft werden. Das Lenkrad muss so gebaut sein, dass beide Hände ohne Spannung der Arme angenehm aufgelegt werden können. Das Fahren ist entspannender, wenn das Lenkrad mehr waagerecht als senkrecht angebracht ist.

Die Fachpresse (Auto-Bild, 9.3.1992, Seite 86) forderte mit Recht, dass Gas- und Bremspedal unbedingt in selber Höhe angebracht sein müssen und das Lenkrad herausziehbar sein sollte. Zumindest sollte die Möglichkeit gegeben werden, nachträglich ein verlängertes Lenkrad anzubringen. Bis heute sind namhafte Autohersteller nicht in der Lage, diese Mindestanforderungen einzuhalten.

Eine harte Federung dazu belastet den Rücken um ein Vielfaches mehr als z.B. eine weiche Luftfederung.

Die Kriterien für die Auswahl eines Autos sollten neben Fahrspaß und Sicherheit auch die Gesundheit sein, speziell auf den eigenen Knochenbau bezogen. Daher sollte man im Zweifelsfall vor dem Kauf eines Wagens diesen über mehrere Tage und längere Strecken testen.

ELEKTROSTATISCHE BESTRAHLUNG IM AUTO UND ANDERE TIPPS AUS EIGENEN ERFAHRUNGEN

Weiter zum Thema Auto: Um ein elektrostatisches Aufladen im Auto mit der entsprechenden unangenehmen Entladung zu vermeiden, sollte man ein echtes und unbehandeltes Fell auf den Sitz legen, keine Schuhe mit Gummi-, sondern mit Ledersohlen tragen sowie auch atmungsfähige und unbehandelte Kleidung aus Naturprodukten. Kunststoffteppiche und Sitze laden sich elektrisch auf. Reibungen von Gesäß und Füßen auf Kunststoffen können hohe elektrostatische Spannungen erzeugen. Auch da ist mein Körper die beste Antenne. Er lädt sich auf wie ein Kondensator (Stromspeicher) und wird sich bei der nächsten Gelegenheit entladen. Er tut es meist in Form eines Stromschlages, z.B. am Türgriff beim Verlassen des Wagens. Zurzeit sind leider nur Sicherheitsschuhe für Elektroniker in der Lage, sich trotz Gummisohlen zu erden.

94

Ein Schuh mit Gummi oder anderen künstlichen Materialien besohlt ist nicht leitfähig und trennt den Menschen von »Mutter Erde« so, dass der kosmische Energiefluss in seinem Körper unterbrochen wird. Um in Kontakt mit der Erde bleiben zu können, sollte der Schuh natürlich elektrisch leitfähig sein. Elektroniker zum Beispiel werden mit speziellen Schuhen ausgestattet, um eine nahezu perfekte Leitfähigkeit zur Erde zu erzielen. Empfindliche elektronische Bauteile können durch angesammelte Körperelektrizität eines Menschen zerstört werden. Für den elektronisch geschützten Bereich muss deshalb ein speziell leitfähiger Schuh getragen werde. Der Schuh ist an seinem gelben Dreieck mit den Angaben ESD oder EGB erkennbar. Die elektrische Aufladung des Körpers wird durch den Schuh zur Erde abgeleitet, statt in die elektronischen Teile einzufließen und diese zu zerstören. Bei der Fertigung von elektronischen Teilen bekommen die Mitarbeiter eine zusätzliche Erdung. Sie besteht aus einem stromleitfähigen Kettchen, das am Arm und an der Erdung angeschlossen ist.
Diese Maßnahmen beeinflussen die Existenz der natürlichen Körperelektrizität.

Die Sicherheitsschuhe von Elektrikern dagegen wirken isolierend zur Erde (für den Fachmann: Widerstand um 8 bis 10 Ohm). Bei einem Kurzschluss würde sonst der Strom durch den Menschen zur Erde fließen und sein Leben gefährden. Der Elektriker würde eine Art Schmelzsicherung zwischen seiner elektrischen Anlage und der Erde darstellen. So funktioniert jede Stromsicherung: Durch eine Überhitzung schaltet sie ab oder schmilzt. Dieser Schmelzeffekt muss also für den Menschen verhindert werden. Der Strom ist ungefährlich, wenn er stehen bleibt, das heißt, wenn er nicht durch den Körper fließen kann. Das ist der Grund, weshalb die Vögel sich ohne Risiko auf Hochspannungsleitungen aufhalten können. Sie haben keine Verbindung zur Erde. Der Elektriker braucht also während seiner Tätigkeit mit künstlicher Elektrizität eben speziell diese Schuhe zum Schutz seines Lebens.

Hingegen ist es für den natürlichen Strom als kosmische Energie erwünscht, dass eine ständige Verbindung vom Körper zur Erde besteht. Erfährt man beim Aussteigen aus dem Auto, wie stark eine elektrostatische Aufladung des Körpers sein kann und welche Entladung sich in Form eines Stromschlages daraus ergibt, dann wäre es wünschenswert, dass die Schuhindustrie zum Schutz grundsätzlich leitfähige Sohlen verarbeitet. Beim Aussteigen aus dem Auto würde sich so die elektrostatische Entladung des Körpers über die gesamte Fußfläche auf der Erde verteilen und unspürbar machen. Wenn die Schuhe mit Gummisohlen den Fußkontakt mit der Erde während des Aussteigens isolieren, dann entlädt sich der Körper an der Karosserie des Wagens über die kleine Fläche der Fingerspitzen. Der Stromschlag wird so unangenehm spürbar.

Schuhe mit Ledersohlen sind leitfähig und entladen den Körper unspürbar, sobald die Verbindung Mensch/Erde entsteht. Auch Fußschweiß könnte mit leitfähigen Sohlen reduziert werden. Vor einem Gewitter ist die natürliche Elektrizität stark gemindert, man verspürt ein Gefühl der Schwüle. Nach dem Gewitter fühlt man sich wohl und frisch. Die natürliche Luftelektrizität ist wieder hergestellt. Natürliche Elektrizität ist die Basis des Lebens.

DAS KLIMA IM AUTO

Um ein zu starkes Eindringen der Staubpartikel von der Straße in den Wageninnenraum zu vermeiden, das ist besonders wichtig für Allergiker und Asthmatiker, sollte im Auto auf gute Luftfilter in der Belüftungsanlage geachtet werden.

Einige Autohersteller bieten Pollen- und Staubfilter serienmäßig an.

Wie bekannt bildet ein Auto einen Faradaykäfig und schirmt die von oben kommenden natürlichen Wellen ab. Durch ein offenes Schiebedach kann ein Teil wieder ins Auto einstrahlen. Das Raumklima wird dadurch spürbar besser, die Luftelektrizität ist anders, der Mensch fühlt sich freier und nicht so erdrückt. Die Luftelektrizität, die von oben kommt, wird weitgehend als ionisierte Luft eingeatmet. Der Körper entzieht spürbar der Luft die negative elektrische Energie: Man fühlt sich wohler. Die negativ ionisierte Luft ist eine klare Luft wie nach einem Gewitter. Die Luft vor dem Gewitter ist elektrisch positiv geladen, nicht so gut verträglich und wirkt sehr ermüdend.

Ein Schiebedach belüftet das Auto ohne Luftzug. Einseitiger Luftzug oder gar Durchzug aus offenen Fenstern führt zu Temperaturunterschieden auf dem Körper, kann Bänder und Muskulatur ungleichmäßig dehnen. Folge: Einige Wirbelkörper können ausgleiten, was zu schmerzhaften Verrenkungen der Wirbelsäule führt.

Klimaanlagen sind zwar günstig, um einen Wagen ohne Luftzug angenehm zu temperieren. Sie verwandeln aber den Innenraum eines Autos in einen Kühlschrank, der bekannterweise Luftfeuchtigkeit entzieht. Nasennebenhöhlen, Atemwege, Lungen und Augen brauchen jedoch Feuchtigkeit, um gut funktionieren zu können. Ein englischer Autohersteller hat dieses Problem erkannt und bietet deshalb seine Klimaanlagen mit Luftbefeuchtern an. Meiner Meinung nach sollte aus gesundheitlichen Gründen eine Klimaanlage nicht ständig eingeschaltet sein. Sie ist keine Alternative für eine gesunde Belüftung des Wagens mit unbehandelter Frischluft aus Mutter Natur.

Die Zeit, in der Autos hauptsächlich aus Metall bestanden und mit Holz, Bakelitknöpfen und Rosshaarsitzen ausgestattet waren, ist schon lange vorbei. Der Einzug von Kunststoffen mit ihrer Ausgasung und den daraus folgenden Allergien ist nicht mehr wegzudenken. Die Zeitschrift »Der Naturarzt« berichtet im Mai-Heft 1992 über »Allergiensuche im Auto« mit dem Zusatztitel: »Protestaktionen des Körpers nehmen zu«.

Deshalb sollte man sichergehen und für die bestmögliche Lüftung im Innenraum eines Autos sorgen. Die Außenluft einzuatmen ist auf freier Strecke immer die natürlichste und sicherste Möglichkeit, um die Gesundheit auch im Auto weitgehend zu schonen.

Autofahrer, die sich Gutes tun möchten, sollten sich unterwegs mit Rohkost ernähren, zusätzlich ausreichend alkoholfreie Getränke, besonders Wasser, zu sich nehmen. Dadurch entfallen Verdauungsbeschwerden und unangenehmes Aufstoßen gibt es nicht. Sodbrennen entfällt und die Gefahr des Einnickens am Steuer nach dem Essen ist nicht mehr gegeben.

Das Ergebnis einer solchen Ernährungsweise erweist sich schnell als angenehm und wird sehr bald als positiv angenommen. Man nimmt nicht nur mehr Flüssigkeit zu sich, sondern auch wertvolle Mineralien und Vitalstoffe, was auch zur Besserung des pH-Wertes führt.

Man muss nur den Anfang finden. Eine Ernährungsumstellung fordert zwar etwas Selbstdisziplin, aber der Körper dankt es.
Das mitgenommene Wasser sollte aus dem Wasserhahn von zu Hause und in einer Glasflasche abgefüllt sein. So wird das beste und gesündeste Wasser getrunken, das es in Deutschland gibt. Die Glasflasche als Behälter vermeidet zudem Bisphenol, Phthalat und andere chemische Rückstände, wie sie in Kunststoffen enthalten sind. So können die Risiken von Prostata- und anderen hormonellen Schäden zumindest auch auf diesem Weg verhindert werden.

DER NACKEN IM AUTO

Lehnen Sie den Kopf nicht ständig an die Kopfstützen an. Diese Bequemlichkeit erweist sich sehr bald als Nachteil, weil die Muskulatur im Halswirbelbereich an Kraft verliert. Möglicherweise kann sie eines Tages nicht mehr genug angespannt werden, um die Halswirbelsäule so festzuhalten, dass Verrenkungen ausgeschlossen sind.

Auch diese Art von schmerzhaften, teilweise unerträglichen Blockierungen hatte ich am eigenen Leib erfahren.

Die Kopfstützen müssen allerdings immer so eingestellt werden, dass sie im Falle eines Unfalls den Aufprall des Kopfes sofort ausgleichen, um ein Schleudertrauma zu verhindern.

Lehnen Sie Ihren Kopf, wenn Sie in der Bahn schlafen, an. Er darf sich auf keinen Fall über Stunden haltlos hin- und her bewegen. Im Schlaf wird nämlich die Muskulatur nicht angespannt, und wie bei einem Stück Draht, das hin- und her gebogen wird und irgendwann bricht, kann auch das Genick brechen. Das führt bekannterweise zum Tode.

SICH INS AUTO SETZEN

Auch unter Stress sollte man sich genügend Zeit nehmen, um richtig ins Auto einzusteigen. Das Portemonnaie darf während des Sitzens nicht in der Hosentasche bleiben. Man sollte bewusst Beine und Oberkörper, ohne die Wirbelsäule zu verdrehen, in Sitzposition bringen. Man setzt sich seitlich auf den Sitz und zieht dann beide Beine in die Fahrtrichtung. Der gestresste Mensch aber steigt meistens blitzschnell ins Auto, sein Oberkörper ist schon in Fahrtrichtung gebracht, der Zündschlüssel steckt längst, bevor die Beine hinterher gezogen werden. Dadurch wird die Wirbelsäule im Lendenbereich verdreht. Das kann zu ihrer Blockierung und zu nachfolgenden Schmerzen führen.

KAPITEL 5

HILFE, DAS KREUZ TUT WEH!

SELBSTHILFEN ZUM SCHUTZE DER WIRBELSÄULE STRECKEN – NICHT NUR EIN TOLLES GEFÜHL!

Katzen oder Hunde gehen mit ihrer Wirbelsäule anders als die Menschen um. Sobald sie wach geworden sind, strecken sie sich und bringen ihre Muskulatur in Bereitschaft, um sie auf die Belastungen vorzubereiten. Lässt man die Katze während ihrer Streckzeit nicht in Ruhe, dann beißt sie.

Kühe machen es noch genauer. Nach längerer Liegezeit spannen sie Wirbel für Wirbel vom Schwanz bis zum Kopf an und strecken so ihre gesamte Wirbelsäule. Danach wird der Kopf noch einmal nach unten geneigt. Erst dann stehen sie auf.

Kleine Kinder strecken sich auch gerne. Eines Tages werden sie zum Aufstehen gedrängt. Die gute und instinktive Angewohnheit sich zu strecken, verliert sich mit dem wachsenden Stress.

Also fing ich wieder an, mich morgens im Bett zu strecken. Es war ein wunderbares Gefühl, das Aufstehen machte mehr Spaß.

Um meine langen Fahrstrecken zu kompensieren, suchte ich nach einer Möglichkeit, meine Wirbelsäule über einen umgekehrten Prozess zu entlasten. Die beste Möglichkeit war eine Aufhängung des Körpers an den Füßen. Ich entwarf damals ein Gerät, in das ich einsteigen konnte, um darin an den Füßen zu hängen. Mit dem Gerät konnte ich eine wesentliche Linderung meiner Beschwerden erzielen.

Die Firma Kettler brachte einige Jahre später ein ähnliches, ästhetischeres Gerät unter dem Namen Apollo auf den Markt.

Man steigt in diese Liege ein, klemmt die Fußknöchel zwischen zwei Gummirollen fest ein und lehnt sich an der Liege stehend an.

Durch das Heben der Arme verlagert man das Körpergewicht nach hinten und schon beginnt die Abfahrt. Die Liege kippt um und man steht Kopf. Die Armbewegungen bestimmen das Gleichgewicht und auch die Stellung der Liege, ob schnell oder langsam, ob nur leicht oder voll gekippt.

Je nach Stimmung und Laune verbrachte ich bis zu einer halben Stunde auf dem Kopf. Es gab jedoch auch Tage, an denen ich nur fünf Minuten ertragen konnte.

Bei dieser Übung wird der Kopf stark durchblutet, was sehr von Vorteil sein kann. Ein Geschäftsmann verriet mir, deshalb jeden Morgen seinen Kopfstand mindestens drei Minuten zu halten. Er fühle sich anschließend klarer im Kopf und empfände ein besseres Denkvermögen.

Beim Fahren mit einem Wohnmobil oder Lieferwagen mit Geschwindigkeitsregler wird von einem geübten Fahrer während des Fahrens auf langer Strecke und freier Autobahn oft ab und zu das linke Bein hochgezogen. Die Durchblutung wird sofort spürbar besser. Es schützt vor Ermüdung.

Die lockere Haltung von Amerikanern an ihrem Schreibtisch mit einem Fuß oder beiden hochgestellten Füßen ist jedenfalls nicht abwegig und hat auch positiven Einfluss auf eine gute Durchblutung im Kopf. Das ist auch der Grund, weshalb ich meinen Schreibplatz auf eine solche Arbeitsposition ausgerichtet habe. Die Konzentrationsfähigkeit wird eindeutig besser, die Ermüdung lässt sehr viel länger auf sich warten und die Wirbelsäule ist im Lendenwirbelbereich weniger belastet als in einer senkrechten Sitzhaltung.

Anscheinend bewirkt das Strecken durch das Hängen an den Füßen mehr als nur eine Entspannung der Wirbelsäule.

Je länger man mit den Füßen nach unten hängt, umso wohler fühlt man sich meistens. Der Körper wird angenehm gestreckt und erholt sich. Die Muskulatur der Wirbelsäule und einiger Gelenke wird entspannt und arbeitet zum Selbstschutz in einer umgekehrten Weise, indem sie versucht, sich zu spannen. Die Muskulatur stabilisiert sich zum Besseren hin. Von Zeit zu Zeit hört man eventuell ein leichtes Knacken in der Wirbelsäule. Es bedeutet nichts anderes als ein gewaltloses Einrenken von verrenkten Wirbeln.

Wenn man von der Liege steigt, verspürt man in der Wirbelsäule häufig Schmerzen wie bei einem Muskelkater. Umso schöner ist es, wenn sie nachlassen – spätestens dann, wenn die Durchblutung in den schmerzhaften Bereichen wieder eingesetzt hat. Bald darauf erfährt man eine Linderung seiner Beschwerden und entsprechendes Wohlbefinden.

100

WENN DAS »KREUZ« WEHTUT

Als die Schmerzen in meinen Lendenwirbeln unerträglich wurden, erfuhr ich von einer Gymnastikübung, die mir öfter helfen sollte. Sie ist sehr zu empfehlen und geht so: Man legt sich auf den Rücken. Die Arme sind in Schulterhöhe zu beiden Seiten ausgestreckt. Nun zieht man die Beine an. Die angewinkelten Knie werden aneinander gepresst und fünf Zentimeter vom Boden angehoben. Man bringt die aneinander gepressten Knie mehrmals sehr langsam so weit wie möglich auf die linke und rechte Körperseite. Der Kopf wird dabei immer in entgegengesetzter Richtung gedreht. Die Schulterblätter bleiben am Boden liegen und dürfen ihre Lage möglichst nicht verlassen. Mit dieser Übung ist mir oft das Einrenken im Lendenbereich gelungen.

Körperdrehungen durch Gymnastikübungen oder falsches Liegen können sowohl ein- wie ausrenken.

HEILMAGNETISMUS
AKUPUNKTUR DURCH MAGNETE SELBST GEMACHT

In meinem oberen Wirbelbereich waren Nerven eingeklemmt. Die Schmerzen strahlten bis in die Handgelenke aus. Immer wenn ich sie durch Drehen und Kraftaufwand belastete, bekam ich sehr schnell eine Sehnenscheidenentzündung. Zeitweise waren die Schmerzen so stark, dass ich noch nicht einmal die Handgelenke berühren konnte. Unser Arzt meinte, dass er sie in Gips legen müsse und ich bis zu einem Monat arbeitsunfähig sein könne.

Ich hatte schon von der Taiki-Akupunktur-Methode der Japaner gehört und entschloss mich, es damit als Alternative zum Eingipsen über das Wochenende zu versuchen. Ich kaufte ein Paket Taiki-Magnete.

Damals waren Taiki- oder Acu-dot-Magnete noch in der Apotheke zu bekommen. Später hieß es, dass ihre Wirkung nicht wissenschaftlich nachgewiesen sei und sie deshalb nicht mehr in Apotheken zu haben sind. Die Magnete sind jetzt in Reformhäusern zu bekommen.

Dazu ist das Buch von Ulrich Rückert: »Taiki, die neue Heilmethode aus Japan« sehr empfehlenswert.

Die Magnete wurden in verschiedenen Krankenhäusern getestet und ihre Wirkung war durchweg positiv. Diese Magnete haben 500 Nanotesla magnetische

Kraft, das heißt, sie sind um das Tausendfache stärker als der Erdmagnetismus. Es sind Permanentmagnete, die immer wieder gebraucht werden können. Sie sind sehr klein und werden somit als »Magnetpflaster« getragen. Alle Magnetpflaster werden mit der Nordseite auf die Haut geklebt. Nur so wirken sie.

Man befestigt einen oder mehrere Magnete auf den Schmerzpunkten. Schmerzpunkte sind immer Akupunkturpunkte.

Falls die Magnete beispielsweise in der Nähe eines Organs wie Leber oder Herz aufgesetzt werden, sollte man sie nach einigen Tagen abnehmen. Auf Gelenken und Knochen kann man sie länger lassen.
Mit Hilfe eines Kompasses bestimmt und kontrolliert man die Magnetseiten.
Das geht so: Man hält den Magneten an die Kompassnadel. Zieht er die Nadel an, so ist die der Nadel zugewandte Seite die Südseite. Dann gehört das Pflaster auf diese Seite.
Die andere Seite des Magneten kommt somit auf die Haut. Nord zieht Süd an und umgekehrt. Da nur die Nordseite des Magneten auf die Haut soll, muss logischerweise das Pflaster auf der Südseite des Magnetes kleben.

Einige Male ist es schon vorgekommen, dass Magnete mit dem Pflaster zur falschen Seite hin verkauft worden sind und daher keine Wirkung zeigen konnten. Deshalb sollte man in jedem Fall eine Überprüfung der Seiten vornehmen.

Es gelang mir mit Hilfe der Magnetpflaster, jede Sehnenscheidenentzündung innerhalb von zwei Tagen so zu neutralisieren, dass ich meiner Arbeit ohne Unterbrechung weiter nachgehen konnte.

Die ursprüngliche Vertriebsfirma aus der Schweiz mit den ACU-DOT-Pflastern existiert scheinbar nicht mehr.
Gute und wirksame Magnete sind schwer zu finden.

Die französische Firma, (auch in Canada)
Laboratoires Nutrisanté
BP 1213
F- 85612 Montaigu
Mail : conso@nutrisante.fr
Tel. 0033 251 09 08 10

Produziert hervorragende Magnete, Eporec 1500, mit einer Leistung von je 1500 Gauss, bzw. 0,15 Tesla. Eine Seite ist mit einem Punkt versehen. Diese Seite muss auf die Haut. Damit können Gelenken, und anderen Schmerzen schon binnen weniger Stunden verschwinden.

Magnetische Kräfte wirken sich oft als Wundermittel aus, wie von guten Handauflegern bekannt.

Dr. med. Aschoff gelang es mit Magneten von 280 Nanotesla Stärke, Nierensteine so schnell aufzulösen, dass der Patient schon am selben Tag weiß urinierte. Der Stein begann innerhalb weniger Stunden sich elektrolytisch zu zersetzen. Aschoff verwendete dafür zwei Magnete, um die 4 Zentimeter Durchmesser und circa 8 Millimeter dick.

Ein Magnet wurde mit der Nordseite auf den Rücken in der Nierengegend aufgelegt. Ein zweiter Magnet kam in Nierenhöhe auf den Bauch. Diesmal lag die Südseite auf der Haut, um den Magnetismus eine Fließrichtung zu geben.

Nierensteine können sich übrigens auch durch einfache Mittel lösen. Dazu gehört etwas Glück, aber der Versuch kann sich lohnen. Der Nierensteinerkrankte trinkt, so viel er kann. Dann setzt er sich auf die oberste Stufe einer Treppe und rutscht diese Stufe für Stufe bis unten. Das Experiment kann von den Schmerzen befreien.

GROSSFLÄCHIGE MAGNETISCHE HILFE

Die frühere Firma Vögele in Magstadt bei Stuttgart vertrieb Magnetfolien von etwa einem Millimeter Dicke, die man selbst zuschneiden konnte und dann mit der magnetischen Seite auf die Schmerzstellen legen musste. Die richtige Seite einer Magnetfolie ermittelt man schnell mit einem kleinen Stück Eisen, wie ein altes Pfennigstück zum Beispiel. Der Kupferpfennig war nämlich aus Eisen. Die Seite, an der das Eisenstück haften bleibt, ist die Seite, die auf die Haut muss. Bei Rücken- und anderen Schmerzen kann man damit eine großflächige Hilfe erzielen. Für Menschen, die mit akuten Schmerzen ans Bett gefesselt sind, kann eine solche Folie eine gefahrlose Linderung bringen.

Die Fa. Vögele existiert zwar nicht mehr. Magnetfolien werden aber nach wie vor hergestellt und sicherlich auch von Magnetfabriken zu bekommen.

ENTWICKLUNG DER MENSCHEN
ANPASSUNG DER WIRBELSÄULE!

Die Aussage »Mir tun die Gräten weh!« hat bei Rückenschmerzen seine Berechtigung.

Die Fische sind unsere Vorgänger, und das schon sehr lange, und zwar bevor die ersten Affen als Vorgänger der Menschen geboren wurden. Vor ca. 542 Millionen Jahren erschienen die ersten Lebewesen in Form von Muscheln und Schnecken in den Ozeanen. Vor 450 Millionen Jahren waren die Fische die ersten Wirbeltiere. Dann kamen die Reptilien und Dinosaurier. Die ersten Affen kamen vor 80 Millionen Jahren und entwickelten sich bis vor ca. 3 Millionen Jahren. Sie begannen mit Werkzeugen umzugehen. Von da an lernten sie sich aufzurichten, statt sich nur auf allen vieren zu bewegen. Sie waren so in der Lage, sich mit ihren neu entwickelten Armen frei zu bewegen. Es wird davon ausgegangen, dass der erste Mensch in Europa vor ca. 250.000 Jahren aus Afrika einwanderte.

Mehr darüber im Buch: »Die Steinzeit steckt uns in den Knochen«.

Die Wirbelsäule hat in der Entwicklung der Menschen einige Veränderungen mitmachen müssen. Die ersten Menschenaffen hatten einen sehr geraden Rücken. Ihre Gangart war insgesamt vom Beckenbereich ab leicht geneigt.

Im Zoo kann man bei Affen und Gorillas eine ebenso gerade Haltung der Wirbelsäule beobachten. Vor ungefähr zweihunderttausend Jahren erschien der Neandertaler, der erste Mensch. Wie Museen und Literatur es wiedergeben, war der damalige Mensch mit einer ähnlichen Wirbelsäule wie die der Affen ausgestattet.

Mensch zu sein, das bedeutet »denken« und seine Gedanken in die Tat umsetzen zu können. Das beinhaltet zugleich Arbeit. Wenn man sich aufrichtet, hat man also beide Hände für die Arbeit frei. Dieses Aufrichten führte zu einer Biegung der Wirbelsäule im Lendenbereich, einer Art »Hohlkreuz«. Der Körperbau musste sich anpassen, jedoch nicht so, dass die Wirbelsäule im Laufe der Jahrtausende gerade geworden wäre. Die Krümmungen im Lendenbereich sind uns geblieben. Seitliche Krümmungen sind eine Deformation, die oftmals fälschlicherweise als Skoliose bezeichnet wird.
Viele Menschen haben eine Skoliose, der eine mehr, der andere weniger. Eine Skoliose ist nicht immer Verursacher von Rückenschmerzen.

Eine Blockierung im Lendenbereich ist meist der Grund eines Beckenschiefstandes. Der Betroffene sucht unbewusst eine Schutzhaltung, um Schmerzen zu vermeiden. Dafür verursacht er eine Biegung seiner Wirbelsäule, die häufig als Skoliose diagnostiziert wird. Diese künstliche Skoliose bildet sich zurück, sobald eine Deblockierung im Lendenwirbelbereich erfolgt. In diesem Fall war es also keine richtige Skoliose, sondern eine falsche Diagnose.

Man kann mit einer Skoliose problemlos und schmerzlos leben. Die Wirbelkörper müssen nur richtig gerade aufeinander stehen, das heißt, kein Wirbel darf blockiert sein. Wenn die Bandscheiben in Ordnung und keine Nerven eingeklemmt sind, wenn keine Entzündungen und Verwachsungen vorhanden sind, dann ist im Normalfall kein Grund für Schmerzen vorhanden.

Das Problem besteht darin, einen Therapeuten zu finden, welcher sich sehr genau mit der Wirbelsäule auskennt, sie genau mit den Fingern ertastet und spürt und dabei in der Lage ist, jeden einzelnen Wirbel wieder zu richten und zu deblockieren. Dazu gibt es einfache Methoden, die leider in Deutschland noch weitgehend unbekannt sind.

VIELLEICHT KOMMT ES VON DER WIRBELSÄULE?

Im Laufe der Jahre wurde ich von vielen Ärzten und Orthopäden sehr enttäuscht. Sie waren nicht in der Lage, meine Wirbelsäule korrekt abzutasten. Die wenigen, die es konnten und mich auch einrenkten, kontrollierten noch nicht einmal anschließend das Ergebnis ihrer Behandlung.

In der Technik kann man sich eine solche Arbeitsweise nicht erlauben. Hier muss nach dem Arbeitsablauf immer die richtige Funktion der Technik, schon aus Gründen der Sicherheit, überprüft werden.

In der Klinik für manuelle Therapie in Hamm arbeiteten die Ärzte in einer anderen Weise. Sie nahmen sich für die Behandlung mehr Zeit und kontrollierten ihre Ergebnisse. Sie standen nicht unter dem wirtschaftlichen Druck der selbstständigen Ärzte. Das kam den Patienten zugute.

Herkömmliche Mediziner tasteten die Wirbelkörper mal rechts, mal links und erkannten oft nicht die vorhandenen Blockierungen.

Da meine Frau und ich mit den gleichen Wirbelsäulenproblemen behaftet waren, war mir die Möglichkeit gegeben, einiges zu testen und zu erfahren. Ich konnte bald entdecken, dass sämtliche Wirbelkörper von unterschiedlicher

Größe und Breite sind. Also war es unmöglich, den Zustand der Wirbel zu ermitteln, indem man nur rechts oder links abtastete.

So begannen wir unsere Wirbelsäule nach eigenen Vorstellungen selbst zu untersuchen. Meine Frau stellte sich entspannt mit hängenden Armen nach vorne geneigt hin. Der obere Stirnbereich war gegen eine Wand gelehnt. Ich legte meine Zeige- und Mittelfinger flach links und rechts eng an dem ersten Wirbelkörper im Halsbereich an. Mit der anderen Hand drückte ich etwas auf beide Finger, um besser fühlen zu können. Von da an fuhr ich an der gesamten Wirbelsäule entlang, wie auf Gleisen, langsam nach unten bis zum Steißbein hin.

Auf diese Weise war es mir möglich, unabhängig von der Form und Breite der Wirbelkörper jede »Entgleisung« der Finger festzustellen. Es deutete jedes Mal auf eine Verrenkung hin, wenn die Wirbelkörper an dieser Stelle nicht mehr genau aufeinander standen. Drückte ich auf die bestimmte Stelle, wo die Finger entgleist waren, empfand meine Frau genau da Schmerzen. Dort, wo keine Verrenkung vorhanden war, tat ihr der Druck auch nicht weh.

Dieser Druckschmerz bewies: Die Nerven waren zwischen den Wirbeln eingeklemmt, gereizt oder vielleicht sogar entzündet. Somit war logisch und sehr wahrscheinlich, dass ein oder mehrere Organe, die normalerweise von diesen Nerven energetisch versorgt werden, bald in Mitleidenschaft gezogen würden. Die betroffenen Organe befinden sich oft in der Höhe der Verrenkung. Das trifft besonders für den Brustkorbbereich zu. Eine Verrenkung im Halswirbelbereich kann Auswirkungen bis zu den Fingerspitzen haben oder aber auch in der Stirn schmerzhaft zu fühlen sein. Von den Lendenwirbeln aus kann es sowohl in den Zehen wie in den Nierenbereich oder in die Sexualorgane ausstrahlen.

Deshalb schlagen diese Organe entweder ständig oder zeitweise Alarm durch Schmerzen.

Ein früherer Kollege war zum Herbst wieder einmal krank geworden. Aufgrund meiner persönlichen Erfahrungen mit der Wirbelsäule bat er mich um Rat. Während der letzten zwanzig Jahre hatte er sich in einigen orthopädischen Praxen und Krankenhäusern untersuchen lassen. Er hatte mehrmals das Fahrzeug gewechselt, da er als Vertreter sehr viel unterwegs sein musste. Alle Therapien waren bisher ohne Erfolg geblieben. Seine Vermutung, die Ursache seiner Schmerzen läge in schlecht geformten Autositzen, wurde von allen bisherigen Therapeuten unterstützt. Er klagte über sehr starke Schmerzen im Rücken und fragte mich nach meinen Erfahrungen von damals. Außerdem

106

konnte er schon fast seit zwanzig Jahren die Arme absolut nicht mehr nach hinten spannen, so wie man es beim Strecken gerne tut. Im Laufe der Zeit war er häufig geröntgt worden. Dabei fiel niemals eine Bemerkung über Verschleiß oder Blockierungen bzw. Verrenkungen. Im Herbst waren seine Schmerzen immer am heftigsten. Er bat mich unter Kollegen, seine Wirbelsäule nachzufühlen. Ich spürte eindeutig zwei extrem starke Blockierungen übereinander im Brustwirbelbereich. Die eine nach links, die andere nach rechts. Ich empfahl ihm, sich in diesem Bereich einrenken zu lassen. Seine Frau berichtete mir kurz darauf, dass sie zum ersten Mal ihren Mann mit freibeweglichen Armen gesehen hätte. Die Schmerzen sind nie wieder aufgetreten. Für mich war nur erstaunlich, dass niemand von den Fachleuten, die er bis jetzt aufgesucht hatte, auf die Ursachen seiner Probleme gestoßen war. Alle Röntgenstrahlen waren umsonst, aber nicht kostenlos gewesen.

Röntgenbilder können im Falle von Wirbelsäulenproblemen eine sichtbare Veränderung der Bandscheibe zeigen. Solch eine Veränderung wird vom Arzt auch als Beschädigung der Bandscheibe angesehen. Somit hat er eine Erklärung für die Ursache der Beschwerden gefunden. Sie wird in den Raum gestellt. Wenn zwei Wirbel verrenkt sind, dann werden die dazwischen verlaufenden Nerven schmerzhaft eingeklemmt. Der Mensch sucht eine Schutzhaltung, meist unbewusst, um seinen Schmerz nicht zu spüren. Dabei ergeben sich logischerweise schiefe Haltungen des Körpers und ein entsprechender ungleichmäßiger Druck auf die betroffenen Bandscheiben. Diese verformen sich unter dem ungleichen Druck, es kommt zu Schmerzen. Das wiederum heißt absolut nicht, dass der Schmerz von der Bandscheibe kommt. Eine Bandscheibenverformung ist das Ergebnis von Störungen. Die Ursache der Beschwerden ist nie die Bandscheibe selbst. Die Bandscheibe wirkt wie ein Kissen zwischen zwei Wirbeln.

Das Becken ist die Basis einer guten Statik der Wirbelsäule. Ein Beckenschiefstand bestimmt auch die Beinlänge. Die Ursache eines Beckenschiefstandes hat mit einer Blockierung im Lendenwirbelbereich zu tun.

Daher sind die Verschreibungen von höheren Sohlen überwiegend der Beweis dafür, dass der Therapeut mit Wirbelsäulenproblemen völlig überfordert ist.

Die Lendenwirbel müssen gerichtet werden, dann stimmt die Beinlänge. Eine Ausnahme wäre jedoch, wenn der Betroffene unter einer Poliomyelitis (Kinderlähmung) während seiner Kindheit gelitten hätte. Diese Krankheit kann zu einem ungleichmäßigen Wachstum von Körpergliedern führen.

Bleibt das Becken schief, dann sind Schmerzen angesagt, wogegen wiederum der Mensch, über Verstellung seiner Wirbelsäule, sich zu schützen versucht. So wird unbewusst die Wirbelsäule so geneigt und gedreht, dass möglichst keine Nerven eingeklemmt werden. Diese intuitive Schutzmaßnahme gegen Schmerzen verursacht aber, dass die gesamte Wirbelsäule sich, bis zum Schädel hoch, verformen kann. Dabei kann es zu weiteren Blockierungen im Brust- und Halswirbelbereich führen. Spätestens da macht aber der Körper nicht mehr mit.

Unser Gleichgewichtsinstinkt fordert von unseren Augen, dass sie immer waagerecht schauen. Der Kopf hat sich danach zu richten. Die ersten Wirbel im Halsbereich werden so eingeklemmt. Kopfschmerzen und Migräne im Stirnbereich sind die ersten Alarmsignale, falls der Körper übersäuert ist.

Statt Kopfschmerztabletten und erhöhten Schuhsohlen sollte man sich also auf die Suche nach einem fähigen Therapeuten der Wirbelsäule begeben. Sie sind im Allgemeinen schwer zu finden, selbst unter den zugelassenen Medizinern. Der gute Therapeut der Wirbelsäule fühlt die Wirbelsäule und richtet sie manuell wieder.

Verrenkungen der Wirbelsäule sollte man als eine Folge von dauerhafter Fehlhaltung oder auch als Folge eines Unfalles oder Sturzes ansehen. Es hat sich dabei nur mechanisch etwas verdreht. Genau so muss es mechanisch, also von geschickten Händen, wieder gerichtet werden. Es gibt dafür einfache und ungefährliche Griffe, die nicht wehtun, sondern von Schmerzen befreien.

Ein guter Therapeut fängt also bei der Ursache an. Er richtet die Hüften, dann die Schulter, den Brustbereich bis zu den Lendenwirbeln zurück und beendet seine Behandlung ohne Gewalt am Halswirbel.

Nach beschwerdefreien Jahren spürte ich eine störende Blockierung im Halswirbelbereich. Ich entschied mich, einen Orthopäden zu besuchen, von dem ich wusste, dass er die Methoden der manuellen Therapie gelernt hatte. Als ich ihm die Beschwerdestelle zeigte, meinte er, dass es geröntgt werden soll. Anschließend war von Bestrahlungen die Rede, nachdem er an der Stelle eine Lösung gespritzt hätte. Und wieder war ich auf einen Orthopäden gestoßen, der statt einer wirksamen Soforthilfe das Geschäft mit den Kranken im Vordergrund sah. Ich stand auf und antwortete: »Mit mir nicht, ich dachte, dass Sie es manuell behandeln können, deshalb bin ich zu Ihnen gekommen.« Er antwortete zu seiner Selbstverteidigung: »Das Röntgen ist nur eine Vorsichtsmaßnahme, es könnte ein Tumor vorhanden sein.« Ich ging entschieden auf den Ausgang der Praxis zu. Kaum hatte ich den Türgriff in der Hand, rief mir der Arzt aus seinem Behandlungszimmer zu:»Bitte, kommen Sie zurück.« Es war ihm sicher peinlich gewesen, von einem Patienten abgelehnt zu werden. Er begann mich, ohne große Worte, manuell-therapeutisch zu behandeln. Über die gewinnträchtigen Röntgenstrahlen, Spritzen und Bestrahlungen wurde nicht mehr gesprochen. Nach seiner Behandlung war ich wieder schmerzfrei.

DIE FUSSREFLEXZONEN

Eine Rückenmassage und die Verbindung mit dem Blasenmeridian, der entlang der Wirbelsäule verläuft, gab mir wesentliche Erklärungen für meine früheren Lähmungserscheinungen.

Vor einigen Jahren begleitete ich eine teilweise gelähmte Fachärztin aus der früheren DDR kurz nach dem Mauerfall nach Holland. Sie wollte sich dort bei einer sehr fähigen Fachfrau der Fußreflexzonentherapie behandeln lassen.

Die Patientin musste sich rücklings und barfuß auf eine Liege legen. Die Therapeutin drückte mit einem Holzstöckchen sehr ruhig und systematisch bestimmte Punkte an den Füßen. Die erste Behandlung bestand darin, alle Punkte bis an die Schmerzgrenze einzudrücken, um dadurch die Vitalität der Akupunkturpunkte zu überprüfen. Sie schrieb dazu ihre Bewertung auf und fertigte entsprechende Notizen an, die für den Fortlauf und Fortschritt der Behandlungen notwendig sind.

Die Punkte wurden durch den angepassten Druck so erregt, dass die Nervenbahnen, die zu den verschiedenen Körperorganen führen, in ihrer Leitfähigkeit und Sensibilität stark mobilisiert wurden.

Sie behauptete, dass in diesem Fall die Lähmungen ausnahmslos mit der Blase in Verbindung stünden. Dieses ist ein von der Schulmedizin nicht erfasster Bereich, da diese weder über das entsprechende Wissen des Teilgebietes verfügt noch deren Techniken beherrscht.
Es ging dabei eindeutig um Schwingungen, um Informationen, wie sie auch aus der Homöopathie bekannt sind und nicht um chemische Erklärungen wie die der Schulmedizin.

Mir waren die Erfolge dieser Frau bekannt. Sie hatte vielen geholfen, bei denen die Schulmedizin völlig machtlos aufgegeben hatte.

Diese Ärztin war allerdings schon seit circa sieben Jahren erkrankt. Ihre Krankheit, die bis dahin immer fortgeschritten war, kam nun wenigstens zum Stillstand. Da die Wirkung dieser Fußreflexzonenbehandlungen oft lange auf sich warten lässt, ist eine weitere Besserung nicht ausgeschlossen.

Als das Holzstöckchen nicht mehr ausreichte, griff die Therapeutin zu härteren Maßnahmen und begann mit Moistibution. Diese Akupunkturform wird mit einem Holzstab praktiziert, der in glühender Asche erhitzt wird. Es muss schmerzen, denn der Nerv wird eigens dafür mobilisiert.

Nur wo der Schmerz ist, ist auch Leben. Sobald sich Leben ankündigt, zieht man den Fuß reflexartig zurück, die Therapie beginnt zu gelingen: So einfach geht das.

Diese eigenwillige Therapeutin hat mich durch ihr Fachwissen sehr beeindruckt. Sie war für ihre Begabung bekannt und hatte sogar den Ruf, Menschen aus dem Koma zu holen. Ihre Dienste wurden dafür häufig von Krankenhäusern in Anspruch genommen.

Meine Neugierde für die verschiedenen Therapien der verschiedensten Menschen hat mich im Laufe der Jahre sehr oft verblüfft und bereichert. Man bekommt das Gefühl, dass manche Menschen zum Heilen geboren worden sind. Leider werden sie durch eigene und manchmal auch seltsame Heilmethoden allzu oft als Scharlatane bezeichnet. Darüber denke ich mittlerweile anders. Für mich gilt inzwischen das Prinzip: Zuerst ansehen und testen – wer dann heilt, hat recht.

WIE WICHTIG SIND DIE FÜSSE FÜR DIE GESUNDHEIT?

Als meine Frau zu sehr über Durchblutungsstörungen in den Beinen klagte, machte ich sie auf ihre Schuhmode aufmerksam und zeigte ihr, dass ihre Zehen durch das Einquetschen völlig verformt waren. Die Durchblutung der Beine geht nun einmal auch durch alle Zehen. Wenn die Zehen gänzlich zugedrückt sind, fließt eben weniger oder nichts mehr. Somit muss die Durchblutung gestört sein.

Die schwere Trennung von den geliebten Schuhen erwies sich als sehr wirksam und die Entscheidung, auf eine andere Schuhgröße umzusteigen, machte sich schnell bemerkbar: Meine Frau hatte keine Durchblutungsprobleme mehr in den Beinen.

Vor circa einhundert Jahren konnten die meisten Menschen jede Zehe unabhängig voneinander bewegen ebenso wie die Einzelfinger der Hand. Das Einquetschen der Füße aber verhindert ihre Bewegungsfreiheit und somit eine entsprechende Muskelbildung.

Die Füße als Körperextremität bilden ein hervorragendes Reflexzonenfeld von sämtlichen Körperorganen. Sachkundige dieser Wissenschaft sind in der Lage, die erstaunlichsten Heilungen durch ihre Behandlung zustande zu bringen.

Ebenso ist der moderne Mensch in der Lage, sich durch falsches Schuhwerk Schäden und Leiden zuzufügen, die er möglicherweise bis zu seinem Tode nicht mehr los wird. Da fragt man sich, ob der kurze Genuss an modischen Schuhen das wert ist.

Schuhe mit hohen Absätzen sollten so wenig wie möglich getragen werden.

Die Rechnung, die vielleicht eines Tages präsentiert wird, kann teuer werden. Die amerikanische Firma „Timetospa" hat mit der speziellen Schuheinlage „Endura Step, by Goodfeet SL4000" eine spezielle und sehr dünne Schuheinlage entwickelt, wodurch nur der seitliche Hohlraum unter den Füßen abgefangen wird. Diese extrem robuste Stahlsohle ist mit dünnem Leder überbezogen und passt in jeden Schuh. Die Einlage macht sich an der Körperhaltung sofort bemerkbar. Das Körpergewicht verteilt sich auf die gesamte Fußsohle. Das Gleichgewicht des Körpers wird deutlich spürbar unterstützt. Es ist vorstellbar, dass Menschen mit Gleichgewichtsstörungen oder erheblichen Wirbelsäulen- und Gelenkproblemen eine Linderung, möglicherweise eine Beseitigung ihrer Probleme erreichen würden.

Man sollte öfters barfuß laufen, besonders im Garten. Nimmt man unsere Ahnen als Maßstab für ihre Verbundenheit zur Natur, dann sollte man auch morgens barfuß im Taugras laufen, um den Körper richtig zu »erden«. So kann er manche Belastungen abladen. Der Körper als perfektes Elektrogerät ist dann so geerdet, wie es üblicherweise bei anderen elektrotechnischen Geräten zum Schutz auch gemacht worden ist.

Biologische Stoffe wie Leder führen immer den Strom zur Erdung zurück und sollen deshalb bevorzugt werden. Ledersohlen erlauben auf biologischem Boden kein Aufladen des Körpers.

Die Wassertherapien von Pfarrer Kneipp möchte ich in diesem Zusammenhang erwähnen. Sie werden auch heute noch sehr erfolgreich angewendet.

Vorsichtig barfuß auf Stein- und Kieswegen zu laufen, kann als allgemeine und unwissenschaftliche Fußreflexzonentherapie Wunder bewirken. Man sollte dabei etwas Schmerz nicht scheuen, wenn man weiß, dass man anschließend ein wohltuendes Gefühl hat.

Ein guter Schuh unterstützt immer die Stellung der Wirbelsäule und sollte aus Naturmaterialien bestehen und so aufgebaut sein, dass die Zehen sehr viel Bewegungsfreiheit haben. Die Sohle mit Fußbett sollte eine Wirbelsäulenverkrümmung im Lendenwirbelbereich durch ein optimales Aufrichten der Beine etwas ausgleichen. Durch diese Entlastung kann es zu einer bedeutenden Besserung kommen.

PROPOLIS UND BIENENPRODUKTE

Verspürte ich schon bei leichtem Druck auf die Wirbelsäule unerträgliche Schmerzen, dann wusste ich, dass die Stelle entzündet war. Auch das hatte ich öfters erfahren müssen.

Ein sehr guter und bekannter Heilpraktiker aus dem münsterländischen Städtchen Tecklenburg, Spezialist für die Wirbelsäule, empfahl mir, eine Salbe auf Propolisbasis auf der schmerzhaften Stelle einzureiben bzw. einziehen zu lassen. Innerhalb von kürzester Zeit verschwand die Entzündung ohne Einnahme von chemischen Produkten.

Was ist Propolis?

Propolis genannt ist ein Honignebenprodukt, mit dem die Bienenvölker sich selbst vor Krankheiten und Epidemien schützen.

Das uralte Naturheilmittel Propolis wurde im Laufe der Zeit so verdrängt, dass es am Ende des 18. Jahrhunderts kaum mehr bekannt war. Dem Dänen K. Lund Aagaard verdanken wir die Wiederentdeckung des Propolis.

Ein so wertvolles und natürliches Präparat wie Propolis ist auch für Menschen sehr wirksam. Propolis wirkt heilend, stärkend und entzündungshemmend.

Propolis gibt es in verschiedenen Formen, ob als Tropfen, als Salbe oder zum Kauen. Es ist bei zahlreichen Erkrankungsformen anwendbar.

Viele Imker vertreiben Propolis auch unter den Namen Kittharz.

In diesem Zusammenhang möchte ich auch auf andere Bienenprodukte wie Blütenpollen und Gelée Royale aufmerksam machen.

Gelée Royale wird in der Naturheilkunde besonders Herzkranken empfohlen. Gelée Royale wird zu Kügelchen von sechs bis acht Millimeter Größe geformt. Sie werden unter die Zunge gegeben, wo die Substanz durch den Speichel aufgenommen wird.

Blütenpollen sind ebenso ein Naturprodukt der Bienenzucht. Die Blütenpollen werden getrocknet, um eine Fermentierung zu verhindern. Aus diesem Grund findet man sie fast ausschließlich in Granulatform vor. Blütenpollen beinhalten viele Spurenelemente, Vitamine und Aminosäuren. Sie wirken sehr vitalisierend und stärken die Abwehrkräfte. Eine Blütenpollenkur kann sich also als sehr regenerierend erweisen, sowohl physisch als psychisch. Sie erhöht Konzentration und geistige Leistungsfähigkeit. Viele an der Prostata erkrankte Menschen haben ebenso die guten Eigenschaften der Blütenpollen erkannt.

Gut informierte Imker können weitere Informationen über Bienenprodukte erteilen und sie vielleicht auch liefern.

Möglicherweise kann man dort auch Bienenwachs kaufen, um seine Holzmöbel zu behandeln. Bienenwachs kann sogar die Oberfläche von Kunststoffmöbel weitgehend umpolarisieren (von positiv in negativ, wie die Luftelektrizität vor und nach dem Gewitter). So laden sich die Möbel nicht mehr elektrostatisch als Staubnester auf. Die negativ gewordene Luftelektrizität um das Möbel vermittelt ein angenehmeres Raumklima. Industriell hergestellter Bienenwachs kann mit schädlichen Lösungsmitteln bearbeitet worden sein. Auch da sind Kritik und Wachsamkeit geboten.

VERRENKT? WOHER KOMMT DER SCHMERZ?

Nun zurück zur Wirbelsäule: Ein Mensch mit ständigen Kopfschmerzen oder Migräne kann sich, außer einer starken Erdstrahlenbelastung im Kopfbereich an seinem Schlafplatz, einen oder mehrere Zervikalwirbel blockiert bzw. verrenkt haben. Auch Verwachsungen im Kopf sind Ursache solcher Beschwerden. Das ist denkbar, allerdings sehr selten. Es ist eher zu vermuten, dass man sich verrenkt hat.

Kopfschmerzen, die aus einer Verrenkung im Zervikalbereich herrühren, spürt man am allermeisten auf der ganzen Stirn.

Dagegen treten Kopfschmerzen oder Migräne, durch Erdstrahlen im Bettbereich hervorgerufen, häufig nur an einer Kopfseite auf, selten gleichmäßig auf der ganzen Stirn.

So kann man eine Verrenkung feststellen:

Der an Kopfschmerzen leidende Mensch neigt im Stehen den Kopf sehr weit nach vorn. Streicht man mit einem leichten Druck über die durch die Kopfneigung gespannten Bänder, die von dem Wirbel aus bis hoch in den Kopf verlaufen, dann kann man oft auf Anhieb eine ungleichmäßige Verhärtung fühlen. Die Bänder fühlen sich also sehr hart an und verlaufen meist schräg bzw. diagonal zum Kopf hoch. Ist die Kopfneigung stark, sieht man sogar eindeutig die gestrafften Bänder. Im Normalfall muss sich der Halsbereich glatt und weich anfühlen und sichtbar ebenmäßig sein.

Ein anderer sehr leichter Test:

Die an Kopfschmerzen leidende Person stellt sich mit hängenden Armen gerade hin. Eine andere Person stellt sich gegenüber und beobachtet. Die erkrankte Person dreht den Kopf so weit wie möglich langsam nach rechts, bis zum Anschlag, und dann genauso nach links. Bei beiden Kopfdrehungen muss beobachtet werden, ob der Kopf sich gleich weit nach links wie nach rechts drehen lässt. Dreht er sich in eine Richtung sehr viel weiter als in die andere, dann ist vermutlich eine Blockierung im Zervikalbereich vorhanden.

Die Deblockierung im Halsbereich kann ein sofortiges Durchbluten bewirken. Es können sich für einige Minuten leichte Schwindelgefühle einstellen. Sie sind nicht problematisch und mehr bei Menschen mit niedrigem Blutdruck (Yin-Typen) möglich. Eine Deblockierung im Halswirbelbereich wird nach den herkömmlichen Methoden der Schulmedizin ungern praktiziert. Der Kopf wird nach deren Methoden mit einer ziemlichen Gewalt nach oben gedreht und ruckartig bis zum Anschlag gezogen. Die Methode wird mittlerweile endlich als gefährlich angesehen. Es können Blutgerinnsel entstehen, wodurch das Gehirn weniger durchblutet wird.
Viele Blockierungen im Halsbereich werden durch Elektrogeräte am Bett verursacht. Im Schlafzimmer, hinter Wand, am Bett und auch hinter dem Kopf sollten alle Geräte nachts außer Betrieb gesetzt werden. Dafür sollten alle

114

Stecker aus den Steckdosen herausgezogen werden. So werden sich die Bänder der Wirbelsäule wieder anspannen können. Damit werden die Wirbelkörper ihren Halt aneinander wieder festigen können. Das kann allerdings etwas dauern, abhängig davon, wie lange die Wirbelsäule durch Elektrosmog bestrahlt wurde.

Als Techniker habe ich mich auch mit der Technik der Wirbelsäule befasst und eine ungefährliche Methode für Deblockierungen der Halswirbelsäule entwickelt.

Der erkrankte Mensch neigt seinen Kopf nach vorne. Sein Freund oder Partner wird sehr wahrscheinlich die genaue Ursache der schmerzhaften Probleme feststellen können. Dafür hält er seine Zeige- und Mittelfinger sehr eng aneinander. Er setzt so seine Fingerkuppen oben am Schädel an, also genau auf der Mitte des oberen Halswirbels. Er hält seine Finger flach auf den Hals aufgedrückt und spürt dabei eindeutig den Dornvorsatz des oberen Wirbels zwischen seine beiden Fingerkuppen. Jetzt führt er sehr langsam beide Finger, nach wie vor mit Druck, nach unten in Richtung Schulterbereich. Während des langsamen Hinuntergleitens der Finger wird er fühlen, dass seine Fingerkuppen mal rechts, mal links von den Dornvorsätzen geführt werden. Jedes Mal, wenn er eine Richtungsänderung der Dornvorsätze spürt, hat er dort eine Blockierung im Halswirbel.

Von der Höhe der Blockierung aus kann die erkrankte Person bewusst einen langsamen aber deutlichen Knick nach vorne, so weit wie möglich, mit dem Kopf machen. Der Partner hält nun den Kopf oben am Schädel seitlich links und gleichzeitig rechts an den Wangenknochen. Die Person dreht jetzt ihren Kopf langsam und mit aller Kraft nach rechts, gegen den Wangenknochen, für ca. 10 Sekunden.

Dasselbe noch mal nach links mit entsprechender umgekehrter Position der Hände des Partners. Der Partner muss bei der Drehung mit seinen Händen gegensteuern.

Falls verschiedene Blockierungen in verschiedenen Höhen festgestellt werden, so ist der Knick des Kopfes nach vorne entsprechend neu zu verlagern.

Ein Mensch hat sehr viel Kraft im Halse. Der Partner sollte sich darauf vorbereiten.

Diese Behandlung sollte mit dem Arzt vorher besprochen werden. Sie ist jedenfalls sehr effizient und erfahrungsgemäß ungefährlich.

Monate später, nachdem ich mir diese Möglichkeit sanfter Deblockierung im Halswirbelbereich ausgedacht hatte, musste ich selbst unter starken Blockierungen der Halswirbelsäule mit entsprechenden Kopfschmerzen leiden.

Im Normalfall kann man sich kaum selbst helfen.

Die Furcht vor einer brutalen Deblockierung im Halswirbelbereich hielt mich jedoch davor zurück, einen Therapeuten aufzusuchen. Ich überlegte verschiedene Möglichkeiten, um mich selbst zu deblockieren. Dann kam ich auf die Idee, meinen Kopf selbst festzuhalten, den Kopf ab dem blockierten Wirbel zu beugen und ihn mit aller Kraft gegen meine Hände zu drücken. Erstaunlicherweise waren die Blockierungen und auch die Schmerzen sofort weg.

Ich führte diese einfachen und ungefährlichen Übungen inzwischen mehreren Menschen vor. Alle wurden durch ihre »Eigenbehandlung« sofort beschwerdefrei.

Mit den herunter gleitenden Fingern kann man so die gesamte Wirbelsäule abtasten. An den Richtungsänderungen der einzelnen Wirbelkörper wird man die schmerzhaften Stellen entdecken, deren Ausstrahlungen seit Jahren wehtun.

Eine Blockierung im Brustwirbelbereich kann zu Atembeschwerden, Lungen- oder Herzschmerzen führen. Das schönste EKG der Welt wird nicht weiterhelfen und nichts anzeigen, wenn die Beschwerden durch blockierte Wirbel hervorgerufen werden. Bleibt die Blockierung allerdings zu lange, wäre eine unnötige Herzbelastung die Folge. Es könnte ein organischer Schaden eintreten. Der wiederum ist später im EKG ablesbar. Der Schmerz will mir nur sagen: Eine Störung liegt vor, welche beseitigt werden muss, um eine einwandfreie Funktion meines Körpers in diesem Bereich gewährleisten zu können. Falls ich diese schmerzhafte Blockierung nicht beseitigen lasse, muss ich damit rechnen, dass von diesen eingeklemmten Nerven betroffene Organe langfristig wirklich krank werden. Seine Arbeitsbefehle sind nicht klar und verständlich weitergegeben und die Funktionen somit eingeschränkt.

Auch die Durchblutung der entsprechenden Organe kann durch eine Verrenkung beeinflusst werden. Wie wichtig eine gute Durchblutung ist, merkt man daran, dass es Krebs im Herzbereich bisher noch nie gegeben hat. Das Herz ist immerhin das bestdurchblutete Organ. In den meisten Fällen kommt es nur aufgrund einer Art Verstopfung des umliegenden Gefäßsystems zum Erliegen (Herzinfarkt).

Die Wirbelsäule muss elastisch bleiben, sie muss unversteift das Bücken ermöglichen.

Fällt einem auf, dass ein Teil der Wirbelsäule versteift ist, dann muss sie behandelt werden, um Kalkablagerungen zu vermeiden. Der Versuch, zu einem späteren Zeitpunkt eine versteifte Wirbelsäule zu deblockieren, könnte zum Bruch eines oder mehrerer Wirbelkörper führen. Eine solche Wirbelsäule muss mit Geduld behandelt werden. Die Lymphe, diese aus dem Blut stammende hellgelbe Flüssigkeit aus Lymphplasma und Lymphkörperchen, muss wieder fließen. So wird der Stoffwechsel in dem kranken Bereich wieder regeneriert, der Abtransport von Eiweißkörpern ermöglicht und der Flüssigkeitsdruck aufrechterhalten.

Die Wirbelsäule in diesem Teil wird wieder durchblutet, die Elastizität kommt zurück. Erst dann kann notfalls ein Einrenken bzw. Deblockieren erfolgen. Heilpraktiker und Masseure, die sich auf die Wirbelsäule spezialisiert haben, nehmen sich für solche Behandlungen oft die notwendige Zeit.

Wenn man abends nach einem ganzen Tag Arbeit schmerzlos zu Bett geht, nachts immer wieder wach wird und morgens mit verspannter Wirbelsäule bzw. Rückenschmerzen aufsteht, dann stimmt der Schlafplatz nicht. Entweder steht das Bett falsch, z.B. auf Erdstrahlen, oder es sind Plastik, Plastiktüten und Folien, Synthetics und Eisenteile, die im Schlafzimmer abgestellt wurden, vorhanden. Diese Teile müssen immer, auch in den Schränken, oberhalb des Körpers gelagert werden. Nach unten gehören nur biologische Produkte. Das Beste wäre, solche unbiologischen Produkte grundsätzlich aus dem Zimmer zu verbannen.

Zwei Möglichkeiten, um Verrenkungen selbst festzustellen:
Man stellt sich hin, richtet beide Fußspitzen genau aneinander aus, nimmt eine gerade Haltung ein und schaut nach vorne. Dann neigt man nur den Kopf nach unten und blickt auf seine Fußspitzen. Stellt man fest, dass sich dabei der Oberkörper (Schulter) nach rechts oder links neigt, also nicht frontal ausgerichtet bleibt, dann ist damit zu rechnen, dass eine Blockierung im Lendenbereich der Wirbelsäule vorhanden ist.

Die folgende Methode wird häufig von Fachleuten praktiziert: Der Erkrankte legt sich ohne Schuhe rücklings auf den Boden oder besser auf einen Tisch. Der Partner nimmt beide Füße in Höhe der Tischkante genau und fest nebeneinander. Er beobachtet nun, wie der Erkrankte, der die Finger beider Hände ineinander geschoben hinter dem Kopf verschränkt hält, seinen Oberkörper aufrichtet, ohne die Knie dabei anzuwinkeln, um in Sitzposition zu kommen.

Wenn der Patient sitzt, müssen die Füße noch genau nebeneinander sein.

Ist während des Aufrichtens ein Fuß um einige Zentimeter zurückgerutscht, sodass ein Bein kürzer erscheint als das andere, dann ist ziemlich sicher mit einer Blockierung im Lendenwirbelbereich zu rechnen. Es deutet auch auf einen Beckenschiefstand hin.

BECKENSCHIEFSTAND

Für eine andere Methode, die einen möglichen Beckenschiefstand nachweist, braucht man zwei Waagen. Beide Waagen werden nebeneinandergestellt.

Die Testperson steigt rückwärts mit je einem Fuß auf eine Waage. Sie darf auf gar keinen Fall dabei umschauen, sonst scheitert das Experiment wegen Selbstbeeinflussung schon vor Beginn.

Der Partner liest nun das jeweilige Gewicht auf den Waagen ab. Sind die Gewichtsangaben unterschiedlich, dann kann man davon ausgehen, dass ein Beckenschiefstand vorhanden ist.

Eine andere Methode, um einen Beckenschiefstand zu zweit feststellen zu können, ist zwar einfach, aber nur langsam und mit Fingerspitzengefühl auszuführen.

Der Patient legt sich auf einem festen Untergrund auf den Bauch. Der Partner hält seine linke und rechte Daumenspitze in einem Abstand von ca. 12 Zentimetern voneinander, genau zueinander gerichtet.

Beide Daumen werden in dieser Position flach und mit Druck auf den spürbaren Hüftknochen unterhalb des Nierenbereichs aufgesetzt. So werden sie mit Druck langsam Richtung Oberkörper geführt. Bald enden die Hüftknochen und die Daumen fallen so ins »Fleisch«. Dann drückt man bewusst so weiter und führt die Daumen zurück, bis sie auf der Spitze der jeweiligen Hüftknochen anstoßen. Beide Daumenkuppen müssen zueinander, auf dieselbe Höhe, gerichtet sein.

Zeigen sich die Höhen unterschiedlich, so ist der Beckenschiefstand entsprechend eindeutig. Beim Wiederholen des Abtastens wird sich die Vermutung bestätigen.

Es können sich Höhendifferenzen von bis zu vier Zentimetern ergeben. Der Mensch lebt normalerweise nur unter Schmerzen.

Ein Beckenschiefstand hat extrem selten mit den Hüften zu tun, sondern mit einer Blockierung im Lendenwirbelbereich, die von einem Fachmann deblockiert werden sollte. Eine solche Blockierung belastet die Hüften ungleich, was langfristig zu einem Hüftverschleiß führen kann.

Wenn jemand in unregelmäßigen Schritten läuft, leicht humpelt, wenn keine Harmonie in der Bewegung seiner Beine vorhanden ist, dann kann man von einer Blockierung im Lendenwirbelbereich mit entsprechender Hüftbelastung ausgehen.

Will man kurzfristig die Ungleichheit korrigieren, steckt man unter den Fuß, der auf der Waage mit dem geringeren Gewicht steht, einige kleinere Keile, bis der Druck des Körpergewichtes sich auf beide Waagen gleich verteilt. Die Testperson darf in keinem Moment über den Zustand des Experiments informiert werden, damit eine subjektive Verlagerung des Gewichtes ausgeschlossen werden kann.

Entsprechend der Keil höhe lassen sich auch die unterschiedlichen Beinlängen feststellen. Diese Höhendifferenz lässt sich wiederum an den unterschiedlichen Höhen der Hüftgelenke wiederfinden.

Um diese Höhendifferenz zu kompensieren, wird gerne eine dickere Schuhsohle angefertigt. Das führt zu einer Entlastung der Hüftgelenke und des Lendenwirbelbereichs, sodass man nicht mehr hinkt. Unter Hinken verstehe ich ungleichmäßige Drehungen der Lendenwirbel und des Hüftkopfes, was langfristig zu Beschwerden und Verschleiß führen kann.

Eine Höhendifferenz der Beine mit Keilen kompensieren zu wollen wird nichts daran ändern, dass die Hüften aufgrund blockierter Lendenwirbel immer noch falsch stehen. So sind die Beine mit Hilfe der Keile zwar jetzt gleich lang, dafür aber verdreht sich die Wirbelsäule oberhalb der Hüften bis zu den Halswirbeln umso mehr. Beide Hüften bleiben dabei ungleich hoch. So steht keiner der beiden Hüftknochen richtig in seiner Pfanne. Bei jedem Schritt bewegen sie sich somit ungleichmäßig und führen zuletzt zu einem einseitigen Verschleiß der Hüften.

Das müsste nicht sein, wenn der Therapeut von vornherein in der Lage gewesen wäre, die Hüften über dem Lendenbereich auszurichten.

Der Griff ist einfach und ungefährlich. Eine Ausrichtung müsste trotzdem vorher mit dem Arzt besprochen werden.

Der Patient legt sich dafür in die Bauchlage auf den Boden. Man fühlt die Höhendifferenz seiner Hüftknochen mit den Daumen.

Man kniet jetzt neben einer seiner beiden Körperseiten, zu seinen Lendenwirbeln hin gerichtet.

Nehmen wir an, wir fangen mit der rechten Seite an. Man kniet also zu seiner rechten Seite:

Jetzt drückt man mit der rechten Hand auf seine linke Schulter. Gleichzeitig fasst man mit der linken Hand unter sein linkes Knie. Während des Drückens auf die Schulter mit der rechten Hand, sodass diese fest am Boden bleibt, zieht man vom Knie aus leicht anhebend das gesamte linke Bein über das rechte. Man zieht vorsichtig bis zum Anschlag, ohne wehzutun, lässt etwas locker und zieht noch ein- oder zweimal etwas schneller hinterher bis zum Anschlag. Der Körper bildet dabei eine starke Drehung im Lendenwirbelbereich. So bekommen die blockierten Wirbel eine einmalige Chance, da wieder Platz einzunehmen, wo sie es von Natur aus gerne möchten. Sie gleiten einfach und ohne Gewalt auf ihre ursprüngliche Stelle zurück.

Genauso wiederholt man im Wechsel das Ganze von der anderen Seite. Anschließend kontrolliert man die Höhe der Hüften mit den beiden Daumenkuppen.

Wenn beide richtig zueinander stehen, ist jetzt davon auszugehen, dass die Beinlängen auch stimmen.

Wenn die Höhe der Hüften noch nicht stimmt, dann hat man es mit einem schwierigen Fall zu tun. So wiederholt man die Prozedur.

Gemessen an dem, was Kinder beim Spielen am Strand mit ihren Eltern teilweise tun, ist dieser Griff harmlos. Dieser Griff kann sogar sehr viel bringen und jahrelange Beschwerden mit dem Ischiasnerv sekundenschnell eliminieren.
Dadurch kann es mit etwas Glück passieren, dass ein akuter und operationsreifer Bandscheibenvorfall nach ein paar Tagen völlig verschwunden ist.

Also, fragen Sie Ihren Arzt oder Apotheker.

EINFACHE UND UNVERBINDLICHE PATHOPHYSIOGNOMIK DER WIRBELSÄULE

Man kann an den Formen und Falten des Gesichts eines Menschen seine Eigenschaften wie auch seine Krankheiten genau ablesen. Diese Wissenschaft nennt sich Kranken-Physiognomik. Mit Hilfe der Kranken-Physiognomik kann man am Ohr den Zustand der Wirbelsäule besonders gut erkennen.

Der hintere Rand des Ohres stellt die Wirbelsäule dar. Man beginnt mit dem Ablesen am obersten Punkt des Ohres. Man muss sich den Menschen auf den Kopf gestellt vorstellen, in der ersten Rundung ist der Lendenwirbelbereich abgebildet.

Weiter nach unten sieht man in dem geraden Stück den Brustwirbelbereich, dann folgt der Nackenbereich, der meist schwieriger zu erkennen ist.

Dieser Ohrbereich ist bei vielen Menschen ziemlich schwach geformt. Dabei muss gesagt werden, dass ein schwacher Ohrrand meist eine schwache Wirbelsäule anzeigt.

Ist der Rand eines Ohres gleichmäßig geformt und gut durchblutet, dann kann man in der Regel von einer stabilen Wirbelsäule ausgehen.

Einkerbungen zur Innenseite des Ohrrandes lassen Blockierungen und überlastete Bandscheiben in den entsprechenden Bereichen der Wirbelsäule vermuten. Dort kann man sie mit den Fingern nachfühlen.

Stellt man eine eindeutige Einkerbung im selben Bereich nur an einem Ohr fest, am anderen vielleicht eine kleinere oder gar keine, dann weiß man: Die entsprechenden Schmerzen an der Wirbelsäule treten nur einseitig oder manchmal nur bei Belastung auf. Ein Ohr ohne Einkerbung verrät, dass der Körper zu dieser Seite im Normalfall beschwerdefrei ist.

Bei einer Nervenverletzung, hervorgerufen durch eine Blockierung, kann der Schmerz auch an der anderen oder sogar nur an der anderen Seite auftreten. Das ist allerdings sehr selten.

Diese Angaben der Physiognomik haben nichts mit den Punkten der Ohrakupunktur, der sogenannten Auriculotherapie zu tun. Es handelt sich hier um zwei völlig andere Ohrbereiche.

ÜBER DIE DURCHBLUTUNG

Eine waagerechte Falte zwischen Unterlippe und Kinn deutet auf eine mangelhafte Durchblutung hin. Diese Falte ist nach meinen Erkenntnissen fast immer das Ergebnis eines über längere Zeit übersäuerten Stoffwechsels. Je tiefer sie ist, umso größer sind die Durchblutungsprobleme. Auch das kann man selbst in den Griff bekommen, wie ich später berichten werde.

Geschwächte Organe leiden immer zuerst an einer mangelhaften Durchblutung und reagieren mit Schmerzen. Sie treten infolge einer Übersäuerung des Stoffwechsels auf.

Beim Wiederherstellen eines gesunden Stoffwechsels lassen die Schmerzen nach und die Falte bildet sich allmählich zurück.

Dasselbe gilt auch für die Einkerbung am Ohr, wenn die Wirbelsäule wieder gesund ist.

CHIROPRAKTIK

Aufgrund der technischen Arbeitsweise der Chiropraktiker und meiner Vorliebe, technische Vorgänge zu verstehen und zu erklären, faszinierte mich die Chiropraktik. Ich hatte mich eingehend mit der Wirbelsäule befasst und einige chiropraktische Griffe durch Bücher und Therapeuten erlernt. Die vielen Beschwerden hatten uns auch dazu geführt, leichte chiropraktische Selbsthilfe auszuüben.

Anfangs praktizierten wir des Öfteren den sogenannten Bauerngriff.
Er lässt sich einfach durchführen. Er bewirkt eine kurze Streckung der gesamten Wirbelsäule, und zwar folgendermaßen:

Der an Rückenschmerzen leidende Mensch stellt sich gerade hin, eine kräftigere Person stellt sich dahinter. Ein eingerolltes Handtuch zwischen dem Schulterbereich des einen und dem Brustbereich des anderen schafft einen Abstand von ca. 5 Zentimetern. Nun schiebt die hinten stehende Person ihre Arme unter die Arme der vorderen Person hindurch und wiederum rückwärts hinter deren Hals, wo sie jetzt ihre Finger ineinander schiebt. Der Hals des »Patienten« befindet sich somit in den beiden Händen des »Therapeuten«.

Der leidende Mensch lässt sich in die Arme des Behandelnden fallen, wobei dieser ein bis zwei Meter mit seiner »Last« in den Armen zurückläuft.

Der »Patient« darf auf keinen Fall mithelfen. Er muss sich völlig locker mitnehmen lassen, sich sozusagen »tot stellen«. Er hängt total entspannt in den Armen seines »Therapeuten«.

Dieser bestimmt ab jetzt den Fortgang des Geschehens. Er gibt dem »Patienten« Anweisungen, langsam einzuatmen und ebenso langsam auszuatmen. Sobald dieser ausgeatmet hat, zieht ihn der »Therapeut« sehr schnell in einer äußerst ruckartigen Bewegung hoch, so ruckartig, wie er nur eben kann, ungefähr so, als ob er in diesem Moment einen Stromschlag erleben würde. Dabei wird die gewünschte Wirksamkeit nicht durch das Hochziehen erreicht, sondern durch die Stärke des Rucks.

Es muss also schlagartig und nicht von einer langen Bewegung sein.

Da der »Patient« vorher um ein bis zwei Meter entspannt durch den Raum gezogen wurde, hing sein Rücken gerade. Durch den plötzlichen Ruck entspannt sich auf eine für ihn unerwartete Weise die Wirbelsäule in einer ebenso geraden Linie. Einige der verrenkten Wirbel finden somit ihren Sitz übereinander wieder.

Wenn ein Wirbel blockiert ist, dann sind die Bänder zu der einen Seite gespannt und zu der anderen Seite locker. Die gespannten Bänder schaffen es, bei dem plötzlichen Zug stärker zu sein als der Druck des Körpergewichtes auf die Bandscheiben und nehmen die Gelegenheit wahr, das an sich zu ziehen, was verloren war oder zu ihnen gehört. Der Wirbel wird an die richtige Stelle zurückgezogen.

Die lockeren Bänder leisten während des Zuges wenig Widerstand. Somit wird ein Ausgleich zwischen den lockeren und gespannten Bändern seitlich der Wirbel erreicht. Mit etwas Glück findet auf diese Weise der Wirbelkörper seinen Platz dauerhaft in der Mitte.

Wie schon erwähnt, geht es hier nicht um ein brutales Hochziehen, sondern nur um einen plötzlichen und kräftigen Ruck nach oben. Ein Fallschirmspringer erlebt einen solchen Zug vielfach stärker.

Diese Methode kann für viele Verrenkungen bis in den Lendenwirbelbereich wirksam sein. Verrenkt man sich immer wieder, dann sollte umgehend an eine

Schlafplatzsanierung, ohne Strom während der Nacht, oder an einen Schlafplatzwechsel gedacht werden.

Einrenkungen möglichst nur im Notfall, weil sie sonst langfristig die Bänder der Wirbelsäule lockern können. Dann hätte diese auf Dauer keinen Halt mehr.

Früher war es üblich, mit einem Besenstiel eine gerade Körperhaltung zu erzielen oder Blockierungen im oberen Wirbelsäulenbereich zu kurieren. Man schob dazu mit angewinkelten Armen die Ellenbogen nach hinten und klemmte einen Besenstiel in Höhe der Armbeugen ein. Dann ließ man die Unterarme nach unten hängen und hob sie sanft wieder nach oben an. Dann bewegten sich die Menschen mit rotierenden Bewegungen von links nach rechts oder umgekehrt, wobei mit etwas Glück wieder eingerenkt wurde.

NEUE TANZARTEN FÜR DIE WIRBELSÄULE

Mit der folgenden Übung kann man sich auch gegenseitig helfen. Dazu sollte das Körpergewicht der beiden Personen möglichst ungefähr gleich sein. Man stellt sich Rücken an Rücken, greift nach hinten in die angewinkelten Arme des Partners und hakt sich ineinander. Die eine Person bückt sich nach vorne und zieht somit den Partner ruckartig auf ihren Buckel. Dann streckt sie sich wieder hoch und der Partner kommt auf seine Füße zurück. Nun tut dieser das Gleiche. Man hebt sich also gegenseitig wechselweise und immer schneller »auf den Buckel«. Diese Übung macht sehr viel Spaß und erinnert an die Kindheit. Wer kennt es nicht, das Butterwiegen? Auf diese Weise renkt sich manches ein.

Bei Halswirbelblockierungen kann man die Hände hinter dem Kopf falten und ihn damit mehrmals so weit nach vorne drücken, dass Kinn und Brustbein sich berühren.

Lockere Hin- und Herbewegungen des Kopfes und das seitliche Beugen in Richtung rechter und linker Schulter kann ebenfalls eine wirksame Hilfe bringen.

Ich hatte einen Araber kennengelernt, der seinen Kopf aus dem geraden Stand einmal nach links und dann einmal nach rechts wie eine Schraube hochwarf. Dabei konnte man seine Einrenkungen im Halswirbelbereich eindeutig hören. Ich mag in diesem Fall nicht beurteilen, ob so etwas und in dieser Form auf die Dauer gut oder schlecht ist, jedenfalls war es für ihn eine Übung, die er mehrmals täglich wiederholte und bei der er sich sichtlich sehr wohl fühlte.

Er renkte ebenso seine Brustwirbel selbst ein, indem er aus einer streng geraden Körperhaltung beide Arme zusammen schnell und kräftig bis zur Schulterhöhe nach hinten warf, sodass die Ellenbogen einen Ruck im Brustwirbelbereich verursachten. Auch da waren die Einrenkungen eindeutig zu hören.

Ich war von der Art dieser Selbsteinrenkungen, von den Kenntnissen über den
eigenen Körper und den Umgang damit sehr beeindruckt. Diese ungewohnte
Körperbeherrschung konnte ich leider nicht nachahmen, somit gelang mir
ärgerlicherweise keine dieser Übungen. Sie waren gekonnt, denn bei solchen
Übungen und ohne Gewohnheit muss man sich stark auf das Werfen der Körperteile konzentrieren. Sobald dieses passiert ist, muss jegliche Konzentration
aufhören, damit allein die Schleuderkraft den Fortgang der Übung bestimmen
und zum Gelingen bringen kann. Bleibt man in der Schleuderphase konzentriert, dann bleibt die Muskulatur, sei es durch Angst oder Wunschvorstellung,
angespannt. Der gewünschte Effekt kommt nicht zustande.
Es ist mir nicht bekannt, ob er eine spezielle Übung für den Lendenwirbelbereich hatte. Er kannte den schon erwähnten Bauerngriff, der auch bei uns praktiziert wird.

Dieser Mann war von Beruf weder Therapeut noch medizinisch vorbelastet.
Seine Kenntnisse hatte er während der Schulzeit und der Sportstunden gesammelt.

Als Einrenkungsmöglichkeit für den Lendenwirbelbereich möchte ich an die
Knieübung erinnern: Aus der Rückenlage beide Knie aneinander und ange-
winkelt so weit wie möglich nach rechts und links schwenken, wobei die
Schulter am Boden liegen bleiben soll. Das Aufhängen an den Füßen an einer
Liege oder an einer Sprossenwand löst die meisten Probleme.

Die
Firma Methatec
Gerlenhofer Str. 4
Jedelhausen
89087 Neu-Ulm
07307-97550
www.methatec.de

vertreibt eine »SHIATSU Aku-Massage-Liege«, auf der die Wirbelsäule durch
wellenartige Bewegungen von Rollen massiert wird. Sie verhelfen dem Körper

zu einer besseren Durchblutung. Durch das Einwirken auf Nervendruckpunkte werden Organfunktionen mit gefördert.

Für Alleinstehende, die sich gerne den Rücken massieren wollen, bietet diese Liege eine sehr gute Hilfe.

Das Gerät ist stabil gebaut und für Behandlungspraxen vorgesehen. Der »Normalsterbliche« sollte sich, bevor er bestellt, nach dem Preis erkundigen.

Für andere oder hartnäckigere Blockierungen empfiehlt es sich, den Fachmann aufzusuchen: den Heilpraktiker, den Chiropraktiker oder den Orthopäden. Allerdings sollte man sein Anliegen und seine Wünsche vorher klar ausdrücken. So ist sichergestellt, dass Behandlungen der Wirbelsäule und Chiropraktik zu seinen Kompetenzen gehören.

Heilpraktiker mit guten Kenntnissen über die Wirbelsäule nehmen sich im Allgemeinen mehr Zeit als Schulmediziner und gehen die Probleme ganz anders an, weil sie eben diesen Bereich der Naturheilkunde anders und nach anderen Kriterien als Schulmediziner erlernt haben.

Die Anwendung von einfachen Griffen hat uns und einigen Verwandten häufig geholfen. Für eine Deblockierung der Halswirbel hatte ich mir einen einfachen und erfolgreichen Griff einfallen lassen. Mittlerweile nutze ich diesen Griff nicht mehr, weil die behandelte Person nicht selbst bei der Deblockierung mitwirkt.

Es ist ähnlich wie bei den meisten Behandlungsmethoden der Schulmediziner, nur nicht gesundheitsgefährdend und nicht brutal. Die schon beschriebene Methode für die Deblockierung der Halswirbelsäle ist insofern besser, als dass der Patient sich selbst durch den eigenen Druck deblockiert. Er beherrscht die Situation selbst, dreht langsam den Kopf mit seiner eigenen Kraft nach rechts oder links, sodass die Bandscheiben von selbst und ungefährlich in die richtige Position gleiten. Der Therapeut bringt nur, entsprechend der Höhe der Blockierungen im Halsbereich, den Kopf in die richtige Neigung und hält ihn fest. Der Patient drückt dagegen. Beim Ausarbeiten dieser Übung für den Halsbereich war es mein Ziel, dass der Patient selbst mitwirkt und die volle Beherrschung der Behandlung aus eigener Kraft übernimmt. So fühlt er seine Möglichkeiten und Schmerzgrenzen. Es entsteht keine »Vergewaltigung« durch fremde Hände und das Risiko von Blutgerinnseln, Genickproblemen und mehr ist somit nicht mehr gegeben.

Trotz allem kann meine ursprüngliche Behandlungsweise des Halsbereiches von Fall zu Fall interessant sein. Sie kann überall und sogar stehend praktiziert werden. Es funktioniert so:
Zuerst taste ich die Wirbelsäule im Halsbereich nach meiner schon erwähnten Methode ab, indem die beiden Finger fest aneinander und zu je einer Seite der Wirbelkörper nach einer Entgleisung von oben nach unten suchen. Der Kopf, nach unten hängend, verrät schon sichtbare Verspannungen der Bänder im Halsbereich.

Stelle ich fest, an welcher Stelle die beiden Wirbelkörper nicht mehr gerade übereinander stehen, dann kann ich auch gleichzeitig feststellen, ob der obere der beiden Wirbel bei der Verrenkung nach rechts oder nach links gerutscht ist.

Weist der Dom des oberen Wirbels nach rechts, dann ist der Wirbel also nach links verrutscht. Ich lasse die Person zu ca. 45 Grad nach rechts zu einem auf dem Boden aufgestellten Gegenstand in circa drei Meter Entfernung schauen.

Der Kopf ist somit leicht nach unten und zur Seite geneigt. Ich öffne meine linke Hand und umfasse den Kopf so, dass der Daumen und der Mittelfinger den Kieferknochen fest an jeder Seite des Kiefers stützen. Dabei drücke ich für eine bessere Stabilität mein linkes Handgelenk an die Brust meines verrenkten Mitmenschen. Ich bitte ihn, sich zu entspannen, und bewege mit der rechten Hand seinen Nacken vor und zurück. Der Kopf federt über die Starrheit meiner Finger der linken Hand und kommt zurück. Beide Finger dienen für den Kiefer als eine Stütze und Scharnier zugleich. Ich schiebe den Kopf immer wieder hin und her, bis ich fühle, dass mein Mitmensch nach einiger Zeit keinen Widerstand mehr entgegensetzt und sich die Bewegung des Kopfes gut gefallen lässt. Wenn es so weit ist, schiebe ich seinen Kopf ein einziges Mal etwas stärker und in einem Ruck nach vorne. In diesem gewaltlosen Zustand entspannt sich der Halsbereich durch die Stützfinger unter dem Kiefer. Die durch die Verrenkung verspannten Bänder haben in diesem kurzen Moment der Entspannung die Gelegenheit, sich zueinander zurückzuziehen, und sie nützen dieses auch.

Manchen Menschen wird das Einrenken an eine Vollbremsung mit dem Auto erinnern. Die Bewegungen sind in der Tat ähnlich. Jedoch sind die Auswirkungen bei einer Vollbremsung nicht absehbar. Sie geschieht nämlich plötzlich und unverhofft. Beim Einrenken dagegen werden die Bewegungen bewusst und gezielt eingesetzt. Die Auswirkungen sind daher kalkulierbar. Dadurch wird das Einrenken harmloser, als es zunächst scheint. Für die praktische Ausführung des Einrenkens ist ein vorheriges gründliches Durchdenken des Bewegungsablaufes selbstverständlich notwendig.

Unter dieser Voraussetzung gelingt das Einrenken in den meisten Fällen sofort.

Bleibt der Mensch während dieser Bemühungen verspannt, dann ist jeglicher Einrenkungsversuch unbedingt zu unterlassen.

Zeigt der Dom des oberen Wirbels nach links, dann lasse ich den Menschen nach links schauen.

Die Stellung meiner Hände bleibt gleich, egal in welcher Richtung die Verrenkung sich zeigt. Also: Die linke Hand ist die Kieferstütze, die rechte wird zum Hin- und Herschieben benutzt.

Der Linkshänder wird seine Hände anders gebrauchen. Auf jeden Fall ist es wichtig, dass die feinfühligere Hand das Hin- und Herschieben übernimmt, damit der erlösende Schub besser dosiert werden kann.

CHIROPRAKTIK ALLEINE HILFT NICHT IMMER!

Während einer längeren Busreise hatte ich mich müde in den Sitz fallen lassen und dabei schon geahnt, dass ich mich bei einer solchen Sitzhaltung wahrscheinlich verrenken würde. Da es aber bequem war, so in sich zu fallen, entschied ich mich, so sitzen zu bleiben.

Diese Dummheit sollte ich nicht so schnell wieder vergessen, weil ich sie bewusst begangen hatte. An diese Fahrt wurde ich noch Wochen danach durch unerträgliche Schmerzen erinnert. Aus der kleinen Verrenkung wurde ein stechender Schmerz. Ich dachte sogar später, mir bei irgendeinem nicht wahrgenommenen Stoß oder Fall eine Rippe gebrochen zu haben.

Die Wirbelsäule war tatsächlich verrenkt. Sie wurde zweimal von zwei verschiedenen Therapeuten, einer Naturärztin und einer Heilpraktikerin, eindeutig eingerenkt. Die Schmerzen blieben jedoch so heftig wie zuvor und meine Verzweiflung wuchs täglich.

Ich entschloss mich, Frau Ruhsam, Heilpraktikerin in Stuttgart, aufzusuchen. Ich hatte sie auf einem Kongress kennengelernt. Ihre Denk- und Arbeitsweise imponierte mir sehr.

Frau Ruhsam verfügt über sehr viele Erfahrungen, die sie zusätzlich zu ihren intuitiven Eigenschaften und Menschenkenntnissen sehr gut zu nutzen weiß. Sie arbeitet mitunter mit dem Vega-Test und hat Erfolg in Fällen, an denen sich viele andere schon die Zähne ausgebissen hatten. Mit dem Vega-Test fand sie beispielsweise heraus, dass ein Unterleibspräparat für Frauen das geeignete Mittel war, um einen Fernsehtoningenieur von seinen Ohrgeräuschen zu befreien. Der Mann war nach allen möglichen erfolglosen herkömmlichen Untersuchungen völlig verzweifelt und erwog sogar, den Beruf zu wechseln. Frau Ruhsam half ihm.

Wo noch so viel unerforscht ist, war mir folgender Gedanke völlig verständlich. Ein Präparat muss nicht nur die Wirkungen zeigen, die auf dem Beipackzettel angegeben sind. Es mag sein, dass es für viele Menschen so gilt, aber jeder Mensch ist anders. Was für den einen gilt, muss nicht für alle anderen gelten. Jedes Individuum sollte mit seinen spezifischen Krankheitsinformationen und Eigenschwingungen als Ganzes betrachtet und individuell behandelt werden.

Wenn ein Mittel, welches normalerweise bei Unterleibsbeschwerden eingesetzt wird, genau das Mittel ist, das im Einzelfall bei Ohrenproblemen wirkt, dann sollte man es auch verwenden. Um das herauszufinden, eignet sich der Vega-Test besonders dann, wenn der Therapeut, wie im Fall von Frau Ruhsam, sich gut mit dem Gerät auskennt.

Das Ermitteln von Schwingungen, sei es am Patienten, am Präparat oder an Nahrungsmitteln, ermöglicht solche Feststellungen. Diese Arbeitsweise wird von der Schulmedizin leider nicht angenommen.

Jedenfalls wurde mein ganzes Knochengerüst von Frau Ruhsam in einem schnellen und routinierten Tempo wie in einer Folterkammer behandelt. Jeder Griff saß genau und kaum wollte ich mein Empfinden darüber ausdrücken, war der nächste Griff schon erledigt. Ein Mitdenken hätte eine Anspannung bedeutet, die sicherlich die Behandlung beeinflusst hätte. Rückblickend war es wie in einer Mühle, aus der es kein Zurück mehr gab. Alles war einfach gekonnt und ich hatte Vertrauen.

Vorher hatte mich Frau Ruhsam an den Ohren akupunktiert. Die Nadelstiche taten mir weh, was Frau Ruhsam jedoch sichtlich erfreute. Sie sagte: »Wenn die Schmerzen an den jeweiligen Stechpunkten nachlassen, dann ist der Akupunkturpunkt behandelt, die Nadel fällt dann von allein.« Tatsächlich fielen alle Nadeln hintereinander ab, nachdem der Schmerz durch den Nadelstich verschwunden war.

Sie ermittelte zwei verschiede Medikamente für mich, die offensichtlich absolut nichts mit meinen Beschwerden zu tun hatten. Drei Tage später war ich wie im Traum meinen Schmerzen los.

Im Gegensatz zu Ärzten, die eher chemisch und operativ arbeiten, arbeiten Heilpraktiker nach biologischen Vorgängen und Schwingungen. Die Homöopathie basiert ebenso auf Schwingungen von Präparaten, die in ihrer Intensität als Potenzen und Hochpotenzen bestimmt werden.

Durch Messungen des Körpers mit einem sogenannten Vega-Testgerät wird in Verbindung mit Hunderten von verschiedenen Ampullen die Körperresonanz mit der Resonanz der ausgewählten Ampullen, auch Nosoden genannt, verglichen. Aus dem Inhalt der Ampullen schließt man auf das Präparat, das zur Heilung dient.

Mit diesem Gerät kann man auch die Verträglichkeit von Nahrungs- und Lebensmittel austesten. Auch hier wird der Körper als ein elektrisches Messgerät benutzt, um Resonanzen zu ermitteln.
Resonanzen haben, wie wir wissen, mit Elektromagnetismus zu tun, wie eben das Leben und alle Materien der Natur.

Das Vega-Testgerät ist bei Heilpraktikern wegen seiner vielfältigen Aussagemöglichkeiten sehr beliebt.

Mit der Beschreibung von Frau Ruhsams Arbeitsweise will ich darauf aufmerksam machen, dass Einrenkungen nicht unbedingt immer die alleinige Lösung für Wirbelsäulenprobleme sein müssen. Die Ursachen von Verrenkungen können sehr versteckt sein. Die Nerven kommunizieren untereinander. Von den Füßen, den Zähnen und den Ohren aus kann man alle Organe beeinflussen. Das Gleiche gilt auch für die Wirbelsäule. Die Wirbelsäule kann durch irgendein erkranktes Organ die Rückmeldung an den entsprechenden Wirbelbereich über die Nerven bekommen, selbst miterkranken bzw. sehr schmerzen.

Frau Ruhsam stellte durch den Vega-Test fest, dass eine verkapselte Ohrenentzündung der Ursprung meiner Schmerzen wäre. Diese müsste behandelt werden, damit die Probleme in der Wirbelsäule nicht mehr auftreten könnten. Sie hatte mit ihrer Diagnose recht. Vor Jahren hatte ich eine Ohrenentzündung, die nie richtig erkannt und auskuriert wurde. Ich war von der Präzision der Diagnose Frau Ruhsams völlig überrascht. Sie stellt mit ihren Fähigkeiten keinen Einzelfall unter den Heilpraktikern dar.

Die selten gewordenen gesundheitlichen Probleme, die ich nun noch hatte, konnte ich fast immer selbst lösen. Es gab deshalb nur noch wenige Möglichkeiten, die Arbeitsweise von Heilpraktikern zu vergleichen.

Im Laufe der Zeit wurde ich durch Unterhaltungen, teilweise in der Kundschaft, aber auch durch viele außergewöhnliche Erfolgsmeldungen von Patienten solcher Therapeuten, sehr verblüfft.

In meinem Fall waren nämlich zu der Verrenkung eine Spondylitis (Entzündung am Wirbelkörper) und eine Entzündung des Nervs entstanden, was zu den unerklärlichen und dauerhaften Schmerzen geführt hatte.

Zum Glück ist es nicht immer so problematisch und Einrenken ist oft die richtige Hilfe.

Die Ausübung einiger ungefährlicher chiropraktischer Griffe ist für Laien auch als Selbsthilfe möglich. Wer unsicher ist, sollte jedoch den Versuch unbedingt unterlassen. Es sei denn, sie bekommen für ihren Eigenbedarf von einem spezialisierten Therapeuten genaue Anweisungen.

Fachleute berichten, dass nur in seltenen Ausnahmen, wie z.B. bei einem Tumor, eine chiropraktische Behandlung an der Stelle ausgeschlossen werden müsse, um einen größeren Schaden zu vermeiden – hier ist besonders bei älteren Menschen mit einer zu weit fortgeschrittenen Osteoporose Vorsicht geboten.

Einige Therapeuten nutzen die Angst ihrer Patienten aus. Unter dem Vorwand, einen möglichen Tumor ausschließen zu müssen, röntgen sie vor der Behandlung in jedem Fall. Das sind im Allgemeinen Therapeuten, die selbst ein Röntgengerät in ihrer Praxis haben. Auch da hatte ich meine Erfahrungen gesammelt.

Viele erfahrene Therapeuten erkennen den Grenzfall und verlangen ein Röntgenbild nur dann, wenn es absolut nicht anders zu verantworten ist.

Die meisten schmerzhaften Blockierungen der Wirbelsäule sind auf einem Röntgenbild nicht sichtbar. Sie sind nur durch ein sorgfältiges Fühlen der Wirbelsäule zu lokalisieren. Ein guter Wirbelsäulentherapeut lehnt deshalb Röntgenbilder ab.

WEITERE VERSUCHE VON SELBSTEINRENKUNGEN

Bei einer Blockierung im Brustbereich hatte ich mir öfter durch rasche Bewegungen mit einer Getränkekiste geholfen. Ich sehe den Vorteil darin, dass das Gewicht der Kiste durch die Anzahl der Glasflaschen entsprechend der Körperkraft genau dosiert werden kann. Da der Inhalt zerbrechlich ist, ist eine gewisse Disziplin bei der Ausführung von ausgewogenen Bewegungen erforderlich. Hinzu kommt, dass die Kiste so gehalten werden muss, dass beim Drehen die Arme parallel zueinander bleiben. Der Oberkörper wird bei den schnellen Hin-und-her-Drehbewegungen der schweren Kiste zu einer weitgehenden axialen Drehung gezwungen.

Die Füße werden bei dieser Übung nicht bewegt. Die Drehbewegungen werden wechselweise von links nach rechts, von oben nach unten und umgekehrt so schnell wie möglich beschleunigt, gleich wie stark die Rückenschmerzen sind. Dies bewirkt oft ein Einrenken. Zumindest ist eine leichte Deblockierung festzustellen, und zwar so, dass die Schmerzen erträglicher werden. Die schnellen synchronen Bewegungen werden nach einigen Übungen durch Routine leicht unkontrolliert. Dadurch kann sich der schmerzhafte Rücken entspannen. Mit etwas Glück findet also eine Deblockierung statt.

Durch die Schmerzen meldet der Körper eine Verspannung in der Wirbelsäule, die er loswerden will. Die verspannten Muskeln und Bänder wollen eigentlich nur richtig zueinander stehen und helfen mit, in die richtige Richtung zu ziehen. Wenn man alleine ist oder keinen Therapeuten findet, der helfen kann, muss man versuchen, sich selbst zu helfen.

Diese Übung, die eine wirksame Hilfe sein kann, stellt nichts anderes dar als die routinierte Arbeitsweise eines Getränkelieferanten. Darin ist eigentlich keine Therapie zu sehen. Es geht darum, über das Nachahmen der ungewohnten Bewegungen die Schmerzen zu lindern.

Wenn Sie sich schonen und ruhigstellen, ändert sich meist nichts. Nur durch Bewegungen kann sich die Situation wieder zum Positiven verändern.

Bei einer Entzündung der Nerven ist natürlich Ruhe verlangt.

Ein leichter Fingerdruck auf eine entzündete Stelle genügt meistens, um einen starken Schmerz zu verursachen und die Entzündung zu erkennen.

Wie aus meinen persönlichen Erfahrungen schon erwähnt, sollte man in einem solchen Fall versuchen, die Entzündung mit einer Salbe aus natürlichem

Propolis zu besiegen. Falls diese dann nicht den gewünschten Erfolg bringt, ist es ratsam, sehr bald einen Fachmann aufsuchen.

Durch starkes Niesen können Sie sich auch wieder einrenken. Man hält das Niesen etwas an, setzt sich schnell hin und neigt den Körper entspannt mit hängenden Armen nach vorne in den Schoß. Dies ruft oft einen solch plötzlichen Ruck in der Wirbelsäule hervor, dass es manchmal für eine Deblockierung ausreicht. Man sollte vermeiden, in einer angespannten oder gedrehten Körperhaltung zu niesen. Die Belastung dabei ist oft sehr groß und wirkt dann wie ein Hammerschlag in der Wirbelsäule.

EIN INTERESSANTER KENNER DER WIRBELSÄULE
... UND VON BANDSCHEIBENVORFÄLLEN

Andreas Hofmann aus Lindelbach bei Randersacker in der Nähe von Würzburg war Chiropraktiker und hatte sich über 50 Jahre mit der Wirbelsäule befasst. Er hatte durch seine langjährige Erfahrung eine fantastische Arbeitsmethode entwickelt, um eine sanfte und schnelle Ausrichtung der Wirbelsäule zu ermöglichen. Mittlerweile sitzt er in einem Rollstuhl und kann niemandem mehr helfen.

Wer an der Wirbelsäule erfolglos operiert wurde, hatte bei Andreas Hofmann immer noch große Hoffnung. Die Voraussetzung ist, dass die Folgen einer Operation, Narben und Gewebe wieder ausgeheilt sind. Zwischen Operation und einer chiropraktischen Behandlung sollte mindestens ein Jahr liegen. Vorwiegend durch seine sanfte Arbeitsweise hat Hofmann nur positive Ergebnisse zu verbuchen.

Ein Zuschauer konnte meistens schon während der Behandlung durch Herrn Hofmann die Veränderungen in der Wirbelsäule des Behandelten optisch feststellen.

Die beiden Rinnen entlang der Wirbelsäule, die aufgrund der Verspannungen und Verrenkungen verschwunden waren, bilden sich wieder. Sichtbar entsteht eine völlige Entspannung in dem Bereich.

Andreas Hofmann bildete interessierte Ärzte und Heilpraktiker nach seinen Techniken aus. Er hat auch einige Ärzte aus den verschiedensten Kontinenten über seine Methoden unterrichten können.

Sein Name in Sachen Wirbelsäule war für viele informierte Idealisten und Gönner der Gesundheit, sowohl für Ärzte als auch für andere Therapeuten, ein Begriff. Als ich ihn besuchte, befand sich gerade ein junger deutscher Arzt dort zum Lernen. Er kannte die Wirkung der Arbeiten von Herrn Hofmann und lobte sie sehr.

Hofmann beseitigte nach seinen Worten ausnahmslos jeden Bandscheibenvorfall in kaum fünf Minuten.

Nach seiner Beschreibung war es für mich technisch völlig erklärlich. Der Bandscheibenvorfall ist das Resultat einer mechanischen Verformung der Bandscheibe und kann sicher durch entsprechende Behandlung wieder zurückgeformt werden.

Hofmanns Behandlungstisch war auffallend niedrig, damit er während seiner Arbeit am Rand des Tisches seine Knie abstützen konnte. Der Tisch war rechteckig und so breit wie ein Esstisch.

Ich versuche nun mit seiner freundlichen Genehmigung vor zwanzig Jahren wiederzugeben, was ich seinerzeit beobachten konnte.

Der Patient liegt in der Bauchlage. Hofmann schaut sich den Rücken genau an und fühlt nach Verspannungen in der Wirbelsäule, um sich ein genaues Bild über die Ursachen der Beschwerden zu verschaffen. Er überzeugt sich davon, dass keine der dickeren und scheinbar angeschwollenen Stellen eine akute Entzündung verbirgt. Bei einer akuten Entzündung ist die entsprechende Stelle so gereizt, dass der geringste Druck sich sehr schmerzhaft auswirkt.

Um Verspannungen und ihren Ursprung mit mehr Gefühl genau zu spüren, wird die Rückenfläche eingecremt, nicht einmassiert.

Der Patient legt seine Arme entspannt auf den Tisch, und zwar so, dass die Oberarme in Schulterhöhe ausgebreitet werden. Die Ellenbogen werden so angewinkelt, dass die Unterarme und Hände in Kopfhöhe entspannt liegen. Der Patient liegt also in der Bauchlage, ungefähr wie ein bedrohter Mensch, der sich zu seinem plötzlichen Schutz zu Boden geworfen hat.

Hofmann drückt jetzt mit beiden Daumen in Nierenhöhe an den obersten Bereich der Hüftknochen und achtet darauf, dass beide in das Fleisch eingedrückte Daumen die beiden oberen Hüftknochen berühren und sich in derselben Höhe befinden. Lassen sich die Daumen an den Hüftknochen so eindrücken, dass ein Höhenunterschied der Knochen feststellbar ist, dann ist ein Beckenschiefstand vorhanden.

Bei richtigem Fühlen ist also der Abstand der eingedrückten Daumen ca. 12 Zentimeter. Die Daumenkuppen sind im Taillenbereich über den Knochenrand flach aufgelegt und waagerecht zueinander gerichtet. Der Beckenschiefstand ist auf diese Weise genau feststellbar und kann mehrere Zentimeter betragen.

Hofmann beginnt dann mit seiner Behandlung im oberen Brustwirbelbereich. Der Patient wird gebeten, langsam einzuatmen und ebenso langsam wieder auszuatmen. Nach dem Ausatmen des Patienten drückt er seine beiden überkreuzten Hände sanft nacheinander auf jeden Wirbelkörper, um die blockierten Stellen der Wirbelsäule zu deblockieren. Hierbei handelt es sich weder um einen Zug noch um eine Torsion der Wirbelsäule. Somit kann kaum von Einrenken gesprochen werden, sondern vielmehr vom Ausrichten. Die Wirbel befinden sich mitten unter der weichen Handfläche der untersten Hand, wobei der Mittelfinger parallel zur Wirbelsäule, also zum Kopf hin zeigt. Die weiche Handfläche drückt entschlossen und doch sanft nacheinander die Wirbel ein.

So fährt Hofmann den ganzen Brustwirbelbereich von Wirbel zu Wirbel nach unten ab. Dabei setzt er seine Hände bei jedem Wirbel immer wieder von Neuem an.

Anschließend behandelt er den gesamten Unterkörper in einem einzigen Gang, nämlich Lendenbereich und Hüften, und beseitigt dabei Beckenschiefstand und Bandscheibenvorfälle. Dabei arbeitet er einmal von der linken und dann von der rechten Körperseite seines Patienten aus. Der Patient liegt dazu auf dem Bauch. Hofmann stellt sich zuerst an seine linke Seite und drückt mit einer Hand dessen rechte Oberkörperhälfte auf den Tisch. Er fasst das rechte Bein im Kniebereich an und zieht das gesamte Bein hoch zu seiner Seite, also nach links herüber über das andere Bein, und zwar in einem Winkel von ca. 45 Grad oder etwas kleiner. Der gesamte Köper wird somit von der Brust ab bis in den Lendenwirbelbereich beziehungsweise bis zu den Hüften gedrillt. Hofmann hält während dieses gesamten Arbeitsvorgangs mit Hilfe seines Knies das andere Bein des Patienten fest eingekeilt, damit dieser während des Zugeffekts nicht rutschen kann.

Zweimal hintereinander zieht er das gesamte Bein bis zum Anschlag entschlossen und kräftig hoch, jedoch völlig gewaltlos. Dadurch entsteht ein sanfter Schraubeffekt in diesem Bereich der Wirbelsäule, der vieles wieder einrenkt. Mit der anderen Körperseite wird genauso spiegelbildlich verfahren. Mit Anschlag ist der Widerstand gemeint, den man vor einer Überdehnung der

Muskulatur spürt. Um diesen genau zu fühlen, muss man mit Ruhe und Fingerspitzengefühl arbeiten. Wichtig ist, dass nach diesen Übungen die Körperteile sich gleichmäßig und bis zum selben Anschlag frei bewegen lassen.

Der Patient darf dabei nicht helfen oder versuchen zu helfen, wie zum Beispiel das Bein anheben zu wollen. Er muss sich »tot stellen«, damit seine Muskulatur entspannt bleibt und eine Deblockierung ermöglicht wird.

Diese Methode ist sehr einfach anzuwenden. Als einer meiner Verwandten, der seit Jahren unter unerklärlichen Rückenschmerzen litt, sich bei mir meldete, erzählte ich ihm von dieser Übung. Er war sehr verzweifelt, denn er hatte schon viele Fachleute vergebens konsultiert. Deshalb bat er mich, diese Übung an ihm zu versuchen. Er stand anschließend zu seinem Erstaunen wieder schmerzlos auf.

In den Bewegungen von Körperteilen muss nicht immer eine Therapie oder Behandlung gesehen werden. Bewegungen von Körperteilen werden oft bei Kinderspielen, beim gemeinschaftlichen Sport oder bei der Arbeit beobachtet und als ungefährlich angesehen. Was bei den täglichen Handlungen geschieht, kann möglicherweise, ohne dass es jemand ahnt, einen Menschen von seinen Schmerzen oder gar vor einer Operation bewahren.

Wenn ausgebildete Schulmediziner und Orthopäden nicht in der Lage sind, ihre Patienten durch einfache Griffe von ihren Schmerzen zu befreien und dafür eine unnötige Operation mit unabsehbaren Folgen vorschlagen, dann ist es richtig, dass der betroffenen Mensch versucht, mit Hilfe von Freunden sich selbst zu helfen. Das ist eigentlich in Deutschland nicht erlaubt. Wenn die Absicht besteht, eine Person mit einfachen Griffen von ihren Schmerzen zu befreien, wird das als Therapie gesehen. Das dürfen nur Ärzte und Heilpraktiker, selbst wenn sie es letztendlich nicht können. Wenn derselbe Griff als eine sportliche oder spielerische Übung wie im Yoga oder Kampfsport angewandt wird, dann ist es keine Therapie mehr. Dann darf man das tun. Es ist einerseits richtig, aber doch sehr widersprüchlich. Das Kind muss scheinbar nur einen richtigen Namen bekommen.

Nach einem Unfall nicht zu helfen, ist selbst für den Laien eine unterlassene Hilfeleistung und vor Gericht strafbar. Seltsam, oder?

Ist man in der Lage, auf diese einfache Weise einen Menschen von seinen Schmerzen zu befreien, wäre es zumindest ethisch gesehen eine unterlassene Hilfeleistung, es nicht zu tun.

Wird die Behandlung fortgesetzt, liegt der Patient immer noch in der Bauchlage. Hofmann nimmt jetzt einen Fuß beziehungsweise den Knöchel und schiebt ihn mit angewinkeltem Knie so weit wie möglich in Richtung Gesäß. Dabei beobachtet er den Lendenwirbelbereich genau, um Verspannungen zu entdecken. Das Gleiche tut er auch mit dem anderen Fuß.

Dann behandelt er den Schulterbereich unterhalb der Halswirbelsäule. Der Patient bleibt in der Bauchlage liegen. Zuerst wird der rechte Arm so ausgebreitet, dass der Ellenbogen sich in der Verlängerung der Schulterachse befindet. Dann wird er so angewinkelt, dass die Handfläche die Achselhaare fast berührt. Der Kopf des Patienten ist auf der Seite, die gerade behandelt wird. Nun zieht Hofmann mit der rechten Hand den rechten Ellenbogen des Patienten in zwei kleineren Zügen hoch und drückt gleichzeitig mit der Kante seiner linken Hand gegen den Dornvorsatz des ausgerenkten Wirbelkörpers auf den oberen Brustwirbelbereich. Die Kante seiner Hand ist dabei immer parallel zur Wirbelsäule. Danach wird die andere Seite entsprechend behandelt. Diese Methode ist hervorragend, um Schulterschmerzen, die bis in die Armen ziehen, zu beseitigen. Hierbei erinnere ich die an Strom angeschlossenen Radiowecker und Elektrogeräte direkt am Bett. Das sind die Wirbelsäulenkiller, gegen die keine Therapie ankommt.

Für den oberen Halswirbelbereich bleibt der Patient in der Bauchlage. Er hält den Oberkörper hoch, indem er sich auf beide Ellenbogen stützt. Der Kopf hängt locker und entspannt nach unten. Hofmann nimmt ihn in beide Hände, indem er ihn mit der einen Hand am Unterkiefer und mit der anderen Hand an der Schädeldecke hält. Nun dreht er den Kopf mit viel Sorgfalt und Gefühl gleichmäßig nach rechts und links. Am Ende der jeweiligen Kopfdrehung erfolgt ein ganz leichter Ruck. Die überraschende Bewegung ermöglicht ein Ausrichten der Wirbelsäule im Halsbereich.
Anschließend nimmt Hofmann den Kopf seines Patienten in beide Hände. Er wird jetzt nicht gedreht, sondern nur seitlich zur Schulter gedrückt. Am Ende des Anschlags wird zweimal hintereinander mit einem leichten Ruck nachgedrückt. Das Gleiche geschieht zu der anderen Seite.

Drehungen des Kopfes zum Zweck einer Einrenkung werden häufig und nach meiner Ansicht zu Recht als gefährlich bezeichnet. In diesem Fall jedoch, weil die Behandlung des Kopfes als Folge einer gesamten Wirbelsäulenbehandlung stattfindet und weil die Deblockierung in einer Entspannungsphase ohne Gewalt entsteht, ist diese Methode als die bessere von allen schlechten Methoden anzusehen. Einrenkungsversuche im Kopfbereich sind sehr mit Vorsicht zu genießen. Mit dieser Beschreibung möchte ich nur die erfahrene Arbeitsweise von Hofmann für erfahrene Therapeuten darstellen.

Die Deblockierung der Halswirbel sollte der Patient aus Sicherheitsgründen selbst und mit eigener Kraft vornehmen. Dafür hält man nur seinen geneigten Kopf fest. Der Patient drückt langsam und mit aller Kraft für einige Sekunden einmal nach links und einmal nach rechts dagegen. Diese von mir entwickelte Methode ist völlig ungefährlich und selbst von Laien zur Selbsthilfe anzuwenden, da der Patient selbst tätig ist und seine Grenzen fühlt.

Um die Behandlung für den Lendenbereich zu ergänzen, legt sich der Patient anschließend auf den Rücken. Hofmann stellt sich seitlich zu ihm. Der Patient zieht beide Knie eng aneinander gedrückt, soweit er kann, zum Bauch hin. Der Körper des Patienten nimmt dabei nahezu die Form eines Embryos an.

Während Hofmann den Körper seines Patienten mit der einen Hand im Beckenbereich auf der Liege festhält, schiebt er mit der anderen Handfläche beide Knie zur Seite. Er achtet dabei darauf, dass sie ihre parallele und angewinkelte Haltung zum Bauch hin nicht verlieren. Am Anschlag drückt er zweimal kurz hintereinander nach. Der Lendenwirbelbereich wird somit gedrillt. Das Gleiche wiederholt er von der anderen Seite. Seine Behandlung ist in dieser Form beendet.

Ein Bekannter hatte mich zu Hofmann begleitet. Ich kannte zwar die Körperhaltung und die Gangart meines Bekannten, aber aus der Gewohnheit heraus, ihn schon seit Jahren so laufen zu sehen, hatte ich nicht darüber nachgedacht, dass er eine Behandlung benötigte.

Hofmann zeigte mir durch seine eigene Untersuchungsmethode, dass der Bekannte einen Beckenschiefstand von drei Zentimeter Unterschied zwischen der linken und rechten Seite hatte.

Zuvor hatte sich mein Bekannter auf die Behandlungsliege gelegt, und zwar in der Bauchlage. Hofmann drückte beide Daumen, wie bereits beschrieben, in den oberen Bereich der Hüftknochen. Der Höhenunterschied der beiden Hüften war erstaunlich und eindeutig sichtbar. Hofmann sagte, dass ein solcher Höhenunterschied aus einer Blockierung im Lendenwirbel komme, die langfristig wegen einer ständigen und disharmonischen Belastung der Hüften logischerweise einen Hüftverschleiß verursachen könne.

Eine persönliche Bemerkung dazu: Diese Art von Untersuchungsmethode ist im Allgemeinen und erfahrungsgemäß den Orthopäden und anderen Therapeuten unbekannt. Sie ist mit etwas Zeit, Gefühl und Sorgfalt sehr leicht für jeden Laien nachvollziehbar.

Die meisten Hüftoperationen würden sich durch diese Untersuchungsmethode mit entsprechender Deblockierung der Lendenwirbel erübrigen. Wenn die

Schmerzen trotz der Hüftoperation immer noch da sind, dann liegt es meist an der Blockierung der Lendenwirbel. Aufgrund des künstlichen Hüftgelenks ist die Deblockierung der Lendenwirbel nach Hofmann nicht mehr möglich. Man würde das Risiko eingehen, dass etwas abbricht. Um Lendenwirbel nach einer Hüftoperation zu deblockieren, habe ich eine andere Methode entwickelt, die ausnahmslos zum Erfolg führt. Dafür muss sich der Patient in der Bauchlage auf die Kante eines Tisches legen. Seine Beine hängen, ab den angewinkelten Hüften, nach unten. Mit der Zweifingermethode parallel zueinander, gleitet man auf seine Wirbelsäule vom Nierenbereich bis zum Steiß herunter. Bei Entgleisung der Finger erkennt man den blockierten Bereich. Es genügt, mit der Knochenspitze des Handknöchels, mit Druck seitlich der beiden Wirbel, diese zueinander zu ziehen. Wer sich sicher ist, kann nach dem Ausatmen des Patienten einen gezielten Ruck ausüben. In den meisten Fällen genügt es. In einem solchen Fall war die künstliche Hüfte zwar nicht kostenlos, dafür aber umsonst.

Mein Bekannter legte sich dann auf den Rücken. Hofmann stellte sich an sein Fußende, nahm seine Knie, fest aneinandergedrückt, und schob sie zum Bauch hin, drückte nach und stellte so fest, dass die Hüften noch nicht gelitten hatten. Hätten die Hüften gelitten, so sagte er, kämen die Knie nicht so weit zum Bauch hin. Eine Embryoform des Körpers wäre dann nicht mehr möglich. Die Knie könnten nicht weiter als einen 90°-Winkel zur Liegefläche überwinden. Nachdem er sich meines Bekannten in einer routinierten und sicheren Arbeitsweise angenommen hatte, meinte er: »So, jetzt ist alles wieder in Ordnung.«

Der Beckenschiefstand war bei der Nachprüfung der Hüftknochenhöhe eindeutig verschwunden. Mein Bekannter stand auf und lief so gleichmäßig, wie ich es bei ihm noch nie gesehen kannte. Er fühlte sich dabei sehr wohl.

Jeder kann einen Beckenschiefstand auf die angedeutete Weise überprüfen und somit den Grund von unerklärlichen Rückenschmerzen und Hüftbeschwerden herausfinden. Vielleicht ist er dabei seinem Orthopäden sogar um einiges voraus.

Diese Angaben basieren nur auf die wenige Zeit, die ich bei Hofmann verbrachte. Ihre kurze Beschreibung soll für verzweifelte, wirbelsäulenkranke Menschen eine Anregung sein, nicht aufzugeben. Bei der Gelegenheit möchte ich Ärzte und Therapeuten der Wirbelsäule dazu ermutigen, sich mit der Methode des Herrn Hofmann zu befassen.

Da wir zu Hause gelernt hatten, uns selbst zu helfen und einzurenken, war die Hofmann'sche Methode willkommen.

Meine Frau hatte eine Brustwirbelblockierung, die selbst bei größtem Kraft-
einsatz und mit anderen Einrenkungsmethoden nicht nachgeben wollte. Als ich
die sanfte Methode genau nach Hofmanns System, so wie ich es beobachtet
hatte, anwandte, renkte sich der Wirbel sofort wieder ein.

Zwei Verwandte mit Beckenschiefstand konnte ich innerhalb weniger Minuten
von ihren Beschwerden befreien. Die Methode von Hofmann hat mich somit
völlig überzeugt.

Andreas Hofmann hat eine Broschüre herausgebracht: »Die Wirbelsäule bestimmt Krankheit oder Gesundheit«. In seiner Broschüre werden Funktionen
der Wirbelsäule und auch Schäden, verursacht durch Blockierungen, beschrieben.

Einige seiner Griffe sind abgebildet. Hofmann macht die Wirbelsäule für viele
Probleme und Krankheiten verantwortlich. Er sagt weiter, dass gut durchblute-
te Organe nicht krank werden beziehungsweise dass diese Organe die Gesundheit wiederfinden, sobald sie wieder durchblutet werden. Eine Blockierung
zwischen zwei Wirbeln hindert das Durchbluten der betroffenen Organe. Damit hat Hofmann in den meisten Fällen sicher recht.
Leider gibt es auch andere Faktoren,
 - teilweise biologischer,
 - teilweise elektrophysikalischer und
 - elektrochemischer Art,
die eine Durchblutung verhindern.

Ich betrachte jedenfalls die systematische und sanfte Behandlungsweise von
Hofmann als ein Ausrichten der Wirbelsäule und nicht als ein Einrenken. Die
Einrenkungen ergeben sich aus der wieder ausgeglichenen Statik der Wirbel-
säule.
Leider ist Herr Hofmann vor zehn Jahren auf seinem abschüssigen Grundstück
sehr unglücklich gestürzt.

EINRENKUNGEN UND ISOMETRISCHE GYMNASTIK

Einrenkungen sollten möglichst nur im Extremfall vorgenommen werden.
Ständige Verrenkungen können die Bänder schwächen und je schwächer die
Bänder sind, umso öfter verrenkt man sich. Wie schon angegeben, müssen die

Ursachen gefunden und wahrscheinlich muss auch eine andere Lebensweise angegangen werden, um die Probleme dauerhaft in den Griff zu bekommen.

Einige erfahrene Sportärzte sind wiederum der Meinung, dass eine Blockierung immer deblockiert werden muss, sobald sich eine neue Blockierung bildet. Auch das ist richtig, damit die Bänder und die Durchblutung wieder richtig arbeiten können. Spätestens wenn es wehtut und sich die Schmerzen als Alarmsignal des Körper melden, weiß man, dass es so nicht weitergeht, und dann sollte man auf alle Fälle eine Deblockierung vornehmen. Nach dem Einrenken ist es erforderlich, sich vorsichtig und ausgeglichen zu bewegen. Die Bänder links und rechts der Wirbelsäule haben sonst eine ungleiche Spannung. Zu der einen Seite sind sie kürzer und zu der anderen länger geworden. Die durch die Blockierung kürzer und länger gewordenen Bänder warten nur auf eine falsche Bewegung, um in ihre altgewohnte Lage zurückzukommen. Selbst das Aufheben eines Blattes Papier in einer falschen Körperhaltung kann kurz nach dem Einrenken ausreichen, um sich von Neuem auszurenken.

Mit etwas Glück schafft man es selbst, die eigenen Wirbelsäulenprobleme im Lendenwirbelbereich und Hüften zu mindern. Dafür legt man sich im Bett auf den Rücken. Beide Beine liegen nebeneinander, nicht überkreuzt. Man bewegt nur das Unterbein, damit der rechte Fuß auf den des linken Fußes aufgelegt wird. Die Knie selbst bleiben nebeneinander liegen und werden nicht bewegt. Dann beginnt man, gleichzeitig die Füße und die Knie aneinander zu drücken. Man drückt immer kräftiger, so stark man kann, und spürt dabei, mit welcher Energie und Kraft der Lendenwirbelbereich sich stärkt. Die Muskulatur wird spürbar aktiviert, je stärker und länger man diese Übung macht. Dann legt man den rechten Fuß an seine Stelle zurück und führt dieselbe Übung mit dem linken Fuß über den rechten Fuß aus. So drückt man jetzt den linken Fuß genauso stark gegen den rechten und ebenso die Knie. Dabei kann es sogar den erwünschten »Knacks« im Rücken geben, damit die Schmerzen endlich oder teilweise verschwinden.

Das Einsteigen ins Auto gleich nach dem Einrenken kann ebenso dazu führen, dass alles »umsonst« gewesen war. Das dicke Portemonnaie in der Hosentasche kann allein durch die unausgeglichene Gesäßhöhe ausreichen, um eine neue Blockierung hervorzurufen.

Im Laufe der Zeit wird sich wieder ein Ausgleich der Spannkräfte bilden. Anfangs kann eine erneute Verrenkung schnell stattfinden. Daher ist es sehr wichtig, durch angepasste Übungen die Muskulatur zu trainieren.

Dazu passen die sogenannten »isometrischen Übungen«. Sie werden mit Ruhe und Konzentration durchgeführt und die Muskelstränge werden bewusst wahrgenommen und angespannt.

Durch diese Übungen und nachdem man elektromagnetische Geräte am Bettplatz beseitigt, können Hypermobilitäten in der Wirbelsäule schneller stabilisiert werden. Ebenso kann man sein Gesäß oder die Bauchmuskeln beim Autofahren oder im Büro anspannen.

Dazu empfehle ich folgende Broschüre mit sehr vielen Abbildungen und einfachen Übungen: »Fit sein − fit bleiben« mit dem Untertitel »Isometrisches Muskeltraining für den Alltag mit einem 10-Minuten-Trainingsprogramm« (von Pr. Dr. med. Theodor Hettinger).

An dieser Stelle möchte ich erinnern, dass warme Kleidung, besonders im Beinbereich (lange Unterhosen) die Wirbelsäule vor Verspannungen schützt. Technik funktioniert im warmen Zustand am besten. Ebenso muss, wie immer und bei allen Krankheiten, auf einen ausgeglichenen Säure-Basen-Haushalt geachtet werden. Der Stoffwechsel muss auf einen pH-Wert von mindestens 7 kommen. Das bedeutet meistens eine Ernährungsumstellung.

Wenn trotz aller Maßnahmen sich Wirbelsäulenprobleme nicht beseitigen lassen, dann sollte ein ganzheitlich medizinisch arbeitender Zahnarzt aufgesucht werden. Schlechte Zähne können sowohl für organische als auch für Wirbelsäulenerkrankungen sorgen. So können viele Wirbelsäulenprobleme schon bei der ersten Zahnarztbehandlung beendet sein.

IST JEDE DACKELLÄHMUNG ZU RETTEN?

Auch die Dackellähmung ist ein Bandscheibenvorfall. Ein Kunde zeigte mir stolz, wie sein alter Dackel wunderbar ins Auto springen konnte. Er erzählte mir, dass der Hund bis vor zwei Wochen noch gelähmt war. 16 Wochen hatte der Tierarzt erfolglos gespritzt.

Wie dieser Kunde berichtete, sollte sein einziger Lebensbegleiter eingeschläfert werden, weil der schulmedizinisch ausgebildete Tierarzt in seiner Behandlung erfolglos geblieben war.

Er schaltete eines Abends das ZDF-Fernsehprogramm ein und erlebte eine »heiße« Diskussion zwischen einem Tierarzt und einem Heilpraktiker für Tiere. Der Heilpraktiker gab an, jeden Dackel von seiner Dackellähmung und seinen Beschwerden ohne Spritze befreien zu können. Spritzen seien sogar schädlich, meinte er.

Sofort rief der Kunde beim ZDF an und erfuhr Anschrift und Telefonnummer des Heilpraktikers.

Als er mit Herrn Randolf Andreas Behnke telefonierte, fragte dieser ihn, ob der Hund friert, wie er sich verhalte und einiges mehr.

Aufgrund dieser Angaben stellte Herr Behnke ein Rezept zusammen, das er sofort zuschickte. Der Kunde holte die homöopathischen Präparate aus der Apotheke und verabreichte sie seinem Dackel. (Herr Behnke ist inzwischen verstorben.)

Seltsamerweise wurde mein Dackel einige Zeit später von derselben Krankheit befallen. Er war von der Körpermitte an völlig gelähmt und konnte den Harn nicht mehr halten. Wir fuhren mit ihm zum Zweck einer zuverlässigen Diagnostik in eine Tierklinik, wo uns aber nur wenig Hoffnung auf Heilung gemacht wurde.

Den Andeutungen nach sollte der Hund eingeschläfert werden, wenn die vorgeschlagene Spritzen-Kur nicht wirkte. Da erinnerte ich mich an den Dackel meines Kunden und an den Heilpraktiker für Tiere. So rief ich in meiner Not auch Herrn Behnke an. Er fragte am Telefon nach dem Verhalten des Hundes und verschrieb einige homöopathische Präparate, die ich in der Apotheke bekam. Das Rezept schickte er mir gegen ein geringes Honorar zu. Er riet mir, nur Geduld zu haben, der Hund würde bald wieder hinter den Feldhasen herlaufen können. Er empfahl mir außerdem, Windeln zu kaufen und ein Loch für den Schwanz hineinzuschneiden. Dann sollte ich im Garten auf den Darm des Hundes drücken, um ihm bei seinem täglichen »Geschäft« zu helfen.

Nach über zwei Wochen hatte sich an dem Zustand des Hundes noch nichts geändert. Ich wurde skeptisch und rief Herrn Behnke noch mal an. Er war selbstsicher und ließ sich nicht aus der Ruhe bringen. Er antwortete nur: »Bitte haben Sie Geduld!«

Die Behandlung dauerte knapp über drei Wochen, und danach lief der Hund wieder herum, als ob nie etwas gewesen wäre. Ein Jahr später bekam der Hund ein Rezidiv. Doch mit derselben Methode stellte sich auch wieder derselbe Erfolg ein. Das Tier hatte nie wieder Probleme mit der Wirbelsäule.

Die homöopathischen Mittel hatten mich neugierig gemacht und ich entschloss mich, dieselben Präparate wie der Dackel einzunehmen. Warum sollten sie nur dem Hund helfen können?

Ich erinnerte mich nämlich an einen Verwandten, der vor etlichen Jahren immer über Kniebeschwerden klagte und aus diesem Grund schon einige Ärzte erfolglos aufgesucht hatte. Eines Tages erkrankte sein Hund und so konsultierte er seinen Freund, der Tierarzt war. Ihm deutete er auch seine Kniebeschwerden an. Als dieser ihm witzigerweise eine Spritze für Gelenkbeschwerden von Bullen »verpassen« wollte, nahm er den Vorschlag ernst. Gesagt und getan, mein Verwandter hatte seitdem nie wieder Knieschmerzen verspürt.

Das Rezept gegen Dackellähmung ist auch anwendbar für Pudel und Pekinesen, die unter ähnlichen Wirbelsäulenproblemen wie Dackel leiden können:

Morgens:
Lathyrus sativus D30
Alimina D30
Nux Vomica D6

Mittags:
Arnica D30
Hypericus D30
Nux Vomica D6

Abends:
Calcium Fluoratum D30
Nux Vomica D6
Und einmal pro Woche: Silicea D30

Je 3 Tropfen für kleine Hunde wie Dackel,
je 5 Tropfen für größere Hunde,
ca. 10 Tropfen für einen Menschen.

Nach Heilung jeweils 10 Tropfen pur Calcium fluoratum und Silicea noch ein Vierteljahr weitergeben.

Heilpraktiker sind auch in der Lage, Tiere nach der Dorn-Methode zu deblockieren, siehe Internetadresse von Dorn. Der sogenannte »XXL-Ostfriese« Tamme Hanken fährt deutschlandweit, um Pferde, Kühe und andere Tiere erfolgreich einzurenken.

Überhaupt bewundere ich besonders Tierärzte wegen ihrer Fähigkeiten. Sie behandeln Patienten, die nie sagen können, wo es wehtut. Sie operieren oft unter den schwierigsten und nicht ungefährlichen Bedingungen und häufig auch unter Zeitdruck, weil die Tiere ihre Beschwerden meistens nicht ankündigen.

KAPITEL 6

HOMÖOPATHIE HILFT
HOMÖOPATHISCHE PRÄPARATE

Homöopathische Präparate sollten nicht in Kunststoff oder Metall aufbewahrt werden. Vor Gebrauch schlägt man das Fläschchen mit den Tropfen zehnmal kräftig auf der Handfläche. Es geht hierbei um die Regeneration und um die Polarität des Präparates. Anders ausgedrückt: Es geht um Schwingungen.

Die Einnahme der Tropfen erfolgt mit einem Holzlöffel oder besser noch, wenn man die Tropfen aus der Handinnenfläche schlürft. Homöopathen und Heilpraktiker vergessen häufig, diese Hinweise zu geben.

Die Angaben auf homöopathischen Präparaten, wie zum Beispiel D4, beziehen sich auf die Potenzierung und geben somit Auskunft über eine energetische Anreicherung durch entsprechende Verschüttelungen eines Präparates. Die Buchstabe D steht für dezimal. Die Ziffer gibt die Zahl der Verschüttelungen an. Sie erklärt, wie verfahren wurde, um das Präparat zu erzeugen. Das heißt, dass man einen Teil der Substanz z.b. mit neun Teilen Alkohol mischt, zehnmal schüttelt und von dieser Lösung ein Zehntel herausnimmt. Man mischt dieses Zehntel wieder mit neun Teilen Alkohol, schüttelt zehnmal und so weiter.

D4 gibt also an, dass das Präparat viermal im Verhältnis 1 zu 9 Teilen verdünnt worden ist und somit viermal verschüttelt wurde. Es bedeutet weiter, dass es zu zehn mal zehn = einhundert, mal zehn = eintausend, mal zehn = zehntausendfach verdünnt ist.

Hochpotenzierung wird mit C für centesimal = einhundert eingesetzt. Eine Potenzierung C4 würde bedeuten: hundert mal hundert = zehntausend, mal hundert = eine Million, mal hundert = einhundert Millionen Mal verdünnt.

Die Potenzierung von C-Potenzen geschieht so:
Zu einem Tropfen der Ausgangssubstanz werden 99 Tropfen Alkohol gegeben und 100 Mal verschüttelt. Diese Substanz nennt man C1.
Die C2 entsteht auf analoge Weise: Ein Tropfen C1 wird mit 99 Tropfen Alkohol verdünnt und verschüttelt. Auf diese Art verfährt man weiter, bis man beispielsweise C30 erreicht.

Die Angabe LM oder Q bedeuten sogar 1 zu 50.000-fach verdünnt, eine unvorstellbare kleine Zahl.

So gesehen dürften homöopathische Präparate eigentlich keine Wirkung mehr haben! Nein, genau das Gegenteil trifft zu. Durch diese Art von Verdünnung gewinnen die Substanzen erstaunlicherweise an Wirkung. Die Eigenschwingungen des Stoffes werden als Information des Stoffes selbst vervielfacht. Das Präparat erweitert seinen Informationswert exakt um diese Größe. Rein rechnerisch ist ab C12 kein einziges Molekül der Ausgangssubstanz mehr in dem potenzierten Mittel enthalten. Chemisch gesehen ist so gut wie nichts mehr von der ursprünglichen Substanz vorhanden. Wir sind zu sehr gewöhnt, chemisch zu denken, und denken somit nur an Konzentrieren und Verdünnen von Produkten.

Bei den homöopathischen Präparaten geht es darum, eine Information mitzuteilen und die Eigenschwingungen der Beschwerden durch gleiche Schwingungen, die durch Verschüttelungen entstanden sind, wirksam zu bekämpfen.

Es ist eine Art elektrischer Kurzschlusswirkung, wodurch die Krankheitsinformation neutralisiert wird.
Diese bisher als Theorien abgetanen Wirkungen werden von den meisten etablierten Schulmedizinern nicht anerkannt, sondern sogar von ihnen bekämpft.

Das Bekämpfen durch die Schulmediziner ist für mich insofern unverständlich, weil sie wissen müssten, dass Schwingungen mit elektrischen Vorgängen zu tun haben. Alles, was lebt, schwingt, und was nicht mehr schwingt, ist tot. Dies hat alles mit Wellen, Magnetismus, Elektromagnetismus, radioaktiver menschlicher Strahlung, Spin des Blutes, Kernspintomographie, Protonen, Neutronen und gesunder Zellenspannung zu tun.

Ärzte behandeln mit Wellen und Schwingungen (Infrarot, Mikrowellen, Ultraschall und so weiter) und wissen hoffentlich um deren positive und negative Auswirkung auf den Menschen. Sie begrenzen darum ihr Wissen häufig nur auf das, womit sie umgehen können und was für sie interessant ist. Infolgedessen und wegen der Ablehnung der Homöopathie sind viele Mediziner in meinen Augen Träger von unsichtbaren Scheuklappen.
Fairerweise muss aber in diesem Zusammenhang erwähnt werden, dass eine ausführliche, zeitraubende und persönliche Beratung durch den Arzt von den Kassen nicht ausreichend honoriert wird. Diese Beratung stellt für viele Patienten den wichtigsten Anteil eines Arztbesuches dar. Bestrahlungen und sonstige geldbringende Behandlungen sind oft notwendig, um die Existenz des Arztes zu sichern.

Neuerdings wird glücklicherweise in vielen Arztpraxen auf eine Strahlendosierung geachtet. Der kritische Patient findet das zu Recht beruhigend. In der Natur oder zu Hause dagegen wird wiederum den undosierten Mikrowellenstrahlen von Radar, Satelliten oder Kirchtürmen zum Beispiel, die Tag und Nacht senden, keine Beachtung geschenkt.

Als ich noch keine Ahnung von Strahlungen und deren Auswirkungen hatte, musste ich mich einmal röntgen lassen. Als das Röntgengerät für die Aufnahme eingeschaltet wurde, verspürte ich das Gefühl eines leichten Kurzschlusses im gesamten Körper. Es war nicht stark, aber deutlich genug. Beim Auswerten des Röntgenbildes sprach ich den Arzt darauf an. Er war zwar erstaunt, schaute mich dann nachdenklich und fragend an, bat mich sofort, mit niemandem darüber zu sprechen. Heute würde ich diesen Vorfall nicht mehr so einfach hinnehmen.

Den namhaften Entdeckern von Penizillin, Cortison und vieler anderer Produkte ist es gelungen, Viren, Infektionen und Seuchen effektiv zu bekämpfen. Es waren hervorragende Chemiker. Sie haben mit Hilfe der Chemie den chemisch kranken Organen geholfen.

Der Mensch aber, sein Nervensystem, seine Zellen und sein Gewebe arbeiten elektrochemisch. Das weiß offensichtlich nicht jeder Arzt.

Wenn der Arzt also nur mit rein chemischen Präparaten behandelt, berücksichtigt er nur die chemischen Vorgänge im Menschen. Das Elektrische wird nicht berücksichtigt. Elektrisch hat mit Schwingungen zu tun. Schwingungen haben mit Informationen zu tun.
Die Homöopathie behandelt sowohl durch Schwingungen als auch durch natürliche Substanzen, welche die chemischen Vorgänge beeinflussen.

Zum Beispiel sind Ultraviolett-, Infrarot- und Mikrowellenstrahlungen ebenso unsichtbar wie die Schwingungen der Homöopathie. Aufgrund ihrer Ablehnung von Schwingungen müsste die Schulmedizin ihre eigenen Behandlungsmethoden selbst anzweifeln. Das ist ein Widerspruch.

Wie wichtig Schwingungen für das Leben sind und was sie bewirken, verdeutlichte Dr. med. Klaus Hofmann am Beispiel von einigen Patienten, die in fortgeschrittenen Krankheitsstadien von weit her angereist kamen. Sie waren nach vielfältigen, vergeblichen Versuchen, durch die Schulmedizin geheilt zu werden, zu ihm gekommen.

Er empfahl den Leuten, die nicht mehr beweglich waren, unter anderem auch, zu Hause einmal eine Behandlung mit Schwingungen zu versuchen. Zur Durchführung der sogenannten Rayometer-Therapie gehört ein Gerät, an dem Frequenzen – also Schwingungen – einstellbar sind. Die dem Krankheitsbild entsprechenden Frequenzen kann man in einer Broschüre nachlesen. Das Gerät funktioniert ohne Batterie und ohne Stromanschluss und wandelt scheinbar die vorhandene kosmische Energie dem Krankheitsbild entsprechend in Resonanzen um. Die kosmische Energie, auch Tachyonen-Energie genannt, ist vermutlich eine der Energien der Zukunft.

Die Entdeckung dieser Energie ist bis jetzt noch ziemlich unbekannt, weil viele der Physiker, wie zum Beispiel Sacharow aus dem Osten, Trombley aus den USA sowie viele andere von ihren Regierungen und Geheimdiensten aus militärischen Gründen zum Schweigen gebracht wurden.

Wilhelm Reich, der Entdecker der Orgon-Energie, muss sich auf seine Weise über das Vorhandensein dieser Energie bewusst gewesen sein. Steckt man den Arm in ein Rohr, bekommt man ein Wärmegefühl, obwohl die Temperaturen dieselben sind wie im Raum, in dem man sich aufhält. Das ist ein einfaches Experiment, um die Wirksamkeit der Orgon-Energie zu testen. Orgon-Energie kann sogar aufgenommen und verstärkt werden, zum Beispiel durch die Informationen aus homöopathischen Präparaten und durch die verstärkte Bestrahlung mittels eines speziellen Senders, der auf die entsprechende Körperstelle gerichtet worden ist. Auskunft über Orgon-Sender erteilt:

Herbert und Breves, Bioaktiv GmbH und Co KG
Martinstr. 19
D-968642 Bürstadt, Hessen
Tel. 09803-91110
www.bioaktiv.de

Für die Rayometer-Therapie wendet man sich an:
Rayonex Schwingungstechnik GmbH
Postfach 4060
D-57356 Lennestadt
Tel. 02723-91560
www.rayonex.de

Rayonex ist Hersteller des Rayometers. Eine Tabelle zur Ermittlung der benötigten Wellenlänge wird mitgeliefert.

Die Firma Rayonex stellt auch sogenannte „Erdstrahlen-Entstörer" her, für die bei den mitgeschickten Unterlagen auch geworben wird. Nach meinen langjährigen Erfahrungen und meiner absoluten Überzeugung aber ist einzig das Bettumstellen vertretbar, um den unberechenbaren starken Erdstrahlen auszuweichen. Es liegt nicht in der Macht von Menschen kosmische Strahlen des Universums zu entstören.

Die unendlich vielen Rutengänger, die, ohne jemals geschult worden zu sein, unterwegs sind, um angebliche gute Schlafplätze zu empfehlen oder schlechte zu »entstören«, sind ziemlich ausnahmslos Kriminelle, ohne es zu wissen. Diese verkaufen Gerätschaften aller Art, wofür der Kranke in seiner Not viel Geld zu zahlen bereit ist. Dafür bleibt er unter anderem auf Krebspunkten Nacht für Nacht liegen. Die Krankheit schreitet fort, der Scharlatan hat sein Geld im Sack, ist schon über alle Berge und treibt weiter sein kriminelles Handwerk.

Die unsichtbaren Umweltverseuchungen durch Wellensalat aller möglichen Sender und der massive Einzug von Plastik und Metallen in den Wohnungen innerhalb der letzten 30 Jahre sind zu unberechenbaren Verstärker gefährlicher Strahlungen geworden. Die sogenannten Entstörgeräte gibt es nicht. Sie sind sogar häufig Verursacher zusätzlicher Störungen. Die besten Entstörungen erreicht man, indem alles Plastik, wie z.B. Folien und Tüten, entsorgt. Socken und Strümpfe aus Elasthan sowie Kleidung aus Synthetics und Synthetikanteilen sollten aus dem Schlafbereich entfernt beziehungsweise höher im Schrank aufbewahrt werden. Dafür nimmt man Holzkästen. Auch freistehende Dekor-Artikel und Gegenstände aus Eisen, Stahl und Edelstahl sollten möglichst aus dem Hause entfernt werden. Alle Kleidungsstücke, selbst mit geringen Synthetikanteilen, werden oben im Schrank und oberhalb der Bettenhöhe gelagert. Unten werden nur rein biologische Kleidungsstücke und Gegenstände eingeordnet.

Dann wird der Liegetest 20 Minuten ohne Bewegung auf dem Rücken gemacht. Das Bett wird so lange umgestellt, bis man sich wohlfühlt, schwer, wie von Mutter Erde aufgenommen und nicht nervös aufgedreht, eine freie Atmung genießt und kein Kribbeln in Finger und Füßen bekommt. Spürt man noch etwas und denkt plötzlich und intuitiv an einen Gegenstand, wie beispielsweise an einen Couchtisch aus Eisen, an die Mülltonne an der Hauswand oder an etwas anderes, dann verstellt man die Gegenstände um einige Meter und wiederholt den Test, bis man sich wohlfühlt. Das ist die beste Entstörung, ohne Geld ausgeben zu müssen.

Hiermit warne ich dringend davor, sogenannte Entstörgeräte einsetzen zu wollen. Zurück zur Natur, das Bett auf eine störungsfreie Stelle schieben oder das Zimmer tauschen bleibt der einzige Weg.

Jedenfalls werden mit dem Rayometer (auch Sanotron genannt) die dem Krankheitsbild entsprechenden Frequenzen teilweise so schnell wirksam, dass selbst Dr. med. Hoffmann sich schwertat, die Erfolge zu verstehen. Hoffmann war ein sehr erfolgreicher Arzt und weit über die Grenzen hinaus bekannt. Als früherer Rheumakranker schrieb er mehrere Bücher. Hoffmann ist leider vor einigen Jahren spurlos verschwunden.

Schwingungen, gleich woher sie kommen, können also oft zu unverständlichen Heilungsprozessen führen. Das gilt sowohl für technisch erzeugte Schwingungen als auch für die Schwingungen von homöopathischen Präparaten.

Unerfahrene Schulmediziner sprechen bei den Erfolgen der Homöopathie von Placeboeffekten. Das würde bedeuten, dass ich bei der Verwendung von homöopathischen Mitteln, die meinen Dackel von seinen Lähmungen befreit hatten, dem Tier gut zugeredet hätte. Vermutlich hätte ich das Tier in einem Gespräch davon überzeugt, dass es durch Einnehmen eines solchen Spitzenproduktes sehr bald wieder gesund werden würde. Da der Verstand meines Hundes dazu aber nicht ausreicht, gehe ich von der echten Wirksamkeit der Homöopathie aus und nicht von einem Placeboeffekt.

Ich fuhr eines Tages mit einer Heilpraktikerin zu einer Reiterhalle, wo ein Pferd das Überspringen von Hürden verweigerte. Das Pferd hatte Angst, zu springen. Die Heilpraktikerin gab dem Pferd einige Tropfen Bach-Blüten in einem Eimer Wasser. Nach dem Trinken sprang das Pferd von nun an ohne Angst und ohne Widerstand.

Man sollte das Ergebnis einfach akzeptieren, verstehen kann man es nicht.

URSPRUNG DER HOMÖOPATHIE

In seinem 1810 veröffentlichten Buch »Organon der rationellen Heilkunde« stellte der deutsche Arzt Samuel Hahnemann zum ersten Mal die Allopathie in Frage.

Allopathie ist die Bezeichnung für die Arbeitsweise der orthodoxen Schulmedizin, nämlich mit Mitteln zu behandeln, die der Krankheit entgegengesetzt sind.

Die Prinzipien, auf der die Homöopathie beruht, datieren zurück auf Hippokrates, dem Arzt der griechischen Antike. Er schrieb:»Durch Ähnliches wird Krankheit geschaffen und durch die Anwendung von Ähnlichem wird sie geheilt.«

Der Begriff Homöopathie stammt aus dem Griechischen und bedeutet»ähnliches Leiden«, weil die Homöopathie davon ausgeht, dass man Krankheit am besten mit einem Wirkstoff behandelt, der eine dem Leiden ähnliche Wirkung hat.

Die Homöopathie arbeitet nach den drei folgenden Prinzipien:
– Die Gleichartigkeit = gleiche Krankheit und gleiches Präparat.
– Gemischte und dynamisierte Präparate.
– Den Patienten als Ganzes sehen.

Die Symptome werden immer auf den jeweiligen Patienten bezogen. Es findet eine für den Patienten spezifische Behandlung statt.

Homöopathen verwenden notfalls auch Antibiotika.

Angesichts einer immer größer werdenden Ratlosigkeit der Schulmedizin bei vielen Erkrankungsarten beschrieb kürzlich im Radio ein französischer Homöopath die derzeitige Lage der Homöopathie so: Wo die Homöopathie einen Punkt gewinnt, nimmt sie der Allopathie fünf Punkte ab.

Die Franzosen sind starke Konsumenten von Medikamenten und werden der Schulmedizin gegenüber immer kritischer. Viele der natürlichen Heiltherapien, wie zum Beispiel Akupunktur, werden in Frankreich von den Krankenkassen getragen.

BALDIGE ANERKENNUNG DER HOMÖOPATHIE?

Zum ersten Mal ist es gelungen, über ein Gerät und nicht über einen Menschen die Wirkung der Hochpotenzen messbar zu machen. Das Patent wurde 1992 angemeldet.

Dr. med. Hartmann aus Eberbach hat wieder seinen Erfindungsgeist im Sinne der Hilfe am Menschen und im Kampf gegen die Sturheit der Schulmedizin walten lassen und dadurch einen wichtigen Schritt für die Glaubwürdigkeit der Homöopathie getan. Im Alter von 75 Jahren steuerte er die Forschungen noch von seinem Krankenhausbett aus. Seine unermüdlichen Bemühungen haben ihn im Laufe seines Lebens sehr viel Kraft gekostet. Er riskierte trotzdem bewusst seine Gesundheit, um die angefangenen Arbeiten zum Abschluss zu bringen.

Durch seine Arbeiten hätte es zu einer Wende im Kampf um die Anerkennung der Homöopathie kommen können. Leider starb Hartmann in Oktober 1992 zu früh, um sein Werk selbst zum Abschluss zu bringen.

Die Zahl der Menschen, die durch Dr. med. Hartmann ihre Gesundheit wiedergefunden haben, ist weltweit sicher nicht mehr festzustellen.

Auch ich gehöre zu denen, die seine Hilfe erfahren durften.

Wenn die Schulmedizin eines Tages ihre Scheuklappen ablegen wird, um die Forschungen von Außenseitern (Andersdenkenden) auch zu berücksichtigen, dann muss sie ebenso die über vierzig Jahre hindurch protokollierten Arbeiten von Dr. Hartmann anerkennen. Erst dann wird eine wirksame Krebsbekämpfung ihre erste wahre Chance bekommen. Das gilt auch noch für viele andere Krankheiten.

Nur gesunde Menschen schaffen eine gesunde Gesellschaft. Daher glaube ich, dass eine andere Medizin sich irgendwann durchsetzen wird, um Menschen vor Krankheiten zu schützen.

Aschoff, Rothdach und andere sind wie Hartmann Ärzte, die von Medizin in ihrem eigentlichen Sinn, nämlich vom Menschen und seiner Beziehung zur Chemie, Physik, Elektrophysik und elektrochemischen Vorgängen eine Menge verstehen.

Konservative mit kurzer Sicht argumentieren gerne damit, dass die Menschen immer älter werden und dass wir dies der Schulmedizin zu verdanken haben. Damit haben sie auch recht. Die Geschichte ist noch relativ neu. Vor noch über hundert Jahren war es nicht selten, dass nur einer der Ehepartner die Vierzig-Jahres-Grenze überlebte. Hygiene war noch weitgehend unbekannt. Zähne als Krankheitsherde waren noch nicht effizient gegen Entzündungen zu behandeln. Die Wohnungen waren kalt und feucht. Viele starben an Tuberkulose und an Epidemien, wogegen es keine Mittel und Antibiotika gab.

Die Entdeckung des Penizillins und später Cortison haben dazu verholfen, viele Krankheiten zu besiegen. Die weitere Entwicklung der unterschiedlichen chemischen Produkte im Dienst der Gesundheit hat ermöglicht, Krankheiten teilweise zu eliminieren oder ihnen vorzubeugen. Die Wohnungen wurden im Laufe der Zeit saniert und beheizt, sodass krank machende Fäulnisse kaum noch existieren.

Schulmedizin und Chemie haben somit für eine weitgehende Gesundheit gesorgt. Wie Paracelsus sagte: »Die Dosis bestimmt, was Gift ist.« Unser Körper ist nach wie vor ein Naturprodukt und kein Lager für Chemikalien. Davon gibt es genug in moderner Nahrung und in Getränken. Daher sollte man gründlich überlegen, wie lange man vorhat, gesund zu leben, bevor man zu viel Chemie schluckt.

Der moderne Konsum sorgt inzwischen im Kunststoffzeitalter mit Produkten aller Art für neuartige Krankheiten. Der Mensch lebt zwar länger, die Krankheiten sind nur anders und die Lebensqualität, oft aufgrund unerklärlicher Schmerzen, ist kaum noch genießbar. Ein Zurück zur Natur ist im Allgemeinen der dankbarere, aber nicht der bequemere Weg.

Der Beweis, dass Krebs tatsächlich mit Wasserresonanzen aus dem Boden, sprich Wasseradern und deren Schwingungen, zu tun hat, scheint eindeutig erbracht zu sein. Die Versuche und Beweise, wie die von Cody zum Beispiel, bestätigen dieses immer wieder.

In diesem Zusammenhang erinnere ich an die Broschüre von Dr. med. Peter Rothdach: »Alte und neue Krebstheorien im Lichte der Geobiologie«.

Auf dem Krebs-Kongress am 5.11.1983 in Baden-Baden referierte Dr. med. Dieter Aschoff aus Wuppertal über »Geopathogene Zonen, elektromagnetische Regulation und Onkogenese«. Unzählige Messungen von Physikern, die auf die Hauptursache der Krebserkrankungen durch Strahlungen aus der Erde im Schlafbereich zurückführen, wurden zitiert. Diese wissenschaftlich belegten Untersuchungen interessieren unsere geldbringenden Systeme nicht. Diese Ursachen sind genau so unsichtbar wie die Luft, die wir atmen. Daher glauben die wenigsten daran.

Viele Heilpraktiker der alten Garde wussten um die Krebsursache und ließen das Bett eines Krebskranken aus dem Bereich der unterirdischen Wasserzonen schieben. Dazu ließen sie die Wasserader, welche Verursacher der Krankheit war, anbohren, damit der Erkrankte von dem Wasser trinken konnte. Das Ziel dabei ist, die Information der Krankheit durch dieselbe Information zu neutralisieren.

154

Diese Methode ist nur noch selten möglich, aber einem guten Heilpraktiker oder Homöopathen kann es leicht gelingen, die Krankheitsschwingungen und ihre Intensität zu erkennen und somit das Präparat dazu herstellen. Dazu empfehle ich das Buch von Walter Rauscher aus Karlsruhe »Erfolgreiche Krebstherapie«.

Die Homöopathie erzeugt ein Präparat zu der Krankheit, die Allopathie erzeugt ein Präparat gegen die Krankheit.

Schwingungen, Krankheit und Gesundheit sind untrennbar.

Wird man zum Beispiel rheumakrank, nachdem man ein neues Haus bezogen hat, und erinnert man sich, dass an der Stelle, an der sich jetzt das Schlafzimmer befindet, vor dem Baubeginn sehr viele Brennnesseln zu sehen waren, dann sollte man zuerst das Bett verstellen. Als weitere Maßnahme empfiehlt es sich, Brennnesseltee zu trinken oder Brennnessel als Salat oder Gemüse zu essen. Wird das Rheuma auf diese Art gelindert und verschwindet es sogar, dann weiß man um seinen Ursprung.

Daraus wird leicht verständlich, wie wichtig es sein kann, einen Gemüse- und Obstgarten direkt am Haus zu haben. Die Bodengegebenheiten, die meinen Körper prägen, prägen auch mein Gemüse und Obst mit den gleichen Informationen oder Schwingungen. Somit werden viele der Informationen, die meinen Körper angreifen, über die Nahrung neutralisiert. Das Anfassen und die Bearbeitung der Erde im Garten am Haus bedeutet zudem eine Erdung des Körpers. Diese Erdung geschieht in der Umgebung, in welcher der Mensch ständig und in einem gleichen Schwingungsbereich lebt und ihn zwangsläufig annimmt.

Denken wir dabei nur an ein schmerzloses Entladen elektrostatischer Spannung im Körper, sobald wir die Erde barfuß oder mit Ledersohlen betreten. Wenn wir aber Schuhe mit Gummisohlen tragen, erleiden wir einen unangenehmen Stromschlag.

Trinkt man zum Barfußlaufen oder Laufen mit Ledersohlen das Wasser aus dem Boden, auf dem das Haus steht, und wäscht man sich damit, was leider heutzutage wegen unterirdischer Umweltverseuchung durch Gülle und Co. fast nirgendwo mehr möglich ist, dann praktiziert man unbewusst, was Schwingungen anbelangt, ein ganzes Stück Homöopathie.

Wo Chemie nicht wirkt, bringen Schwingungen oft gute Ergebnisse. Heilpraktiker und Homöopathen beweisen es immer wieder.

Chemie muss außerdem verarbeitet werden und der Darm tut sich damit sehr schwer. Die Mykosen, als Resultat von eingenommenen Chemikalien, beweisen es. Noch problematischer kann es bei falsch gewählten Medikamenten werden.

Je nach Bedarf muss also sorgfältig über die Art der Therapie entschieden werden.

Schön ist es, einen Therapeuten zu finden, der sich sowohl in der Allopathie als auch in der Homöopathie gut auskennt, damit eine sture Einseitigkeit der Behandlungen sicher ausgeschaltet wird.

Homöopathische Präparate werden durch geringfügige Alkoholmengen konserviert. Allein deshalb darf es für Autofahrer nie zu einer Null-Promille-Grenze kommen. Eine geringe Spanne für die Einnahme von homöopathischen Präparaten muss unbedingt vorgesehen werden.

Heilpraktiker selbst stellen bei den Tagungen der homöopathischen Pharmaindustrie immer wieder die Frage, ob der Alkoholgehalt für Kinder schädlich sei. Die Antwort, die ich bis jetzt von der Pharmaindustrie zu hören bekam, war, dass Fruchtsäfte oftmals durch ihre Gärung sehr viel mehr Alkohol beinhalten als homöopathische Präparate.

Anders verhält es sich bei den homöopathischen Globuli/Streukügelchen.

KAPITEL 7

MASSAGEN – EINE TOLLE ENTSPANNUNG
ANGENEHME SELBSTHILFE ZU ZWEIT

Die Breuß'sche Massage ist eine Wohltat für die Wirbelsäule.

Breuß erfand eine Massagemethode, um die Bandscheiben wieder anzufeuchten.

Nach seiner Methode können die Bandscheiben wieder zu ihrer vollen Größe finden und somit eine erneute Spannung der gesamten Wirbelsäule ermöglichen.

Das Johanniskrautöl ist sehr dünnflüssig und scheint somit durch die Hautporen bis zu den Bandscheiben zu gelangen. Die Bandscheiben nehmen dann das Öl so an, dass sie wieder aufquellen.

Man sollte allerdings vermeiden, sich am Tage vor der Massage zu duschen, damit das in die Hautporen eingedrungene Wasser nicht abweisend auf das Johanniskrautöl wirkt.

Meine Frau und ich haben uns mehrmals dieser Massagemethode mit Erfolg bedient. Wir wandten sie immer wieder an, spätestens dann, wenn die Wirbelsäule wieder Probleme machte.

Mit der Breuß'schen Massage habe ich meine Tante von ihren langjährigen Wirbelsäulenschmerzen befreit. Ein einziges Mal habe ich sie damals nach Breuß massiert. Sie hatte nie wieder Schmerzen und kann so bis heute ihrem liebsten Hobby nachgehen – mit 85 Jahren tanzt sie nach wie vor mehrere Stunden hintereinander.

Die Methode von Breuß ist in seiner Broschüre »Krebs und Leukämie« kurz angedeutet.

Das Rezept zur Selbstherstellung von Johanniskrautöl: Das Johanniskraut wird in der Zeit von Juli bis August gesammelt. Die Pflanze blüht gelb und ist fast kniehoch. Die Blüte hat fünf Blätter. Beim Zerdrücken färben sich die Finger blutrot. Das berühmte Heilmittel kann sowohl als Tee als auch im Öl verwendet werden.

Um Öl herstellen zu können, wird eine helle Glasflasche zu drei Viertel mit den frisch gepflückten Blüten gefüllt. Dann füllt man kalt gepresstes Olivenöl auf, bis die Blüten vollständig bedeckt sind. Die Flasche wird an einen sonnigen Fensterplatz im Zimmer gestellt. Sobald die Färbung rot-bräunlich wird, ist das Heilmittel ausgereift.

So haben wir die Breuß'sche Massagemethode angewandt:
Das Massagemittel ist das Johanniskrautöl.

Die Massage ist sehr einfach und kann von Laien durchgeführt werden.

In einem angenehm warmen Raum legt sich die zu massierende Person in der Bauchlage auf eine harte Unterlage.

Die Unebenheiten des Körpers werden durch Kissen oder gerollte Tücher ausgeglichen, und zwar so, dass alle Körperteile auf Stoff fest aufliegen und nicht »durchhängen« können, weil die Massage mit ziemlich starkem Druck auf den Rücken erfolgt.

Da der Kopf während der Behandlung zum Boden gerichtet bleibt, müssen die Stirn und der Hals auch so gestützt werden, dass durch Druck von oben kein Durchhängen möglich ist. Die Nase muss dabei genug Platz haben, um frei atmen zu können. Der Kopf darf nicht gedreht werden. Ideal ist, so zu liegen, dass der Kopf tief im Stirnbereich heruntergeneigt werden kann. Somit ist gewährleistet, dass der Hinterkopf während der Massage nicht so hoch bleibt wie auf einer flachen Liege.

Dabei wird der Halswirbelbereich ziemlich flach und zugänglich für eine optimale Massage der gesamten Wirbelsäule. Der Kopf muss, wie schon angegeben, fest eingekeilt und gerade sein, damit der Halswirbelbereich eine Linie mit der übrigen Wirbelsäule bildet.

Ist die richtige Liegeposition gefunden, steht die zu massierende Person wieder auf, damit nun die Unterlage mit waschbaren Tüchern abgedeckt werden kann. Das Johannisöl ist sehr dünnflüssig und läuft schon mal schnell an den Seiten herunter und würde sonst die Wäsche schnell verschmutzen. Dazu sollte man noch eine Rolle Papier (Küchenrolle) und eine Uhr mit Sekundenzeiger gut sichtbar in der Nähe des Massageplatzes bereitstellen.

Die zu massierende Person legt sich völlig ausgekleidet in Bauchlage mit gespreizten Beinen auf ihren vorbereiteten Liegeplatz.

Der »Masseur« legt seine rechte Hand so auf das Kreuzbein, dass der Mittelfinger dabei genau auf der Wirbelsäule aufliegt und zum Kopf zeigt. Die Handwurzelmitte derselben Hand liegt ebenso auf der Wirbelsäule, und zwar über dem Anfang der Analfalte am Steißbeinende.

Die linke Hand wird quer auf die rechte wie gekreuzt aufgelegt, um einen späteren notwendigen Druck genauer fühlen und dosieren zu können.

Danach werden beide Hände mit leichtem Druck bis zum Halsbereich hochgefahren. Dabei gleitet die Handwurzelmitte wie auf Gleisen über die Wirbelsäule. Jetzt beginnt man mit ziemlich starkem und gleichmäßigem Druck, vom Kopf an bis zu der Analfalte langsam zurückzufahren. Dabei rutscht die Handfläche in die Analfalte des Kranken so, dass die Handfläche auf das Steißbein in Richtung Bauchnabel und nach unten ziehend drückt. Dieser Druckvorgang soll laut Breuß nur 6 Sekunden dauern. Während dieses Druckvorganges kann die Hand leicht gewippt werden. Die massierte Person soll dabei den Druck spüren, darf aber keine Schmerzen empfinden. Entsprechend muss der Druck dosiert werden.

Jetzt wird die Wirbelsäule mit Johanniskrautöl vom Hals bis zum Gesäß in einer Breite von ungefähr 15 bis 20 Zentimeter gut eingeölt. Die Gesäßbacken werden in der Rückenverlängerung auch großzügig eingeölt.

Man lässt das Öl mindestens fünf Minuten einziehen. Dann beginnt man wieder am Halswirbel, mit einem gleichmäßigen und festen Druck die gesamte Wirbelsäule mit überkreuzten Händen, wie in der ersten Übung, langsam, sehr konzentriert und mit einem Zug bis zum Steißbein hinunter zu fahren.

Auf das Steißbein übt man in der 45°-Stellung den Sechs-Sekunden-Druck wie beim ersten Mal aus.

Durch das Öl gleitet die Handwurzel der unteren Hand wie eine Schiene über die Wirbelsäule. Durch den Druck auf die Handwurzel spürt man beim Herunterfahren an der Wirbelsäule sämtliche Entgleisungen bzw. Verrenkungen, die auch Nerven einklemmen. Diese eingeklemmten Nerven verursachen Schmerzen in den betreffenden Körperteilen und strahlen bis in verschiedene Organe aus.

Während dieser sorgfältig und bewusst ausgeführten Massage, besonders aber bei einer vollkommenen Entspannung der massierten Person, spürt man deutlich, dass sich einige Wirbel unter der Führung der Handwurzel wieder einrenken.

Zumindest fällt beim nächsten Massagevorgang auf, dass die Wirbelsäule sich entkrampft. Die massierte Person sollte mit weit gespreizten Beinen liegen, damit das Steißbein wirksam eingedrückt werden kann. Nur so kann sich die Wirbelsäule entspannen, um bei jedem weiteren Massagedurchgang eine Verschiebung der Wirbelkörper in ihre richtige Lage zu ermöglichen.

Der ausgeübte Druck muss stark und gleichmäßig sein. Er darf jedoch auf keinen Fall Schmerzen verursachen. Entsprechend muss man den Druck dosieren. Besonders schmerzempfindliche Personen sollten dabei bedenken, dass die Massage nur unter Druck wirken kann. Sie sollten daher versuchen, einiges mehr wie gewohnt bis hin zur Schmerzgrenze zu ertragen.

Das Ergebnis einer solchen gut ausgeführten Massage wird belohnt: Die Wirbelsäule ist kräftiger, einige Beschwerden sind verschwunden, mit etwas Glück gibt es keine Beschwerden mehr.

Diesen Massagevorgang sollte man bis zu fünf Mal wiederholen. Man beginnt am höchsten Halswirbel, fährt dann langsam bis zum Steißbein hinunter und übt dort einen Druck in Richtung Bauchnabel (ca. 45 Grad) von 6 Sekunden Druck aus.

Dann wird bis zum nächsten Durchgang möglichst eine Pause von ca. 15 Minuten eingelegt. Während dieser Pause massiert man das Öl in sehr leichten kreisenden Bewegungen auf dem Rücken und dem Gesäß ein. Eventuell muss Öl nachgegeben werden, weil es sehr schnell eindringen kann. Die gesamte Wirbelsäule und die oberen Gesäßbacken sind als ein Kraftspeicher der Wirbelsäulenmuskulatur anzusehen.

Die gesamte Massage darf nicht unter Zeitdruck geschehen. Zwei Stunden sollten in absoluter Ruhe dafür vorgesehen werden.

Um einen gleichmäßigen Druck zu erreichen, muss sich der Masseur stark konzentrieren sowie den ausdrücklichen Wunsch haben, der Person helfen zu wollen.

Durch diese Einstellung gewinnt die Massage eine besondere Qualität. Sie ist oft der Schlüssel für ein gutes Gelingen.

Hier spielt also nicht nur die gut dosierte Muskelkraft eine große Rolle, sondern auch die geistige Einstellungskraft.

160

Das Schöpferische, die Geisteskraft im guten Sinn, das Göttliche im Menschen also, kommt in solchen Fällen besonders zur Wirkung.

Nach der Massage ist damit zu rechnen, dass beide Personen völlig erschöpft sind. Um ein völliges Entspannen zu erreichen, ist während der Massagezeit ein überdurchschnittlich erwärmter Raum erforderlich.

Nach der Behandlung sollte die Person noch etwas liegen und sich leicht nachmassieren lassen, damit das Öl besser einziehen kann.

Nach meiner Erfahrung kann die Wirbelsäule bis zu einem halben Trinkglas Johanniskrautöl aufnehmen.

Die Massage kann bei Bedarf im Abstand mehrerer Tage wiederholt werden.

EINE TOLLE ENTSPANNUNG

Um auch eine verspannte Wirbelsäule angenehm zu massieren und dabei entspannen zu können, ist auch folgende Art von Massage zu empfehlen: Die zu massierende Person legt sich mit dem Rücken auf eine Decke. Der Massagetisch sollte eine normale Tischhöhe haben. Die Person liegt völlig gerade, entspannt und schwer auf dem Rücken und darf ihrem Behandler auf gar keinen Fall entgegenkommen oder helfen wollen.

Die Person muss schwer und entspannt bleiben. Der Behandler steht seitlich des Tisches. Er schiebt seine Hände nebeneinander mit nach oben geöffneten Handflächen (der »Patient« hilft nicht) bis zum Lendenwirbelbereich vor. Er drückt seine Fingerkuppen direkt an der Wirbelsäule sanft in den Rücken und zieht dann so seine Hände ganz langsam zu der Körperseite zurück.

Alles muss leise, entspannt, mit Geduld und sehr sanft geschehen. Dazu gehört das Bewusstsein, mit Liebe helfen zu wollen.

Wenn die Hände sich unter dem absichtlich schwer gemachten Körper den Weg frei gemacht haben, um die Massage bis zu der Körperseite anzugehen, dann verlassen sie diese wie eine Streicheleinheit.

Dann kann man in einer selbst gewählten Rhythmik beide Hände hintereinander wechselweise langsam einschieben und ebenso langsam zurückziehen, wobei die Fingerkuppen immer noch in das Fleisch des Rückens drücken.

Man wiederholt diese Massagebewegungen einige Male an derselben Stelle und rutscht progressiv weiter höher im Rücken bis hin zum Schulterbereich.

Das Herausziehen der Hände geschieht immer mit viel Gefühl, wobei im Schulterbereich die Arme als Verlängerung und Auslauf der Körperseite angesehen werden.

So werden die Arme beim Verlassen des Oberkörpers in beide Hände genommen und bis in die Fingerspitzen gestreichelt, sanft gezogen und entlang der Körperseite gelegt.

Man sollte jeweils ungefähr fünfmal jede »Streicheleinheit« langsam wiederholen.

Wenn die eine Seite fertig massiert ist, hat die behandelte Person das seltsame Gefühl, an dieser entspannten Seite um mindestens das Zweifache länger geworden zu sein. Die andere Seite muss selbstverständlich ebenso behandelt werden.

Diese Massageart wäre übrigens wegen der Entspannung eine gute Vorbereitung für die Breuß'sche Massage, ebenso wie das Strecken auf einer Hängeliege.

Dazu möchte ich auf die Wichtigkeit des Berührens als Austausch von energetischen Kräften aufmerksam machen und folgendes Buch empfehlen: »Gesund durch Berühren, Touch for Health«. Der Verfasser John F. Thie beschreibt eine neue ganzheitliche Methode zur Aktivierung der natürlichen Lebensenergien und des körperlichen und seelischen Gleichgewichts. Meridiane, Muskeltests, Akupressurpunkte und viele interessante Möglichkeiten zur Selbsthilfe werden durch Bilder dokumentiert.

Ein altes Bauernrezept zur Linderung von Bandscheibenbeschwerden wurde mir von einer älteren Frau mitgeteilt: Man verrühre das Eigelb von einem biologischen weißen Ei gut mit 50 Gramm gereinigtem Terpentin aus der Apotheke. Dann massiere man es sorgfältig auf die schmerzhaften Stellen.

OPERATIONEN VON WIRBELSÄULE
UND HÜFTGELENKEN?

Als ich damals in meiner Ratlosigkeit noch keine Ahnung von alternativen Behandlungsmethoden hatte, stellte ich mich insgeheim schon auf eine mögliche Bandscheibenoperation ein. Ich ließ mir von den Erfahrungen vieler wirbelsäulenoperierter Leute berichten.

Einige waren zufrieden, aber viele hatten mehr Probleme als vorher.

Aus den verschiedenen Berichten habe ich damals gelernt, mich niemals von einem Orthopäden operieren zu lassen.

Für eine Wirbelsäulenoperation ist grundsätzlich ein guter Neurochirurg zu empfehlen, gleich wie groß die Entfernung zu seinem Krankenhaus ist. So ist weitgehend gesichert, dass keine der wichtigen Nervenbahnen unwiderruflich beschädigt werden.

Für Operationen von Gelenken, wie zum Beispiel von Hüften oder Knie, sind wiederum Rheumakliniken von gutem Ruf bestens geeignet. Gelenkprobleme sind die Probleme, mit denen Rheumaspezialisten täglich zu tun haben. Neue Gelenke sollten grundsätzlich zementfrei sein. Es ist erforderlich, sich für einige Monate nach der Operation zu schonen und behutsam zu bewegen, damit das neue Gelenk mit dem Knochen auf eine natürliche Weise zusammenwachsen kann. Die Vorteile sind dabei, dass das Gelenk im Regelfall nie mehr erneuert werden muss. Es hält ein Leben lang, weil es keinen aggressiven Zement gibt, der eines Tages den Knochen angreift und ruiniert. Ein künstliches Gelenk im Zement muss im Regelfall wieder erneuert werden, oft schon nach zehn Jahren. Die Zemente bestehen auch aus Kunststoffen. Kunststoffe beinhalten Dioxin. Dioxin ist ein Umweltgift. Ein Umweltgift hat im Blut nichts zu suchen. Die langfristigen Auswirkungen sind nie absehbar.

Eine derartige Operation kann einen erheblichen Blutverlust verursachen. Davor sollte man, wie vor jeder Operation, mit dem Chirurg die Vorsorge von eigenen Blutkonserven vereinbaren. Das eigene Blut ist sicher keimfrei und verspricht eine schnellere Heilung.

In Krankenhäusern gibt es viele kranke Menschen und Keime. Die Chancen, in einem Krankenhaus an fremden Keimen zu sterben, sind somit um das Zehnfache höher als durch einen Verkehrsunfall.

163

Die Erfahrungen mit Wirbelsäulen- und Gelenkoperationen haben sich im Laufe der letzten dreißig Jahren deutlich verbessert. Die Ergebnisse von Operationen durch Orthopäden sind nach wie vor nicht sehr ermutigend, sondern sogar beängstigend. Zumindest gilt es für viele der Fälle, die ich bis heute erfahren durfte.

Mit meinen heutigen Erfahrungen und meinem Wissen gehe ich davon aus, dass die meisten Operationen von Wirbelsäulen und Hüftgelenken völlig überflüssig sind.

Wenn Orthopäden lernen würden, die Wirbelsäule richtig zu fühlen und zu behandeln, wären die meisten Operationen völlig überflüssig. Immer wieder lerne ich Menschen kennen, die aufgrund starker Schmerzen eine neue Hüfte, teilweise auch beide Hüften neu bekommen und anschließend mehr Schmerzen als vorher haben.

Ein guter Osteopath kennt sich besser mit den Gelenk- und Wirbelsäulenfunktionen aus. Es wäre ratsam, vor einer Operation einen Osteopathen zu konsultieren. Seine Behandlung kann sogar eine Operation überflüssig machen. Osteopathen und Chiropraktiker oder Chirotherapeuten arbeiten weitgehend nach unterschiedlichen Methoden.

Wenn die Wirbelsäule im Lendenbereich abgetastet wird, lassen sich die Blockierungen, die Verursacher einer Entzündung der Nervenbahnen innerhalb der Hüftgelenke sind, leicht erkennen. Nach der Hüftoperation ist eine Behandlung über die Beine nicht mehr möglich, um die eigentliche Ursache zu beseitigen.

Der Patient legt sich dafür mit dem Oberkörper in der Bauchlage auf den Behandlungstisch. Von der Kante des Tisches an fallen seine Beine herunter, wodurch ein 90°-Winkel im Hüftbereich entsteht.

Mit der Zweifingermethode fährt man dann mit Druck, wie für die schon beschriebene Breuß'sche Massage, die Wirbelsäule vom Nierenbereich bis zu der Analfalte herunter. Die Entgleisung im Lendenwirbel wird damit eindeutig spürbar. Diese Stelle muss nur noch mit beiden Handgelenksknöcheln reingedrückt werden. Dafür benutzt man den rechten Knöchel des rechten Handgelenks und den linken Knöchel des linken Handgelenks. Dieser Knochen verbindet Handgelenk und Ellenbogen. Er bildet am Handgelenk, bei gehobener Hand, eine sehr kleine Fläche, wodurch es möglich ist, ihn sehr punktgenau an den jeweiligen blockierten Wirbel einzusetzen. Dieser Knochen ist starr und federt nicht. Der gewollte Druck an der richtigen Stelle kommt somit in seiner vollen Leistung an.

Beim Fühlen im Lendenwirbelbereich steht ein Wirbel eindeutig links und der nächste darunter rechts oder umgekehrt. Beide Wirbel müssen jetzt mit einem starken Ruck zueinander gezogen werden. Zeigt beispielsweise der obere Wirbel nach rechts, dann legt man den rechten Handknöchel direkt an seiner linken Seite an. Zeigt der untere Wirbel infolgedessen nach links, setzt man wiederum den linken Handknöchel an die rechte Seite des Wirbels.

Beide Handrücken und Finger zeigen dabei nach oben, sodass sie den Körper des Patienten nicht berühren. Dabei steht der Behandler, bzw. Therapeut, direkt hinter der Person und drückt mit einem Oberbein ihr Gesäß so am Tisch fest, dass sie eingekeilt ist und sich nicht mehr bewegen kann. So sind die beiden Arme des Behandlers über der blockierten Stelle überkreuzt, die durch den Druck der Handgelenksknöchel an den jeweiligen Seiten der zwei Wirbel diese zueinander ziehen soll.

Der Patient wird dafür aufgefordert, tief einzuatmen. Während seiner Einatmung beginnt der Behandler, seine Handknöchel sehr präzis an den Stellen leicht zu drücken. Er bereitet sich konzentriert und sehr bewusst auf seinen starken und ruckartigen Druck vor.

Beim Ausatmen des Patienten drückt der Behandler sehr kräftig und ruckartig mit seinen überkreuzten Armen so, als ob die linke Hand weiter nach rechts und die rechte weiter nach links geführt werden soll. Durch den entstehenden Schereneffekt werden die beiden Wirbel so zueinander gezogen.

Man überzeugt sich anschließend mit der Zweifingertechnik, ob die Entgleisung der beiden Wirbel noch vorhanden ist, und wiederholt notfalls die Deblockierung, bis die »Entgleisung« nicht mehr spürbar ist.

Es ist durchaus möglich, dass der Patient trotz der künstlichen Hüfte zum ersten Mal von seinen unerträglichen Schmerzen befreit wird.
Es ist durchaus möglich, dass die Bänder, die über Jahre gedehnt waren, jetzt versuchen, die Wirbel bei einer falschen Bewegung wieder schnell in die alte und schmerzhafte Position zurückzuziehen. So versucht man es noch mal, bis er hält. Eine sogenannte Hypermobilität hat sich vielleicht mit der Zeit eingestellt. Der Arzt kann mit Hilfe einer sogenannten Sklerosierung etwas Stabilität einbringen.

Wer den beschriebenen Griff überlegt und bewusst praktiziert, kann theoretisch keinen Fehler machen. Notfalls spricht man einen Orthopäden oder Osteopathen auf diese Methode an. Mit derselben Methode ist es auch möglich, bis unterhalb der Schulter die meisten Blockierungen zu beseitigen.

Als ich mich 1968 in einem Sanatorium befand, hatte ich Zeit genug zu beobachten, was allein eine falsch gesetzte Spritze anstellen kann.

Ein junger Mann, mit dem ich dort circa sechs Monate verbrachte, war querschnittsgelähmt und deshalb hilflos an einen Rollstuhl gefesselt, nur weil ihm eine Spritze einen wichtigen Nerv verletzt hatte. Diese Erinnerung mahnt mich noch heute zu Wachsamkeit und Kritik. Ein junger Kunde wurde kürzlich wegen eines plötzlichen Bandscheibenvorfalles in eine Spezialklinik im Ruhrgebiet eingeliefert. Vom Gürtelbereich bis zu den Füßen hat er seitdem keine Gefühle mehr.

Mir kamen immer wieder bedauerliche Fälle von Kunstfehlern infolge von verschiedenen Operationen zu Ohren und ich hatte mir fest vorgenommen, sehr aufmerksam auf solche Informationen zu achten für den Fall, dass eines Tages eine Operation aus irgendeinem Grund notwendig sein sollte.

In letzter Instanz und für eine genaue Analyse der Wirbelsäule durch einen kompetenten Spezialisten wird man sich trotz der Strahlen besser einer Magnet-Resonanz-Untersuchung unterziehen.

Mit den präzisen Schnittbildern wird eine bessere Diagnostik ermöglicht.

Neuartige Verfahren wie Laser-Chirurgie und Operation ohne Messer können auch erfolgreich sein und zur Schmerzlosigkeit·führen. Laserstrahlen sollten nicht generell abgelehnt und dem Messer vorgezogen werden. Die genaue Strahlendosierung ist dabei wichtig.
Da die Erfahrungen oft noch immer nicht ausgereift sind, ist es ratsam, sich vor einem Eingriff genau über mögliche Nebenwirkungen zu erkundigen.

Die damaligen Hinweise mit möglichem Elektrosmog und Erdstrahlen im Schlafzimmer als Krankheitsursache hatte ich zum Glück sofort aufgegriffen. Sie waren der Grund all meiner Probleme. Alle meine Knochen sind über 35 Jahre später so gut in Schuss, dass sie keine Bergwanderungen mehr scheuen. Und krank bin ich auch nie wieder gewesen. Da muss doch was dran sein, oder?

166

FRAUEN UND WIRBELSÄULE

Bei Frauen mit unerklärlichen Beschwerden in der Wirbelsäule muss man die Möglichkeit von Endometriosen, das sind Verwachsungen im Unterleib, in Betracht ziehen.

Diese lassen sich durch eine Bauchspiegelung feststellen und problemlos koagulieren bzw. operieren. Sie entstehen oft an der Gebärmutter und können in der Wirbelsäule sehr stark ziehende und unerträgliche Schmerzen verursachen.

Diese Verwachsungen können auch zur Kinderlosigkeit führen, wenn die Eileiter und Eierstöcke völlig zugedrückt werden.

Auch sollte man bei Wirbelsäulenbeschwerden grundsätzlich den Zustand der Zähne von einem biologischen Zahnarzt überprüfen lassen, damit sie notwendigerweise in Ordnung gebracht werden können.

Ein angegriffener Zahnnerv kann mitunter auch Schmerzen in der Wirbelsäule hervorrufen. Die Zähne sollten bei chronischen Beschwerden immer genau untersucht werden.

KAPITEL 8

WOHLTAT, NICHT NUR FÜR DIE ZÄHNE!
KNOBLAUCH, FEINSCHMECKER UND ZÄHNE

Nachdem ich 1971 nach Deutschland gezogen war, fiel mir sehr schnell auf, dass ein Termin beim Zahnarzt der Hauptgrund für eine mehrstündige Abwesenheit meiner Kollegen vom Arbeitsplatz war.

Unbewusst nahm ich wahr, dass eindeutig ein Unterschied zwischen Deutschland und Frankreich bestand. Die Zahl der Zahnärzte war in Deutschland schon zu der Zeit sehr hoch.

Meine Frau hatte während ihrer Kindheit in Deutschland und bis zu ihrer Übersiedlung nach Frankreich öfters mit Zahnbehandlungen zu tun gehabt. Als wir in Frankreich einige Verwandte besuchten, die sich Kochkunst und Gastronomie zu eigen gemacht hatten, fing meine Frau an, sich sehr für die französische Küche zu interessieren und begann, sich mit Kräutern und Gewürzen zu befassen.

Sie entwickelte ein Kochtalent mit viel Gefühl für das Mischen und Verwenden der verschiedenen Aromastoffe.

Das oberste Gebot war die gut dosierte Verwendung von Knoblauch. Eine gute Küche, ob in Deutschland oder irgendwo anders, bezieht immer Knoblauch mit ein.

Hat das Essen gut geschmeckt, freuen sich alle am Tisch. Keiner bemerkt den Knoblauchgeruch des anderen, weil jeder selber mitgegessen hat.

Am nächsten Tag wird er möglicherweise zu seinem Erstaunen von einem stinkenden Kettenraucher wegen des Knoblauchgeruchs angesprochen.

Zugegeben, der Knoblauchgeruch ist unangenehm für diejenigen, die nicht mitgegessen haben und ihn nun riechen müssen. Es hängt immer von der eingenommenen Menge ab. Es ist besser, wenig und regelmäßig Knoblauch zu essen als gar keinen.

Das interessante Magazin »Besseres Leben« von August 1992 berichtet auch über Knoblauch in dem Artikel: »Knoblauch in Muttermilch«.

168

US-Geschmacksforscher haben Muttermilch getestet und laut Medical Tribune entdeckt: Ausgerechnet auf Knoblauch scheinen Säuglinge ganz wild zu sein. In einer Untersuchung zeigte sich Folgendes: Säuglinge, deren Mütter vor dem Stillen entweder Knoblauch oder Placebokapseln eingenommen hatten, zeigten sich als ausgesprochene Feinschmecker, denn sie saugten an der Knobimilch länger und eifriger. Allerdings waren acht der untersuchten Mütter während ihrer Schwangerschaft der weißen Knolle nicht abgeneigt, wodurch die Kleinen schon beim Trinken des Fruchtwassers anscheinend auf den Geschmack gekommen waren. Es bleibt die Frage offen, inwieweit die Mutter schon während der Schwangerschaft in ihrem Nachwuchs einen Feinschmecker heranzieht oder ob Säuglinge von alleine ihre Begeisterung für Knoblauch entwickeln.

Aus diesem Bericht entnehme ich, dass es nicht gleich ist, welche Nahrung eine werdende Mutter zu sich nimmt. Es steht also fest, dass Säuglinge sehr wohl in der Lage sind, einen bestimmten Geschmack wiederzuerkennen und möglicherweise sogar ein Suchtverhalten entwickeln. Diese Erkenntnisse sollen eine Mahnung für rauchende und von Alkohol und Rauschgift abhängige Eltern sein.

Die Wichtigkeit von Knoblauch war schon in der Antike erkannt worden. Den Überlieferungen nach war Knoblauch den Ägyptern so wichtig, dass der einzige Streik während des Pyramidenbaus wegen eines Mangels an Knoblauch stattfand.

Die Knoblauchwerbung weist durch Abbildungen von sehr alten und rüstigen Menschen gezielt auf eine mögliche Langlebigkeit hin.

Wir haben also erfahren, dass Knoblauch wirksam gegen Arterienverkalkung ist, und essen somit mengenweise Knoblauchpillen.

Da Knoblauch angeblich stinkt, will man zwar gerne Knoblauch der Gesundheit wegen einnehmen, lehnt aber gleichzeitig den Knoblauchgeruch ab. Die Selbsttäuschung ist perfekt, denn die geringen Mengen Knoblauch in den Knoblauchpillen ermöglichen eine entsprechend geringe Knoblaucheinnahme.

Würde man die gleiche Knoblauchmenge wie die aus einer Knoblauchzehe einnehmen, hätte man auch bei Pillen denselben Geruch.

Nach meinen Erfahrungen sind die Stoffe aus der Natur im rohen und nicht im industriell verarbeiteten Zustand näher an der Natur eines Menschen. Deshalb sollte man versuchen, nur natürliche Stoffe zu verwenden.

In dem Fall Knoblauch versuche man die Mengen so einzuteilen, dass der Geruch gar nicht oder kaum wahrnehmbar ist.

Der grüne Kern einer Knoblauchzehe soll besonders geruchsfördernd sein und kann vor dem Verzehr entfernt werden. Den Knoblauchgeruch kann man z.B. mit Kardamom (Ingwer-Gewürz) und Petersilie mindern. Ein Glas Milch nach dem Essen soll auch den Geruch abschwächen.

Wird der Knoblauch püriert, dann sofort Salz darüberstreuen, um den Geruch weitgehend zu binden.
Knoblauch kann klein geschnitten oder püriert dem Salat oder Gemüse beigemischt werden.

Wer es sich erlauben kann, das heißt, wer »knoblauchlosen« Kundenverkehr hat, sollte täglich eine rohe Knoblauchzehe verspeisen.

Knoblauch ist ein Nahrungsprodukt für Yang-Typen, sollte aber der Reinigungsfähigkeit wegen auch von Yin-Typen eingenommen werden. Yin-Typen sollten allerdings mäßig damit umgehen, weil Knoblauch die Blutgefäße erweitert und den Blutdruck entsprechend »runterziehen« kann.

Den Yin-Typ nennt man auch »Niedrigen-Blutdruck-Typ«.

Knoblauch regt die Gallenabsonderung, die Verdauungsorgane und die Darmflora an und wirkt desinfizierend.

Ein geringer Knoblauchverbrauch ergibt sich im Allgemeinen leider nur aus der Befürchtung heraus, anschließend unangenehm zu riechen.

KNOBLAUCH, ERGEBNISSE UND WISSENSCHAFT

Ein Kunde erzählte mir von seinem Herzfehler und einer entsprechenden Untersuchung in den Universitätskliniken. Als die Fachärztin ihm eine Sonde durch eine Arterie in das linke Bein bis zu Herzwand einschob, war sie völlig überrascht, dass dies für sein Alter so schnell und widerstandslos funktioniert hatte.

Gleichaltrige Menschen, stellte sie fest, seien meistens in den Arterien schon leicht bis stark verkalkt. Darauf erwiderte er, dass er seit seiner Kindheit regelmäßig Knoblauch gegessen habe und hierin eine Erklärung dafür fände.
170

Doch die Antwort der Ärztin war nun folgende: »Das ist wissenschaftlich nicht nachgewiesen.« Genau das ist eben die übliche Meinung eines sogenannten »Natur«-Wissenschaftlers, wenn er von etwas nichts weiß oder nichts versteht.

Eigentlich hätte die Ärztin genauso sagen können: »So etwas habe ich noch nie gehört, ich werde es in Zukunft beobachten.« Ärzte könnten auch einfach mal zugeben, dass beispielsweise Ernährung, Naturheilkunde oder andere Fachgebiete nicht zu ihrem Wissensbereich gehören und dass es andere Menschen gibt, die auch zu sinnvollen Erkenntnissen gekommen sind.

Bis zum fünfzigsten Jahr bekam ich zwei Zahnfüllungen, und zwar vermutlich nur in der Zeit, in der meine Frau noch nicht gelernt hatte, mit Knoblauch umzugehen. Das war also die Zeit, in der sie sich von der deutschen Kochweise auf die französische Küche umstellte und begann, Knoblauch regelmäßig einzubeziehen.

Von dieser Zeit an mussten auch bei meiner Frau keine weiteren Zähne behandelt werden.

Mein Sohn hatte bis zu einem Alter von zwanzig Jahren keinen defekten Zahn. Das Wort Karies war ihm fremd. Ich bin davon überzeugt, dass regelmäßiger Knoblauchverzehr der sichere Grund dafür war.

Knoblauch desinfiziert und reinigt Blut und Arterien.

Menschen mit hohem Blutdruck können durch eine regelmäßige Knoblaucheinnahme ihre Probleme weitgehend in den Griff bekommen. Ihr hoher Blutdruck ergibt sich aus dünnen Arterien und Venensystem. Sie essen gerne Aufläufe und pürierte Speisen, dazu am liebsten Schweinefleisch.

Schweinefleisch und Schweinewurst mit ihren Harn- und Fettsäuren können leicht zu Arterienverkalkungen und Verstopfung der dünnen Arterien führen. Daher neigt der Yang-Typ eher zu Kreislauf- und Herzerkrankungen.

Ein bekannter Yang-Typ hatte schon mehrere Operationen der Herzkranzgefäße in früheren Jahren gehabt. Er entschied sich, jeden Morgen mehrere Knoblauchzehe zu essen. Er verteilte dünne Scheiben von rohem Knoblauch auf seinem Butterbrot zum Frühstück. Er bekam nie wieder Herzprobleme.
Meine jetzige Frau und ich nehmen im Urlaub jeden Morgen eine bis zwei rohe Zehen auf dem Baguette zu uns. Wir sind immer gespannt auf die Kommentare von Ansprechpartnern. Es meldet sich niemand. Wir wollten es schließlich wissen und haben inzwischen häufiger gefragt, ob wir nach Knob-

lauch riechen. Bis auf äußerst seltene feine Nasen, ist es niemandem aufgefallen, dass wir Knoblauch gegessen hatten. Es scheint so, als wenn roher Knoblauch mit Butter zumindest zum Frühstück in den Morgenstunden nicht riechbar ist.

KNOBLAUCH UND ZITRONEN

(aus dem Russischen, von einem Herrn Bitz aufgeschrieben)

Gegen jede Krankheit ist ein Kraut (Knolle) gewachsen.

Sind Adern im Gehirn oder Herzkranzgefäße verengt oder verkalkt, trinke man täglich ein Likörglas voll von dem Auszug aus etwa 30 geschälten Knoblauchzehen und fünf klein geschnittenen, ungeschälten Naturzitronen (unbehandelt). Alles wird fein zerkleinert (im Mixer), mit 1,5 Liter Wasser aufwallen lassen, aber nicht kochen, kalt werden lassen, evtl. abseihen (ca. 30 Min.). Dann in eine Flasche füllen. Kalt aufbewahren (Kühlschrank).

Das tägliche Gläschen trinke man, nach Belieben, vor oder nach der Hauptmahlzeit.

Schon nach drei Wochen täglichen Genusses, so versprechen Anhänger dieser Kur, ist eine jugendliche, wohlige Regeneration des ganzen Körpers zu verspüren.

Verkalkungen und deren Nebenerscheinungen, beispielsweise beim Sehen und Hören, gehen zurück und beginnen ganz zu verschwinden.

Nach einer dreiwöchigen Kur sollte man acht Tage pausieren, um dann die zweite dreiwöchige Kur durchzuführen.

Dann stellt sich ein durchschlagender Erfolg ein.

Diese billige, unschädliche und heilsame Kur sollte man jedes Jahr wiederholen.

Von dem unangenehmen Geruch des Knoblauchs spürt kein Mensch etwas. Die gegenseitigen Wirkungskräfte von Knoblauch und Zitrone kommen voll zur Geltung.

Verkalkte können wieder schlafen und machen keine Nachtwanderung mehr.

Der Kalk hat sich gelöst!!!

Eine Frau konnte die geplante Herzoperation absagen, weil sich Blutfett und Kalk abgelöst hatten.

Auch bei Gebissverfall und Parodontose hat sich das Knoblauchelixier bestens bewährt.

Herr Blitz hat seine persönlichen Erfahrungen mit der Kur gemacht und nennt einen überraschenden Nebeneffekt: »Da ich ein Gartenfreund bin, hatte ich letztes Jahr viel mit Zecken (14) Probleme, in diesem Jahr während Einnahme des Elixiers konnte ich keine Zecke mehr bei mir entdecken!«

So Herr Bitz! Er wünscht den Lesern ein gutes Gelingen.

ÄRZTE UND HEILPRAKTIKER

Leider berichten manche konservative Journalisten, die sicherlich noch nie ernsthaft oder völlig verzweifelt erkrankt waren, in einer einseitigen Weise über Naturtherapeuten. Man hat das Gefühl, sie nähmen deren Arbeit besonders kritisch unter die Lupe, um nur alles Mögliche an ihnen und ihrer Arbeit negativ zu finden.

Und wie bei Rosenthal und seinen Studenten werden die negativsten Ergebnisse gefunden, um die Naturheilkundler entsprechend billig zu kritisieren und abzufertigen.

Zum Vergleich sollten diese Journalisten fairerweise Untersuchungen in den verschiedensten schulmedizinisch geleiteten Kliniken durchführen. Sicherlich käme man in vielen Abteilungen zu interessanten Ergebnissen. Während eines Vortrags für Naturheilkundler wurden Untersuchungsergebnisse von Schulmedizinern in Deutschland erwähnt. Ärzte kämen im Durchschnitt auf die verblüffenden Ergebnisse von 62 % Fehldiagnosen.

Würde man stattdessen kritisch nach den Erfolgen sowohl von Schulmedizinern als von Naturheilkundlern suchen sowie über die handwerkliche Kunst vieler Chirurgen und deren Erkenntnisse berichten, dann würde man sicher konstruktiver im Sinne vieler leidender Menschen arbeiten und dabei auf erstaunliche positive Ergebnisse kommen.

Ich bin der Meinung, dass alle Berufsgruppen, die sich mit der Heilkunde beschäftigen, wichtig sind.

Derjenige, dem es gelingt, Menschen zu helfen und zu heilen, ist immer im Recht, gleich welche Methode er anwendet.

Die Zusammenarbeiten von fähigen Ärzten und Heilpraktikern oder Homöopathen in Gemeinschaftspraxen wäre wünschenswert und würde die Scharlatane schnell ausschalten. Außerdem können die Kenntnisse und Erfahrungen von Schulmedizin und Naturheilkunde meiner Meinung nach kaum mehr von einem Menschen bewältigt werden.

Mediziner stören sich oft daran, so viele Jahre studieren zu müssen, während Heilpraktiker oft nach einem Jahr schon ihren Beruf ausüben können.

Schulmedizin lernt man in einem Studium im Anschluss an die dreizehnjährige Schulzeit.

Der Heilpraktikerberuf wird oft aufgrund eigener Erfahrungen im Umgang mit Krankheiten gewählt oder aus dem inneren Drang heraus, Menschen zu helfen. Man fühlt sich häufig sozusagen dazu berufen.

Es gibt reichlich Heilpraktiker, die einige Semester Schulmedizin studiert haben, sich aber mit den schulmedizinischen Methoden nicht abfinden konnten und deshalb ausgestiegen sind.

Ein Heilpraktiker hat sich oft schon über Jahre intensiv mit Naturheilkunde befasst, bevor er sich zu dem Schritt entschließt, eine Heilpraktikerprüfung abzulegen. Sein autodidaktisch angeeignetes Wissen kann ein ebenso großes Volumen an Kenntnissen aufweisen – jedoch auf einer anderen Basis wie das einstudierte Wissen eines Arztes.

Der Mediziner hat eine andere Wissensgrundlage und wird deshalb von einem gewissenhaften Heilpraktiker, falls notwendig, immer in die Therapie einbezogen.

Sogenannte Ganzheitsmediziner gibt es leider nur selten. Sie betrachten wie Homöopathen Körper, Geist und Seele und können so gezielt Krankheitsursachen behandeln.
Ganzheitsmediziner arbeiten oft auf der Grundlage der Anthroposophie und zusätzlich ihrer eigenen persönlichen Erfahrungen.

174

Schulmediziner arbeiten überwiegend chemisch und operativ.

Heilpraktiker und Homöopathen arbeiten mitunter nach biologischen Prozessen und Schwingungen und somit nach dem elektrischen und elektrolytischen Informationswert der Erkrankung. Sie ermitteln die Eigenschwingung der Krankheit als Bekämpfungsmittel.

Sie erfassen somit biophysikalische Werte. Physisches Leben ist eben nur Elektrizität. Aus der Elektrizität ergeben sich elektrolytische und elektrochemische Prozesse.

Prof. Dr. Hoffmann, Experte für Lebensmittelforschung, definiert es so: »Leben ist mehr als Physik und Chemie. Leben hat mit Elektrizität zu tun.«

Von ihm stammten auch noch folgende Aussagen:
»Die Krankheit von heute ist nur die Überschreitung der Naturgesetze von gestern.«
»Krankheit und Gesundheit werden durch Ordnung und Unordnung im Körper bestimmt.«

Um zu zeigen, was Schwingungen bedeuten, möchte ich zwei kurze Beispiele aus der Heilpraktikerpraxis der schon zitierten Marianne Ruhsam aus Stuttgart anführen:

Eine schwangere Frau stellte sich mit einer entzündeten und blutenden Brustwunde vor. Sie konnte sich keineswegs den Grund ihrer Erkrankung erklären. Die Symptome waren plötzlich über Nacht aufgetreten. Mit Hilfe von Schwingungen aus Nosoden und einer mühsamen Befragung gelang es festzustellen, dass die Frau beim Flechten von Buchsbaumkränzen sich die Finger verletzt hatte. Zudem hatte sie während ihrer Arbeit Schokolade gegessen, was eine Vergiftung auslöste.

Buchsbaum ist hochgiftig und gehört nicht ins Haus. Die Frau wurde von ihren Beschwerden durch entsprechende Präparate befreit. Selbstverständlich unterließ sie auch das Arbeiten mit Buchsbaum.

Nosoden sind aufbereitete Gifte, Sekrete oder Schadstoffe, die dem Ausleiten von Giftstoffen aus dem Organismus dienen. Sie werden von vielen Heilpraktikern durch den Vega-Test ermittelt.

Eine andere Frau hatte bisher unerklärliche Nierenprobleme. Durch eine gefühlvolle Vorgehensweise und wiederum mit Hilfe von Nosoden fand Frau

Ruhsam in der Arbeitskleidung des Mannes die Ursache für die Erkrankung der Frau. Der Mann war Maler von Beruf und seine Arbeitskleidung war von Lösungsmitteln so imprägniert, dass die sensible Frau an den Ausdünstungen erkrankte.

Gifte gehen sozusagen an die Nieren. Die Lösung des Problems bestand darin, dass der Mann den Wohnbereich nicht mehr mit Arbeitskleidung betreten durfte.

Solche Feststellungen wären von schulmedizinisch ausgebildeten Ärzten nur möglich, wenn sie den Heilpraktikerberuf auch erlernt hätten und wenn sie bereit wären, dieselben Messverfahren anzuwenden.

In Schwingungen stecken ungeheure Kräfte.

Kommt eine Brücke in Schwingung durch den Gleichschritt einer Gruppe von Soldaten, so kann sie einstürzen. Nicht das Gewicht der Soldaten ist der Verursacher, sondern die sich hochschaukelnde und nicht mehr aufzuhaltende Schwingungskraft. Solche Fälle sind aus der Geschichte bekannt. Daher ist es bei Militärmärschen nicht erlaubt, im Gleichschritt über eine Brücke zu gehen.

Ähnlich verhält es sich in diesem Fall: Wenn ein stabiles Messer ungünstig zu Boden fällt, zerbricht es selten durch den Aufprall am Boden. Vielmehr zerspringt die Klinge, wenn sie in einen bestimmten Schwingungsbereich gekommen ist.

Denkt man nun an eine Krankheit, deren Schwingungen sich immer höher schaukeln, dann ist es erklärlich, dass diese Schwingungen aufgefangen werden müssen, damit die Gesundheit nicht zerbricht.

In einem solchen Fall bietet ein guter Heilpraktiker oder Homöopath sicherlich Hilfe.

Der Heilpraktiker sieht den Menschen und biologische Prozesse im Körper in einer anderen und natürlicheren Weise als ein Schulmediziner. Er sieht die Erkrankung möglicherweise als das Resultat einer oder mehrerer organischer Schwächen. Das ist auch der Grund dafür, weshalb Heilpraktiker oft andere als die zurzeit erkrankten Organe behandeln. Die Ursache einer Erkrankung liegt oft woanders als dort, wo die Beschwerden auftreten.

Heilpraktiker spezialisieren sich oft auf Therapien, zu denen sie »einen besonderen Draht« haben. Nach ihrer Neigung verwenden sie die verschiedensten Arten der Diagnostik.

Eine sehr bekannte und zuverlässige Methode ist die sogenannte Iris- oder Augendiagnose. Jedes Auge ist eine Art Minibildschirm, auf dem man sämtliche Organe erkennen kann. Man kann dort den Krankheits- und Vergiftungszustand erkennen. Das rechte Auge beinhaltet sämtliche Informationen der rechten Körperseite, das linke Auge beinhaltet sämtliche Informationen über die Organe der linken Körperseite.

Auch das Gesicht und seine Falten, die Form der Hände und der Figur und ebenso die Gangart eines Menschen geben uns genaue Hinweise über seinen Krankheits- oder Gesundheitszustand. Herr Klaus Mika ist ein Fachmann der Irisdiagnose und hat einige Schriften über seine Erkenntnisse aus der Praxis veröffentlicht.

In diesem Zusammenhang möchte ich einige Heilpraktikermethoden nennen:

– *Sauerstoff-Therapie*:
Sie fördert die Durchblutung.

– *Eigenblut-Therapie*:
Sie neutralisiert eigene Krankheitsschwingungen.

– *Blutwäsche*:
Hämatogene Oxidationstherapie (HOT) nach dem Schweizer Wehrli. Sie reichert das Blut mit Energie an und verbessert seine Fließeigenschaften. Das Blut wird unter UV-Bestrahlung mit Sauerstoff aufgeschäumt und wieder in eine Vene injiziert. Diese Therapie wird besonders bei Herz- und Kreislaufleiden angewandt.

– *Color-Therapie*:
Sie setzt gezielt Farbwellen ein. Farben haben eine bedeutende Wirkung auf den Organismus. Jedes Organ reagiert auf eine spezifische Farbe. Grün stärkt die Leber. Rot hilft Dünndarm und Herz. Gelb ist gut für die Milz. Schwarz und Dunkelheit stärken die Nieren. Führt man einen Blinden in ein rotes Zimmer, dann erhöht sich seine Körpertemperatur. Er beginnt bei sinkenden Temperaturen erst ab 11 Grad zu frösteln. Führt man ihn in ein blaues Zimmer, dann sinkt seine Körpertemperatur sehr bald. Dort fröstelt er schon ab 15 Grad.

– Mora-Therapie:
Sie erfasst Schwingungen und sendet Gegenschwingungen.

– Ozon-Therapie:
Die Ozontherapie ist die »kleinere Blutwäsche«. Das Blut wird in diesem Fall mit Ozon angereichert und ins Muskelgewebe wieder eingespritzt. Diese Therapieform hat bei infektiösen, allergischen und furunkulösen Erkrankungen viel Erfolg gezeigt. Bei Leberentzündungen (Hepatitis) können im Allgemeinen die Leberwerte sehr schnell verbessert werden. Die Ozontherapie geriet für eine kurze Zeit in den Ruf, gefährlich zu sein. Die Universität Gießen führte eine Untersuchung durch. Die wenigen Zwischenfälle waren nicht auf das Ozon selbst zurückzuführen, sondern auf Fehler von Therapeuten. Bei 5,5 Millionen Anwendungen wurden drei Todesfälle registriert, wobei die tatsächliche Ursache ungeklärt blieb.

– Neural-Therapie:
Sie ist eine gezielte Behandlung von Störfeldern im Körper.

– Fußreflexzonen-Therapie:
Ist eine gezielte Behandlung der Körperorgane wie durch Akupunktur oder Akupressur. Akupressur wird mit Fingerdruck oder mit Hilfe eines Stabes durchgeführt. Akupunktur wird mit einer entsprechenden Nadel gemacht.

– Akupunktur oder Akupressur:
Sie erfolgt an den entsprechenden Punkten am Körper. Die Akupunktur dient dazu, den Energiekreislauf im Körper wiederherzustellen. Es gibt Körperregionen, die über zu viel oder zu wenig Energie verfügen oder in denen die Energie nicht mehr fließen kann. Dr. Voll definierte es so: »Schmerz ist der Schrei des Gewebes nach fließender Energie.« Narben gelten als Verursacher oder Mitverursacher für einen mangelhaften Energiefluss im Körper. Narben müssen deshalb behandelt werden. Eine gut ausgeführte Akupunktur kann an den folgenden zwei Tagen nach der Behandlung unangenehme Reaktionen auslösen. Es sind oft Schmerzen, die für einige Minuten auftreten und die oft nichts mit den ursprünglichen Beschwerden zu tun haben. Man muss sich diese Reaktionen merken und dem Therapeuten nennen. Sie sind sehr wichtig für die Fortführung der Behandlung. Die Reaktionen sind immer ein gutes Zeichen dafür und zeugen davon, dass die Behandlung wirkt. Die Nadeln werden nicht immer da angesetzt, wo man die Beschwerden hat. Wenn die Kopfschmerzen allerdings von der Wirbelsäule kommen, dann werden sie auch an der Wirbelsäule angesetzt.

Im Jahre 1985 wurde im Pariser Necker-Krankenhaus mit Hilfe von Radiotracern die Existenz der Meridiane und des Energiekreislaufs nachgewiesen. Seit mehreren Tausend Jahren wird ein Drittel der Weltbevölkerung erfolgreich mit Akupunktur behandelt. Die westliche Medizin lehnt diese Behandlungsmethoden zum Nachteil vieler Kranker jedoch weitgehend immer noch ab. Ihr Erfolg ist eben noch »nicht wissenschaftlich nachgewiesen«. Die Beobachtungen der zahlreichen Heilungserfolge müssten eigentlich genügen, eine schnellere Anerkennung dieser Wissenschaft zu ermöglichen. Fortschrittliche Schulmediziner aber haben inzwischen die Vorteile der Akupunktur erkannt und behandeln nach deren Methode, auch wenn es erst nach 5000 Jahren ist.

Eines Tages wird die Akupunktur selbstverständlich sein, ihre Bedeutung auf DIN-A4 dokumentiert und somit wissenschaftlich anerkannt werden. Viele Ärzte werden dann sagen: »Ich habe es schon immer gewusst.« Mittlerweile übernehmen auch bei uns viele Krankenkassen diese Leistung.
Die Patienten haben aus ihrer gesundheitlichen Not heraus als erste die Wirksamkeit der Akupunktur am eigenen Körper erfahren. Ihre Flucht aus den Arztpraxen zu einer populär gewordenen Alternativmedizin zwang offensichtlich einige Schulmediziner zum Nachdenken.

Ebenso alt ist ein Gesetz in China, das vorschreibt, dass jedes Grundstück vor seiner Bebauung auf Erdstrahlen, sprich negative Energien, zu untersuchen ist.

In Deutschland toben sich unerfahrene Scharlatane als Rutengänger aus. Rutengänger in Deutschland sind selten geschult und kaum oder nie in der Lage, eine Wohnung zum Zweck der Gesundheit zu untersuchen. Sie verkaufen teure »Entstörgeräte«, die mehr Unheil bringen, als es vorher der Fall war. Wäre die Tätigkeit eines Rutengängers gesetzlich anerkannt, müssten sie auch eine Prüfung durch erfahrene Fachleute ablegen. Mit Diplom und Zulassung würden sie sich verpflichten, nur zu beraten und nicht zu verkaufen. So hätten Geschädigte die Möglichkeit, nach gesicherten Beweisen die krank machenden Scharlatane vor Gericht zu bringen.

Das medizinische System in China verpflichtete früher den Mediziner, gewissenhaft zu arbeiten und zu heilen. Der Arzt bekam ein Kontingent an Patienten, die er gesund halten sollte. Waren seine Patienten überdurchschnittlich krank, dann riskierten sie, auf dem Dorfplatz von ihren Patienten öffentlich geschlagen zu werden. Der Unterschied zu unserem System ist, dass unsere Ärzte umso mehr Geld erhalten, je kranker sie die Patienten halten.

Nehmen wir also an, dass vergleichbar zur Akupunktur die Schulmedizin zum Beispiel noch 1000 Jahre bräuchte, um die Verbindung von Krankheiten (insbesondere Krebs) mit Erdstrahlen anzuerkennen, dann wäre es doch ratsam, sich selbst um das eigene Schicksal zu kümmern, und zwar ohne sich durch den Arzt beeinflussen zu lassen, der diese Wissenschaft ablehnt.

– Auriculo-Therapie:
Das ist eine Ohr-Akupunktur nach Nogier. Die Akupunktur wurde im 17. Jahrhundert von China nach Europa gebracht. Dr. Nogier aus Lyon in Frankreich sah in der Ohrmuschel ein Abbild eines Fetusses mit dem Kopf nach unten. Er behandelte das Ohr mit Akupunktur an den entsprechenden Organstellen des Fetusses und hatte damit Erfolg bei der Behandlung von Organkrankheiten seiner Patienten.

– Frischzellen-Therapie:
Frische und gesunde Tierzellen werden auf den Kranken übertragen.

– Ayurvedische Medizin:
Geist, Körper und Seele werden ausgeglichen.

– Yoga:
Hier geht es um Körperbeherrschung, Meditation und Entspannung.

– Bach-Blüten-Therapie:
Heilung durch Energie aus den Seelen der Pflanzen (nach Edward Bach).

– Anthroposophische Medizin:
Sie gründet sich auf die Ideen von Rudolf Steiner. Ein bekanntes anthroposophisches Krankenhaus in Deutschland befindet sich in Herdeck/Ruhr.

– Homöopathie und klassische Homöopathie:
Siehe Kapitel *Homöopathie.*

– Biochemie nach Schüßler:
Siehe Kapitel *Biochemie*

– Aroma-Therapie:
Heilung durch Pflanzenenergie, die in Essenzen enthalten ist.

– Kolon-Hydro-Therapie:
Diese Therapieform dient zu einer sanften und gründlichen Darmsanierung. Diese Behandlungsform sollte gerade in unserer Zeit, in der wir immer schlechter werdende Nahrungsmittel zu uns nehmen, besonders an Bedeutung gewinnen und als Vorbeugungsmaßnahme, nach Möglichkeit in einem sechsmonatlichen Rhythmus, praktiziert werden. Hiermit erinnere ich an das Buch von Rauscher: »Tödliche Mykosen«. Die Auswirkungen der Kolon-Hydro-Therapie als Intensiventgiftung, als »Operation ohne Messer« oder »Kneippkur von innen« wirkt regenerierend auf den gesamten Organismus. Weiß man um eine solche Therapie und unterstützt sie durch eine gesunde Ernährung, dann schafft man sich einen wichtigen Trumpf, um seine Gesundheit zu erhalten. Die Leber und das Lymphsystem als Verteidigung des Körpers gegen Bakterien und ihre Toxine werden durch eine Kolon-Hydro-Therapie und eine entsprechende bessere Durchblutung in ihren Aufgaben gestärkt. (Auszugsweise aus: Dotolo Research Corporation Clearwater, Florida 1986.)

Die Kolon-Hydro-Therapie muss laut Fachleuten aus Sicherheitsgründen unter ständiger Überwachung durchgeführt werden. Menschen, die keine Möglichkeit haben, diese Therapie zu bekommen, können über wiederholte Einläufe annähernd den Wert einer Kolon-Hydro-Therapie erreichen.

Bei der Kolon-Hydro-Therapie werden ca. 40 Liter Wasser benötigt, um den Darm zu spülen. Bei hartnäckigen Rückständen wird dem Wasser Sauerstoff beigemischt. Daraus ergeben sich Luftbläschen, die an den Nahrungsrückständen reiben und diese auflösen.

Während einer solchen Behandlung kann der Patient durch eine durchsichtige Wasserleitung genau beobachten, was aus seinem Darm an Schmutzrückständen abgebaut wird. Zuerst fließen schwammartige Gebilde aus einer gerade verdauten Nahrung vorbei. Die frisch eingenommenen Nahrungsmittelstücke sind an ihrer Farbe genau zu erkennen. Wenn ein Patient während einer Heilfastenkur heimlich isst, jedoch behauptet, sich strengstens an die Fastenregeln gehalten zu haben, wird er sich spätestens während der Kolon-Hydro-Therapie bei seinem Therapeuten peinlich verraten.

Je älter die Rückstände sind, umso dunkler sind sie auch. Dann bilden sie zumeist kleine Plättchen, ähnlich brüchiger Kalkablagerungen von Wasserleitungen. Erst wenn diese erscheinen, kann man davon ausgehen, dass sich auch teilweise sehr alte Rückstände aus den Darmfalten gelöst haben. Der erfahrene Therapeut führt im Laufe der Therapie auch eine Bauchmassage durch, um eine Ablösung der Darmrückstände zu beschleunigen. Die Körperlage wird im

Laufe der Behandlung mehrmals geändert. Viele Therapeuten, die es auch auf den finanziellen Vorteil abgesehen haben, begrenzen ihre Behandlungszeit manchmal nur auf eine halbe Stunde. Gerade in diesem Zeitraum werden oftmals nur die ersten und frischesten Rückstände abgeführt. Erst dann kann überhaupt der Abbau der älteren Ablagerungen beginnen. Sie müssen deshalb darauf achten, dass die Kolon-Hydro-Therapie nicht nach Zeit begrenzt wird, sondern dann erst aufhört, wenn sich kaum noch Rückstände lösen oder wenn man es selbst nicht mehr möchte. Es ist nicht schmerzhaft und gut erträglich. Der Patient sollte also vorher mit dem Therapeuten abstimmen, dass er das Ende der Behandlung selbst bestimmen möchte. Wer es 90 Minuten aushalten kann, sollte es unbedingt tun. So ist gewährleistet, dass mit Hilfe der Bauchmassage die meisten Darmfalten sich geöffnet und von dem Schmutz, sogar aus der Kindheit, befreit haben.

Der Darm bekommt wieder Sauerstoff und die Darmflora stimmt nach Jahren endlich wieder. Eine einzige Kolon-Hydro-Therapie genügt normalerweise nicht, um über Jahre angesammelte Rückstände zu beseitigen. Die bewusste Ernährungsweise des Patienten beschleunigt meist den Erfolg.

Beobachter berichten immer wieder von positiven Auswirkungen auf den Patienten durch diese Darmreinigungsmethode, selbst im fortgeschrittenen Krankheitszustand.

Nicht von ungefähr haben unsere Vorfahren gesagt: »Der Tod liegt im Darm«. Darmkrankheiten und Darmentzündungen waren im Mittelalter häufige Todesursachen. Der Toilettengang war wichtig. Der Morgengruß in Frankreich bedeutet immer noch, ohne es zu wissen: »Comment ça va?«, was später von den Adeligen aus Deutschland genau so übernommen wurde: »Wie geht es?«. Man meinte mit dem »Wie geht es?« ob der morgige Toilettengang gelungen sei. Heute denkt man dabei an den Wohlstand.

Selbst Neugeborene haben heutzutage durch die falsche Ernährung der Mutter oftmals keinen gesunden Darm.

In diesem Zusammenhang zitiere ich aus einem Artikel der Süddeutschen Zeitung:
»Mit Ballaststoffen gegen Darmkrebs –
Internisten diskutieren über Ursachen und Therapie kolorektaler Tumore.
Gesichert zu sein scheint nur, dass regelmäßiger Fleischverzehr mehrmals in der Woche die Entstehung von Darmkrebs fördern kann.«

182

Die beste Voraussetzung für eine Kolon-Hydro-Therapie ist eine Fastenkur. Wer sich vorgenommen hat, eine Fastenkur von zwei Wochen zu machen, kann so viele Darmbeschwerden in den Griff bekommen. Wenn nach circa drei bis fünf Tagen Fasten der Körper gelernt hat, dass er keine Nahrung mehr bekommt, beginnt er damit, seine überflüssig gelagerten Substanzen aus einer falschen Ernährung abzubauen. Das, was der Körper jetzt nach ein paar Tagen in den Toiletten abwirft, ist schwarz wie Bitumen und riecht penetrant. Der Körper hat so innerhalb einiger Tage sehr viele Rückstände abgebaut.

Wer sich also dazu entscheidet, eine Kolon-Hydro-Therapie machen zu lassen, sollte versuchen, diese nach über einer Woche Fastenkur zu planen. Der Termin sollte vorweg mit dem Arzt oder Heilpraktiker vereinbart werden.

Es gibt immer wieder Ärzte, die sich sehr kritisch über eine Kolon-Hydro-Therapie äußern. Es liegt daran, dass sie sich nicht ausreichend damit befasst haben. Der Grund liegt auch oft daran, dass sie sich das teure Gerät nicht leisten können oder wollen.

Ein Kollege aus Düsseldorf wartete auf einen Operationstermin. Sein Arzt hatte festgestellt, dass seine Darmprobleme nur durch eine Operation zu beseitigen sind. Als er sich beim Arzt nach dem Termin erkundigen wollte, traf er seine Vertretung an, da sein behandelnder Arzt selbst für ein paar Tage in Urlaub gefahren war. Seine Vertretung, eine Ärztin, schaut sich den gesamten Vorgang an und fragte den Bekannten, ob er sich wirklich operieren lassen möchte. Er antwortete, dass er es müsste, um seine Probleme loszuwerden. Daraufhin sagte sie: »Wenn Sie bereit sind, zwei Wochen lang zu fasten, dann haben sich Ihre Probleme erledigt.«

Er fastete zwei Wochen. Seine Probleme waren wie weggeblasen. Das wohltuende Fasten für Körper und Geist wiederholte er dann einmal jährlich. Er bekam nie wieder Probleme mit dem Darm. An dieser Stelle erinnere ich noch mal an den so wichtigen Schlafplatzwechsel.

Viele Menschen unterziehen sich einer teuren Frischzellen-Therapie zum Schutz ihrer Gesundheit und ernähren sich gleichzeitig paradoxerweise täglich mit Fleisch von Tieren aus Mastbetrieben und unbiologischer Massentierhaltung.

Fühlt man eine dick belegte Zunge, dann kann man davon ausgehen, dass Magen und Darmtrakt nicht mehr intakt sind und sich möglicherweise eine Krankheit ankündigt.

Eine Umstellung der Ernährung oder andere Entgiftungsweisen kann man mit einem speziellen Röhrchen unterstützen. Dieses wird in den Darm eingeführt. Es nennt sich »ANO-Darmröhrchen« und ist in der Apotheke erhältlich. Es ermöglicht eine bessere Atmung des Darmes und reduziert die Darmgifte, wobei der Bauch auch dünner wird.

Ein Bekannter, an Morbus Crohn erkrankt, nahm über Jahre starke Cortisonpräparate. Ich informierte ihn über die Möglichkeit der Naturheilkunde. Wir besprachen Schlafplatz, Zähne und Ernährung. Entsäuerung und mehr wurden berücksichtigt. Die Krankheit war allerdings schon so weit fortgeschritten, dass die milde Medizin nicht ohne chemische Unterstützung auskam. Die erfolgreichste Therapie, um den Darm zu schließen, war das Nikotin. Ein Arzt empfahl ihm zu rauchen. Die Ergebnisse waren schnell positiv, und das Cortison konnte rasch auf ein Minimum reduziert werden. Laut Wissenschaftler in einer ARD-Sendung soll das indische Weihrauch-Präparat »H 15« hervorragend gegen Morbus Crohn wirken.

Zurzeit wird ein neues Medikament gegen die Colitis Ulcerosa getestet. Das Produkt kommt aus der Polyklinik Heidelberg. Es ist ein Lecithin-Granulat, das resistent gegen Entzündungen von außen ist. Die Versuche verlaufen erfolgreich. Das Präparat wird möglicherweise 2016 auf den Markt kommen.

Afrikaner schützen sich vor Magen-Darm-Störungen mit Okoubaka. Okoubaka ist eine afrikanische Baumrinde, die mittlerweile als homöopathisches Medikament auch gerne bei uns eingesetzt wird. Okoubaka ist vielfältig einzusetzen, ob bei Vergiftung oder Hautausschlägen. Das Mittel wird zur Ausleitung von Giften, Darmsanierung nach Infekten wie grippale oder Darminfekte, Durchfall und Übelkeit eingesetzt. Okoubaka gibt es in der Apotheke als Globuli in D2-, D3- und D6-Potenzierungen.

An diesen Beispielen kann man also feststellen, dass es sehr viele alternative Therapiemöglichkeiten gibt, welche helfen, die Gesundheit zu erhalten und auch zurückzugewinnen. Der Heilpraktiker unterstützt die Suche nach der richtigen Therapie.

Die richtige Methode ist die Methode, die hilft, gleich welchen Namen sie hat. Auch wenn ein kranker und konservativ denkender Mensch an alternative Methoden schon aus Gewohnheit nicht glauben will, so sollte er sie trotzdem im Notfall ausprobieren.

Wenn er dann ein positives Ergebnis als Wunder bezeichnet, um seinen Stolz nicht zu verlieren, dann hat er eben trotzdem den Profit, nämlich eine bessere Gesundheit.

Übrigens:
»Wer an Wunder nicht glaubt, der ist kein Realist.« (Arabisches Sprichwort)

Als unser Hausarzt sich damals den Grund unserer Erkrankungen nicht erklären konnte, setzte ich ihn über unser Vorhaben in Kenntnis, einen Heilpraktiker aufzusuchen.

Dazu äußerte er sich positiv und bat uns, ihm unbedingt dessen Diagnose und Behandlungsmethode mitzuteilen. Das machte ihn für mich respekt- und vertrauenswürdig.

Die Schulmedizin stellt Krankheiten erst dann fest, wenn sie schon da sind.

Eine Krankheit tritt selten plötzlich auf. Sie schleicht sich langsam ein und kündigt sich in vielen Fällen merklich auch schon lange vorher im Körper an. Häufig nimmt man aber diese Signale nicht wahr.

Wer sein Gesicht gut beobachtet, sieht Veränderungen und Falten, die immer etwas mitteilen wollen. Die Bildung einer Falte bezieht sich auf ein Organ oder ein Körperteil, welches zurzeit nicht richtig funktioniert.

Wenn ich weiß, welche Falte zu welchem Organ passt (oder was eine Veränderung im Gesicht bedeutet), dann kann ich mich besser beobachten und entsprechend entgegenwirken.

Das Organ ist oft noch nicht krank und meldet trotzdem rechtzeitig, dass etwas nicht stimmt. Über diese Wissenschaft, die sich Pathophysiognomik nennt, werde ich später berichten.

DIE ORTHOMOLEKULARE MEDIZIN

Ein neuerer Bereich nennt sich Orthomolekularmedizin. Sie setzt besonders auf Vitamine, Spurenelemente, Mineralstoffe, Amino- und Fettsäuren.
Dr. med. Michael Wiedemann verfasste das Buch »Der Gesundheit auf der Spur – Die Mikro-Nährstoffe der Orthomolekularmedizin«. In diesem Buch werden neben wichtigen Tipps auch hilfreiche Anschriften bekannt gegeben.

Über eine Bekannte erfuhr ich von den verblüffenden Ergebnissen der Orthomolekularmedizin bei verschiedenen Menschen, die laut Schulmedizinern keine Heilungschancen mehr hatten. Einige dieser Menschen entschieden sich aus Anlass der sehr schlechten Diagnosen, sich mit einer anderen Art von Medizin zu befassen. Sie haben ihre Gesundheit wiedergefunden. Man sollte nie aufgeben!

Die Micro-Trace-Minerals-Agentur, Röhrenstr. 20, 91217 Hersbruck kann weitere Auskünfte über die Arbeit der Orthomolekularmedizin erteilen.

Es gibt noch sehr wenige Therapeuten, die im Sinne der Orthomolekularmedizin arbeiten und es gilt, sich vorher über Zuverlässigkeit und Preisgestaltung zu erkundigen. Erfahrungsgemäß gilt dasselbe wie in jedem anderen Bereich: Einige Therapeuten, die ohne Konkurrenz sind, nutzen ihre Lage zugunsten ihrer eigenen Umsätze aus. Sie bringen letztendlich einen für die Hilfe am Menschen wertvollen Bereich in Verruf.

POLARITÄTEN, KUNSTSTOFFGEFÄSSE UND MAGNETISMUS

Getränke und andere Nahrungsmittel sollten grundsätzlich in Glasgefäßen und nicht in Kunststoffbehältern aufbewahrt werden. Abgesehen von Recyclingproblemen bei Kunstoffen sollte man bedenken, dass das Getränk oft die erste Füllung ist, die gleichzeitig die industriellen Kunststoffrückstände, wie z.B. Bisphenol, PET und Phthalate, auswäscht und sie damit auch bindet.

Hinzu kommt, dass viele Kunststoffe die Eigenschaft haben, die natürlichen biologischen Polaritäten zu ändern.

Wie Dr. med. Aschoff herausgefunden hat, ist das französische Volvic-Wasser ein sehr stark rechtsdrehendes Wasser und daher als ein gutes Mittel gegen Krebserkrankungen einzusetzen. Allerdings muss man sich fragen, inwieweit diese Polarität in den Kunststoffflaschen noch vorhanden ist. Zum Glück gibt es auch die Möglichkeit, dieses Wasser in Glasflaschen beim Getränkehändler zu bestellen.
Das Leben besteht eben nur aus biologischen rechts- und linksdrehenden Effekten und Polaritäten wie die Nord- und Südpolanziehungskräfte von Magneten.

186

Mit einem guten Bekannten, der neben seinem gestressten Geschäftsleben die Zeit fand, mich zu den Tagungen von Dr. med. Hartmann in Eberbach zu begleiten, saß ich in einer Gastwirtschaft an einem Tisch. Nach der langen Fahrt hatten wir den Wunsch, schnell und genüsslich ein Bier zu trinken. Wir gesellten uns zu einem älteren Herrn an den Tisch. Es fiel uns auf, dass er einen metallischen Gegenstand an seinem Bierglas befestigt hatte. Er erklärte uns, dass dies ein Magnet sei. Damit regeneriere er das Bier magnetisch. Es schmecke besser und sei gesünder.

Zwar wird den Franzosen ein Feinschmeckersinn zugesprochen, aber in Sachen Bier verlasse ich mich lieber auf die Meinung eines Westfalen, der das Zeug nahezu schon aus der Nuckelflasche genossen hat. Mein Freund magnetisierte daraufhin auch sein Bier und stellte eine eindeutige Verbesserung des Geschmackes fest. Es muss also was dran sein, wenn Leute Obst, Gemüse oder Trinkwasserflaschen auf eine Magnetfolie stellen. Die Konservierung soll auch besser sein. Manche stellen sogar ihr Wasser ins Sonnenlicht, damit die Energie der Sonne das Wasser energetisch auflädt. Das ist sozusagen eine Art von Photosynthese für das Wasser. Es nimmt die Energie der Sonne als Leben auf, um es an den Menschen weitergeben zu können. Das Wassermolekül ist der beste Informationsträger in der Natur.

Eigentlich ist es erstaunlich, wie alle elektrischen Energieformen, sei es für den Menschen, für Naturprodukte oder für die Technik, in der gleichen Art verwendet werden. Das Bier schmeckt magnetisch besser, die Nahrungsmittel werden magnetisch haltbarer konserviert. Durch die Behandlung mit der magnetischen Akupunkturmethode »Taiki« werden kranke Körperbereiche geheilt. Aschoff sagte, dass nur ein magnetisches Blut gesund ist, ein krankes Blut ist elektrisch. Er fuhr weiter fort, dass eine Zelle im Körper eine Spannung um 70 bis 90 Millivolt haben muss, um gesund zu sein, sodass sich die Membrane bewegen kann und somit Sauerstoff für das Gewebe aufnimmt. Er ergänzte, dass bei 10 Millivolt Zellspannung oder darunter die Zellmembrane nicht mehr bewegt wird, weil die Energie zu gering ist. Ohne die Möglichkeit, Sauerstoff aufzunehmen, ist die Zelle eine Krebszelle. Denkt man technisch um und stellt sich eine Batterie als eine Zelle vor, dann weiß man, dass eine gut geladene Batterie durch ihre vorhandene elektrische Spannung in der Lage ist, ein Magnetfeld zu erzeugen, welches einen Motor zum Laufen bringen kann. Vergleicht man die Batterie weiterhin mit einer Zelle, hat sie sehr wenig oder keine Spannung mehr, dann wird sie nicht genügend Energie zur Verfügung haben, um ein magnetisches Feld im Motor erzeugen zu können. Somit wird der Motor nicht anlaufen. Die Technik ist tot!

ZUCKER

Der zu hohe Zuckerkonsum zerstört und zerfrisst die Zahnsubstanz. Die Übersäuerung des Körpers äußert sich zuerst an den Zähnen, wo die flüssigen und festen Nahrungsmittel ihren Zugang finden. Sie beeinflusst den Körper und seine Organe.

In meinem Leben habe ich sicher noch keine fünf Liter Cola getrunken. Es gibt angeblich einige koffeinhaltige Getränke, von denen in einem Liter eine Zuckermenge von 38 Stück Würfelzucker enthalten ist.

Als ich noch ein kleines Kind von circa sieben oder acht Jahren war, stand ich gerade bei meiner Mutter, als ein Kunde ihr in der Küche erzählte, er sei in einem modernen Getränkewerk beschäftigt.

Die dort produzierten Getränke griffen die Stahlrohre dermaßen stark an, dass sie in einem 15-tägigen Rhythmus erneuert werden mussten.

Meine Mutter muss da so aufgeregt reagiert haben, dass ihre Warnung, so etwas nie zu trinken, so stark in mir verankert geblieben ist. Damals waren säurefeste Kunststoff- und Edelstahlrohre noch nicht bekannt.

Als ich 1971 öfter mit einem Kollegen unterwegs war, lobte dieser sich selbst, keinen Alkohol zu trinken. Dafür nahm er aber ausschließlich solche koffeinhaltigen Getränke zu sich.
Eines Tages wurde er sehr krank und blieb für einige Wochen in den Universitätskliniken. Der anfängliche Verdacht auf Gelbsucht erhärtete sich nicht. Die Ursache der Erkrankung fand man nicht heraus. Man vermutete sie aber in dem übertriebenen Konsum dieser Getränke.

Mittlerweile habe ich Interessantes erfahren: Es gibt tatsächlich Frauen, die Kupfer am liebsten mit Cola putzen.

Ich hörte auch, dass sich ein Stück Fleisch innerhalb von kurzer Zeit in solchen Getränken völlig auflösen kann.

Fast alle künstlichen Getränke enthalten zu viel Zucker und andere unerwünschte Zusätze. Vermeiden sollte man alle Getränke und Lebensmittel, die den künstlichen Süßstoff »Aspartham« (Nervengift) enthalten. Es ist außerdem vielfach in Lightprodukten und oft in Kaugummi vorhanden.

Das beste Getränk kommt immer aus der Natur: Wasser. Das bestuntersuchte Wasser in Deutschland kommt aus dem Wasserhahn.

Zuckerhaltig gefüllte Getränkegefäße sind schwerer als nicht zuckerhaltige. Getränkegefäße, die schwimmen, sind im Normalfall gesünder als Getränke, die untergehen.

Fruchtsäfte müssen kritisch gewählt und im Zweifelsfall selbst gepresst werden. Viele der verkauften Säfte beinhalten bis zu 100 Gramm Zucker pro Liter.

Bekommen Kinder sehr früh schlechte Zähne, dann sind die Eltern in den meisten Fällen ihrer Aufsichtspflicht in Bezug auf eine richtige Ernährung nicht nachgekommen.

Ist ein Hund in der Familie, wird den Kindern immer wieder verboten, ihm Zucker zu geben, mit dem Argument, er würde davon erblinden. Kaum haben viele Erwachsene diesen Satz zum Schutz der Gesundheit des Hundes ausgesprochen, überreichen sie ihrem Kind ein zuckerhaltiges Getränk oder eine Tüte voll mit Süßigkeiten. Es ist schließlich ein braves Kind und hat etwas Süßes verdient. Man liebt also seine Kinder und gönnt ihnen deshalb das Beste, oder?
Für uns selbst sehen wir vieles mit anderen Augen.

Zucker übersäuert den Stoffwechsel und schadet somit dem Elektrolyt.

SÄURE UND SÄFTE

Bekommt man nach dem Trinken bestimmter Säfte ein unangenehmes Gefühl wie von einer Säurebildung und möglicherweise noch kleine Pickel im Gaumen- und Zungenbereich, dann sollte man sie nicht trinken. Vermutlich ist Chemie im Spiel.

Das Verlangen nach zuckerhaltigen Getränken, Bonbons, Schokolade und anderen süßen Dingen wird anerzogen. Kinder, die gelernt haben, ohne Süßigkeiten auszukommen, verzichten später leicht und gerne darauf.

Bei Schokolade zum Beispiel ist es angebracht, auf den Kakaoanteil zu achten. Zartbitterschokolade beinhaltet oft bis zu 70 % Kakao. Vollmilchschokolade dagegen erreicht nur selten 30 %. Der Rest ist Zucker und keine guten Fette. Untersuchungen zufolge wurde nachgewiesen, dass der regelmäßige Konsum von Bitterschokolade mit hohem Kakaoanteil das Herzinfarktrisiko bis zu 50 % verringern kann. Zwei Stückchen Bitterschokolade am Abend schützen auch die Gehirnzellen und das Denkvermögen.

Es wäre ratsam, spätestens nach dem Abendessen keinen Zucker, andere »Leckereien« oder säurehaltige Getränke zu sich zu nehmen, um den Körper für die Nachtzeit nicht zu belasten.
Ein Übersäuerungseffekt vor dem Zubettgehen kann den Körper daran hindern, in eine tiefe Regenerationsphase zu fallen. Er muss gegen die Übersäuerung ankämpfen. Dadurch ist er gestresst, verkrampft und findet keinen Schlaf.

ALKOHOLFREIES

Ein guter Bekannter war gichtanfällig. Er erzählte mir, dass ihm einige alkoholfreie Biermarken zu schaffen machen. In einer Zeit, in der viel gefahren wird, hat man alle Gründe, sich auf Bier ohne Alkohol zu freuen. Allerdings scheint damit nicht immer alles in Ordnung zu sein.

Wenn mein Bekannter normales Bier trank, hatte er keine Beschwerden. Aß er an einem Tag Schweinefleisch, verspürte er auch nichts. Nahm er allerdings an zwei Tagen hintereinander Schweinefleisch zu sich, dann bekam er einen Gichtanfall. Dasselbe geschah, wenn er auch nur eine Flasche alkoholfreies Bier trank. Dann wurden seine Fingergelenke in den nächsten fünf Minuten rot, danach wurden sie steif und krumm.

Die Ursache dafür scheint in den Stoffen zu liegen, die dem Alkoholentzug des Bieres dienen. Für sensible Menschen, die sich manche ihrer Gichtanfälle nicht erklären können, findet sich hier vielleicht eine lang gesuchte Erklärung.

Viele an Gicht erkrankte Menschen berichten, dass Alkohol in geringen Mengen genossen Gelenkbeschwerden auslöst. Eine »Überdosis« aber an normal alkoholisiertem Bier bereite selten Schmerzen. Es sieht so aus, dass die Flüssigkeitsmenge den Körper positiv durchspült. Schnaps dagegen wirkt sich in den meisten Fällen negativ aus.

Durch das gewohnheitsmäßige Trinken von Alkohol, selbst in geringen Mengen, kann schnell jemand zum Alkoholiker werden. Das merkt er spätestens dann, wenn die »innere Uhr« anfängt, sich zu melden und routinemäßig nach Alkohol verlangt.
Hier bestätigt sich wieder einmal die Tatsache, dass Gewohnheiten auch schädlich sein können.

Ein gutes alkoholhaltiges Bier, nach herkömmlicher deutscher Braukunst hergestellt, vertragen also einige Menschen besser als ein alkoholfreies. Jetzt spreche ich sicher einigen Menschen aus der Seele.

ALPHA-FURYL-METHANAL, KREBS UND BIER

Das deutsche Bier hat in Bezug auf die Gesundheit und besonders in Hinblick auf Krebs eine positive Auswirkung. Es enthält angeblich einen wertvollen Stoff: das Alpha-Furyl-Methanal.

Dr. Rudolf Drobil verfasste das Buch: »Schluckimpfung gegen Krebs« und schildert darin die Ergebnisse wissenschaftlicher Studien in Bezug auf Alpha-Furyl-Methanal. Die positive Auswirkung von Alpha-FM auf bestimmte Krankheiten und insbesondere auf Krebs ist in der Beschreibung von Drobil verblüffend.

Alpha-FM ist leider den herkömmlichen deutschen Schulmedizinern kaum bekannt. Es wurde in Deutschland in Form von Kapseln hergestellt. Der Witz dabei war, dass ein ärztliches Rezept notwendig war, um die Kapseln zu bekommen. Wenn ein Mediziner ein Produkt nicht kennt, neigt er schneller dazu, es abzulehnen.

Die »Apotheke 29 in Karlsruhe 1« musste somit die Produktion von Alpha-FM leider einstellen.

Ein Ganzheitsmediziner und guter Bekannter kommentierte die Wirkung von Alpha-FM so: »Wenn es ein wirksames Präparat gegen Krebs gibt, dann dieses.«

Drobil spricht auch von positiven Ergebnissen bei der Behandlung der Parkinson'schen Krankheit. Das kleine Buch ist sehr interessant und verständlich beschrieben.

Kaum zu glauben, wie einen ein gutes Bier vom Thema abbringen kann!

NUN ZURÜCK ZU DEN ZÄHNEN

Ich hatte gelernt, anders mit meinen Zähnen umzugehen, und mir zum Grundsatz gemacht, spätestens nach der Abendmahlzeit absolut keine zuckerhaltigen Stoffe mehr zu mir zu nehmen.

Vor dem Schlafengehen spüle ich mir meinen Mund gründlich mit Wasser aus.

Ich hatte auch bemerkt, dass meine Zähne einen zu schnellen Wechsel zwischen warm und kalt nicht gut vertragen. So hatte ich mich daran gewöhnt, immer eine Pause zwischen den unterschiedlich temperierten Speisen einzulegen.

Kinder schaffen es oft zu leicht, ihre Eltern zu überreden, ihnen ein Eis zu kaufen. Beißen die Kinder vom Eis ab, kann durch die Kälte der Zahnschmelz zersprengt werden. Die Eltern sollten sich dessen bewusst werden. Sie tragen einen wesentlichen Teil der Verantwortung für gesunde Zähne ihrer Kinder.

Der schnelle Wechsel zwischen warmem Essen und einem Eis ist ebenso schädlich und verursacht Zahnschmerzen. Durch Schmerzen sagt mir mein Körper, dass er nicht einverstanden ist, wie ich mit ihm umgehe, dass ich mein Verhalten ändern muss. Tue ich das nicht, reagiert er zum Beispiel bald mit Karies.

Nach übermäßigem Zuckerkonsum durch falsche Ernährung sowie starke Temperaturunterschiede von Speisen versucht man mit einer chemischen Mundwäsche, die künstliche Belastung der Zähne wieder auszugleichen.

Eine solche Gegenmaßnahme ist mehr eine Täuschung als eine Lösung, um das Resultat einer unbiologischen Ernährungsweise zu korrigieren.

Wäre diese Denkweise falsch, dann wäre es ein seltsamer Zufall, dass meine Familie und ich in Sachen Zähne so wenige Probleme hatten, bzw. dass frühere Zahnproblemen meiner Frau nach der Ernährungsumstellung verschwunden sind.

Die Zähne werden durch falsche und einseitige Ernährung krank.

Ein überhöhter Getreidekonsum sowie zu viel Brot oder Müsli können ebenso eine Übersäuerung verursachen.
Der Mensch hat aufgrund seiner Ernährung den Zahnbelag verursacht, später die Zahnbürste entdeckt und dazu die chemischen Reinigungsmitteln erfunden.

Das Zähneputzen mit Chemikalien ist von der Natur aus nicht eingeplant. Da die Zähne dieses unnatürliche Verhalten nicht kennen, können sie es nicht rückstandsfrei verarbeiten.

Zähne sollten mit einem Holzstöckchen gesäubert werden, nicht durch Chemikalien, die auch in das Körperinnere gelangen.

Der Inhalt der meisten Zahnpasten hört sich sehr chemisch an: von Polyethylenglycol, Sorbital, Tricaliumcitrat und so weiter über zehn bis zwölf verschiedene Stoffe, die für den Laien schwer zu entziffern sind. Das allein ist schon Grund genug, sie nicht zu kaufen, gleich ob der eine oder andere Stoff nur dem Geschmack oder der Färbung dient.

In ein gesundes Körperinneres darf so etwas nicht hinein. Es könnte wie eine schädliche Tablette wirken, deren langfristige Effekte nicht abzuschätzen sind und die meinen Körper so beeinträchtigen, dass sich eventuell Mykosen im Darm entwickeln. Wer kann schon eine dadurch bedingte Erkrankung erkennen.

Ein Teil der chemischen Stoffe, die meine Haut berühren, gelangt immer perkutan in meinen Körper. Perkutan wirkende Mittel werden bei Bluter eingesetzt und sie wirken ebenso gut wie eine Spritze.

Perkutan bedeutet: durch die Haut. Wenn man gewisse Medikamente verabreichen kann, indem man sie nur auf die Haut zu geben braucht, dann gilt dasselbe logischerweise auch für alle anderen Stoffe, die auf meine Haut treffen. Das trifft umso mehr für Chemikalien wie Zahnpasten zu, die mit dem Körperinneren direkt in Berührung kommen.

Deshalb ist hier eine kritische Auswahl besonders notwendig, und die Entscheidung sollte grundsätzlich für Naturprodukte fallen, falls man überhaupt glaubt, dass Reinigungsmittel in den Mund gehören.

Sucht man einen Vergleich mit anderen Lebewesen, wird man feststellen, dass Tiere sehr viel kritischer in der Auswahl ihrer Nahrung sind als Menschen.

Tiere, sei es in der freien Wildbahn oder im Zoo, habe ich noch nie mit Zahnbürsten und Zahnpasta gesehen. Vielleicht liegt es auch daran, dass sie die Werbung der chemischen Industrie nicht lesen und verstehen können.

Die geschickt gestaltete Werbung macht es uns nur allzu bequem. Sie erspart uns die ermüdende Arbeit, das Gehirn einzuschalten. Mit der Zeit und aus lieber Gewohnheit übernimmt man sogar die »Denkweise des Fernsehers« und beginnt bald, die Werbelieder mitzusingen.

Will man ein mündiger Mensch bleiben, dann müsste man spätestens bei der Werbung schalten, indem man Radio oder Fernsehgerät abschaltet.

ZAHNPFLEGE GANZ ANDERS

Als ich vor ca. 40 Jahren in einem Verkehrsstau in Paris im Radio den Beitrag eines Krankenhausprofessors über Zahnpflege hörte, wurden meine Vorstellungen diesbezüglich völlig umgekrempelt.

Damals war in Frankreich die Zahnpflege in unserer heutigen modernen Form noch keine Volksgewohnheit.

Radio- und Fernsehwerbung, die uns täglich erziehen und Scheuklappen verpassen will, die suggeriert, dass wir Ferkel sind, wenn wir die Zähne nicht dreimal täglich mit Chemikalien verschmieren, gab es noch nicht.

Der gute Professor berücksichtigte damals eine ausgewogene Ernährung und drückte sich sinngemäß so aus:

Wer sich die Zähne putzt und dabei blutet, sollte das Putzen weitgehend mindern oder lassen. Das Bluten deutet auf eine offene Wunde hin. Offene Wunden können leicht Viren und unerwünschte Bakterien aufnehmen und sich dadurch entzünden. Das Zähneputzen könne auf diese Weise zum Verlust von Zähnen führen.

Ich glaube mich zu erinnern, dass er empfahl, sich die Zähne durch das sorgfältige Kauen eines Apfels am Abend zu säubern. Die Apfelsäure wirke angeblich hervorragend und das Vitamin C sei das Bonbon dazu.

Weiter gab er an, dass Zahnbürsten sorgfältig gewählt werden sollten. Die einzelnen Borsten in Tropfenform auf keinen Fall einfach geschnitten, weil der scharfe Schnitt zu aggressiv für das Zahnfleisch sei und blutende Wunden verursacht.

Alle seine Argumente waren völlig logisch, daher gut nachvollziehbar.

Da ich beim Zähneputzen immer stark geblutet habe, entschied ich mich, die Zähne nicht mehr zu putzen. Gerade in unserer Zeit, besonders aber für diejenigen, die sich oft in Discos oder woanders den Traumkuss suchen, wäre es wichtig, sich die Zähne vor dem Ausgehen nicht zu putzen. Genau da achtet jeder auf ein sauberes Gebiss und will keinen Mundgeruch haben. HIV-Infektion, also Aids, überträgt sich auch über das Blut. Blutet ein Mensch im Mund nach dem Zähneputzen und küsst er anschließend jemanden, der ebenso dort eine Wunde hat, die noch nachblutet, kann es im Falle einer HIV-Infektion böse ausgehen. Um einen frischen Atem zu erlangen, wäre es besser, vor dem Ausgehen ein anderes Mittel als die Zahnbürste zu wählen, lieber ein Pfefferminzbonbon ohne Zuckerersatz lutschen.

Wenn man sich zucker- und fleischlos ernährt, überlädt man den eigenen Körper nicht unnötig mit Stoffen und tierischen Fetten, die er nur schwer verarbeiten kann. Der Zahnbelag bleibt weitgehend aus.

Für den folgenden Versuch ist die richtige Auswahl der Nahrung und Getränke eine wichtige Voraussetzung: Man putzt sich für einige Tage die Zähne nicht und wird feststellen, dass die Oberfläche der Zähne absolut glatt und sauber ist und es auch bleibt.

Der Körper produziert die notwendigen Säuren, um sich selbst zu schützen und zu reinigen. Er protestiert immer in irgendeiner Form, wenn man etwas Falsches tut, und aus diesem Grund stellt man auch unangenehmerweise fest, dass ein plötzlich auftretender Zahnbelag auf eine falsche Ernährung aufmerksam machen will.

Die Mundflora besteht aus mehr als 30 schützenden und nahrungsverarbeitenden Bakterien in der Mundschleimhaut. Diese Bakterien schaffen eine große Regenerationsfähigkeit.

Es ist mir allerdings nicht bekannt, ob diese Eigenschaft noch besteht, wenn man sich künstlich ernährt.

DER ERSTE ZAHNARZTBESUCH

Als ich im Alter von 28 Jahren zum ersten Mal einen Zahnarzt besuchte und die erste Füllung bekam, fragte er mich, wodurch ich so schöne Zähne habe. Wahrscheinlich würde ich mir die Zähne mehrmals täglich putzen, meinte er.

Als ich ihm berichtete, dass ich meine Zahnpflege anders sähe als er, war er völlig überrascht. Er ermutigte mich trotzdem, die Zähne regelmäßig zu putzen. Selbstverständlich lehnte ich das ab. Hatte er mir nicht gerade noch meine guten Erfahrungen mit meiner speziellen Zahnpflege bestätigt.

Ich besuchte ihn nach vielen Jahren wegen der herausbröckelnden Füllung wieder. Ich stellte ihm die Frage, ob festzustellen sei, dass ich mir die Zähne immer noch nicht putze. Er gab an, dass er keinen Unterschied zu geputzten Zähnen bei mir sehe.

Er fragte anschließend, wie meine alternative Zahnpflege aussähe. Meine Antwort erstaunte ihn nicht: »Ich ernähre mich gesund und überwache meinen Stoffwechsel.«

Damals setzte er mir eine Amalgamfüllung ein, was ich mir auch gefallen ließ, weil mir von Amalgam und den Folgeschäden noch nichts bekannt war. Später ließ ich mir das Amalgam entfernen und gegen das Zement Omnifil ersetzen. Mittlerweile wird dafür Translit eingesetzt.

Jedenfalls hatte ich gelernt, den Verschmutzungszustand zu erkennen.

Besonders nach Feierlichkeiten, bei denen das Essen wenig mit biologischer und vollwertiger Kost zu tun hatte, und auch nach einem etwas ausgedehnten Alkoholgenuss machten sich die Zähne durch einen unangenehmen Zahnbelag bemerkbar. In solchen Fällen musste ich die Zahnbürste mit gut geformten Borsten benutzen, selbstverständlich ohne Chemikalien darauf.

Knochenbau und auch Kiefer verlieren beim Älterwerden ihre natürliche Kraft und Widerstandsenergie. Die Gefahr von Karies und Entzündungen wächst mit den Jahren mit. So sollte stärker auf eine angepasste Ernährung als auch auf eine sorgsame Mundhygiene geachtet werden.

Sehr fein gemahlene Heilerde eignet sich besonders gut für das chemiefreie Zähneputzen.

Firmen wie Weleda und Madaus stellen inzwischen biologische Zahnpasten her.

196

DARAUF KANN MAN EINEN COGNAC TRINKEN!

Wie jederzeit ein Pickel am Körper entstehen kann, so ist auch immer eine kleine Entzündung im Zahnfleisch möglich.

Deswegen muss man nicht unbedingt einen defekten Zahn vermuten.

Gegen solche unangenehmen Entzündungen verabreiche ich mir ein Mundbad mit Salbei oder Cognac.

Um ehrlich zu sein, ziehe ich einen Cognac vor. Wenn er gut ist, nehme ich auch etwas mehr davon.

Alkohol hat auch eine positive Wirkung. Weltenbummler ziehen in fernen Ländern den Whisky vor. Whisky soll die Eigenschaften haben, den Körper vor Entzündungen durch schlechtes Wasser zu schützen. Zwei Zentiliter Whisky vor dem Frühstück soll das Wundermittel sein.

Die andere entzündungshemmende Möglichkeit für den Mund ist Salbei. Nach Breuß muss Salbei drei Minuten lang gekocht werden, um die ätherischen Öle, die den Magen angreifen können, zu eliminieren. Um es also auf eine Kurzformel zu bringen: Wasser kochen lassen, Salbei dazugeben, drei Minuten lang köcheln und zehn Minuten lang ziehen lassen.

Ob Cognac oder Salbei, man behält die Flüssigkeit so lange wie möglich im Mund. Damit hat man immer Erfolg.

Salbei ist eine sehr wirksame Pflanze gegen Entzündungen. Hiermit erinnere ich an die Breuß'sche Broschüre: »Krebs und Leukämie«.

Wenn irgendetwas mit den Zähnen nicht stimmt, fühlt man es. So regelt man seine Ernährung entsprechend, vielleicht durch etwas mehr Knoblauch.

Eine längere konsequente Knoblauch-Kur führt zum Abbau von Eisen und kann somit langfristig zu Eisenmangel führen. Daher empfiehlt es sich eher, einen täglichen Knoblauchkonsum in kleinen Mengen als Gewürz zu berücksichtigen.

Eine gesunde Ernährung schafft eine Basis für die Arbeitskraft der Mundbakterien und mit dem zeitweiligen Säubern der Zähne mittels einer Zahnbürste kann so auf Chemikalien im Mund verzichtet werden.

Wir haben in unserer sogenannten zivilisierten Gesellschaft verlernt, auf unseren Körper zu hören, ihn zu fühlen und nach seinen Bedürfnissen zu leben. Er revanchiert sich immer irgendwo und irgendwann dafür.

Ein unangenehmer Mundgeruch kommt im Normalfall meistens vom Magen, nicht von den Zähnen. Ein leerer Magen oder eine zum Beispiel durch Milch entwickelte Säure kann einen unerträglichen Geruch verursachen. Eine »parfümierte« Zahnpasta beseitigt zwar zeitweise die Geruchsprobleme, aber nicht die Ursachen.

Eine Bekannte, als Dozentin für Fremdsprachen tätig, traute sich wegen ihres Mundgeruchs nicht mehr, ihren erwachsenen Schülern bei Erklärungen zu nahe zu kommen. Aufgrund ihres Gesundheitszustandes entschied sie sich, eine Zahnärztin für Naturheilverfahren aufzusuchen. Die Amalgamfüllungen als Krankheitsverursacher wurden sofort beseitigt. Der Gesundheitszustand der Frau verbesserte sich innerhalb weniger Tage. Ihre Stimmung wurde wieder positiv. Der unangenehme Mundgeruch verschwand sofort.

Für die innere Anwendung, welcher Mittel auch immer, sollte man stets auf Naturprodukte zurückgreifen. So stellt zum Beispiel die Firma Weleda Körperpflegeprodukte nach anthroposophischen Richtlinien her und informiert gerne über ihre Produktpalette.
Die anthroposophische Medizin nach Rudolf Steiner stellt den Menschen in den Mittelpunkt und nicht die Krankheit.

In Herdecke an der Ruhr befindet sich ein anthroposophisches Krankenhaus. In fast allen größeren Städten gibt es anthroposophische Ärzte.

HEILUNG DURCH SONNENBLUMENÖL?

Man kann über die Schleimhäute des Mundes dem Körper sehr schnell Stoffe zuführen. Daher ist es nicht gleichgültig, welche Getränke und Nahrungsmittel man zu sich nimmt.

Dr. F. Karach, ein Teilnehmer der Tagung des allukrainischen Verbandes der Onkologen und Bakteriologen erklärte einen ungewöhnlich einfachen Heilprozess mit Hilfe des Sonnenblumenöls (Araschid).
Dr. Karach führt auf, dass der eigentliche Grundsatz dieses Heilverfahrens hauptsächlich in der einfachen Art und Weise, nämlich im Schlürfen oder Saugen des Öls in der Mundhöhle besteht und dass der weitere Heilvorgang vom menschlichen Organismus allein vollzogen wird. Auf diese Weise ist es

möglich, Zellen, Gewebe und alle anderen menschlichen Organe gleichzeitig zu heilen. Dadurch werden die Vernichtung der Mikroflora und damit die Zerstörung des menschlichen Organismus verhindert. So aber ist sein Gleichgewicht angegriffen und in seiner letzten Konsequenz auch seine Lebensdauer. Der Mensch lebt also praktisch um die Hälfte kürzer. Er könnte 140 bis 150 Jahre alt werden. Auf diese Art werden Kopfschmerzen, Bronchitis, Zahnweh, Thrombosen, chronische Blutkrankheiten vollkommen ausgeheilt. Auch Arthrose, Ekzeme, Magengeschwüre, Darmerkrankungen, Herz- und Nierenbeschwerden, Enzephalitis und Frauenkrankheiten können vollkommen geheilt werden. Vorbeugend wird gleichzeitig das Entstehen lebensgefährlicher Krankheiten verhindert wie auch geheilt, z.B. chronische Blutkrankheiten, Lähmungen, Nieren-, Magen-, Lungen- und Lebererkrankungen, auch die epidemisch auftretende Schlafkrankheit.

Die hier aufgeführte Heilmethode heilt den ganzen Organismus gleichzeitig, aber auch vorbeugend, was wichtig ist bei lebensgefährlichen Krankheiten und bei Infarktfällen.

Der Heilvorgang

Anwendung: Pflanzenöl – am besten Sonnenblumenöl.

Maximal ein Esslöffel, minimal ein Teelöffel. Das Öl wird ohne Hast und Mühe in den Mund gesaugt, und ständig durch die Zähne gesogen, 15 bis 20 Minuten. Es darf auf gar keinen Fall hinuntergeschluckt werden. Zuerst ist es dickflüssig, dann wird es aber dünnflüssig, danach muss es ausgespuckt werden. Die ausgespuckte Flüssigkeit sollte so weiß wie Milch sein, ist sie noch gelb, ist es ein Zeichen, dass das Spülen zu kurz war.

Nach dem Ausspucken muss die Mundhöhle gründlich mehrmals mit Wasser gespült und die Zähne mit der Zahnbürste gereinigt werden. Die ausgespuckte Flüssigkeit ist sehr giftig, sodass auch das Becken gründlich gereinigt werden sollte. In der ausgespuckten Flüssigkeit befinden sich große Mengen von Bakterien, verschiedene Krankheitserreger und andere schädliche Substanzen. Würden wir einen Tropfen davon unter einem Mikroskop untersuchen, bekämen wir eine Art von beweglichen Fasern zu Gesicht. Gerade das aber sind Mikroben in ihrem ersten Entwicklungsstadium. Es ist besonders wichtig, zu betonen, dass sich während des Saugens und Schlürfens der Stoffwechsel unseres Organismus verstärkt abwickelt und so ein dauerhafter Gesundheitszustand erreicht werden kann. Eine der auffallendsten Wirkungen sind die Festigung lockerer Zähne, das Unterbinden von Zahnfleischbluten und sichtbares Weißwerden der Zähne.

Die Spülung wird am besten morgens vor dem Frühstück vorgenommen. Um den Heilprozess wirkungsvoller zu beschleunigen, kann der Vorgang dreimal täglich vor dem Essen und mit leerem Magen wiederholt werden.

Man muss so lange behandeln, bis sich im Organismus die ursprüngliche Kraft, die Frische und der ruhige Schlaf wieder eingestellt haben. Hier könnte beanstandet werden, dass sich anfangs eine scheinbare Verschlechterung bemerkbar machen könnte. Bei Patienten, die an mehreren Krankheiten leiden, kann das durchaus möglich sein. Dieses Gefühl tritt hauptsächlich dann auf, wenn sich die einzelnen Krankheitsherde zu verflüchtigen beginnen und der eine entzündete Krankheitsherd einen anderen beeinflusst. Es gibt deshalb keinen Grund, den Heilungsprozess zu unterbrechen, auch wenn sich erhöhte Temperatur einstellen sollte. Eine Verschlechterung ist ein Zeichen dafür, dass die Krankheit schwindet und der Organismus sich erholt. Die eigentliche Heilung erfolgt nur während des Ölschlürfens, wie oft am Tage, sollte dem Gefühl überlassen sein. Heftige Erkrankungen werden innerhalb von zwei bis vier Tagen geheilt, chronische Erkrankungen brauchen manchmal bis zu einem Jahr. So Karach!

KAPITEL 9

GIFT, NICHT NUR FÜR DIE ZÄHNE!

WICHTIG: GESUNDE ZÄHNE – SCHLECHTE ZÄHNE KÖNNEN ANDERE ORGANE SCHÄDIGEN

Durch kranke Zähne können auch andere Körperteile in Mitleidenschaft gezogen werden.

Alle Zähne haben über das Nervensystem eine wichtige Verbindung zu allen Organen, Gelenken und anderen Körperteilen.

Dr. med. R. Voll aus Plochingen am Neckar ermittelte aufgrund vieler Messergebnisse im Rahmen der Elektro-Akupunktur-Diagnostik: »Die energetischen Beziehungen zwischen Zahn-Kiefergebiet und dem übrigen Organismus.«

Dr. med. dent. Fr. Kramer aus Nürnberg erstellte eine entsprechende und gleichnamige Tabelle, um die Diagnostik bei herdkranken Patienten zu erleichtern.

Dr. Voll gibt in dem 4. Sonderheft der Internationalen Gesellschaft für Elektro-Akupunktur Auskunft über die Odontogene und zugehörige Muskeln: »Wechselbeziehungen von odontogenen Herden zu Organen und Gewebesystemen«

Odontogen bedeutet: von den Zähnen ausgehend.

Ein krankes Knie kann man zehn Mal operieren lassen. Der Erfolg der Operation wird ausbleiben, solange der kranke Zahn, der die Beschwerden verursacht, nicht behandelt wird.

Eine nicht vollständig herausgezogene Zahnwurzel kann auch die Ursache von Beschwerden sein, die sich irgendwann, auch nach Jahren, bemerkbar machen können.

Kranke Zähne wirken auf alle Organe, ob Herz, Magen, Drüsen, Bandscheiben, Lungen und so weiter.

Die Auswirkungen kranker Zähne sind überall im Körper zu verspüren.

Das Gleichgewicht zwischen Körper und Gesundheit ist eng mit den Zähnen verknüpft.

In früheren Zeiten wurden schlechte Zähne und die daraus folgenden Entzündungsherde ebenso wie Erkältungskrankheiten oder Tuberkulose zu den häufigsten Todesursachen gezählt.

Weisheitszähne sind, wie Panoramaaufnahmen des Gebisses zeigen, oft ursächlich für Störungen verantwortlich, ebenso vereiterte Zahnwurzeln.

Die Mutter eines Bekannten erzählte mir, in früheren Jahren sehr stark an Übergewicht und Fettsucht gelitten zu haben. Sie hatte sich damals entschlossen, alle Zähne, die ihr die Probleme bereiteten, ziehen zu lassen. Innerhalb weniger Wochen verlor sie ohne weitere Veränderung ihrer Lebensweise die überflüssigen Pfunde. Ihr Gesundheitszustand stabilisierte sich.
Eine fachmännisch ausgeführte Zahnsanierung kann zu den unerklärlichsten Erfolgen führen.

EINE WIRTSCHAFTLICHE ZAHNMEDIZIN DURCH AMALGAM SICHERN?!

Kranke Zähne führen zwangsläufig zum Zahnarzt. Wenn eine Füllung eingesetzt wird, ist sie immer noch in vielen Fällen aus Amalgam.

Das Amalgam ist quecksilberhaltig und trägt stark zur Umweltverschmutzung bei.
In früheren Zeiten benutzte man quecksilbergefüllte Thermometer. Daher weiß man noch, dass gefährliche Dämpfe entstehen, wenn das Thermometer zerbricht. Man hatte Angst davor und bemühte sich in einem solchen Fall, die Quecksilberkügelchen schnellstens am Boden aufzunehmen und dann zu entfernen. Dieselbe Gefahr besteht heuten mit den modernen Sparlampen.

Nicht zu Unrecht forderte 1991 eine niedersächsische umweltbewusste Ministerin, Zahnärzte, die Amalgam verwenden, in Industriegebiete umzusiedeln.

Am 31.10.91 nahm sich eine Radiosendung WDR 2 Ü-Wagen des Problems Amalgam an. In einer Podiumsdiskussion mit Publikum wurden Zahnärzte vom WDR 2 ausführlich befragt. Das Ergebnis war für mich aus folgendem Grund bemerkenswert:

Selbst Ärzte gaben an, letztlich lieber mit einem anderen Stoff als Amalgam zu arbeiten. Erstaunlich war auch die Zahl der Amalgamgeschädigten, die aus Erfahrung sprachen.

Zahnärzte selbst, die Amalgam ein Leben lang ihren Patienten einsetzten, haben verkürzte Lebenserwartungen von durchschnittlich 18 Jahren gegenüber ihren Kollegen, die eine biologische Zahnmedizin praktizieren.

Die Gründerin des Arbeitskreises »Amalgam-Ostfriesland e.V.« berichtete ebenso von einem beeindruckenden Fall. Ein Mann kam in seinem Rollstuhl zu ihr wegen einer Zahnbehandlung. Er war nicht nur Rollstuhlfahrer, er war auch noch fast blind dazu. Die Zahnärztin erschrak wegen der Verschiedenartigkeit der Metalle in seinem Gebiss und sanierte es so gut, dass der Rollstuhl und die starke Sehbehinderung des Mannes mittlerweile der Vergangenheit angehören. Er arbeitet wieder als Elektriker.

Wirbelsäulenbeschwerden werden auch oft durch Amalgam verursacht. Am 10.9.1992 publizierte die Tageszeitung »Westfälische Nachrichten« folgenden Artikel: »Amalgam schuld an Haarausfall«

Quecksilberartige Amalgamfüllungen können nach einem Bericht einer Hamburger Illustrierten Haarausfall verursachen. Dies habe eine Studie der Heidelberger Universitäts-Frauenklinik ergeben, die 107 betroffene Frauen untersuchte. Bei knapp der Hälfte der Frauen wurde eine erhöhte Quecksilberkonzentration festgestellt, die nach Entfernung der Füllungen bei 19 Frauen deutlich zurückging und bei einigen wieder Haare sprießen ließ.

Die Erfahrungen aus einem Großversuch mit mehreren Hundert Menschen in Schweden ergaben: Nachdem die Amalgamfüllungen beseitigt wurden, erzielte man eine sofortige Minderung der Krankenmeldungen um 30 %.

Schulmediziner sind mit ihren Untersuchungstechniken nicht in der Lage, die Schädlichkeit von Amalgam festzustellen und sie nachzuweisen. Den Beweis können nur Ganzheitsmediziner, Homöopathen und Heilpraktiker aufgrund ihrer anderen Arbeitsmethoden erbringen. Ihre vielfältigen Heilungserfolge nach der Beseitigung von Amalgamfüllungen sind offensichtlich. Sie kann von niemandem in Zweifel gestellt werden.

Amalgamfüllungen werden wie Kunststoff- oder Zementfüllungen als preiswert und kurzlebig bezeichnet. Sie halten durchschnittlich bis zu sieben Jahre. Amalgam lässt sich sehr gut und schnell verarbeiten. Langlebige Produkte wie

Gold oder Goldlegierungen halten bis zu 15 Jahre und verlangen einen größeren Zeitaufwand bei der Verarbeitung. Der Gewinn ist somit höher bei Amalgam.

Die allgemeinen Krankheitssymptome durch Amalgambelastung sind sehr unterschiedlich. Es gibt sowohl neurologische Reaktionen wie auch Haarausfall, Knochenprobleme und Verluste der Denk- und Konzentrationsfähigkeit. Eine Reaktion auf Amalgam ist immer individuell anders gelagert.

Das Quecksilber verlässt die Amalgamfüllung und lagert sich im Gehirn ein.

Die Argumentation vieler Zahnärzte für Amalgam bezieht sich auf falsche Vergleiche. Sie sprechen zum Beispiel von einer quecksilberhaltigen Ernährung durch Nordseefisch. Es ist eine Täuschung, weil man normalerweise nicht jeden Tag Nordseefisch isst und der Körper die Möglichkeit hat, einen großen Teil dieser Gifte spätestens am nächsten Tag abzusondern. Die Gifte einer gelegentlich störenden Ernährung werden vom Körper zum größten Teil ausgeschieden. Amalgam bleibt dauerhaft im Menschen.

Quecksilber ist ein Nervengift.

Eine Bekannte, als Zahnärztin tätig, schilderte mir die Bestandteile einer Amalgamfüllung so: Sie besteht aus 50 % Quecksilber in der Softversion und 53 % in der Hardversion. Den Rest bildet eine Legierung hauptsächlich aus Silber, Zink, Zinn und Kupfer.
Problematischer wird es, wenn ein Zahnarzt keine Unterfüllung einsetzt. Das bedeutet, dass das Amalgam einen direkten Kontakt zum Kiefer hat und seine Absonderungen sofort ins Blut fließen können. Einige Zahnärzte behandeln sogar Kinder auf diese Weise.

Das Bundesgesundheitsamt hat die Bitte geäußert, den Einsatz von Amalgam zu mindern. Es wurde empfohlen, bei schwangeren Frauen und Kleinkindern bis zum 6. Lebensjahr sowie bei Allergikern und Patienten mit eingeschränkter Nierenfunktion kein Amalgam einzusetzen.

Und trotzdem traute sich 1992 sogar noch eine Krankenkasse zu publizieren, dass es keine Notwendigkeit gäbe, Amalgamfüllungen auszutauschen. Ich sehe da einen großen Widerspruch, der für mich die Glaubwürdigkeit dieser Krankenkasse in Frage stellt.

Die Gründe für das Herunterspielen der Gefahren sind einfach: Falls alle Bundesbürger sich für eine Amalgamsanierung entscheiden, entstünde ein Chaos

204

in den Zahnpraxen, was zudem auch noch weit über 100 Milliarden Euros Kosten verursachen konnte.

Wer wieder peinlicherweise zur Kasse gebeten würde, ist von jedem Beitragszahler leicht zu erraten.

Zahnärzte sind durch das Verwenden und Ausbohren von Amalgam selbst besonders gefährdet und sollten auch deshalb einen Mund- und Nasenschutz tragen.

Amalgamrückstände sind wegen der Umweltbelastung Sondermüll.

Die Alternative zum Sondermüll ist Amalgam im Mund der Patienten. Warum auch nicht? Quecksilbergrenzwerte gibt es für den menschlichen Körper nicht. Im Zweifelsfall werden sie entweder als »wissenschaftlich nicht nachgewiesen« oder als »psychosomatisch« abgewiesen.

Sehr viele Menschen haben Amalgamfüllungen, und es ist bemerkenswert, dass sie nach ihrem Ableben auch noch damit beerdigt werden. Ich meine, das Amalgam sollte aus Verstorbenen entfernt werden, um die Umwelt zu schonen. Schließlich belasten solche Schwermetalle erheblich unser Grundwasser.

Genau genommen ist eine Menschenleiche in unserer Zeit schon wegen ihrer chemischen Bestandteile, sei es durch Medikamentengebrauch, schlechte Ernährung oder die lebenslängliche Aufnahme von anderen chemischen Mitteln eher für den Sondermüll als für eine biologische Rückkopplung zur Mutter Erde geeignet. Es klingt leider sehr hart, aber soll anregen, darüber nachzudenken, welche Belastungen wir unserem Körper ein ganzes Leben lang zumuten und welche Folgen sich daraus auch für die Umwelt ergeben. Man kann vieles selbst verändern.

Die meisten Zahnärzte sind sich all der Risiken von Amalgam mittlerweile bewusst. Amalgam bleibt leider die preiswerteste Alternative. Als Ersatz wird auch auf Kunststofffüllungen als Alternative zurückgegriffen. Kunststoff ist wegen des Dioxinausstoßes mindestens so gefährlich wie Amalgam. Kunststoff wirkt nur anders gefährlich. Das Dioxin soll die Krebsempfindlichkeit einiger Organe und Drüsen fördern. Einige Kunststofffüllungen sollen außerdem Aluminium enthalten.

Wer eine Zahnsanierung vornehmen lassen möchte, kann die Anschrift eines fachkundigen Zahnarztes aus dem Umkreis über das Internet erfahren unter: www.gzm.de

GZM steht für: Internationale Gesellschaft für Ganzheitliche Zahnmedizin. Durch das Eingeben der Postleitzahl erfährt man von den GZM-Zahnärzten, - Kieferorthopäden, -Ärzten und -Physiotherapeuten bzw. -Osteopathen in der Nähe.

Alle arbeiten nach unterschiedlichen Methoden. Ärzte, die ihre Qualifikation nachgewiesen haben, sind mit einem Logo in der Tabelle gekennzeichnet. Es sollte auf das Logo geachtet werden. Es gibt immer wieder Therapeuten, die nur einmal kommen, um sich eintragen zu lassen. Es besagt aber noch nichts über die Qualität ihrer Arbeitsweise, sie bleibt fraglich.

Friedrich Ochsenreither aus Karlsruhe, inzwischen verstorben, war der Gründer eines Forschungsinstituts für medizinische Frequenzforschung. Er ließ bei seinen Untersuchungen nicht nur seinen fundierten Sachverstand walten, sondern auch seine sehr intuitive Veranlagung. Das Erstaunliche seiner Angaben wurde durch die nicht weniger erstaunlichen Ergebnisse seiner Therapien bestätigt.

Ochsenreither stellte Beeinträchtigungen und Schäden durch schlechte Zahnfüllungen fest und erarbeitete dafür ein Konzept zur Zahnsanierung. Seine Maßnahmen dienten auch dazu, die durch zu schlechte Zähne und Füllungen belasteten Organe zu regenerieren.

Seine Methoden ermöglichten auch, tote Zähne leicht zu erkennen. Erfahrene Zahnärzte der Naturheilkunde berichten, dass nahezu alle psychisch belasteten Menschen, die unter Unausgeglichenheit oder überdurchschnittlichen Aggressionen leiden, einen oder mehrere tote Zähne im Mund haben, die umgehend beseitigt werden müssten. »Zähne sind die Antenne der Seele.«

Unausgeglichenheit durch tote Zähne und ihre unerklärlichen seelischen Folgen sind oft Verursacher von Disharmonien, die beispielsweise zu Ehescheidungen führen können. Es scheint so, als ob die Seele keine toten Teile im Körper ertrage und dadurch ins Ungleichgewicht gerate. Der betroffene Mensch ist sich oft »selbst im Weg«, leidet darunter, weil er keine Erklärung für diese Verfassung findet. Er überträgt seine Stimmung auf seine nähere Umgebung. In diesem Fall leidet als Erstes die Familie, die langfristig an dieser Belastung scheitern kann. Tote Zähne können auch der Grund für unerkliche Disharmonien am Arbeitsplatz sein, wodurch ein Mensch sich isoliert und unverstanden fühlt.

Darüber mehr in einem sehr guten Buch von Dr. med. Rosemarie Mieg: »Krankheitsherd Zähne«

Für mich gilt die Pauschalregel, dass grundsätzlich tote Zähne, Amalgam- und Kunststofffüllungen so schnell wie möglich aus dem Mund entfernt werden müssen.

Da sich die giftigen Schwermetalle im Körper verteilt haben und deshalb möglicherweise schon einige Organe erkrankt sind, müssen diese Gifte ausgeleitet werden, bevor ein anderer metallischer Einsatz in den Mund des Patienten kommt. Das Entfernen von schädlichen Füllungen bedeutet nämlich nicht gleichzeitig die Beseitigung aller Rückstände, die sich bis dahin im Körper verbreitet haben. Das heißt also: Neuer metallischer Zahnersatz kann mit den im Körper verbliebenen Schwermetallen einen elektrolytischen Effekt verursachen, dessen langfristige Auswirkung auf die Gesundheit gar nicht abzuschätzen ist.

Neuerdings wird billiger Zahnersatz aus Fernost importiert und von deutschen Zahnmedizinern eingesetzt. Die Legierungen sind teilweise so schlecht, dass sie innerhalb kurzer Zeit im Mund der Patienten zu rosten beginnen und sich zersetzen.

Ochsenreither stellte nach seiner speziell erarbeiteten Methode fest, welche Gifte den Körper belasten. Er arbeitete isopathisch, das heißt nach den Schwingungen der Gifte. Um es laienhaft auszudrücken: Er bereitete genau das gleiche Gift vor und gab es seinen Patienten als Lösung in Form von Tropfen. Durch diese gleichen Informationen oder Schwingungen entsteht eine Neutralisation der Gifte im Körper. In dem Kapitel über Homöopathie ist das System genau beschrieben. Die Homöopathie nach Hahnemann heißt: Ähnliches durch Ähnliches heilen. Ochsenreither arbeitete aber wie gesagt isopathisch, das heißt: Gleiches durch Gleiches heilen. Das ist eine gezieltere, auf den Patienten individuell abgestimmte Arbeitsmethode, die somit eine größere und schnellere Erfolgschance ermöglicht.

Ochsenreither stellte fest, dass Kunststofffüllungen Gifte wie Dioxin und Furane beinhalten, auch als krebserregende Stoffe bekannt. Er fand einen Zusammenhang heraus zwischen Stoffen im Mund und der Zunahme von Brustkrebs. Selbst den in der Zahnmedizin häufig verwendeten Sekundenkleber hielt er nicht für harmlos.

Er empfahl also zur Zahnbehandlung getestete Zemente, Porzellan, Gold und Legierungen, die sich nicht oder kaum elektrolytisch zersetzen. Zu den besten Goldlegierungen sollen »Bio-Herador-SG«, »Mainpold« oder »Biobond« zählen. Die besten Füllungen bestehen meistens aus Zement, wie zum Beispiel »Translit«. Sie beinhalten jedenfalls keine schädlichen Metalle wie zum Beispiel Palladium. Durch Palladiumlegierungen im Mund kann eine geistige Verwirrung entstehen, wodurch ein gesunder Mensch bald zum psychiatrischen Fall werden kann. Das Tragen von Schmuck aus verschiedenen Metallen und Legierungen kann ebenso zu einer elektrolytischen Verbindung mit anderen Metallen im Körper beitragen. So können sich unerklärliche Körperschwächen und Erkrankungen bilden, wodurch selbst der gesündeste Mensch zum Wrack gemacht werden kann.

Eine kritische Zahnmedizin nimmt zu. Zurzeit gibt es überall in Europa und in den USA sehr erfahrene und reflektierende Zahnärzte, die sich mit den Problemen auseinandersetzen und Informationen austauschen. Die Zahl der Zahnärzte, die sich für alternative Zahnmedizin konsequent und bewusst einsetzen, ist leider zu gering. Sie sind aber nach wie vor im Dienste der Gesundheit erfolgreicher als die anderen, weil sie durch ihre Behandlungsmethoden eine Ganzheitsmedizin in die Zahnheilkunde einbeziehen.

Der Grund, weshalb diese Methoden kaum eingesetzt werden, liegt wohl in den Kostenerstattungen der Krankenkassen. Solche Methoden werden nicht oder nur teilweise anerkannt. Die ständigen Querelen bei der Abrechnung mit den Krankenkassen können Zahnärzte dazu bringen, auf ihre Kassenzulassung zu verzichten oder aus rein existenziellen Gründen zum Amalgam und Kunststoffen zurückzukehren. Die meisten dieser alternativ praktizierenden Zahnärzte arbeiten nach privater Abrechnung. Die Ärmeren unserer Gesellschaft werden dadurch benachteiligt, weil sie sich die Kosten nicht leisten können und somit auf Amalgam oder ähnlich preiswerteren Zahnersatz angewiesen sind.

Es gibt immer mehr Ärzte, die sich mit Amalgamallergie befassen und die Notwendigkeit einer Amalgamsanierung attestieren. Es können Internisten oder Hals-Nasen-Ohren-Ärzte sein. Man sollte allerdings bei der Auswahl des Arztes gründlich sein, indem man seine Einstellung zum Amalgam in einem Telefongespräch vorab klärt. Sonst bekommt er zwar bei einem Besuch einen Krankenschein, aber selber kein Attest.

Wer also seine Amalgamfüllungen beseitigen lassen möchte und keine Möglichkeit hat, zu einem der besseren Zahnärzte zu gehen, der die Art der angesammelten Gifte im Blut feststellt und ausleitet, kann auch einen herkömmlichen Zahnarzt aufsuchen. Dieser beseitigt die Amalgamfüllungen und wendet einen unschädlichen, metallfreien, Zahnersatz an. Anschließend konsultiert man einen Homöopathen oder Heilpraktiker, der die Ausleitung der Gifte übernehmen kann. Auf diese Weise könnte der größte Teil der Kosten von der Krankenkasse getragen werden.

Kassenzahnärztliche Vereinigungen schreiben meistens die Verwendung von Amalgam vor, da sie es als unbedenklich ansehen. Ein Zahnarzt aus Berlin wollte seine Patienten nicht mehr vergiften und reichte eine Klage beim Bundessozialgericht ein. Er bekam schon am 8.9.1993 recht mit der Begründung, dass ein Zahnarzt nicht gezwungen werden könne, Amalgam bei der Behandlung seiner Patienten zu verwenden.

Neuerdings soll auch mit Laserstrahlen schmerzlos gebohrt werden. Schmerzlos, das mag sein, aber über die Tötung von Gewebe durch Laserstrahlen spricht noch kein Mensch. Meine Meinung dazu: Totes Gewebe gibt keine Information mehr.

Obwohl ich mich vor der herkömmlichen Behandlung des Zahnarztes etwas fürchte, will ich die schmerzlose Laserbehandlung dennoch nicht in Anspruch nehmen. In zwanzig Jahren heißt es vielleicht: »Das haben wir damals nicht gewusst.« Angesichts dessen, was Strahlen in der Umwelt anrichten und damals auch mit mir selbst angerichtet haben, bin ich nicht mehr gewillt, an die Unbedenklichkeit dieser modernen Behandlungsmethoden zu glauben.

Ich bin eben kritischer geworden in Bezug auf das, was uns manche Wissenschaftler erzählen.

Prof. Dr. Hoffmann definierte es so: »Wissenschaftler sind nicht der Theorie, sondern der Wahrheit verpflichtet.«

Die Erfahrungen sind leider oft andere.

Jedenfalls wird es mit den neuen Laserbohrgeräten wieder neue Umsätze geben. Das Geld rollt, und es heißt wie gehabt: Was nachher kommt, ist vorläufig völlig egal.

MÖGLICHST KEINE METALLE IM MUND

Die beste Alternative zum Gebrauch von Metallen und Kunststoffen zur Zahnsanierung wäre Porzellan.

Porzellan ist allerdings schwierig zu verarbeiten: Es darf nicht wackeln, weil es ein brüchiges Material ist und leicht abbrechen kann. Der Sitz muss also sehr fest sein, und das bedeutet eine mühsame und sehr präzise Arbeit. Präzise Arbeit kostet Zeit, und Zeit kostet Geld.

Einige der Zahnärzte, die Porzellan einsetzen, nehmen sich leider nicht die notwendige Zeit für eine präzise Arbeit. Deshalb verwenden sie der Einfachheit halber gleichzeitig auch Kunststoffe als Füllmaterial für noch vorhandene Lücken. Sie sollen das Wackeln des Porzellanersatzes verhindern.

Die verwendeten Stoffe aber haben wiederum ihre stoffspezifischen Nachwirkungen. Einige Kunststoffe enthalten, wie schon erwähnt, Aluminium, Dioxin, Furane und vielleicht sogar noch mehr schädliche Stoffe, deren Schädlichkeit ich in einem anderen Kapitel beschreibe.

Selbst Goldlegierungen, wie zum Beispiel Gold mit Palladium, greifen die Gesundheit eines Menschen an. Die elektrolytischen Prozesse im Körper lassen nämlich die gefährlichen Metalle mit unvorhersehbaren Konsequenzen ins Blut abwandern.

Die elektrolytische Verbindungen zwischen Metalle im Mund und am Körper, wie billiger Schmuck, Ringe, Piercing aus den verschiedensten Legierungen, Metallarmbanduhr, sind ein Permanenter elektrischer Verlust des Körpers mit ungeahnten Folgen. Der Energieverlust ist mit einem Vielfachmessgerät vom Elektriker messbar.

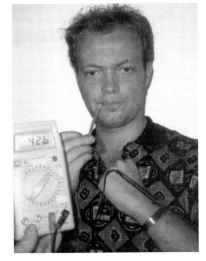

Messung zwischen Metalle im Mund und andere Metalle am Körper
Eine junge Frau, beklagte sich immer krank zu sein, und kein Arzt wäre in der Lage ihr zu helfen. Als ich das Gespräch mitbekam, riet ich ihr schnellstens alle Piercing Teile herauszunehmen und eine Ausleitung der Restmetalle im Blut bei einem Heilpraktiker machen zu lassen.
210

Ihre Probleme müssen so gravierend gewesen sein, dass sie meine Ratschläge sofort annahm. Ihr Vater teilte mir kurzer Zeit später, dass sie sehr schnell wieder fit wurde.

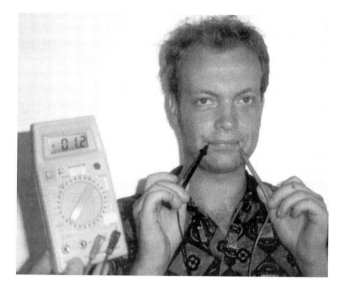

Messung zwischen verschieden Metalle im Mund

DIE ALTERNATIVE

Wir wollten uns die Amalgamfüllungen herausnehmen lassen. Unser Zahnarzt kannte wie viele seiner Kollegen keine Alternative. Ich gab ihm an, dass Translit ein guter Ersatz sei. Er erkundigte sich danach, besorgte es und setzte es uns ein, nachdem er zuvor eine Unterfüllung gemacht hatte. Sie war unbedingt erforderlich, um eine eventuelle schmerzhafte Reaktion des Zahnnervs zu verhindern.
Translit hält sehr gut.

Als Zahnersatz käme für mich nur Bio-Herador-SG oder Porzellan mit einer weitgehend unbedenklichen und sorgfältig ausgewählten Unterfüllung in Frage.

Eine Zahnarztbehandlung versucht, den Zustand des Gebisses zu verbessern. Leider ist es in Wirklichkeit nicht so. Der Zahnarztbesuch bei herkömmlichen Zahnmedizinern bringt fast immer einen Schaden, denn es werden selten haltbare biologische Stoffe verwendet. Das Beste und Sicherste ist eine gesunde Ernährung, und zwar von Kindesalter an.

Kinder mit Süßigkeiten und Schokolade ruhig zu stimmen, ist zwar der einfachste, aber sicher auch der unverantwortlichste Weg. Die kurzfristigen Auswirkungen sind fast immer Karies und die langfristigen Auswirkungen können unabsehbare und nicht zu erklärende Krankheiten zur Folge haben.

Die primäre Wirkung einer falschen Ernährung ist oft eine sofortige Übersäuerung des Stoffwechsels und somit ein Verlust des elektrolytischen Informationspotentials im Körper.

In einer ARD-Sendung vom 7.4.1994 wurde von der Angst vor Zahnbehandlungen berichtet. Ein über lange Jahre hindurch von Wissenschaftlern verspotteter Teil der Esoterik – die Hypnose – findet plötzlich erfolgreichen Einsatz in Zahnarztpraxen. Sie wird immer mehr von Zahnärzten eingesetzt, um den Patienten die Angst zu nehmen.

Der Patient wird in eine Zeit zurückversetzt, in der derartige Ängste in seinem Leben noch nicht existierten. Der Patient kann auch in eine Situation versetzt werden, die ihm besonders angenehm ist, zum Beispiel in einen beliebten Urlaubsort. Mit Hilfe der Hypnose werden eine Veränderung von Sinneserlebnissen und ein Entspannungszustand erreicht. Hypnose kann sogar eine Anästhesie erübrigen.
Die Phänomene der Hypnose sind noch weitgehend unbekannt.
Die auf Hypnose spezialisierten Zahnärzte sind bei den Zahnärztekammern zu erfragen.

SCHULEN, PAUSEN, HUNGER, ERZIEHUNG UND VERANTWORTUNG

Durch meine technische Tätigkeit hatte ich oft in Schulen zu tun. Es war immer wieder erschreckend zu sehen, wie viel Geld Kinder während der Pausen für Süßigkeiten ausgeben. Es ist mir auch unverständlich, dass gerade in staatlichen Einrichtungen wie in Schulen keine bessere Versorgung angestrebt wird. Künstliche Getränke und Schokolade sind die Hauptbestandteile der angebotenen Nahrung. Vollkornbrötchen zum Beispiel sind da nur selten zu sehen, auch keine Hinweise darauf, dass die angebotene Ernährungsweise gesundheitsschädlich ist.

Wo bleibt ein vorsorgendes Gesundheitswesen?

Wenn in der Schule der Grundstein für ein gesundes Leben gesetzt wird, wenn gerade da kein gutes Beispiel gegeben wird, wo dann?

Meiner Meinung nach entledigt sich der Staat hier seiner Verantwortung für die Kinder, die er sich spätestens für Militär- und Kriegszeiten zu eigen macht oder als Steuerzahler schonungslos ausnehmen wird.

Der sogenannte Vater Staat hat anscheinend wenig Sinn für einen weitgehenden Schutz seiner Kinder und Mitbürger.
Dabei erinnere ich an die erschreckend angestiegenen Kosten im Gesundheitswesen sowie an die immer dicker werdenden Kinder.

Jeder Mensch schluckt über seine chemisch behandelte Nahrung und mit allen Medikamenten durchschnittlich jährlich dreieinhalb Kilo Chemikalien. Die Insektizide und Pestizide einer verbrecherischen Landwirtschaft sind in dieser Menge enthalten.

Kranke Menschen sind besonders gute Konsumenten der Chemie. Sie gewähren Umsatz, der über Krankenkassenbeiträge von der Allgemeinheit getragen wird. Vielleicht ist darin eine Erklärung für eine mangelhafte oder fehlende Aufklärung zu finden?

Jedenfalls habe ich viele Kinder beobachtet und war über ihre blassen Gesichter ziemlich erschrocken. Besonders deshalb, weil mir schien, dass die meisten schon eine schlechte Durchblutung hatten. Die waagerechte Falte zwischen Unterlippe und Kinn war bei den meisten Kindern sehr ausgeprägt. Wie schon erwähnt, gibt diese Falte Auskunft über die Durchblutung und den Stoffwechsel.
Je tiefer die Falte ist, umso größer der Schaden.

Auch waren die Nervenreserven, die man unterhalb der Augen an den gut ausgepolsterten »Augensäcken« erkennen kann, selten zu sehen. Das deutet auf einen Energiemangel hin. Zu viel Computer und Fernsehen, zu wenig Bewegung schlechte Ernährung, Süßigkeiten und künstliche Getränke dazu lassen sich an der Fettleibigkeit der Kinder erkennen.

Eine solche Physiognomik lässt einen schwachen Körper, eine Überempfindlichkeit beziehungsweise eine allgemeine Krankheitsbereitschaft vermuten: Der Körperwiderstand fehlt.

Eine überdurchschnittliche Fettleibigkeit der Bevölkerung lässt meist auf ein sozial schwaches Gebiet schließen. Je höher die Bildung und das Niveau einer Bevölkerung, umso weniger findet man fettleibige Menschen.

DIABETES

Fast Food, schlechte Ernährung und zuckerhaltige Getränke bleiben nicht ohne Folgen.

Der Name Zuckerkrankheit verweist auf die Krankheitsursache. Fachleute betonen jedoch, dass der Zuckerkonsum nicht als Verursacher der Diabetes angesehen werden kann.

Fakt ist aber, dass noch nie so viel Zucker und Fette konsumiert wurden wie jetzt, und parallel dazu, noch nie eine solche rasante Zunahme von Diabetes Fälle gegeben hat. Das ist doch seltsam oder?

Diabetiker sind mit ihrer Krankheit lebenslänglich verbunden. Sie müssen sich täglich zwischen zwei und fünf Mal Insulin spritzen. Die Diabeteserkrankung ist eine schwere Last. Immer mehr Jugendliche zwischen 12 und 16 Jahren und sogar kleine Kinder sind von dieser noch weitgehend unheilbaren Krankheit betroffen.

Eine bewusste und vorgeschriebene Ernährung ist unbedingt einzuhalten, um z.B. eine gefährliche Unterzuckerung zu vermeiden. Alle Nahrungsmittel und Getränke müssen sogar gewogen und in BE (Broteinheit) ausgewertet werden. Die BE-Werte sind mittlerweile auf den meisten Nahrungsmitteln angegeben. Diabetiker verfügen auch über Tabellen, um ihre Nahrung nach Gewicht und BE jederzeit genau dosieren zu können. Der Verzicht auf Alkohol ist unabdingbar. Alkoholfreie Getränke müssen aber sorgfältig gewählt werden.

Bei Nichteinhaltung kann die Krankheit böse und unberechenbar innerhalb der nächsten Stunde zurückschlagen. Der Diabetiker wird dann in den meisten Fällen bewusstlos und muss schnellstens in ein Krankenhaus eingeliefert werden. Ohne Hilfe ist diese Situation lebensgefährlich. Im Alter muss mit Verlust der Sehkraft bis hin zum Erblinden gerechnet werden.

Die Durchblutung der Gliedmaßen kann ebenso nachlassen. Zu den anfänglichen Symptomen gehört ein intensives Kribbeln in den Füßen und Zehen, die nach und nach blass werden. Die Gliedmaßen werden dann schwarz. Es bilden sich lebensgefährliche Infektionen, die zu Amputationen führen können.

Prof. Dr. Enderlein ist es gelungen, durch abwechselnde Injektionen von Mucokehl D5 und D6 an den betroffenen Stellen die Durchblutung wieder zu fördern und Amputationen zu vermeiden.

Die Krankheit resultiert aus einer nicht ausreichenden Insulinproduktion der Bauchspeicheldrüse. Diabeteskranke haben immer zu wenig Zink. Die Einnahme von Zink, wie z.b. Unizink von Köhler-Pharma, ist eine dringende Empfehlung von Naturtherapeuten. Austern sind die größten Spender von Zink, daher sehr gesund und nicht nur ein gastronomischer Genuss.

Da Zink überwiegend in tierischer Nahrung vorhanden ist, kann sich ein Diabetiker keine vegetarische Ernährung erlauben.

Die Natur hat uns auch ein Kraut als Hilfe gegen diese Krankheit gegeben. »Colpachi« als Rindenextrakt ist ein Naturpräparat gegen Diabetes. In Tropfenform nennt sich die Medizin »Sucontral«, und als Pulver »Homabetex«.

Die Insulinwerte müssen ständig überprüft und durch Spritzen in akzeptablem Bereich gehalten werden.

Das Dosieren der lästigen Spritzen ist jedoch ungenau.
Mittlerweile gibt es Insulinpumpen in Scheckkartengröße. Sie dosieren genau den Insulinbedarf und führen es unbemerkt über ein Kathetersystem dem Körper zu. Ein umfangreiches Alarm- und Überwachungssystem bewahrt vor möglichen Pannen.

Bei dem häufigen Diabetes 2 – in fortgeschrittenen Lebensjahren – sind gute Erfolge mit Hilfe von Calcium EAP erzielt worden (siehe Kapitel *Multiple Sklerose*). Essen solche Patienten zu viele Kohlehydrate, steigt der Blutzucker zu stark an. Bleiben sie anderseits nüchtern, so fällt der Blutzucker zu stark ab und es entsteht ein Heißhunger auf Schokolade und konzentrierte Kohlehydrate. Dieses Phänomen verschwindet weitgehend unter der Behandlung mit Calcium EAP.

Aus Artikel von Dr. med. Hans Nieper in »Raum und Zeit«, und aus »Praxis-Telegramm«, Nr. 1/95, »Gewebeschutz fängt an der Zellmembrane an – Membranschutzfaktor Colamin ist für das Nervensystem unentbehrlich«.

Der Bericht handelt auch von Asthma. Die Heilung von Asthmakranken ist demnach mit Hilfe von Calcium EAP möglich. Auch bei Asthma sollte ein anderer Schlafplatz über einige Wochen getestet werden.

GESUNDHEIT UND ELEKTROLYT

Wie ich schon angab, ist es zum Schutz der Gesundheit äußerst wichtig, einen ausgewogenen Säure-Basen-Haushalt im Körper zu halten. Gelingt es immer, einen guten pH-Wert um 7,4 zu halten, dann schafft man eine gute elektrolytische Kommunikation, welche für einen ständigen Ausgleich im Körper sorgt.

Möchte sich der Körper zum Beispiel an Wunden gegen unerwünschte Eindringlinge wie Bakterien oder Viren schützen, dann schafft er über einen sehr niedrigen pH-Wert in diesen Bereichen eine schlechte elektrolytische Leitfähigkeit.
Gerade im Bereich der Sexualorgane ist ein solcher Schutz besonders wichtig. Er erfolgt durch ein Scheidensekret, das zu diesem Zweck ständig in bestimmten Drüsen produziert wird. Dadurch entsteht ein saures Milieu (pH 4 – 4,5) in der Scheide, das gegen aufsteigende Krankheitskeime schützt.
Spermien werden durch ihre alkalischen Eigenschaften vor dem sauren Milieu der Scheide geschützt.

Die Natur weiß sich also durch erstaunliche Vorgänge selber zu schützen. Das gilt auch für das Naturprodukt Mensch. Insbesondere dann, wenn die zerstörerischen Einflüsse, die er selbst verursacht, nicht überwiegen, nach dem Motto: »Bis hierher und nicht weiter!«

Der Körper besteht aus Mineralien, Metallen und Wasser. Es sind genau die gleichen Bestandteile wie in unserer Mutter Erde selbst, prozentual gesehen fast in derselben Menge.

Diese Stoffe tauschen in meinem Körper ihre Informationen elektrolytisch untereinander aus und treten entsprechend meinem Gesundheitszustand in bestimmten Mengen und in einem gewissen Ausgleich auf.

Das bedeutet: Schaffe ich es, meinen Wasserhaushalt basisch zu halten, werden die Metalle und Mineralien in meinem Körper besser elektrolytisch untereinander kommunizieren beziehungsweise fließen können. Das ist wie gesagt sehr wichtig, um die Gesundheit zu schützen.

216

Diese Gesundheitsvorsorge, nämlich einen guten pH-Wert zu halten, kann leider auch erzeugen, dass unerwünschte Metalle in und am Körper besser fließen können.

So können auch Absonderungen aus Amalgam und Goldfüllungen durch meinen Speichel sehr gut, vielleicht zu gut, elektrolytisch fließen. Die natürlichen elektrochemischen Prozesse im Körper, die als Basis der Gesundheit anzusehen sind, verarbeiten selbstverständlich die verschiedenen giftigen Metalle mit, die von Natur aus in meinem Körper nichts zu suchen haben. Trage ich dazu Schmuck aus metallischen Legierungen, dann ist die Kommunikation der Metalle perfekt. Die elektrischen Spannungen, die sich da aufbauen, gehen bis zu 300 Millivolt und höher. Diese Spannungen, die von jedermann zu messen sind, können ausreichen, um ein entsprechendes Glimmlämpchen zum Leuchten zu bringen.

Ähnlich wie in einem Kühlschrank könnte man diese unerwünschte Verlustspannung aus dem Körper nutzen, um eine Mundbeleuchtung zu betreiben. Bei jeder Öffnung des Mundes wären die wunderbaren Amalgamfüllungen wie im Rampenlicht zu betrachten. Diese Vorstellung mag einen zwar schmunzeln lassen, aber solche Störungen können auf Dauer nicht ohne Konsequenzen bleiben.

Diese elektrischen Energien aus meinem Körper verursachen einen Energieverlust, der sich zwangsläufig auf meine Gesundheit auswirken muss. Es kann der Grund für ständige Ermüdung und konstanten gesundheitlichen Abbau sein.

ELEKTRISCH UND ELEKTROLYTISCH

Die produzierte Spannung zwischen Metallen im Mund kann sich so stark auf den Menschen auswirken, dass er ständig das Gefühl verspürt, an einer Batterie zu lecken.

Um weitgehend gesund zu sein, muss man basisch sein. Ist man aber basisch mit verschiedenen Metallen im oder am Körper behaftet, kann man davon ausgehen, dass diese Metalle sich umso besser zersetzen und durch das Blut abtransportiert werden. Dieses kann eine Erkrankung zur Folge haben.
Fazit: Man sollte seinen Körper nicht unnötig mit Metallen, vor allem nicht mit Schwermetallen und verschiedenen Legierungen belasten.

Nun berichte ich von einem Fall, der mittlerweile fast 40 Jahre zurückliegt. Er soll als ein Beispiel aus meiner Erfahrung dienen, das von der Art her vielen Heizungsbauern und Chemikern bekannt sein wird.

Als ich als Gastechniker in der schönen französischen Stadt La Rochelle an der Atlantikküste arbeitete, wurde ich zu einer Heizungsanlage gerufen, die angeblich wie durch Maschinengewehrschüsse völlig durchlöchert sei und dabei ihren Wasserinhalt innerhalb weniger Sekunden verloren habe. Damals gab es noch offene Ausdehnungsgefäße mit Überlauf. Bei der Etagenheizung wurde das kastenförmige Gefäß aus Zinkblech oberhalb der Küchentür angebracht. Die Anlage, Heizgerät und Rohrsystem, bestand aus Kupfer und Eisen. Darin floss das Heizungswasser, welches sich mit den verschiedenen Metallen entsprechend elektrolytisch auflud. Das Problem dabei ist, dass die Metalle sich nicht vertragen und sich untereinander zerfressen. Der Zinkboden des Ausdehnungsgefäßes, in dem sich 30 Liter Wasser befanden, wurde dadurch so gleichmäßig durchlöchert, dass man Einschüsse eines Maschinengewehrs als Ursache hätte vermuten können.

So kann sich die Zusammensetzung von falsch ausgewählten Metallen in einer Anlage auswirken, wenn ein elektrolytischer Informationsaustausch möglich ist. Man sollte also immer auf die eigene Anlage, das heißt auf seinen eigenen Körper, sehr gut aufpassen, damit keine ähnlich zerstörerischen Reaktionen vorkommen können.

Hiermit erinnere ich an das schon erwähnte elektronische Messgerät, mit dem es jedem möglich ist zu ermitteln, welche Spannungen zwischen den verschiedenen Metallen am Körper und im Mund vorhanden sind.

Wie schon erklärt, ist der Mensch ein perfektes Elektrogerät. Deshalb eignet sich kein anderes Gerät besser, um eventuell vorhandene Spannungen im Menschen aufzuspüren, als das, welches Elektriker benutzen, um Elektrogeräte nachzumessen, wenn sie nach den Ursachen von Fehlern suchen.

Das Gerät ist aus dem Elektrobedarf als Mehrfachmessgerät bekannt. Nur ein spezieller Kabelsatz mit entsprechenden Elektroden ist zusätzlich notwendig, um sämtliche Messungen durchführen zu können, wie zum Beispiel von Erdstrahlen oder elektrischen Verlusten im Hause.

Das im zweiten Kapitel schon erwähnte Gerät kann unter der Bezeichnung Georhythmometer bei genannter Anschrift Geobionic in Waldbrunn bestellt werden.

Für das Messen
  - von Spannungen zwischen Metallen in den Zähnen
  - zwischen Zähnen und Schmuck oder ähnlichen Dingen
verfährt man folgendermaßen:

Das Gerät wird im Bereich DCV eingestellt, was so viel wie Gleichspannung heißt, wie die Spannung aus einer Batterie.
In diesem Bereich stellt man das Gerät auf 200 mV (Millivolt).

Für alle Untersuchungen werden die zwei Kabel in COM und in V/Ohm (griechisches Zeichen) gesteckt. Vor dem Spiegel drückt man mit dem Messstift leicht auf die verschiedenen Metalle im Mund.

Gleich kann man ablesen, wie viel Millivolt Spannung sich zwischen den verschiedenen Metallen in den Zähnen aufgebaut hat. Zeigt das Gerät eine 1, bedeutet das: Die vorhandene Spannung ist noch höher als 200 Millivolt.
Die Zahl 1 bedeutet bei einem elektronischen Vielfachmessgerät unendlich.
Damit zeigt das Gerät an, dass die Messwerte sehr viel höher sind als die gewählte Skala. Es muss also so lange auf eine höhere Skala umgestellt werden, bis Zahlen erscheinen.

Darum wählt man jetzt die nächste Möglichkeit in demselben Bereich DCV des Gerätes und stellt die nächst höherer Skala von 2 V ein, gleich zwei Volt. Man untersucht noch mal.
So kann man auch die Spannung zwischen Zähnen und Schmuck sowie zwischen verschiedenen Schmuckstücken, zwischen Brillengestell und Uhr und so weiter messen. Sinnvollerweise beseitigt man nun die Metalle, die eine Spannung verursachen.

Wie die Elektroakupunktur es uns gelehrt hat, fließt immer Strom im Körper. Eine entsprechende Spannung ist mit dem Gerät auch zum Beispiel an den Fingerkuppen oder an anderen Akupunkturpunkten messbar.

Ebenso können sich natürliche Spannungen im Mund aufbauen. Man sollte diese vorher am Zahnfleisch messen, um einen Vergleich zu haben. Dazu hält man die Elektroden an der linken und rechten Seite des Mundes an das Zahnfleisch und liest die Werte am Gerät ab.
Sind die Spannungen zwischen den Metallen deutlich höher als die natürlichen, dann sollte ein nach biologischen Grundsätzen arbeitender Zahnarzt aufgesucht werden.

Elektrolytische Prozesse im Körper erklären, wodurch das Tragen von verschiedenen Schmuckstücken zu einer unangenehmen Ablagerung und Färbung auf der Haut führt. Sie verursachen eine Oxidation der Metalle, die dann durch den Hautkontakt in das Blut mit einfließen.

Elektrolytische Prozesse können auch ernährungsabhängig sein. Der Säure-Basen-Haushalt regelt das elektrolytische Bad im Menschen.

Eine Ablagerung von Metallen in Form von Flecken auf der Haut kann zum Beispiel nach dem Konsum von Weißwein auftreten, sonst nie. Das bedeutet, dass der Weißwein ein guter Katalysator für diese Metalle in meinem Körper ist. Lernt man sich zu beobachten, kommt man von selbst auf viele Geheimnisse der eigenen Körperreaktionen.

Viele Menschen mit metallischen Zähnen spüren ständige Spannung im Mund. Sie sprechen zu Recht von Spannung. Das unangenehme Gefühl hat tatsächlich mit einer messbaren Spannung zu tun und kann nur beseitigt werden, wenn die Ursache selbst auch beseitigt wird: Die Zähne müssen saniert und der Schmuck muss abgelegt werden.

Zusätzlich zu den Metallen im Körper und wegen einer möglichen »Kurzschlusswirkung« zwischen beiden Körperseiten (Yin und Yang), die elektrisch anders gepolt sind, sollten Armbänder und Halsketten durch ein nicht leitfähiges Glied unterbrochen werden. Viele Juweliere kennen den Hintergrund dieses Wunsches und verändern das Schmuckstück gerne.

KAPITEL 10

VERGIFTEN ODER HEILEN?

DER MINERALIENHAUSHALT
ALUMINIUM – DAS SCHWERE GIFT IM KÖRPER

Aluminium gehört zu den gefährlichsten Metallen im Körper.

Bedenkt man, welche Bedeutung Aluminium in den letzten Jahren in Verbindung mit Nahrungsmitteln gewonnen hat, dann können die langfristigen Folgen auf den menschlichen Organismus nur pessimistisch gesehen werden.

Aluminiumgeschirr, Alufolie, Aluverpackungen und so weiter sind Dinge, die mit unseren Nahrungsmitteln direkt in Berührung kommen.

Alukaschierte kartonierte Verpackungen, in denen Milch und Säfte ihrem Gärungsprozess nachgehen, sind überall zu kaufen. Die Säurebildung lässt zumindest eine Teilzersetzung der Metalle vermuten.

Das Micro-Trace-Minerals Labor in Boulder/Colorado USA berichtete vor einigen Jahren über erschreckende Forschungsergebnisse der Aluminiumauswirkungen mit dem Titel: »Aluminium stört Gehirnfunktion« Mit der freundlichen Genehmigung von Frau Dr. Blaurock-Busch gebe ich diesen Artikel wieder:

»Eine zunehmende Zahl ernährungsbewusster Ärzte rät Patienten, alle Aluminiumutensilien in den Mülleimer zu werfen. Namhafte Forscher wie Dr. Armand Lione, Mitglied der Vereinigten Apotheker und Toxikologen, sind der Meinung, dass Aluminium weitaus gesundheitsschädigender ist, als allgemein angenommen wird.«
Die Alzheimer'sche Krankheit, so sagt Dr. Lione, ist die häufigste Erscheinung von Altersdemenz oder Senilität und betrifft eine zunehmende Zahl älterer Menschen. Es wird angenommen, dass in den USA allein jährlich zwischen 60.000 und 90.000 Todesfälle durch diese Krankheit verursacht werden. Außerdem wird geschätzt, dass 6 bis 7 Millionen Amerikaner von dieser als unheilbar angesehenen Krankheit befallen sind.
Alois Alzheimer identifizierte und beschrieb diese Krankheit vor nahezu 100 Jahren (1906). Patienten zeichnen sich anfangs durch besondere Vergesslich-

keit aus, sie wiederholen sich häufig oder antworten wiederholt auf die gleiche Frage. In zunehmendem Stadium treten Persönlichkeitsveränderungen auf, der Patient zieht sich mehr und mehr zurück und benimmt sich häufig sehr misstrauisch anderen gegenüber. Oft verweigert er ärztliche Hilfe, denn er sieht sich und seinen Zustand als vollkommen normal an.

Die Alzheimer'sche Krankheit, auch präsenile Demenz genannt, bereitet Medizinern noch sehr viel Kopfzerbrechen. Zwar sind sich Forscher über den Ursprung der Krankheit noch weitaus im Unklaren, doch versteht man diese Krankheit heute schon wesentlich besser.

Autopsien, die an verstorbenen Alzheimer-Patienten vorgenommen wurden, zeigten, dass die Gehirnzellen dieser Patienten ausgesprochen hohe Aluminiumwerte vorwiesen. »Die Gehirnzellen dieser Alzheimerpatienten wiesen allgemein das Vier- bis Sechsfache der Aluminiumwerte auf, die in sogenannten gesunden Patienten gemessen wurden«, sagt David Shore, bekannter medizinischer Forscher des Elisabeth-Krankenhauses in Washington DC. Es wurde außerdem festgestellt, dass Aluminium Veränderungen der Gehirnnervenzellen verursacht und die elektrisch-chemischen Gehirnsignale stört.

Forscher wiesen schon vor Jahren nach, dass in der Kortex von Alzheimer-Patienten ein selektiver Cholinacetyltransferase-Mangel besteht. Dieses Enzym ist wichtig für die Formierung von Acetylcholin, das wiederum für den Transport von Nervimpulsen notwendig ist. Die Verabreichung von Acetylcholin in Kombination mit Lezithin erbrachte allerdings wenig Erfolg. Weiterhin ist bekannt, dass Patienten, die unter dieser Krankheit leiden, weitaus weniger Nervenzellen im Nucleus basalis haben, denn die Nervenzellen starben schneller ab.

Weitere Studien zeigen, dass Aluminium möglicherweise Stoffwechselerkrankungen hervorruft. Ältere Menschen sowie Patienten, die unter Nierenerkrankungen leiden, sind besonders gefährdet.

Dutzende von amerikanischen und kanadischen Forschungsarbeiten dokumentieren, dass Dialysetherapie die Gefahr der Aluminiumvergiftung wesentlich erhöht. Dr. Lione berichtet, dass 38 Dialysepatienten im Jahre 1981 an den Folgen einer Aluminiumvergiftung starben. Während der Dialyse wurden, um Phosphor abzubauen, im Allgemeinen Aluminiumsalze verwendet. Diese führten nachweisbar zum Tode durch Aluminiumvergiftung.

Aluminiumsalze werden leider immer häufiger verwendet. Die berühmten – (an dieser Stelle ist in dem Originalbericht ein Firmenname angegeben) Cheeseburger (Käsehamburger) werden mit Aluminiumsalz bestreut, damit der Käse einige Sekunden schneller schmilzt. Aluminium ist ein Bestandteil von gewöhnlichem Kochsalz, denn es vermeidet Klumpenbildung. Deos enthalten Aluminiumsalze, die durch die Haut in den Körper gelangen und zu einer Zellüberlastung beitragen. Dutzende von Antidiarrhoetica (Medikamente gegen Durchfall), Antacide (magensäurehemmende Mittel) sowie Zahnpasten und Backpulver enthalten dieses giftige Schwermetall, das auch ein immer beliebteres Konservierungsmittel ist.

Dazu kommt noch die Beliebtheit von Aluminiumkochutensilien. Englische Studien zeigen, dass deren Gebrauch zu einer Aluminiumüberlastung beiträgt. Werden z.b. saure Nahrungsmittel wie Fleisch oder Tomaten in Aluminiumtöpfen oder Alufolie gekocht oder verarbeitet, so kann der Körper Spuren von Aluminium mit dem Essen unbewusst zu sich nehmen. Dr. Berlyne, London, und Dr. Ben Ari, Beer Sheba, Israel, bestätigen:»Kochen in Aluminiumutensilien und das Einwickeln von Nahrungsmitteln in Alufolie erhöhen den Aluminiumgehalt der Nahrungsmittel unter Umständen weitgehend.«
Kein Wunder, dass Aluminiumüberlastungen heutzutage keineswegs selten sind. Klinische Studien zeigen, dass Aluminiumüberlastungen mittels der Haar-Mineralien-Analyse festgestellt und mit Störungen des Nervensystems in Verbindung gebracht werden konnten. Dr. Arthur Furman, medizinischer Direktor des international bekannten spektroskopischen Labors für Haar-Mineralien-Analyse, Micro Trace Minerals, erklärte: Der ständig wachsende Missbrauch von Aluminium ist für die zunehmende Aluminiumüberlastung verantwortlich. Die Haar-Mineralien-Analyse, sagt Dr. Furman, ist ein zuverlässiger Test zur Feststellung von lebensnotwendigen Mineralien und Spurenelementen sowie von giftigen Schwermetallen. Durch diesen Test, der in den USA und anderen Ländern medizinisch anerkannt ist, können Schwermetallüberlastungen rechtzeitig erkannt und verhütet werden. Die medizinische Zeitschrift Lancet schrieb kürzlich, dass dieser Test Mineralienwerte des Körpers zuverlässiger wiedergibt als die bekannten Blut- und Harnanalysen.

Die Behandlung der Alzheimer'schen Krankheit ist noch immer unzulänglich und eine Heilung ist in Kürze kaum zu erwarten. Ob Aluminium diese Krankheit verursacht oder nur verschlimmert, wird heute von Wissenschaftlern noch heftig debattiert. Eines steht jedoch fest: Aluminium ist nicht lebensnotwendig. Verhüten ist meist leichter als heilen. Man sollte sich mehr auf die Verhütung von Krankheiten konzentrieren und versuchen, gesünder zu leben. Der Griff zur Konserve, zu Cheeseburgern oder Aluverpacktem mag heute zeitsparend und momentan billiger sein, gesünder ist er nicht.

Die Haar-Mineralien-Analyse ist eine intrazelluläre Messung. Sie erfasst langfristige Ablagerungen im Gewebe: Haar ist Gewebe. Blut- und Harnanalysen sind extrazelluläre Messungen. Sie erfassen das, was sich im Blut oder Harn im Moment der Messung befindet. Das kann sich ständig ändern.

Die Zahl der an der Alzheimer'schen Krankheit Erkrankten war schon 1994 in Deutschland auf 1,4 Millionen beziffert worden, Tendenz steigend.

Micro Trace Minerals publizierte auch einen informationsreichen Bericht, den Heinz Scholz verfasst hat und den ich mit seiner freundlichen Genehmigung wiedergeben darf:

»Ihr Haar verrät, ob Sie krank sind«
Interessantes über die Haarmineralienanalyse. Die HMA gibt Auskunft, welche essentiellen und toxischen Elemente der Mensch aufgenommen hat.
21.000 Haarproben auf dem Prüfstand.
In den USA setzen immer mehr Ärzte, Zahnärzte und Chiropraktiker große Hoffnungen in die Analyse der Haare. Mittels dieser Analyse gewinnt man heute Hinweise auf verschiedene Störungen im Organismus. Bei Vergiftungen, z.B. mit Arsen, Quecksilber und Thallium, kann man noch nach Jahren Spuren dieser Metalle in den Haaren nachweisen. Zurzeit läuft in den USA eine Untersuchung, die bestätigen soll, dass der jugendliche Diabetes auch an den Haaren abzulesen ist, 21.000 Haarproben werden eingehend untersucht und mit den Ergebnissen von Zuckertest-Methoden verglichen.
Prof. C. Orfanos, Berlin, fand heraus, dass z.B. bestimmte Veränderungen der Haarwurzel auf eine Schilddrüsenkrankheit hinweisen.
In dieser Arbeit möchte ich genauer auf die Haarmineralienanalyse (HMA) eingehen. Mittels dieser Analyse kann man feststellen, ob ein Mineralienmangel, ein Zuviel an toxischen Elementen oder erhöhte bzw. erniedrigte Mineralienverhältnisse im Organismus vorliegen. Der britische Kliniker M. Laker hält die Haaranalyse (man kann auch Zähne oder Nägel verwenden) für informativer als die Blutanalyse. Blut reflektiert nämlich den aktuellen Status, während das Haar einen Überblick über die Elementaufnahme der letzten Monate oder Jahre gibt. Blutanalysen geben extrazelluläre und die HMA intrazelluläre Werte wieder, während mittels Urinanalyse die Menge an Mineralstoffen und Schwermetallen bestimmt wird, die vom Körper ausgeschieden wird.
Wie wird getestet?
Folgende lebenswichtige Mineralstoffe und Spurenelemente werden ermittelt: Calcium, Chrom, Eisen, Kupfer, Magnesium, Molybden, Mangan, Phosphor, Kalium, Selen, Silizium, Natrium und Zink.
Giftige Elemente: Aluminium, Blei, Kadmium, Nickel, Quecksilber.
Etwa 1 g Nackenhaare, die 2 bis 4 cm lang sein sollen und nicht gefärbt sind, werden in der Nähe der Kopfhaut abgenommen. Die Haare reflektieren den Mineralienstatus der letzten Monate, während die weiter von der Kopfhaut entfernten Haarproben einen noch größer zurückliegenden Zeitraum erfassen. Die eingesandten Haare werden im Labor gewaschen und mit einer speziellen Lösung aufgelöst. Die Ermittlung der verschiedenen Mineralien erfolgt auf spektroskopischem Wege. Die HMA war vorerst nur in den USA durchführbar. Mittlerweile ist die HMA auch in Deutschland möglich. Die deutsche

Agentur von Frau Blaurock-Busch aus Hersbruck verschickt übrigens Listen, auf denen Ärzte und Heilpraktiker verzeichnet sind, die HMA durchführen lassen.
Gewebeuntersuchungen von Knochen und Organen ergaben, dass der Gesamtmineralienhaushalt des Körpers mit dem des Haares weitgehend übereinstimmt. Störungen des Mineralienhaltes können mit Hilfe der HMA festgestellt werden, lange bevor akute Krankheitserscheinungen auftreten und bevor den Knochen Mineralien entzogen werden. Die HMA ist eine zuverlässige, wissenschaftliche und natürliche Methode zur Ermittlung von Mineralienmangel und Mineralienexzessen.

Bedeutung der Haarmineralienwerte:
An einigen interessanten Beispielen möchte ich die Bedeutung der Haarmineralienwerte dokumentieren. Niedrige Calciumwerte (unter 200 ppm) dokumentieren einen Calciummangel, der entweder durch eine calciumarme Diät oder durch Resorptionsstörungen (Ursache: Magensäuremangel, Vitamin-D-Mangel, erhöhte Phosphorwerte, Magnesiummangel und Mangel an Mangan) ausgelöst wird. Osteoporose-Patienten haben dagegen sehr hohe Calcium- und Magnesiumwerte. Das bedeutet, diese Mineralien werden den Knochen in erhöhtem Maße entzogen. Auch hier ist eine Calcium- und Magnesiumzufuhr erforderlich.
Mittels HMA kann ein Eisenmangel festgestellt werden, lange bevor niedrige Erythrozytenzahlen und Hämoglobinwerte auf eine akute Blutarmut deuten. Die Ärzte empfehlen, bei Blutarmut gut resorbierbare Eisenverbindungen, außerdem resorptionsunterstützende Substanzen wie Vitamin C, Enzyme, Aminosäuren (Cystin, Cystein, Methionin) und eine erhöhte Proteinzufuhr einzunehmen. Zu beachten ist, dass geringe Mengen Kupfer zur Hämoglobinbildung notwendig sind und dass zu hohe Kupferwerte sich auf die Eisenresorption negativ auswirken.
Hyperaktive Kinder haben in den Haaren meist zu hohe Kupferwerte. Die Hyperaktivität lässt nach, wenn man auf therapeutischem Wege Kupfer verringert.
Durch Zink-, Eisen-, Vitamin C-, Flavon- und Pektinzufuhr kann ein erhöhter Kupferwert verringert werden. Frauen mit niedrigen Kupferwerten, die einen reduzierten Östrogenhaushalt und erhöhte Serums-Cholesterin-Werte haben, besitzen eine erhöhte Anfälligkeit gegenüber Brust- und Gebärmutterkrebs.
Niedrige Haar-Magnesiumwerte verursachen Schlaflosigkeit, Kaliummangel, Wachstumsstörungen, Hautläsionen, Muskelzittern, Appetitlosigkeit, Orientierungsstörungen und Muskelkrämpfe. Übermäßiger Tee-, Kaffee- oder Colagenuss, Alkohol und Stress erhöhen den Magnesiumbedarf.
Hohe Natriumwerte im Haar sind Folgen einer übermäßigen Kochsalzzufuhr oder das erste Anzeichen einer Nebennierenschwäche oder einer

Diuretikazufuhr. Langstreckenläufer haben oft erhöhte Natrium- und Kaliumwerte. Das deutet auf die erhöhte Funktion der Schweißdrüsen oder der Nebennieren hin. Ein unangenehmer Körpergeruch kann Folge eines Zinkmangels sein. Weitere Zinkmangelerscheinungen: Müdigkeit, Anfälligkeit gegenüber Infektionen, langsame Wundheilung, weiße Flächen oder Furchen an Fingernägeln, Geschmacksverlust, Wachstumsstörungen und Menstruationsbeschwerden. Bei einem Calcium- und Zinkmangel wird vermehrt Cadmium und Blei im Organismus gespeichert.

Ein starker Zinkmangel ist leicht an den weißen Flecken, Rillen, Furchen an Fingernägeln zu erkennen.

Heinz Scholz würdigt in seinem Bericht die Verdienste von Frau Dr. Blaurock-Busch. Er ist Experte in Sachen Lebensmittel und befasst sich intensiv, sowohl beruflich wie auch während der Freizeit, mit Nahrungsmitteln und Mineralien. Er hat zum Thema Ernährung einige Bücher verfasst wie: »Sanft heilen mit Naturmedizin«, »Schlank und Gesund mit Gemüse«, »Magnesiummangel«, »Vitamine«, »Mineralstoffe und Spurelemente«.

Mangelerscheinungen sind an Fingernägeln erkennbar.

Abbildungen und Erklärungen dieser Mangelerscheinungen werden in folgendem Buch dokumentiert: »Mineralstoffe und Spurenelemente und deren Bedeutung in der HMA« (zu beziehen über die schon erwähnte deutsche Agentur Blaurock-Busch).

Hier gebe ich einige Hinweise als Beispiele nach dem Bericht von Herrn Scholz über Fingernägel wieder:
a) Isolierte weiße Flecken können von einer strengen Fastenperiode oder zu einseitigen Diät herrühren.
b) Eine Vielzahl weißer Flecken der Finger- und Zehennägel wird als Symptom eines akuten Zinkmangels betrachtet. Derartige Nägel hatte ein 11-jähriger Junge. Dieser litt an akutem Zinkmangel und wies Verhaltensstörungen auf.
c) Bänder bzw. Rillen (quer zum Finger) reflektieren Menstruationsbeschwerden, die mit einem Mangel an Zink und Vitamin B6 in Verbindung gebracht werden konnten.
d) Weiße Flecken und Streifen an Nägeln können auftreten, wenn die Zinkeinnahme unterbrochen wird.
e) Trübe Nägel sind Zeichen von hohem Blutdruck und erhöhten Särumkupferwerten. Zink- und Vitamin-B6-Therapie können Nagelfarbe und Blutdruck normalisieren.
f) Weiße Flecken, die in einer Furche erscheinen, werden durch eine Virusinfektion verursacht. Diese verursacht übrigens einen Zinkverlust über den Harnweg.

Die folgenden Angaben sind wieder wörtlich dem Bericht entnommen:

»Zinkmangel kann Streckfalten an Hüften, Brust und Schultern hervorrufen. Zinkmangelpatienten haben oft kalte Füße oder Hände.

Prof. Ardon Gordus von der Universität Michigan machte eines Tages eine aufsehenerregende Entdeckung. Beim Untersuchen der veraschten Haare, die von seinen Studenten stammten, fand er unterschiedliche Kupfer- und Zinkgehalte. Er verglich die Werte und stellte fest, dass Studenten mit einem hohen Intelligenzquotienten wesentlich mehr Kupfer und Zink in ihren Haaren enthielten. Die sogenannten Schlusslichter des Semesters waren nicht mit so einem Gehalt gesegnet. Wissenschafter der McGill-Universität Montreal behaupten, dass es mittels der HMA nahezu hundertprozentig möglich ist, Lerndefekte zu erkennen.

Was tun bei zu viel toxischen Elementen?
Durch die zunehmende Belastung mit diesen Elementen in unserer Zeit muss ihnen verstärkte Beachtung geschenkt werden. Die toxischen Elemente Blei, Kadmium, Quecksilber, Arsen, Thallium sind ständige Begleiter unserer Nahrung und bedrohen die Gesundheit des Menschen. Wichtig ist Folgendes: Ein gesunder Gesamtmineralienhaushalt unterstützt die Gesamtabwehrfähigkeit der menschlichen Organismen gegenüber diesen Giftstoffen. Bei einem gestörten Haushalt ist die Aufnahmefähigkeit des Körpers wesentlich erhöht. Wurde zum Beispiel mittels HMA ein Calcium- und Magnesiummangel festgestellt, dann lagen oft höhere Schwermetalle vor. Wenn Sie die fehlenden essentiellen Elemente einnehmen, kann die Menge der toxischen Stoffe verringert werden.

So kann man z.B. den Bleigehalt im Organismus durch Calcium, Eisen, Vitamin C, Vitamin E und schwefelhaltige Aminosäuren verringern. Den erhöhten Cadmiumgehalt verringert man durch Zink, Calcium, Vitamin C, Vitamin E, Selen und schwefelhaltige Aminosäuren. Den Quecksilbergehalt kann man ebenfalls durch die oben erwähnten Stoffe reduzieren.
Kinder mit erhöhten Bleiwerten hatten folgende Symptome:
Hyperaktivität, Wutanfälle, Weinerlichkeit, Müdigkeit, Energielosigkeit, Ängstlichkeit, Teilnahmslosigkeit und Lernschwierigkeiten. Deutsche Wissenschaftler stellten bei Kindern, die einen zu hohen Bleigehalt in den Zähnen aufwiesen, Anzeichen für einen niedrigeren Intelligenzquotienten im Vergleich zu Kindern mit geringerem Bleidepot fest.
Die HMA gibt nicht nur Auskunft über die essentiellen und toxischen Elemente, sondern gibt auch Informationen über die Mineralienverhältnisse. Dazu muss man wissen, dass alle lebensnotwendigen Mineralstoffe und Spurenelemente in einem spezifischen Verhältnis zueinander stehen. Ist dieses Verhält-

nis gestört, dann können verschiedene Krankheitserscheinungen auftreten. Ist z.B. das Calcium-Phosphor-Verhältnis erhöht, kann es zu einer Störung des Knochenaufbaus kommen. Bei erhöhtem Calcium-Magnesium-Verhältnis beobachtet man oft Osteoporose, Zahnprobleme und Schilddrüsenüberfunktion. Ein niedriges Calcium-Phosphor-Verhältnis weist auf eine zu hohe Phosphatzufuhr hin. Ist dies der Fall, sollte die Fleischkost durch vegetarische Kost teilweise oder ganz ersetzt werden.

Lungenkranke, Allergiker und Asthmatiker weisen oft ein niedriges Zink-Chrom-Verhältnis auf.

Aus dieser kurzen Betrachtung kann man nur annähernd die große Bedeutung der HMA ersehen. Die WHO und viele Wissenschaftler bestätigen, dass die HMA eine zuverlässige Methode zur Bestimmung von essentiellen und toxischen Elementen ist. Die HMA kann eine wichtige diagnostische Hilfe für den Arzt sein. ›Es bleibt zu hoffen, dass die Analyse der Haare vermehrt Eingang in den ärztlichen Untersuchungen findet.‹«

Eine Agentur von Micro Trace Mineral befindet sich in Deutschland und bearbeitet, auf der Basis des Labors in Boulder/Colorado, die zugesandten Haare. Die Untersuchung selbst dauert bis zu zehn Tagen. Dort werden 34 Mineralien in einer Spektrumanalyse untersucht. So wird sichtbar, welche Stoffe zu viel sind, welche zu wenig, und welche man vermehrt einsetzen muss, damit wieder ein Gleichgewicht entstehen kann. Durch die Spektrumanalyse wird die Krankheit des unbekannten Senders der Haare genau ermittelt. Die Auswertungen und Vorschläge bekommt man meistens innerhalb von zwei Wochen zurück.

Die Kopfhaare sollten ohne Haarfarbe und nicht mit anderen Chemikalien behaftet sein. Für die Untersuchung reicht eine Menge aus, die auf einen Teelöffel passt. Achsel- und Schamhaare können zu Kontrollmessungen in getrennten Umschlägen beigefügt werden. Die Umschläge müssen frei von Tinte oder anderen Mineralien sein, um die Werte während des Transports nicht zu verfälschen. Die Haare werden dann versandt an:

Micro Trace Minerals
Deutsche Agentur Blaurock-Busch, PhD
Röhrenstr. 20
D-91217 Hersbruck
Tel: 09151-4332
Fax: 09151-2306
www.microtrace.de   service@microtrace.de
Ergänzende oder gegenwirkende Mineralien und Vitamine zu den Ergebnissen der Haar-Mineralien-Analyse sind zu bekommen bei der:

Fa. Nowak
Hutmacher Ring 3
D-23356 Lübeck
Tel. 0451-894 525

Prospektmaterial und Bücher, die die Ergebnisse umfangreicher Mineralienuntersuchungen dokumentieren, sind auch bei Blaurock-Busch erhältlich.

Meine Frau und ich hatten MTM für die Lösung unserer Probleme in Anspruch genommen und waren von den Ergebnissen überrascht. Ein dreiseitiger Computerausdruck gab genau Auskunft über unseren Gesundheitszustand. Dazu erhielten wir den Hinweis auf fehlende Mineralien, die wir in der Apotheke besorgen sollten. Die Angaben von MTM waren in unserem Fall sehr wichtig, weil sie uns die Möglichkeit gaben, den Fortgang einer Krankheit zu stoppen, bevor sie sich zu einer chronischen Erkrankung ausweiten konnte.

Ein Bekannter war vor Jahren von Gicht befallen, und ich schlug ihm vor, eine Haar-Mineralien-Analyse machen zu lassen. Nach circa einem Monat bekam er die Auswertung. Sie bestätigte die Diagnose und stellte in diesem Zusammenhang einen zu hohen Milchkonsum fest. Auf meine Frage, wie viel Milch er trinke, erwiderte er: »Bis zu vier Liter am Tag.« Er aß selbstverständlich Milchprodukte wie Quark und Joghurt noch dazu. Vom selben Tag an trank er Wasser und es ging ihm sehr schnell besser.

Eine Ernährungsfachfrau sagte mir dazu: »Milch ist nicht für die Menschen, sondern für die Kälber gedacht.« Tatsache ist, dass hyperaktive Kinder unter dem Milchgenuss zu leiden haben und dass der Milchkonsum im Allgemeinen zu einer Übersäuerung des Stoffwechsels führt. Dies ist eine Frage der Dosis. Für manche empfindliche Menschen ist die geringste Dosis schon schädlich.

Eine Frau, die sich mit dem Thema näher befasst hatte, erzählte Folgendes aus der Zeit der Schwangerschaft ihrer Tochter: Ein Facharzt stellte bei einer Ultraschalluntersuchung eine Kalkablagerung in der Gebärmutter fest. Darauf sagte er zu ihr: »Sie haben Milch getrunken.« Die Frau widersprach. Der Arzt blieb jedoch bei seiner Meinung. In einem Gespräch stellte sich heraus, dass die Frau zwei Tage zuvor ein Milcheis gegessen hatte. Der Gynäkologe erklärte ihr, dass Mütter, die während der Schwangerschaft viel Milch trinken und Milchprodukte essen, ein Risiko eingehen. Es könnte sich eine Kalkschicht in der Plazenta bilden. Dadurch würde das ungeborene Kind unter einer Art der Erstickung leiden und sich dagegen wehren, noch weiterhin in der Plazenta zu bleiben. Eine Frühgeburt kann die Folge sein.

In den letzten Jahren ist ein erhöhter Milchkonsum und Verbrauch von Milchprodukten zu verzeichnen. Der jugendliche Diabetes nimmt immer mehr zu. Einige Wissenschaftler bringen das neuerdings damit in Zusammenhang.

INTERESSANTE UNTERSUCHUNGSERGEBNISSE

Hier folgen einige weitere Angaben von MTM. Sie verdeutlichen die Wichtigkeit eines ausgeglichenen Mineralienhaushalts.

Die Haar-Mineralien-Analyse deutet hin auf:
– Störungen des Mineralstoffhaushalts
– Mineralstoffmangel
– Schwermetallüberlastungen

Medizinisch-wissenschaftliche Studien zeigen folgende Zusammenhänge:

CALCIUMMANGEL
kann zu Bluthochdruck, Osteoporose, Menstruationsbeschwerden, Nervosität und Schlaflosigkeit führen.

EISENMANGEL
kann durch Kupfermangel oder Kupferüberschuss hervorgerufen sein. Er führt zu Atemlosigkeit und Schwäche.

KALIUMMANGEL
verursacht Energielosigkeit, Muskelschwäche, Gewichtsprobleme, Verdauungsschwierigkeiten, Nervosität und führt in Zusammenhang mit Magnesiummangel zu Herzrhythmusstörungen.

KUPFERMANGEL
führt unter anderem zu Schwächeerscheinungen, Wachstumsstörungen, Leberproblemen und Bauchspeicheldrüsen-Funktionsstörungen.

MAGNESIUMMANGEL
verursacht nervöse Erkrankungen, Herzprobleme, Magen-, Darmerkrankungen und ist eine Begleiterscheinung von Schilddrüsenerkrankungen.

MANGANMANGEL
verringert u.a. die Zuckertoleranz, führt zu Verdauungsschwäche und reduziert die Allergieanfälligkeit.

MOLYBDÄNMANGEL
erhöht die Krebsanfälligkeit, insbesondere gegenüber Speiseröhrenkrebs.

SELENMANGEL
reduziert die Widerstandskraft gegenüber chemischen Allergien und erhöht die Krebsanfälligkeit.

SILIZIUMMANGEL
fördert vorzeitiges Altern. Silizium kann den Cholesterinspiegel reduzieren.

ZINKMANGEL
verringert die Widerstandskräfte und ist ein Faktor bei allergischen Erkrankungen wie z.b. Asthma, Bronchitis und Hauterkrankungen. Zinkmangel taucht häufig auf bei Prostataerkrankten und Patienten, die unter menstruellen und emotionellen Beschwerden leiden.

ALUMINIUMÜBERLASTUNGEN
führen zu Verdauungsbeschwerden, übermäßiger Körperausdünstung, Energieverlust, Altersdemenz, Verhaltensänderungen und mehr.

BLEIÜBERLASTUNGEN
führen zu Koliken und Erbrechen, Apathie, Überreizbarkeit, Anorexie, Lernschwierigkeiten, Hyperaktivität, Kopfschmerzen, Gelenkschmerzen, epileptischen Anfällen und mehr.

KADMIUMÜBERLASTUNGEN
verursachen hohen Blutdruck und Arteriosklerose, Nierenerkrankungen, Emphysem, Hyperaktivität in Kindern, reduzierte Widerstandskraft, verringerte Stillfähigkeit, Hauterkrankungen und mehr.

NICKELÜBERLASTUNGEN
führen zu Kopfschmerzen, Brechreiz, Hauterkrankungen und Asthma. Sie erhöhen die Krebsrate und wurden mit Herzinfarkt und Uterinkarzinom in Verbindung gebracht.

QUECKSILBERÜBERLASTUNGEN
führen zu Appetit- und Gewichtsverlust, Zahnfleischentzündungen und Zahnausfall. Sie verursachen starkes Zittern, emotionelle Störungen, Depressionen, Erbrechen, Hauterkrankungen, Nierenschwäche und mehr.

Und weitere Angaben unter dem Titel: *Wussten Sie schon, dass*

… Stimmungsschwankungen und Depressionen häufig durch Magnesiummangel verstärkt werden?

… Müdigkeit und Erschöpfung die Folge von Kupfer- oder Eisenmangel sein können?

… Blutdruckstörungen durch Cadmiumbelastung verursacht sein können?

… Zuckerkrankheit mit Chrommangel in Verbindung gebracht wurde?

… Dermatitis mit Chrombelastungen in Verbindung gebracht wurde?

… Akne und chronische Ekzeme durch Zinkmangel mitverursacht sein können?

… Nervosität und innere Unruhe durch Kalium- und Calciummangel erschwert werden können?

… Allergien und Stoffwechselprobleme mit Manganmangel in Verbindung gebracht wurden?

… Übergewicht bei Molybdänmangel nur schwer reduziert werden kann?

… Faltenbildung und Bindegewebeerschlaffung mit Siliziummangel in Verbindung stehen?

… Brüchiges Haar und Haarverlust durch Störungen des Mineralstoffhaushaltes verursacht werden?

… Magenbeschwerden durch Arsenbelastung hervorgerufen werden können?

… Allergien häufig auf Nickelbelastungen zurückzuführen sind?

… Lernbehinderungen häufig auf Bleibelastung basieren?

… Schilddrüsenprobleme mit Jod- und Magnesiummangel sowie Quecksilberbelastungen einhergehen?

… Asthma durch Calciummangel verstärkt werden kann?

… Depressionen mit Kupferüberlastungen in Verbindung stehen sollen?

... Hyperaktivität durch Störungen des Calcium-Magnesium-Phosphor-Haushaltes verursacht sein kann?

Schon durch diese kurzen Angaben wird jedem klar, wie wichtig es ist, Gleichgewicht im Körper zu halten zwischen Metallen und Mineralien, um die Gesundheit zu schützen. Da alle diese Stoffe elektrolytisch im Körper untereinander kommunizieren, bleibt der Säure-Basen-Haushalt die Grundlage der innerkörperlichen Leitfähigkeit.

Selen reduziert Schwermetall- und Amalgambelastung.

Experimente sind mit Kupferarmbändern durchgeführt worden. Man konnte die Abnahme an Kupfer ziemlich genau ermitteln und die Leute fühlten sich wohler. Tauschte man die Kupferarmbänder gegen ein anderes Metall, was die Testpersonen nicht wussten, meldeten einige eine entsprechende Änderung ihres Befindens. Der Kupfereffekt war damit eindeutig bewiesen.

Auf einer Heilpraktikertagung erfuhr ich, dass die Antibabypille wie auch alle anderen Östrogenpräparate den Kupferhaushalt angreifen. Daher sollte bei der Einnahme solcher Produkte auf den Kupferhaushalt geachtet werden.

Denke ich an eine tägliche größere Einnahme von Milchprodukten und denke ich dabei technisch, dann kommen mir folgende Bedenken, was den Kupferhaushalt angeht:
In einer Molkerei, wo Milch verarbeitet wird, werden keine Kupferleitungen verwendet, weil die aus der Milch entstehenden Ammoniakgase die Kupferleitungen schnell zerfressen würden. Aufgrund meiner gedanklichen Verbindungen zwischen Technik und Mensch habe ich es in früheren Zeiten geschafft, mein »Fell« zu retten. Deshalb nehme ich solche Informationen wahr und vermute, dass ein überhöhter Milchverbrauch auch einen möglichen Verschleiß meines Kupferhaushalts bedeuten könnte. Ich bin kein Chemiker und solche Untersuchungsergebnisse sind mir in dieser Form nicht bekannt, aber die Möglichkeit eines solchen Effekts liegt nahe.

Ein zu hoher Kupfergehalt ist auch nicht gesund. In einer WDR 2-Sendung »Quintessenz« wurde von Todesfällen bei Säuglingen berichtet. Ein hoher Kupfergehalt konnte nachgewiesen werden. In der Sendung wurde auf die Gefahr aufmerksam gemacht, die von älteren Wasserleitungen im Hause ausgeht. Alte Anlagen wurden aus Blei erstellt und später mit Kupferrohren verbunden, Rohrverbindungen aus verschiedenen Materialien wie Blei und Kupfer verursachen einen elektrolytischen Vorgang im Wasser. Ein Teil der Metalle wird somit zersetzt und durch das Wasser an den menschlichen Organismus weitergegeben. Dadurch kann es zu einer gefährlichen Metallüberlastung kommen.

MINERALIEN, TONERDE, ROHÖL UND WIRSING

Die Indianer wussten schon, wie wichtig Mineralien für die Gesundheit sind. Sie hatten die wohltuende Wirkung von Tonerdewickeln in ihre medizinischen Behandlungen einbezogen.

Mit einem Bekannten redeten wir während einer Busreise über die Tonerde. Er erzählte mir, dass früher in seiner Kindheit Tierärzte schwer zu erreichen waren, außerdem war ein Tierarztbesuch für ärmere Familien unerschwinglich. Als das Pferd erkrankte, schickte der Vater alle Kinder in den nahe gelegenen Wald, um gute Tonerde zu suchen. Das Pferd wurde damit gewickelt und wurde wieder fit.

Eine Frau aus dem Ruhrgebiet erwähnte während eines Gespräches, sich Jahre davor ihre krebserkrankte Brust mit Heilerde gewickelt und geheilt zu haben. Der Krebs bildete sich zum großen Erstaunen der Ärzte ziemlich schnell zurück.

Wir selber hatten auch positive Erfahrungen mit Brustauflagen von warmer Heilerde gemacht, nachdem alle Antibiotika vorher versagt hatten. Ein älterer Krankenhausarzt war sehr mit der Natur verbunden und gab uns damit einen wichtigen und hilfreichen Tipp.

Während eines Urlaubs berichtete eine Frau, die wir in den darauffolgenden Jahren regelmäßig wieder trafen, einen angeblichen Knieverschleiß durch Tonerde geheilt zu haben. Sie und ihr Mann waren im Alter von 50 Jahren immer noch durch und durch Sportler. Und während wir mit dem Auto die Umgebung erkundeten, entdeckten wir plötzlich einen von beiden einige Kilometer weiter völig verschwitzt im guten Lauftempo. Ob Laufen, Surfen, Kanu- oder Fahrradfahren, irgendwas mussten sie immer tun.

Die Frau erzählte, dass sie sich Jahre zuvor wegen eines Knieleidens nicht mehr sportlich betätigen konnte. Ein Röntgenbild verriet den Knorpelschwund am Knie. Sie wickelte es ungefähr ein Jahr lang mit Tonerde. Nachdem Sie schon lange keine Schmerzen mehr verspürte hatte, ging sie wieder zum Arzt und ließ sich das Knie erneut röntgen. Beide waren angenehm überrascht. Ein völlig intaktes Knie war zu sehen. Selbstverständlich erlaubte ihr der Arzt wieder, jegliche sportlichen Aktivitäten auszuüben.

234

In Frankreich erhält man in den Bioläden bzw. Reformhäuser (Maisons diététiques) sogar Heilerde in Reisetuben für den Notfall unterwegs.

In deutschen Apotheken und Reformhäusern gibt es Heilerde in Pulverform zum Anrühren.

Dr. med. Klaus Hoffmann verfasste das empfehlenswerte Buch: »Heilen ist einfach«.

Der Franzose Raymond Dextrait (5 rue Emile Level, F.75017 Paris) hat ein Buch in deutscher Sprachen verfasst: »Heilung durch Tonerde«.

Dextrait formuliert das Vorwort zu seinem Buch so:
»Welcher Wissenschaftler könnte sich rühmen, ein Heilmittel erfunden zu haben, das man zur Behandlung so verschiedenartiger Leiden wie Brandwunden, Arthritis, Eierstockzysten, Nasennebenhöhlen- oder Ohrenentzündungen, Panaritien, Karbunkel, Geschwüre und Abszesse nehmen kann. Ein Heilmittel, das sich zum Heilen von Knochenbrüchen als ebenso wirksam erweist wie zur Kräftigung einer geschwächten Wirbelsäule oder zum Eindämmen eines Fieberanfalls. Ein Mittel, das somit dem Körper die Möglichkeit bietet, sich besser zu wehren? Eine solche vielseitige Heilquelle kann uns nur die Natur erschließen. Sie tut es, indem sie uns die Tonerde schenkt. Es handelt sich hier um ein ganz außergewöhnliches Heilmittel, das in den verschiedensten Fällen seine Heilkraft beweist. Ganz besonders bei entzündeten Wunden, die durch Tonerdebehandlungen heilen, ohne das Wasser – für den Umschlag – vorher abzukochen oder die als Verband benutzten Tücher keimfrei zu machen.

Die Vorurteile, die gegen dieses außergewöhnliche Heilmittel bestanden, sind allmählich im Schwinden. Es gibt immer weniger Menschen, die noch nie von Tonerde gehört haben. Bis zum gegenwärtigen Zeitpunkt sind über hundertfünfzigtausend Exemplare dieses Buches erschienen, was eine Leserschaft – wenn nicht Anhängerschaft – von Hunderttausenden von Menschen bedeutet.

Ein uraltes, zeitloses Heilmittel, das vielen Tierarten wohlbekannt ist und seine wohltuende Kraft auch auf das Pflanzenreich erstreckt. Die Tonerde ist das Einzige, von dem man sagen kann, dass es in Zukunft seine Bedeutung nicht verlieren wird. Wenn die ›großartigen‹ modernen Heilmittel schon lange vergessen sind, wird man noch von der Tonerde sprechen, sie mehr und mehr schätzen. Sie ist ein Geschenk, das die Natur denjenigen bietet, die sich die Mühe machen danach zu suchen, die ihre Heilkraft anerkennen und die einen

Versuch mit ihr machen. Wir sind schließlich Kinder der Erde und aus ihr geboren.«

DER TONERDEUMSCHLAG

Man gibt Tonerde in ein Gefäß aus Ton, Holz, Email oder Glas, niemals aber in ein Gefäß aus oxidierendem Metall. Dann gibt man kaltes, ungekochtes Wasser auf die Tonerde und lässt sie eine Stunde lang stehen.
Sobald sie mit dem Wasser in Berührung kommt, zersetzt sich die Tonerde und bildet einen Brei, der so fest werden muss wie steifer Mörtel. Wenn der Brei zu dünn ist, fügt man etwas Tonerdepulver hinzu, um ihn zu verdicken, ohne dabei umzurühren, damit er nicht klebt.
Dann verteilt man mit einem Holzspatel eine einheitliche, ein bis zwei Zentimeter dicke Tonerdeschicht auf ein Handtuch oder Leinentuch.
Man legt den Tonerdeumschlag unmittelbar auf die Haut oder auf die Wunde und lässt ihn, je nach Bedarf, eine bis drei Stunden liegen. Nur wenn es unbedingt nötig ist, wird noch ein Nesseltuch untergelegt, (behaarte Stellen usw.).

Nach jedem Umschlag wäscht man die betreffende Stelle mit kaltem oder lauwarmem ungekochtem Wasser ab, bei Wunden mit Salz- oder Zitronenwasser. Wenn die Stelle zu empfindlich ist, sieht man von dieser Reinigung ab, der nächste Tonerdeumschlag wird dafür sorgen, dass alle Rückstände entfernt werden.
Die Tonerde darf nur zu einem einzigen Umschlag verwendet werden. Danach wirft man sie fort.
Im Allgemeinen wird Tonerde kalt aufgetragen. Wenn sie aber so nicht vertragen wird oder wenn sie für einen geschwächten Organismus bestimmt ist, ist es ratsam, sie leicht anzuwärmen oder sie sogar im Wasserbad zu erhitzen. Zu diesem Zweck stellt man das Gefäß mit Tonerdebrei in ein Wasserbad, das man aufs Feuer stellt (man kann auch den fertigen Umschlag erhitzen, indem man ihn auf den umgedrehten Deckel eines Topfs voll heißen Wassers legt).

Wenn der Umschlag für entzündete, fiebrige oder eitrige Stellen (Abszesse, Furunkel usw.) bestimmt ist, lässt man die (kalte) Tonerde nicht länger als eine bis anderthalb Stunden liegen. Anderenfalls kann der Tonerdeumschlag zwei bis vier Stunden – und sogar die ganze Nacht über – beibehalten werden. Die Tonerde gibt selbst das Zeichen, wann der Umschlag abgenommen werden muss, nämlich dann, wenn der Umschlag sehr trocken ist und die Tonerde wegbröckelt. Solange sie nicht als störend empfunden wird, solange sie nicht ein Gefühl übermäßiger Hitze oder Kälte im Körper hervorruft, kann man sie liegen lassen.
236

Man legt täglich ein bis zwei Umschläge auf. Nur wenn es sich um entzündete Stellen handelt, ist es ratsam, die Umschläge fortlaufend zu erneuern.

INNERLICHE ANWENDUNG

Will man die Tonerde einnehmen, muss man sie einige Stunden zuvor vorbereiten.

Im Allgemeinen gibt man abends einen Teelöffel voll Tonerdepulver in ein Glas Wasser. Am nächsten Tag rührt man die Tonerde morgens – oder vor einer der Mahlzeiten – um und trinkt sie zusammen mit dem Wasser. Zu Anfang der Kur trinkt man nur das Wasser und lässt die Tonerde im Glas zurück.

Während der ersten zwei Monate nimmt man die Tonerde jeden Monat drei Wochen lang, dann jede zweite Woche.

Bei Darmträgheit trinkt man außerdem vor dem Schlafengehen einen Kräutertee aus Faulbaumrinde oder Sennesschoten.

DIE TONERDE TAUSCHT MIT DEM KÖRPER DIE MINERALIEN AUS

Dieser Tausch geschieht nach meiner Meinung elektrolytisch bzw. elektrochemisch. Der Körper entzieht der Tonerde die ihm fehlenden Mineralien und Metalle und gibt die unerwünschten Rückstände, die ihn stören, in die Tonerde ab. Mutter Erde und Mensch sind aus demselben »Holz« und verstehen sich gut. Sie enthalten beide die gleichen Stoffe und wissen sich auszugleichen. Alle beinhalten um 70 % Wasser und genauso dieselben Metalle und Mineralien, ob Eisen, Kupfer, Vanadium, Molybdän, Mangan, Calcium, Kalium oder Magnesium als Beispiel.

Die Natur, Mutter Erde, ist stark und kennt ihre Rolle als Mutter so gut, dass sie genau weiß, was die Menschen brauchen oder nicht. Die fehlenden Stoffe gibt sie mir, die belastenden Stoffe nimmt sie mir ab. Aus diesem Grund ist eine Tonerdeauflage nach einmaligem Anwenden verbraucht. Sie darf kein zweites Mal verwendet werden.

Die bereits genannte und nochmals hier aufgeführte französische Firma Argiletz vertreibt ihre Tonerdeprodukte Produkte in Deutschland bei:

natruARTen GmbH
Hof Gnadenthal 19a
65597 Hünfelden

Tel. 06438 403 9881
info@naturarten.de

Eine Tonerde-Reisetube hat sehr viel Erfolg, weil die Erde befeuchtet und gebrauchsfertig ist. Die Verwendung als Gesichtsmaske ist somit einfach und kann die Haut sehr schön regenerieren. Hat man Verletzungen oder andere Hautprobleme, ist die Reisetube ein guter Begleiter für unterwegs. Fertige Tonerde-Wickel sind auch von dieser Firma erhältlich. Biohäuser und Apotheken (Magasins diététiques oder Pharmacie) führen in Frankreich diese Produkte.

Heilerde reduziert Stuhl- und Mundgeruch und bindet Gifte.

Pastor Emanuel Felke, auch der Lehmpastor genannt, gelang es im Jahr 1890 in Cronenberg bei Wuppertal, Betroffene einer Diphtherieepidemie durch Naturheilmethoden zu heilen. Alle von ihm so behandelten Kinder wurden gesund. Viele der anderen starben.

Angeregt von den Ideen seiner Zeitgenossen, des Wasserheilers Sebastian Kneipp, des Heilerdenanwenders Just und der Ernährungsexperten Bircher-Benner, entwickelte Pastor Felke die »Felke-Kur« als eine Kombination von Vollwertkost im Wechsel mit Fastenzeiten, Homöopathie und Phytotherapie. Seine gut durchdachte Methode mit Schwerpunkt Lehmbäder – sprich Heilbäder – ist auch heute noch sehr erfolgreich. Drei Kurbetriebe in Sobernheim bei Bad Kreuznach, wo Pastor Felke die letzten Jahre seines Lebens verbrachte, haben sich auf die Felke-Kur spezialisiert.

Das natürliche Haarwaschmittel »Rhassoul« aus Heilerde ermöglicht ein besseres Waschen der Haare.

Rohöl fürs Haar?
Edgar Cayce berichtet von ähnlichen Erfolgen durch das Einmassieren der Haare mit Rohöl. Selbst Haarverluste sollen durch Kopfmassagen mit Rohöl erfolgreich behandelt werden können. Die Haare erhalten somit Mineralien und sollen dadurch nachwachsen.

Infolgedessen wäre es lohnenswert, auszuprobieren, ob Tonerde auf den kahlen Schädel ähnlich wirkt.

Noch eine Erfahrung zur »Kopfnacktheit«:

Ein Kunde mit dichtem Haar erzählte mir, dass er während des Zweiten Weltkrieges in Russland eine Glatze bekommen hatte. Nachdem er heimgekehrt war, riet ihm eine alte Frau Folgendes, um seinen Haarwuchs wieder anzuregen: Er sollte frisch vom Baum gefallene Kastanien sammeln, sie schälen, in Stücke schneiden, in eine Flasche füllen und dann mit gereinigtem Terpentin aus der Apotheke auffüllen. Anschließend musste die dicht verschlossene Flasche mindestens zwei Wochen zur Gärung stehen bleiben. Mit diesem Saft massierte er täglich seine Kopfhaut gründlich ein. Der Mann, war inzwischen Rentner, dafür hat er wieder natürliche und gesunde Haare.

Hierbei stellt man fest, dass je nach Krankheitsbild, eine gezielte Anwendung von Mineralien zum Erfolg bzw. Genesung führen kann.

Nach Angaben des japanischen Pharmaunternehmens Daiichi soll die Wirkung von Mozart-Musik ebenso den Haarwuchs fördern. Musiktherapie fürs Haar? – Demnach dürften also Mozart-Liebhaber keine Glatze haben.

Es ist auch von Deutsche Therapeuten und der Gehirnforschung bekannt, dass etwas langsamer gespielte Mozartmusik beide Gehirnhälften aktiviert und in Einklang bringt. Die „Kleine Nachtmusik" wird dafür vorgezogen. Es bedeutet also, dass inaktive Neuronen im Gehirn durch Musik mobilisiert werden können. Die Erfolge dieser Therapien sind eindeutig bei Menschen mit defizitären Gehirnfunktionen.

HEILUNG DURCH KOHLBLÄTTER (WIRSING)

Ähnlich wie die Tonerde verbucht der Kohl, der bei uns in Europa beheimatet ist, mannigfaltige Heilungserfolge.

Dr. Blanc von der Faculté de Paris, Arzt am Hospice de Romans, Drome, sagt in seinem 1881 erschienenen Werk: »Der Kohl könnte in der Heilkunde das sein, was das Brot in der Nahrung ist. Der Kohl ist ein Heilmittel von großer Wirksamkeit und sehr breiter Anwendungsmöglichkeit ...«

Kohl und Tonerdeauflagen ermöglichen eine Übertragung von wertvollen Mineralien über die Hautporen, schenken Gesundheit und entziehen Krankheiten. Einen länger andauernden Versuch ist es immer wert.

Mehr über Kohl und seine Anwendung ist in folgender Broschüre zu erfahren: »Von den wunderbaren Heilwirkungen des Kohlblattes«, auch direkt zu beziehen bei:

Camille Droz, Herborist-Botaniker
CH-2206 Les Geneveys-sur Coffrane NE (Schweiz
Tel. 0041-328571106

Diese Broschüre ist auch in manchen Bioläden zu finden.

Breuß lobte schon immer die Wirkung des Kohlkopfes, auch Wirsing genannt. Die ursprüngliche Broschüre von Breuß: »Krebs und Leukämie ...« existiert in der Form nicht mehr.
Die Broschüre ist jetzt ein Teil des Buches: Krebs, Leukämie und andere scheinbar unheilbaren Krankheiten mit natürlichen Mitteln heilbar« von Dr. C. Moermann und H. Breuß.

Die Praxis von Rudolf Breuß wurde von Dr. C. Moermann übernommen. Breuß, geb. 1899, hat 2006 im Alter von 107 Jahren seine Praxis abgegeben, weil er seine Rente in Anspruch nehmen wollte. Er hat in dem Buch angekündigt, dass er in Zukunft nicht mehr behandeln wird, auch Briefe wird er nicht mehr beantworten.

An seinem Alter gemessen, muss Breuß Recht mit seinen Therapien gehabt haben. Er hatte auch immer vor Erdstrahlen gewarnt.

Wie Dr. med. Hoffmann es schon in seinem Buchtitel ausgedrückt hat, ist es einfach, zu heilen. Man muss sich dessen nur wirklich bewusst werden und auch konsequent danach handeln. Nach unseren langjährigen Leiden und den Erinnerungen, die mir beim Schreiben dieses Buches aufkommen, wird mir immer deutlicher, welche Waffen die Natur gegen uns einsetzt, wenn wir sie missachten. Aber auch welche Hilfen sie uns bieten kann, um uns vor Krankheiten zu schützen und von diesen zu heilen, wenn wir nur mit ihr im Einklang leben.

Leider wissen wir nicht immer, welche Mittel zu welcher Krankheit passen und noch weniger, welche Mittel einem Menschen in einer bestimmten Situation helfen mögen. Das Schicksal bestimmt letztendlich das Ergebnis aller Bemühungen mit.

KAPITEL 11

NICHT SAUER SEIN!
DER SAÜRE-BASEN-HAUSHALT

Der elektrolytische Tausch der Mineralien erfolgt sicher besser in einem weitgehend elektrisch leitfähigen Körper, das heißt in einem ausgeglichenen Säure-Basen-Haushalt. Die Ernährung ist maßgebend, um diesen Zustand zu erreichen und zu halten. Ist man allerdings sehr übersäuert, dann ist kaum damit zu rechnen, dass sich ein guter Zustand schnell wieder einpendelt.

Mit Hilfe von Mineralsalzen kann man einen pH-Wert von 7,4 erreichen. Um den pH-Wert testen zu können, besorgt man sich in der Apotheke pH-Messpapier. Durch den Urin verfärbt sich der Teststreifen. Die beiliegende Farbskala hilft, den Wert zu ermitteln. Liegt er um 6,5 pH, dann ist man um das Hundertfache übersäuert. Bei 5,5 pH wäre man ungefähr um das Tausendfache übersäuert.

Die Apotheken bieten gegen diese Übersäuerung verschiedene Mittel an: Basica, Rebasit, Salze nach Dr. Kern und andere mehr. Natron kann man auch verwenden, das soll allerdings, wenn man es dauerhaft einnimmt, nicht ausgewogen genug sein.
Ernährungsrichtlinien bieten folgende Bücher: »Die Haysche Trennkost« sowie »Saure Nahrung macht krank«.

Anfangs hilft man sich mit Mineralsalzen, um den Körper zu entkrampfen. Man sollte jedoch die Einnahme von Mineralsalzen in Grenzen halten, um die Darmflora nicht zu stören.

Die
Stifts-Apotheke Frie
Schlaunstr. 5
D-48301 Nottuln.
Tel. 02502-597

stellt Mineralsalze her und verschickt sie auch nach telefonischer Bestellung.

Mit der freundlichen Genehmigung von Herrn Frie gebe ich die Zusammensetzung bekannt:
860 g Natrium bicarbonicum
50 g Kalium bicarbonicum
50 g Calcium citricum
80 g Calcium phosphoricum D12
20 g Magnesium citricum

Anwendungsgebiete:
Normalisierung eines übersäuerten Stoffwechsels
Ausschwemmung von Stoffwechselrückständen bei Diät- und Fastenkuren
Auflösung von Harnsteinen in den Harnwegen und zur Verhinderung ihrer Neubildung
Umstimmung des Stoffwechsels bei chronischen Erkrankungen
Behandlung der Gicht

Eigenschaften:
Durch dieses Pulver werden der Urin und die Zellflüssigkeit des Körpers entsäuert. Diese natürliche Entsäuerung führt zur Auflösung von Harnsäuresteinen in den ableitenden Harnwegen, zum Abbau von Harnsäureablagerungen in den Gelenken sowie zur Ausschwemmung von Stoffwechselrückständen.

Harnsäure und andere Abbauprodukte des Stoffwechsels werden normalerweise in gelöster Form mit dem Urin ausgeschieden. Bestimmte Faktoren (siehe unten) können jedoch zu einer vermehrten Ansammlung dieser Stoffe im Körper führen und Anlass zu verschiedenen Erkrankungen geben (z.B. harnsäurehaltige Steine der Harnwege, Gicht, rheumatische Beschwerden).

Die Löslichkeit dieser ausscheidungspflichtigen Stoffe wird entscheidend beeinflusst durch das im Körper herrschende Säure-Basen-Verhältnis. Je mehr, umso schlechter werden diese Stoffe ausgeschieden.

Zur Feststellung dieses Säure-Basen-Verhältnisses dient der ph-Wert, dessen Messung mit Teststreifen (Indikatorpapier ph 5,2–8,0) aus dem Urin erfolgt.

Der Neutral-Wert ist ph 7. Bei Werten unter ph 7 überwiegen die sauren Anteile, bei Werten über ph 7 überwiegen die basischen Anteile.

Schon bei einem Wert unter ph 6 können Harnsäure und andere Stoffwechselrückstände praktisch unlöslich sein. Dies führt im Falle der Harnsäure zu einer vermehrten Ansammlung im Körper und im ungünstigen Fall zur Steinbildung in den ableitenden Harnwegen sowie zur Gicht.

242

Dieses Pulver bindet in Form seiner basenbildenden Salze die überschüssigen sauren Anteile im Körper. Die in ihm enthaltene Zitronensäure wird dabei vollständig zu Kohlendioxid (Ausscheidung mit der Atemluft) und Wasser (Ausscheidung über die Niere) abgebaut.

Daraus resultiert eine Verschiebung des Säure-Basen-Verhältnisses in Richtung der basischen Anteile. Als Folge davon wird die Löslichkeit der im sauren Bereich schwer löslichen Stoffwechselrückstände verbessert und ihre Ausscheidung mit dem Urin erreicht.

Diese Verschiebung bewirkt gleichzeitig im Organismus einen verbesserten Austausch von Kohlendioxid gegen Sauerstoff, sodass eine optimale Ausnutzung des vom Körper zugeführten Energieangebots erreicht wird. Das Pulver ist frei von Kohlehydraten und damit auch für Diabetiker unbedenklich.

Ursachen der Übersäuerung:
Die Übersäuerung des Organismus wird in der Regel ausgelöst durch ein Überangebot von säurebildenden Nahrungsmitteln. Dazu zählen vor allem Fleisch, Fett, Fisch, Käse, Eier und Getreideerzeugnisse. Diese Nahrungsbestandteile sollten zur Therapieunterstützung auf ein gesundes Maß reduziert werden. Eine gleichzeitige Gewichtsreduktion ist dabei anzustreben.

Bei vorhandenen Harnsäuresteinen muss auf eine eiweißarme Diät geachtet werden. Vorteilhaft sind hier basenbildende Wurzelgemüse, Kartoffel, Sellerie, Rübensorten und Ähnliches als Beikost.

Diät- und Fastenkuren führen durch den gesteigerten Fettabbau stets zu einer Übersäuerung; dadurch wird der Abtransport der hier vermehrt anfallenden Stoffwechselrückstände zusätzlich behindert.
Die Entsäuerung mit diesem Pulver bedingt die ideale Voraussetzung zur raschen Ausscheidung überflüssiger Abbauprodukte.

Anwendung und Kontrolle mit Teststreifen:
Dieses Pulver sollte nicht nach fixierten Richtlinien eingenommen werden. Vielmehr richtet sich seine Dosierung nach dem Therapieerfolg, der aus dem zu messenden ph-Wert ersichtlich ist.

Als optimaler Bereich ist der ph-Wert zwischen 7,0 und 7,4 anzustreben. Dazu beginnt man mit der täglichen Einnahme von morgens und abends je einem gestrichenen Teelöffel voll, den man in einem Glas Wasser oder Fruchtsaft löst und einschließlich des schwer löslichen Restes zu den Mahlzeiten trinkt.

Der therapeutische Erfolg wird mit dem Indikatorpapier aus dem Urin ermittelt. Zur Messung wird morgens und abends vor den Mahlzeiten und vor der Einnahme das Ende eines Teststreifens eine bis zwei Sekunden in den Harnstrahl gehalten. Die nun auftretende Verfärbung des Streifens wird mit der Farbskala des Indikatorpapiers verglichen und der so ermittelte Wert in die Kontrolltabelle eingetragen.

Liegt der ph-Wert im optimalen Bereich von 7,0–7,4, wird die Dosierung beibehalten.

Liegt der ph-Wert bei 7,5–8,0, wird die nächste Dosis vorübergehend auf die Hälfte verringert.

Umgekehrt ist die Dosis zu erhöhen, wenn die Messung einen Wert unter 6,8 ergeben hat.

Morgenmessung	bis 6,8	7,0–7,4	über 7,6
Nächste Abenddosis	erhöhen	beibehalten	verringern

Abendmessung	bis 6,8	7,0–7,4	über 7,6
Nächste Morgendosis	erhöhen	beibehalten	verringern

Laut Meinung einiger Heilpraktiker können diese Mineralsalze in seltenen Fällen unangenehme Störungen, zum Beispiel im Nierenbereich, verursachen. Entweder setzt man das Produkt dann für einige Tage ab oder man mindert die Dosis bis auf ein Minimum. Eine Mischung aus den erwähnten Mineralsalzen und Basica bietet eine ausgeglichene Lösung.

»Basica« nach Ragnar Berg ist ebenso ein hervorragendes Präparat zum Ausgleich des Elektrolytverlustes. Es eignet sich nicht nur für Sportler, sondern für alle, die sich entsäuern wollen. Basica basiert auf Mineralstoffen und Spurenelementen und ist in jeder Apotheke erhältlich. Basica kann etwas langsamer als die Mineralsalze zu einem erwünschten pH-Wert führen, dafür ist Basica aufgrund der verschiedenartigen Mineralien und Spurenelemente vielseitiger. Der richtige Stoff, im richtigen Moment, in der richtigen Menge, entscheidet die richtige Therapie.

Frauen, die unter schmerzhaften Perioden leiden, können durch einen guten pH-Wert den Schmerz auf ein erträgliches Maß reduzieren, möglicherweise völlig beseitigen.

Ein guter pH-Wert ist ein wichtiger, vielleicht sogar der wichtigste Schlüssel zur Gesundheitserhaltung. Gesundheit ist also trinkbar.

Es ist erstaunlich, wie der Mensch instinktiv nach einem notwendigen Nahrungsausgleich sucht. Alkohol zum Beispiel stört empfindlich den Elektrolythaushalt im Körper. Die Karnevalsnarren am Rhein wissen genau, wie sie sich am Aschermittwoch fühlen und wählen als Nahrung eingelegte Heringe oder Bouillon. Der Grund dafür ist: Eingelegte Heringe beinhalten viel Salz. Das Solebad, das nach dem Essen im Magen entsteht, bringt das elektrolytische System wieder »auf die Beine«. Bouillon produziert Stoffe, die sich nach dem Alkoholkonsum positiv auf die Leber und den Darmtrakt auswirken und somit einiges wieder regenerieren.

Der Mensch verspürt oftmals von selbst das Bedürfnis, etwas zu essen, was sein Körper einfach braucht. Es kann an Intuition oder an einer Äußerung des Geschmackssinns liegen. Ihm wird mitgeteilt, welche Nahrung zurzeit fehlt. In diesem Fall muss es nicht mit »Fresssucht« zu tun haben.

Einige Volksweisheiten oder alte Hausmittel sind uns zum Glück erhalten geblieben. Kindergärtnerinnen oder Lehrer jüngerer Schüler kommen nicht selten in Not, wenn einer ihrer Schützlinge irgendeinen kleinen, spitzen oder scharfen Gegenstand verschluckt hat.   In solch einem Notfall ist es gut, eine Dose Sauerkraut in der Nähe zu haben. Bei quersitzenden Fischgräten, Heftzwecken oder anderen spitzen Gegenständen im Hals erweist sich Sauerkraut als erstaunlich wirksam. Scheinbar liegt es daran, dass die Sauerkrautfäden die verschluckten Gegenstände einwickeln. Hinzu kommt der Säureeffekt.

Leider begann der Mensch vor ca. 5000 Jahren, seine Nahrungsmittel zu kochen, zu grillen, zu braten. Durch die hohen Temperaturen werden häufig Vitamine und andere wichtige Stoffe zerstört oder ganz vernichtet. Viele unserer natürlichen und sensiblen Instinkte sind uns im Laufe der Zeit durch diese Ernährungsweise verloren gegangen.
Wie positiv sich Rohkost auswirkt, merke ich genau bei meinen Wünschelrutenexperimenten. Möchte ich die Kraft der Wünschelrute genauer und kräftiger fühlen, dann nehme ich an diesem Tag nur Rohkost zu mir.
Die Wünschelrute als Antenne nimmt meine vorhandene Körperelektrizität, welche aus der linken und rechten Körperseite entsteht: die Yin- und die Yang-Seite. Verfügt mein Körper über mehr natürliche Elektrizität, reagiert die Rute entsprechend stärker.
Das bedeutet auch, dass Rohkost sich eindeutig positiv auf die Körperenergie auswirkt.

Durch falsche Ernährung entfernen wir uns immer mehr von der instinktiven Feinfühligkeit, unsere Nahrung nach dem körperlichen Bedarf einzuschätzen.

Eine andere angenehme Möglichkeit, basisch zu werden, kann auch durch ein Bad erreicht werden. Man besorgt Natriumhydrogenkarbonat aus der Apotheke und richtet sich damit ein »Solebad« an. Die Wanne wird nur so hoch mit warmem Wasser gefüllt, dass der Körper davon gerade bedeckt ist. Bleibt man länger darin liegen, kann man immer warmes Wasser nachlaufen lassen. Es muss so viel Natriumhydrogenkarbonat hinzugegeben werden, dass der pH-Wert des Wassers ca. 7,5 erreicht.

Mit den erwähnten Teststreifen lässt sich das leicht überprüfen.
Legt man sich nun nach dem Test in das Wasser, kann es durch körpereigene Übersäuerung nachsäuern. Der pH-Wert des Wassers muss entsprechend nachgetestet und korrigiert werden. Das Bad regeneriert sehr angenehm, fördert die Durchblutung und wird oft über längere Zeit gerne genossen.

Die Teststreifen der Firma Madaus eignen sich besonders gut. Das Testpapier zeigt sofort Reaktion. Es ist in jeder Apotheke erhältlich.

ES MUSS NICHT IMMER BIER SEIN

Wichtig ist das Trinken. Jedes Kind meldet sich, wenn es durstig ist. Es lässt dafür das Essen stehen. Erwachsene dagegen trinken meistens viel zu wenig. Es scheint so, als ob sie Durstgefühle unterdrücken, weil der häufige Gang zur Toilette besonders den älteren Menschen lästig ist. Dafür essen sie oftmals alles, was ihnen in die Finger fällt.
Der Körper nimmt über das Essen auch Gifte auf, die unbedingt ausgespült werden müssen. Wie schon angegeben, sollte man versuchen, circa einen Liter Flüssigkeit pro 30 Kilo Gewicht zu trinken und ca. 1,5 Liter täglich auszuscheiden. Wasser ist genau das, was uns die Natur als reinste Flüssigkeit bietet. Hungergefühle werden gezüchtet.
Ist ein Mensch von Kind an durch eine unangemessene Ernährung dick geworden, dann hat er in den meisten Fällen große Schwierigkeiten, aus dieser inneren Information seines Körpers und seiner Zellen herauszukommen. Je weniger man trinkt, umso weniger werden die Blasenmuskeln trainiert und gestärkt.

Eine Blasenmuskelschwäche kann gleichzeitig mit Prostatabeschwerden einhergehen. Sie kann durch Kürbiskerne behoben werden. Kürbiskerne, besonders grüne und geschälte aus Bioläden oder Reformhäusern, eignen sich am
246

besten dazu. Nach meinen Kenntnissen beinhalten sämtliche Präparate zur Prostatabehandlung Kürbiskerne. In Ländern wie der Türkei, wo das Essen von Kürbiskernen zur täglichen Gewohnheit gehört, sind Prostataerkrankungen kaum bekannt.

Auf jeden Fall sollte aber im Krankheitsfalle ein Schlafplatzwechsel in Betracht gezogen werden, wie es eben bei allen Krankheiten zumindest versuchsweise über längere Zeit gemacht werden sollte.

Leider wird unser Naturprodukt Wasser von den Düngemitteln der Landwirtschaft, von der Industrie und von uns selbst stark belastet. Trotzdem ist das Leitungswasser meistens besser und gesünder als gekauftes Wasser. Es muss alle zwei Stunden von den zuständigen Wasserwerken kontrolliert werden.

Da in Deutschland sehr gerne »Sprudelwasser« getrunken wird, hat man aus wirtschaftlichen Erwägungen Mineral- und Heilwasser mit Kohlensäure, Kochsalz und manchmal auch mit einigen anderen Stoffen angereichert wie auch mit Bisphenol aus den Kunststoffflaschen. Die molekulare Drehung des Wassers wird davon beeinflusst.

Dafür werden täglich per LKW unzählige Kunststoffwasserflaschen von München nach Kiel und von Stralsund nach Freiburg, quer durch die Republik transportiert.

DAS WASSER DREHT AUCH NACH RECHTS?

Die biologische Drehung des Wassers, ob rechts- oder linksdrehend, wie im Joghurt zum Beispiel, wird nicht berücksichtigt und auf dem Etikett nicht angegeben.

Die Vorteile einer biologischen Rechtsdrehung des Wassers werden von Naturmedizinern als äußerst wichtig angesehen. Aus diesem Grund wird das stark rechtsdrehende Volvic-Wasser als ein hervorragendes Getränk für Krebskranke angegeben.

In der Strahlungskunde hält man die Krebsursache, also die Vorbedingung, dass überhaupt Krebs entstehen kann, für eine linksdrehende unsichtbare Information aus der Umwelt.

Wird ein Mensch an seinem Schlafplatz durch solch eine Information ständig an derselben Stelle belastet, kann das zur Erkrankung des betreffenden Organs führen. Wie man diese Informationen aufspürt und ihnen ausweicht, ist Bestandteil eines nächsten Buches.

Zur vertieften Lektüre empfehle ich das Buch von Dr. med. Hartmann: »Krankheit als Standortproblem«.

Dr. Michael Hoffmann, Biochemiker von internationalem Ruf in Sachen Wasserqualität, hat unzählige Wasseruntersuchungen durchgeführt.
Aufgrund seiner langjährigen Erfahrungen ist er zu folgender Auffassung gelangt: »Wenn ein Wasserwerk das teure Wasser mancher Mineralwasserproduzenten in die Haushalte fließen lassen würde, würde man es innerhalb der nächsten zwei Stunden schließen.«

Einige Firmen werben sogar für ihr Mineralwasser mit Angaben, die schon von vornherein darauf aufmerksam machen, dass es im Wasser wahrscheinlich etwas gibt, das faul sein muss: »Fragen Sie Ihren Arzt oder Apotheker«.

Kann ein Arzt überhaupt Ahnung von der Qualität eines jeden Wassers und von seinen biochemischen, biologischen und eventuell chemischen Zusammenhängen haben?

Eine solche Werbung setzt auf Menschenverdummung.

Die Werbung hat sich jedoch mittlerweile erfolgreich im Kopf der Endverbraucher eingeschlichen und durchgesetzt. Es ist durch die Werbeplakate gelungen, den Konsumenten zu verunsichern. So tragen sie mengenweise Wasserflaschen in ungesunden und umweltbelastenden Kunststoffflaschen vom Geschäft bis zum Auto und vom Auto in die Wohnung. Das kostet Arbeit und Geld. Ab und zu verrenkt man sich dabei auch noch den Rücken.

Das beste und kostenlose Wasser aus dem Wasserhahn wird nur noch für das Waschen von Gemüse, Salaten, für Dusche und Toilettenspülung verwendet. Das ist doch witzig und manchmal auch ganz schön dumm – oder?

Der richtige Geschmack eines Wassers ist eben ein reiner Wassergeschmack, wie man ihn aus der Natur kennt.

Beim Wandern ergibt sich von Zeit zu Zeit die Gelegenheit, Wasser aus einer Quelle zu trinken. Das Wasser hat einen klaren und unverfälschten Geschmack – das ist Wasser.

Wer den Geschmack seines Wassers aus dem Wasserhahn nicht mag, sollte das Wasser in einem Glasgefäß in den Kühlschrank stellen.

Durch die Kühlung wird das Wasser nicht nur als angenehm erfrischend empfunden, der weiche Geschmack wird durch die Kühlung verstärkt. Bald wird man kein gekauftes Wasser mehr trinken wollen.

Der Kohlensäuregeschmack eines Wassers kommt von der Kohlensäure und der Salzgeschmack kommt von Salz. So einfach ist das. In den seltenen Ausnahmenfällen hat auch natürliches Wasser einen entsprechenden kohlensauren und salzigen Geschmack. Es handelt sich dann um besondere Quellen, deren natürliche Eigenschaften oftmals für Thermalbäder genutzt werden.

Es ist schon seit sehr langer Zeit bekannt, dass Salz zu einer Anhebung des Blutdrucks führen kann. Ein Sportler oder ein körperlich tätiger Mensch wird sicher die Natriummengen (Salz) seines Wassers verarbeiten können, aber einem Rentner mit wenig Bewegung und hohem Blutdruck können sie erhebliche Schwierigkeiten bereiten.

Die Zeitschrift »Natur« sorgte vor längerer Zeit für Aufregung in der Wasserbranche. Die Anzahl der Wasser, die als gut befunden worden waren, war erschreckend niedrig. Die Untersuchungen wurden wie erwartet von einigen »Wasserherstellern« stark kritisiert. Dadurch ist die Qualität aber nicht besser geworden. Bis zu dem Untersuchungsbericht wurde die Natriummenge in Milligramm pro Liter oder Kilo Wasser angegeben.
Teilweise belief sie sich auf 370 mg, 470 mg, und sogar 856 mg. Das Volvic-Wasser dagegen weist einen Natriumgehalt von 3 mg pro Kilo Wasser auf.

Die Kunden, durch den Bericht von »Natur« aufmerksam geworden, wählten ein Wasser mit weniger Natrium und möglichst ohne Nitrate. Einige Firmen ließen sich infolgedessen etwas einfallen und gaben von nun an die Natriummenge in Gramm an.
Das sah so aus: Aus 370 mg wurden 0,37 g, 470 mg wurden 0,47 g usw. Die Null vor dem Komma sieht gut aus. Man bekommt das Gefühl, ein besseres Wasser zu kaufen. In Wirklichkeit hat sich nichts geändert. Mittlerweile wird die Wasseranalyse von fast allen Firmen in Gramm angegeben.

Kaum jemand wird letztendlich in der Lage sein, das Wasser, das genau seinem gesunden Bedarf entspricht, zu finden. Das liegt schon allein an der Vielfalt des Angebotes und an der Mannigfaltigkeit der Zusammensetzungen. Außerdem reichen unsere biologischen und chemischen Kenntnisse dazu auch nicht aus.
Stadtwerke dagegen prüfen spätestens alle zwei Stunden die Wasserqualität für den Wasserhahn zu Hause.

Meine individuelle Wahl unterwegs geschieht nach folgenden Kriterien: möglichst keine Kohlensäure, der geringste Anteil an Natrium bzw. Kochsalz und möglichst frei von Nitraten. Fehlt meinem Körper zum Beispiel Magnesium, achte ich auf einen höheren Magnesiumwert.

Wenn man dazu die Wassermarke ab und zu wechselt, kann man aus Sicht eines Laien ziemlich sicher sein, gute Voraussetzungen geschaffen zu haben, den Körper bestens zu versorgen.
Gewohnheiten sind fast immer schädlich. Durch das häufigere Wechseln der Wassermarke können mögliche schädliche Bestandteile des Wassers den Körper nicht dauerhaft angreifen und schwächen.

In Deutschland sind drei Sorten Wasser zugelassen:
– das Heilwasser, für das der Nachweis als Heilwasser erbracht werden muss und das entsprechend vom Staat anerkannt wird,
– das Mineralwasser,
– das Tafelwasser, welches unserem Trinkwasser am nächsten kommt.

Wasser ohne Angabe der Bestandteile lasse ich im Regal und trinke notfalls aus der Wasserleitung. Fast jeder Bundesbürger trinkt mittlerweile nur gekauftes Wasser. Daher wird zu wenig getrunken. Der Körper bekommt zu wenig Flüssigkeit. Die Nieren werden nicht ausreichend gespült.

Um fit zu bleiben, muss man sich auch da einen Ruck geben und mehr Wasser trinken.

Der Kaffeeverbrauch im Büro, bis zu zwanzig Tassen am Tag, kann vielleicht langfristig eine Bräunung der Haut verursachen, aber die Übersäuerung des Stoffwechsels und die schädlichen Folgen sind schon vorprogrammiert.

Kaffee entzieht dem Körper Mineralien. Deshalb wird in einigen südlichen Ländern und in renommierten gastronomischen Unternehmen ein Glas Wasser zum Kaffee serviert.

Kaffee macht gesprächig und ist ein kurzfristiger Aufputscher. Er kann unkontrollierte Reaktionen hervorrufen. Er wird auch gerne bewusst bei wichtigen Gesprächen eingesetzt.

Noch einen Tipp in Sachen Wasser, der vermutlich schon zu den Bauernweisheiten gehört:
Ein Schluckauf ist oft sehr unangenehm, besonders wenn er während einer Besprechung auftritt. Eine ältere Frau sagte mir, dass der Schluckauf mit einem Glas Wasser beseitigt werden kann. Man muss sich selbst dazu die Ohren mit beiden Händen zuhalten, währenddessen eine andere Person das Wasserglas hält und so reicht, dass das Trinken schluckweise erfolgen kann. Der Schluckauf hört auf. Wir haben diese Methode einige Male mit Erfolg eingesetzt.

KAPITEL 12

KOSMISCHE SCHWINGUNGEN
DER KÖRPER REAGIERT IMMER

Der Körper fühlt immer, was man ihm antut, oft schon bevor man damit beginnt. Er fängt an zu zucken, zu kribbeln, zu frieren oder sich nervlich zu verspannen. Kaffeetrinker steigern stetig ihren Bedarf und Raucher werden unruhig, wenn die Zigaretten fehlen. Man sieht ihre Nervosität geradezu ansteigen. Dabei verlieren sie ihre Gelassenheit, der seelische Ausgleich baut sich ab, jeder Schritt wird ein Schritt zu viel. Die Arbeit und die Umgebung werden zur Last, oft wird nicht dabei bedacht, dass man selbst der Verursacher ist.

Lernt man sich zu beobachten, dann kann man feststellen, wann und wo die innere Unruhe, das Kribbeln, die Kältegefühle, das Muskel- oder Nervenzucken und so weiter auftreten. Geschieht es, nachdem man gegessen hat, oder macht es sich in bestimmten Umgebungen besonders stark bemerkbar?

Die Reaktionen sollen als Zeichen des Körpers verstanden werden, der mir sagen will, dass ihm irgendwas nicht passt. Er benutzt seine eigene Sprache, um mich anzusprechen und auf ihn aufmerksam zu machen.

Um seine Körperreaktion auf verschiedene Produkte und unterschiedliche Umgebungen austesten zu können, sollte man sich die Mühe machen, vorher einige Tage naturnah zu leben, dabei möglichst auf Kaffee verzichten und überwiegend Rohkost essen.

Während und nach einer Fastenkur zum Beispiel reagiert man besonders sensibel, wird aufnahmefähig für das, was man sonst nicht empfindet.

Das Gefühl einer momentanen Ausgeglichenheit im Körper sollte man bewusst wahrnehmen und es über einige Minuten einspeichern.

Lebensmittelprodukte, die eine Unruhe auslösen, muss man sich genau merken und in Zukunft selbstverständlich meiden. Selbst ein Glas Milch könnte die Ursache sein, wie es bei den »aufgedrehten« phosphatgeschädigten Kindern zum Beispiel der Fall ist.

Die Umgebung kann auch die Ursache für eine innere Unruhe bieten.
Verhält man sich an einem Ort für einige Minuten absolut still und verspürt währenddessen eindeutig eine innere Unruhe, die möglicherweise durch kalten

Schweiß noch verstärkt wird, dann kann man davon ausgehen: Dieser Ort ist unsichtbar gestört.

Vielleicht sind es starke Erdstrahlen, die diesen Platz stören und die noch durch Computer, Rechenmaschinen und Leuchtstoffröhren zusätzlich elektromagnetisch verstärkt und in 50-Hertz-Schwingungen gebracht werden.

Man sollte dann auf jeden Fall versuchen, seinen Sitz- oder Arbeitsplatz zu verlegen. Möglicherweise genügt es, 40 oder 50 Zentimeter zur Seite zu rücken oder zur anderen Tischseite zu wechseln.
Die Veränderungen, die ich nach einem solchen Test vornehme, können jedem zugutekommen: mir selbst, weil ich mich wohler fühle, meinen Mitmenschen, weil ich ausgeglichen bin, und vielleicht dem Arbeitgeber, weil ich weniger oder nicht mehr krank bin.

Elektrogeräte, die ich am Arbeitsplatz über Stunden nicht benötige, werden ausgeschaltet. Dadurch werden einige elektromagnetische Störungen beseitigt.

Über eine Mehrfachsteckdose mit Schalter kann man mehrere Geräte mit einem Griff ausschalten.

Kopiergeräte sollten außerdem wegen der Chemikalien aus Büroräumen verschwinden. In Räumen, in denen ein Kopierer aufgestellt ist, ist die Luft fast immer umgekippt und spürbar »kaputt«.

Elektromagnetische Störungen, die von Computern ausgehen, können auch auf Metalle am und im Körper einwirken und sich auf den Gesundheitszustand eines Menschen auswirken.

SCHWINGUNGEN, KOSMOS UND INTUITIONEN

Der Körper ist das ausführende Organ der Gedanken, die aus Geist und Seele stammen.

Das Nervensystem reagiert sofort auf Störungen und auch auf Gedanken. Gedanken sind Materie, Gedanken sind Wellen, Gedanken sind Schwingungen. Wir senden und empfangen ständig Informationen. Wir verarbeiten unbewusst sehr viele Informationen, aus denen intuitiv Ideen entstehen, die uns immer ein Stück vorwärts bringen.

Woher diese plötzlichen Ideen, diese Ahnungen, diese Träume kommen, bleibt ein Rätsel. Sie erfolgen für unsere Weiterentwicklung nicht zufällig. Sie sind ein Zu-Fall.

Zufälle geschehen nicht einfach so irgendwann einmal. Betrachtet man das Wort Zufall genauer, dann erkennt man seine ursprüngliche Bedeutung. Es fällt einem etwas zu. Und das kann einfach nicht so grundlos zu irgendeiner Zeit geschehen!

Erfolgten Intuitionen planlos, dann wären wir mit unseren Gedanken und den daraus folgenden Ideen etwas ver-rückt von der Situation, in der wir uns gerade befinden und für deren Lösung wir Rat in uns suchen. Wegen solch verrückter Ideen, die nicht mit der Situation übereinstimmen, wird man irgendwann für verrückt erklärt. Das ganz einfach deshalb, weil wir damit die Ordnung der Andersdenkenden stören.

Intuitionen kommen wie ein Blitz und bringen uns oftmals die Lösungen unserer Probleme. Nimmt man sein Problem abends mit ins Bett, kann es passieren, dass man mitten in der Nacht oder morgens mit der Lösung aufwacht.

Im Traum haben wir die Situation verarbeitet und gelöst. Der Ausspruch »Ich muss erst eine Nacht darüber schlafen« hat schon seinen Sinn.

Die Franzosen sagen: »La nuit porte conseil«, was so viel heißt wie: »Die Nacht bringt Rat«.

Menschen sind infolgedessen im Schlaf sehr viel klüger, zumindest machen sie während dieser Zeit nichts kaputt.

Intuitionen und Träume sind Leitplanken für unser Leben.

Sie werden durch eine übermenschliche Kraft gesetzt, die viele Menschen »Gott« nennen.
Ist man entspannt und gelassen, kommen die Intuitionen zur Lösung seines Problems sehr viel besser und präziser.

In meinem technischen Beruf bin ich des Öfteren der Resignation vor scheinbar unlösbaren Aufgaben nahe gewesen. In diesen Situationen gelang mir ein Loslassen von den Problemen, in dem ich nach draußen ging, einige Schritte machte und mich somit entspannte. Diese Reaktion ermöglichte mir sehr oft, die plötzliche Idee zur Lösung des Problems zu empfangen. Die technische Umsetzung bot meistens kein Problem mehr und der Erfolg stellte sich ein.

Man sollte wieder lernen, wie die Indianer oder Buschmänner die alten großen Bäume in der Natur zu befragen. Indianer haben sehr viele Erfahrungen und Weisheiten gesammelt und ein sehr starkes Erinnerungsvermögen. Man weiß auch um ihre telepathischen und heilenden Kräfte. Indianer sprechen mit den Bäumen, indem sie sich mit dem Rücken an sie lehnen. Sie umarmen ihre grünen Brüder, sie legen sich unter das Dach des Baumes mit dem Rücken auf den Boden. Ihr Kopf berührt dabei den Stamm. Sie schauen lange in ihre Baumkronen und schöpfen dadurch neue Kräfte. So erhalten sie die Botschaften.

Die Natur, die Bäume und die übrige Pflanzenwelt geben uns sehr viel Kraft und Energie. Viele Indianer und nicht nur sie sehen die Lichtenergie und die Aura des Baumes.

Ich glaube, dass die Ausgeglichenheit, die wir nach einem Waldspaziergang empfinden, nicht zufällig ist.

An dieser Stelle möchte ich ein sehr wertvolles und interessantes Buch über die Kommunikation von Bäumen und Pflanzen empfehlen: »Der Ruf der Rose« von Kerner.

Es ist mir heutzutage klar, weshalb ich inmitten technischer Anlagen schnell erschöpft bin und weshalb ich in total geschlossenen Räumen schnell zu schwitzen beginne. Der Körper protestiert! Die natürlichen Wellen einer natürlichen Umgebung fehlen mir. Die guten Einfälle lassen irgendwann nach, man ermüdet schnell.

Bei unseren häufigen Spaziergängen um den Aasee in Münster fiel mir immer wieder auf, dass eine Seite des Sees weniger begangen wurde als die andere. Die eine Seite des Sees ist durch Natur und Parkanlagen geprägt. Auf der anderen Seite befinden sich in unmittelbarer Nähe Hochhäuser, die am See entlang verlaufende Straße. Viele der Spaziergänger gehen nur auf der Seite, auf der mehr Natur zu finden ist, und zwar hin und zurück, obwohl das Laufen um den See eigentlich verlockender sein dürfte. Anscheinend wird dort unbewusst die Nähe zur Natur gesucht. Einige natürliche Wellen werden an der bebauten Seite vermutlich so erdrückt, dass eine intuitive Mitteilung den Körper zu der natürlicheren Seite zurücklenkt.
Mit ihrer stärkeren intuitiven Veranlagung nehmen Frauen häufig unerklärliche Gefühle wahr. Eine Frau geht entspannt auf einer Straße entlang und hat plötzlich das Gefühl, beobachtet zu werden. Sie dreht sich um und sieht tatsächlich ihren Beobachter.

Ein Tier im Haus aufzunehmen kann sehr viel Ausgleich und Harmonie bringen. Es erweist sich als Katalysator in der Familie und verhält sich oft so, als ob es Gedanken lesen könnte. Mein Hund spürt, wenn ich Sorgen habe, und lehnt sich tröstend an mich. Er ist derjenige, der sich immer freut, wenn jemand nach Hause kommt. Oft liegt er in seinem Korb und scheint zu schlafen. Kaum habe ich daran gedacht, mit ihm einen Spaziergang zu machen, steht er schon da und wartet auf mich.

Gedanken werden also telepathisch übertragen und empfangen. Sie sind somit eine spürbare Materie.

INTUITIONEN, LERNFÄHIGKEIT UND ERBGUT

Seit 1914 bis heute hat sich das Schulwissen mehr als versechsfacht. Es wird als völlig selbstverständlich angenommen, dass Kinder unserer Zeit solche Wissensmengen aufnehmen können.

Es werden Kinder geboren, die schon im Alter von vier Jahren einen Computer fachmännisch bedienen können. Mancher Erwachsene dagegen schafft es oft bei Weitem nicht so gut wie das angelernte Kind.

Versucht man moderne Technologie in Dritte-Welt-Ländern einzuführen, dann wissen die wenigsten Menschen damit umzugehen. Sie sind nicht in der Lage, diese so zu erlernen, wie wir es aus unseren hiesigen Verhältnissen gewohnt sind.

Carl Huter beschreibt die psycho-physiognomischen Unterschiede der Menschenrassen in seinem Buch »Menschenkenntnis«.

Es bedeutet nicht, dass Menschen einer anderen Rasse nicht das können, was wir können. Vielmehr bedeutet es, dass sie auch wie unsere Großeltern, Eltern und wir, die in bestimmten Denksystemen über Generation gewachsen sind, möglicherweise auch einige Generationen brauchen werden, um die gleiche genetische Speicherkapazität des Gehirns zu entwickeln.

Amerikaner gebrauchen ein Wort, das mir gut gefällt: Spirit. Spirit umfasst nicht nur Geist, sondern auch Seele und Göttliches dazu. Diese Ausdrucksform empfinde ich treffender als unsere europäische Interpretationsweise, die uns glauben lässt, dass wir über unsere Seele oder unseren Geist selbst bestimmen können. Körper, Gehirn, Geist und Seele sind untrennbar miteinander verquickt und passen sich den jeweiligen Umständen an, genau wie die Muskulatur sich bestimmten Bewegungen anpassen muss. Die plötzliche Herausforde-

256

rung ist fast immer schmerzhaft, genauso wie der Muskelkater eines untrainierten Muskels es ausdrückt.

Menschen sind wie Pflanzen und Tiere Kinder des Kosmos. Jeder für sich ist ein Miniplanet, der an irgendeinem Ort zu einem bestimmten Zeitpunkt geboren wird, um seine Aufgabe zu erfüllen.

Jeder Mensch ist einzigartig und nirgendwo in der Welt wieder anzutreffen.

So wie er sich äußerlich von anderen Menschen unterscheidet, so ist er auch in seinem Wesen anders. Die Analysen der Spezialisten der Psycho- und Pathophysiognomik bestätigen dieses.

Jedem Menschen wird zusätzlich zu seiner eigenen Resonanz im Kosmos das, was sich durch das geistige Gut seiner Vorfahren über Generationen angesammelt hat, als Erbanlage übertragen. Der Zeitpunkt, der Ort und die Gesundheit seiner Eltern im Moment seiner Zeugung, die für keinen Menschen erfassbaren Schwingungen des Kosmos zwischen Gut und Böse, zwischen Krieg und Frieden auf der Erde, bestimmen die Resonanzen als Information der Zeit.

Der Moment seiner Geburt und sein Geburtsort prägen sein Leben und bestimmen seinen Lebenslauf genauso, wie ein neu entstandener Miniplanet seine präzise Laufbahn in seinem Mikrokosmos angehen würde. In der Natur wird nichts dem Zufall überlassen.

Die äußerst genauen Berechnungen von fähigen Astrologen bestätigen dieses auffälligerweise.

Jeder Mensch hat seine Aufgabe unter allen anderen Menschen. Er bereichert immer, indem er sowohl unterstützend wie auch herausfordernd wirkt. Jeder lernt dabei und ändert entsprechend seinen Kurs. Es geschieht nichts »umsonst«, weder die Bereicherung durch Lebenserfahrungen noch das Erlernen von Toleranz.

Der Mensch kann daher nur bedingt seinen eigenen Weg beeinflussen. Es ist letztendlich sehr beruhigend, mit diesen unterstützenden Gedanken aus der Schöpfung leben zu können. Es hilft, die Natur besser zu schätzen, zu respektieren, mit ihrem Rhythmus intensiver zu leben, von unethischen und unmoralischen Gedanken und Taten abzulassen. Materielle und kurzlebige Werte werden zweitrangig gegenüber den anhaltenden geistigen und seelischen Bereicherungen, die den besonderen Wert eines Menschen ausmachen. Das un-

257

sichtbare Innere bestimmt den Wert einer Sache oder eines Menschen. Das, was darüber und rundherum ist, ist Täuschung.

Die Erbanlage wird durch die Eltern und deren Vorfahren bestimmt. Alles Lebende schwingt mit, jede Zelle. Die Chromosomen der Elternteile enthalten alle Informationen. Während seiner Entwicklung im Bauch der Mutter sammelt sich das Kind milieubedingte Informationen.

Es beginnt schon früh als Fötus, die Stimme seines Vaters und seiner Mutter zu erkennen, aber auch im Kosmos mitzuschwingen und somit feinstoffliche Informationen der Zeit aufzunehmen, die ihn, also sein Leben und seine Aufgaben, prägen werden.

Auch das Kind wird mit Hilfe seiner kosmischen Resonanz seine Ideen und Intuitionen bekommen und seine Laufbahn antreten.

Auch wird es auf die Rhythmen der Natur reagieren, Tag und Nacht, kalt und warm, hell und dunkel empfinden. Er wird auch auf Vollmond, Ebbe und Flut und Wetterwechsel reagieren. Es wird wie alle Lebewesen mit den unsichtbaren Schwingungen der Natur mitschwingen und auf sie reagieren.

Die Entstehung durch die Eltern ist kein maßgeblicher Vorgang, um glauben zu müssen, dass ein Kind ihnen gehört. Sie prägen es nur und zeigen ihm den Weg. Das Kind wurde diesen Eltern von der Schöpfung nur anvertraut, damit sie es zu Beginn seiner Laufbahn begleiten und ihm helfen. Ein Kind gehört seinen Eltern nicht. In erster Linie gehört es sich selbst. Besitzergreifende Eltern handeln egoistisch aus ihren Gefühlen heraus. Daher ist ihre Erziehung nicht hilfreich. Aber es ist dennoch für das Kind immer, wie es sein sollte. Solche Eltern zu bekommen, gehört eben zu seinem Weg.

Kleine Kinder wachsen erstaunlich schnell mit den neuesten Errungenschaften unserer hoch technisierten Welt auf, oftmals besser als ihre Eltern selbst. Die Benutzung von Computern ist ein Beweis dafür.

Da ein Kind Kenntnisse der modernsten Wissenschaft so schnell einspeichern kann, muss das vorhandene Weltwissen in seiner Erbanlage mit vorhanden sein. Die erhält es genau so, wie es sie braucht, um sich der Gesellschaft anzupassen, gleich an welchem geographischen Punkt der Erde es geboren wurde.

Es hätte sonst das für ihn neue Wissen nicht besser speichern können als ein zur selben Zeit in der Dritten Welt geborener Mensch.

Wissenschaftler drücken es so aus:

Jede Zelle eines Menschen enthält das gesamte Weltwissen. Es bedeutet also, dass die Wissensschwingungen der Menschheit als kosmische Schwingungen anzusehen sind und somit unsere Umgebung formen.

Jeder Punkt der Erde hat seine eigene magnetische und unwiederholbare Information: Brieftauben und Weltumsegler wissen das.

Fordert ein Mensch zusätzliches Wissen heraus, dann wird er lernen, trainieren und das Gelernte als Erbgut behalten.

Würde der Mensch alle diese Schwingungen aufnehmen können, dann wäre bereits jeder von uns ein perfektes Genie. Das wäre gleichermaßen sehr langweilig und gefährlich dazu. Alle Menschen hätten denselben Wissensstand und könnten völlig auf das Wissen anderer Menschen verzichten.

Die Kombination aus Erbanlage und angelerntem Wissen prägt eine Person und bestimmt ihre Aufgaben unter den anderen Menschen.

Die Erbanlage kann bestimmender sein als angeeignetes Wissen. So kann ein Kind schon mit fünf Jahren als ein Wunderkind am Klavier gelten, ein anderes wird vielleicht mit zehn Jahren ein Mathematikgenie sein.

Der eine macht innerhalb weniger Jahre verblüffende Fortschritte, der andere macht, aus menschlicher Sicht gesehen, innerhalb seines Lebens keine erkennbare Veränderungen durch. Das Zeitmaß im Leben eines Menschen ist immer individuell und daher nicht mit dem anderer zu vergleichen.

NATURWISSENSCHAFTLER UND TÄUSCHUNGEN

Nach Ablauf seiner Studienzeit wird man einen Menschen als Wissenschaftler betrachten und so in der Gesellschaft einordnen. Damit wird er in ein System eingeflochten, das ihn mehr oder weniger in seiner logischen Denkfähigkeit einschränkt.

Das wissenschaftliche Denken beraubt ihn oftmals seiner Beziehung zu natürlichen Vorgängen. Umso erstaunlicher ist es, wenn er Naturwissenschaftler sein will.

Naturwissenschaftler sind nicht selten diejenigen, welche die Natur und ihre eigenen Gesetze am meisten missachten oder ablehnen.

Gelingt es aber mit viel Mühe, eindeutige gegenteilige Beweise zu ihren Theorien zu erbringen, dann steht jeder Wissenschaftler da und erklärt, dass er das schon lange gewusst und immer so schon gedacht hätte.

Ich erinnere nur an Atomkraft und Tschernobyl, an Mikrowellen und Waldsterben, an Erdstrahlen und Krebs, an Medikamente und Contergan, Genforschung und ...

Besteht ein Wissenschaftler außerdem darauf, mit seinem Titel angesprochen zu werden, dann will er ihn meistens als Abgrenzung oder Abschirmung benutzen. Diese titelbedingte Arroganz ermöglicht ihm, Schwächen zu verstecken.

Wissenschaftler erheben sich dadurch zu Halbgöttern und machen sich unzugänglich. Sie sind nach meinen Erfahrungen nicht immer vertrauenswürdig.

Diese Menschen lehnen alles ab, von dem sie keine Ahnung haben. Ihr einziges Argument lautet:»Es ist wissenschaftlich nicht nachgewiesen.« Das bedeutet den schnellen Schluss jeglicher Diskussion. Sie glauben, so ihr Gesicht nicht zu verlieren. Ich habe gelernt, solche Personen mit anderen Augen zu betrachten und ihre Theorien in Frage zu stellen. So wurde ich jedenfalls wieder vollkommen gesund.

Alles, was sich im Grenzbereich der anerkannten Wissenschaft befindet, wird als esoterisch bezeichnet und weitgehend als Spinnerei abgelehnt. Das gilt auch für viele effektiven Heilmethoden, die uns von fernöstlichen Völkern über Tausende von Jahren überliefert wurden.

Durch ein solch modernes Systemdenken verlieren wir den Respekt vor der Natur, vor ihren positiven und heilenden Kräften. Als Rückkopplung schwindet der Bezug zu unserem eigenen Körper. Wir liefern uns total der Macht der neuen, hoch technisierten Welt aus.

Da in Teilbereichen der Schulmedizin erhoffte Fortschritte ausgeblieben sind, kritische Patienten sich oft als Versuchskaninchen der Pharmaindustrie vorkommen und sich menschlich nicht betreut fühlen, verlieren sie das Vertrauen und wenden sich Naturheilverfahren zu. Das ist in vielen Fällen besser!

Ein aktuelles Beispiel: Ein Freund leidet plötzlich unter extremen Herzschmerzen. Er fährt mitten in der Nacht zum Krankenhaus nach Coesfeld. Dort wird ein EKG gemacht. Da die Werte gut sind, kommen die Ärzte zu dem Schluss, dass die Probleme von der Wirbelsäule kommen. Sie empfehlen, einen Chiropraktiker aufzusuchen. Mitten in der Nacht ruft der die Uniklinik von Münster an und fragt, ob er chiropraktisch behandelt werden kann. Daraufhin teilt man ihm mit, dass man von Chiropraktik nichts hält und deshalb sofort operiert. Am nächsten Morgen wurde er von einem Chiropraktiker innerhalb von zehn Minuten von seinen Problemen befreit.

In einem ähnlichen Fall wurde ein vierzigjähriger Freund unnötig und spontan operiert. Er hatte sich durch eine falsche Bewegung im Lendenwirbel blockiert und konnte es vor Schmerzen nicht mehr aushalten. Er wurde in ein Krankenhaus im Ruhrgebiet eingeliefert. Er lag schneller auf dem Operationstisch, als man denken kann. Ein wichtiger Nerv im Lendenwirbelbereich wurde dabei stark verletzt. Seitdem hat der Mann kein Gefühl mehr vom Lendenwirbelreich an bis in die Fußspitzen. Zum Glück hatte er zum Zeitpunkt der Operation schon zwei Kinder. Das wäre jetzt nicht mehr möglich. Eine chiropraktische Behandlung wäre die Lösung gewesen.

DER MENSCH ALS KOSMISCHE ANTENNE, DIE KINESIOLOGIE

Unser Nervensystem empfängt alle positiven und negativen Schwingungen aus dem Universum, kann sie voneinander unterscheiden und schwingt mit ihnen mit. Auch unsere Seele ist im gesamten Universum und in unserem Körper überall zu Hause. Unsere Seele kennt uns genau und weiß alles, was für uns positiv oder negativ ist. Sie weiß auch, welche Organe geschwächt sind und auch wodurch. Sie weiß, ob mein Schlafplatz gut ist oder mich krank macht, ob meine Zähne gut oder schlecht sind.

Unsere Gedanken sind unsichtbare Materie wie unsere Seele. Seele und Nervensystem kommunizieren permanent untereinander. Sie erkennen, was der Körper braucht, um gesund zu bleiben. Entsprechend entscheiden beide gemeinsam über die Kraft unserer Muskulatur. Denken wir an positive Dinge, nimmt unsere Muskelkraft zu. Denken wir an negative Dinge, nimmt unsere Muskelkraft ab.

Wir haben die Möglichkeit, diese Eigenschaften der Seele und des Nervensystems zu nutzen und es nach der Bewertung ihres Empfindens abzufragen. Das geht sehr einfach, denn mein Körper verrät mir alles, was er möchte oder nicht möchte.

Dr. John Diamond hat nicht zu viel versprochen, als er seinem Buch folgenden Titel gab: »Der Körper lügt nicht«. Der Untertitel lautet: »Einen neue, revolutionäre Wissenschaft, die ihr Leben verändern wird«.

Und so ist es wirklich! Die in dem Buch beschriebene Testmöglichkeit nennt sich die behavoriale Kinesiologie. Der Name ist schwieriger als die Methode, die von jedem Laien, jedem Fachmann oder Arzt in Anspruch genommen werden kann. Mit dieser Methode kann jeder Mensch die Reaktionen seines Körpers auf seine Bedürfnisse austesten. Es gibt fast nichts, was man durch den kinesiologischen Test nicht erfahren könnte. Man kann die verschiedensten Nahrungsmittel, das Wasser, Zimmerfarben, Musik, Medikamente usw. dem Muskeltest unterziehen.

Wie ich schon erklärte, alles schwingt. Und alles, womit ich meinen Körper konfrontiere, hat eine Resonanz, die er akzeptiert oder ablehnt. Das, was er akzeptiert, gibt ihm Kraft, das, was er nicht möchte, macht ihn und seine Muskulatur schwach.

Mein Nervensystem steuert meine Muskulatur und meine Organe. Es kann an sie nur dann Kraft weitergeben, wenn es selbst eine kräftige Resonanz bzw. Schwingung empfindet. Da es mit einer sehr empfindlichen Antenne zu vergleichen ist, empfängt er Signale aus dem Unterbewusstsein – der Seele – dem geistigen Bereich im Menschen. Es reagiert auf Informationen, auch auf Gedanken, auf die Umgebung, in der sich der Körper befindet, auf die Ernährung, die man ihm zuführt, auf den Bekanntenkreis, der Energie abzapft oder auch gibt. Es teilt dem Körper die entsprechenden auf- oder abbauenden Kräfte mit.

Der Körper meldet eigentlich alles, was ihm gefällt oder nicht, und teilt es oft spürbar mit. Wenn man etwas isst, was dem Magen nicht gefällt, wird er sich sicherlich melden. Meistens verrät das Aufstoßen, was man Falsches oder zu hastig gegessen hat. Das ist auch eine Form von Kinesiologie.

Vielleicht bekommt man Sodbrennen und eine schlechte Stimmung dazu. Möglicherweise heißt es: »Dem ist eine Laus über die Leber gelaufen.« Über sein sehr empfindsames Nervensystem reagiert der Körper immer auf alle Informationen. Empfindet er eine Schwingung, die ihm nicht passt, reagiert er entsprechend schwach und die Muskulatur hat ebenso keine Kraft. Jede Krankheit zeigt irgendwann diese Reaktion. Die Krankheit ist im Körper unerwünscht. Das weiß das Nervensystem schon lange, bevor die Krankheit in den Körper eingedrungen ist.

Er wusste auch vorher, was gegen diese Krankheit am besten wirkt, ob Schlafplatz- oder Ernährungsumstellung. Man muss ihn nur abfragen.

Naturmediziner und Heilpraktiker, die mit diesem Test umgehen, erzielen verblüffende Heilerfolge, allerdings bedarf es dazu einiger Erfahrung.

DER MUSKELTEST

Der Test lässt sich einfach ausführen:
Man stellt sich seinem Testpartner gegenüber.
Zuerst wird die tatsächliche Kraft des Arms getestet. Danach überprüft man sie im Hinblick auf die Dinge, die man austesten will.

Als Techniker bin ich immer geneigt, Leistungen und Kräfte bis an ihre Grenzen auszuloten. Auch mit diesem Test will ich es genau wissen und prüfe die Muskelkraft, bis sie endlich versagt.

Ich merke mir genau den Widerstand der Testperson und nehme ihn als Vergleich für die weiteren Versuchen.

Heilpraktiker oder Ärzte, die den Test täglich mehrfach ausführen, nutzen ihre Erfahrungen so, dass sie mit einem geringen Aufwand an Kraft und über einen sehr kurzen Weg des Armes genaue Testergebnisse erzielen können.

Der Muskeltest wird folgendermaßen ausgeführt:

Die Testperson hebt einen Arm waagerecht in Schulterhöhe hoch. Die Handfläche zeigt nach unten. Der andere Arm hängt am Körper herunter.
Die zu testende Person wird darauf hingewiesen, dass sie sich für den ersten Test, nur auf ihre Kraft konzentrieren muss.
Während der Tester versucht ihren Arm nach unten zu drücken, soll sie versuchen dem Druck so entgegen zu wirken, dass der Arm oben bleibt.
Dieser erste Test soll vermitteln über welche Muskelkraft die getestete Person verfügt, damit weitere Teste ausgeführt werden können.
Die Testperson muss also kräftig genug sein.

Achtung: Jetzt muss geklärt werden, dass es bei den weiteren Teste nicht mehr um Kräfte Messung zwischen beide Personen geht.
Für die gezielte Ausführung weitere Muskelteste müssen sich beide Personen, geistig und jedes Mal, auf der Frage einstellen: „Ist das gut oder ist das schlecht?"

Es geht hier nicht mehr um eine Kraftprobe, sondern um einen zweckmäßigen Test. Die Körperhaltung und die geistige Einstellung der getesteten Person müssen möglichst immer gleich sein.

Deshalb sollten die Beinen nicht auseinander gestellt werden, um eine bessere Standfähigkeit zu erreichen, oder die Ellenbogen eingeknickt, um Kraft zu gewinnen.

Es geht hier, wie gesagt, um die Ermittlung einer vorhandenen Kraft, die aussagt, was der Körper annimmt oder was ihn stört.

Der Arm wird somit zu einer natürlichen Wünschelrute. Entsprechend der Fragestellung, stellt sich die Seele ein.

Jede Seele ist allwissend und schwingt im gesamten Universum. Die Seele weiß alles. Man muss sie nur fragen, und je nach Fragestellungm wird sie über die Muskelkraft antworten.

Die Muskulatur wird gestärkt für positive Antwort, und geschwächt für negative.

Der Weg des Druckvorgangs ist unwesentlich. Wichtig ist, sich genau zu merken, welchen Kraftwiderstand die Testperson gehabt hat.

Jetzt nimmt die Testperson zum Beispiel ein Stück Schweinefleisch in die Hand des hängenden Armes.

Die testende Person übt nun wiederum, erst nachdem sie es angekündigt hat, einen Druck nach unten auf den gehobenen Arm aus, damit sich die Testperson genauso wie vorher auf ihre Kraft konzentrieren kann. Für die meisten ist schon dieser Versuch eindeutig, weil der Arm fast immer widerstandslos fällt. Das heißt nicht, dass der Mensch aufgrund des ersten Tests keine Kraft mehr hat, sondern dass in diesem Fall das Stück Schweinefleisch mit seinem unsichtbaren Informationswert einen unnötigen Kraftabbau des Nervensystems hervorruft.

Der Kraftabbau wird nach der Zufuhr einer solchen negativen »Nahrung« so lange anhalten, bis sie sich in der Toilette verabschiedet hat.

Die langfristigen Auswirkungen solcher Lebensmittel, wenn sie täglich konsumiert werden und somit den Körper langsam, aber sicher vergiften, kann man sich leicht ausdenken.

Der Test muss nicht unbedingt mit einem Schnitzel ausgeführt werden. Eine Zigarette oder eine Dose Cola eignen sich genauso gut.

Es ist auch denkbar, dass ein Produkt, das für die Allgemeinheit als ungesund bewertet wird, gerade von der Testperson nicht als Störfaktor ausgewiesen wird. Das zeigt sich daran, dass die Testperson ihre Kraft behält.

Gemüse oder Obst können ebenso getestet werden. Das kann von Bedeutung sein, wenn man immer wieder im selben Geschäft einkauft. In einigen Läden wird nämlich der Boden abends mit Desinfektionsmitteln besprüht, wodurch gleichzeitig die Lebensmittel vergiftet werden. Unerklärbare Allergien sind die Folgen.

Leidet jemand unter einem Gichtanfall, nachdem er Spargel oder Gänsefett gegessen hat, dann sollte man ihn mit diesen seit Urzeiten als Gichtverursacher bekannten Lebensmitteln testen.

Ist das getestete Produkt für ihn unschädlich, dann wird der Arm reagieren. Er behält seine Kraft.

Der Test ist besonders bei sehr kräftigen Menschen interessant. Sie können mit ihrer Kraft, bei einer konzentrierten Kinesiologie, nie gegenhalten, wenn die getesteten Produkte schädlich sind.

So kann man alle Lebensmittel und Gegenstände des täglichen Lebens auf die individuelle Verträglichkeit hin testen.

Der Arm der Testperson ist in seiner Wirkung mit der Wünschelrute eines erfahrenen Rutengängers vergleichbar.

AUSSEHEN, TÄUSCHUNG UND WERTVOLLE UNSICHTBARE QUALITÄTEN

Gedanken sind Materie. Sie sind zwar für das menschliche Auge unsichtbar, aber trotzdem da.
Der Muskeltest kann auch auf Gedanken und Vorstellungen übertragen werden. Man muss sich nur intensiv und konzentriert vorstellen, was man testen möchte. Der Körper wird entsprechend mit Kraft oder Schwäche reagieren. Die Schwingungen dieser Gedanken werden von meinem Nervensystem erkannt und angenommen oder abgelehnt.
Damit kann man auch testen ob der Schlafplatz gesund ist oder nicht. Dafür reicht es den Schlafplatz zu visualisieren, und sehr konzentriert daran zu denken. Dann wird der Arm auf seiner Kraft getestet. So kann man alle Räume der

Reihe nach auf gesunde Schlafplätze testen, selbst, vom anderen Ende der Welt aus. Das funktioniert immer. Nur die geistige Einstellung und die konzentrierte Visualisierung auf die Frage und auf der Situation sind wichtig.

Unser heutiges Denken bezieht sich oft nur auf sichtbare und konsumierbare Dinge.
Wir bekleiden uns nicht nur, sondern wir maskieren uns sogar bisweilen und richten darüber hinaus unser Leben nur noch nach dem Konsum aus. Wir schaffen uns eine künstliche Welt und oft eine spießbürgerliche Umwelt und versuchen mittels sichtbarer Dinge wie Kleidung aufzufallen. Wir stellen uns sozusagen als Konkurrenz zu den Mitmenschen dar.
Die Modemacher haben gelernt, dieses oberflächliche und nicht besonders geistreiche Denken auszuschöpfen. Der heutige Mensch ist selten zufrieden, weil ihm immer etwas fehlt und weil er immer irgendjemanden findet, der mehr hat als er selbst. Das kann er natürlich nicht gut tolerieren, es macht ihn schnell unglücklich. In unserer modernen Umwelt gilt nun einmal, alles, was man hat, zu zeigen, auch wenn es einem nicht gehört. Man lügt sich also gerne was vor, so als ob man ein Selbstwertgefühl nur über eine Verkleidung erreichen könnte.
Wer kann langfristig mit solchen Selbsttäuschungen glücklich und ohne Psychosen leben?

Niemand braucht sich zu verstecken. Jeder muss sich selbst und bedingungslos so akzeptieren, wie er ist, um glücklich sein zu können. Man muss sich selbst, so wie man ist, lieben lernen. Es erfüllt einen mehr, das Glück bei sich selbst und seinen Mitmenschen zu suchen, statt sich den Täuschungen einer Gesellschaft auszuliefern. Eine gute Einstellung zu sich selbst fördert Zufriedenheit und positive Ausstrahlung und unterstützt eine körperliche Gesundheit.

Ein französischer Spruch passt gut in diesem Zusammenhang. Er lautet: »Pour vivre heureux, vivons cachés.«
Die Übersetzung: »Um glücklich zu leben, leben wir im Verborgenen«.

Glitzernde und glänzende Menschen enttäuschen häufig durch geringe geistigen oder seelischen Qualitäten.
Dem schönsten Menschen der Welt nützt seine Schönheit also wenig, wenn er nur das Sichtbare zu bieten hat.

Man lässt sich oft durch die äußere Erscheinung, durch Farben, Formen und die künstliche Aufmachung eines Menschen täuschen. Viel drauf ist nicht unbedingt viel drin.

Es ist nur gut fürs Auge. In Wirklichkeit ist es so, dass der Körper, der sichtbare Teil eines Menschen, gar nicht das Wertvollste ist, sondern das unsichtbare: Geist und Seele.

Der geistige Beitrag eines Menschen in der Gesellschaft ist daran messbar, ob er langfristig angenommen und respektiert wird, und nicht an eine auffällige Kleidung für Schaulustige.

Würde man einen Menschen in einem dunklen Raum nur durch seine Unterhaltung, seine Denkweise und seinen Weisheiten kennenlernen, vielleicht sogar fasziniert sein, konnte es sein, dass beim Einschalten des Lichtes sowohl Harmonie wie auch Enthusiasmus sich etwas abflachen. Menschen, die sich am Telefon geschäftlich kennenlernen und sich zu einem späteren Zeitpunkt treffen, kennen diese Art von Überraschungen.

Fachleute der Psychophysiognomik würden nach einem längeren Telefonat anders urteilen, weil sie Stimmen der verschiedenen Gesichts- und Körperformen eines Menschen und dessen Charaktereigenschaften ziemlich genau zuordnen und seine Fähigkeiten erkennen können, ohne ihn jemals gesehen zu haben.

VORSTELLUNGSKRAFT

Weitere Erklärungen dazu:
Dem Geist eines Menschen kommt letztendlich und immer die größere Bedeutung zu.
Der Mensch ist mit diesem unsichtbaren Teil seines Ichs in der Lage, sich in verschiedene Situationen so zu versetzen, dass seine geistigen Überzeugungen auf seinen Körper übertragen werden.
Uri Geller war ein gutes Beispiel, als er die besten Edelstahlbestecke, mühelos zwischen zwei Fingern verdrillte.
Wir Europäer haben diese Fähigkeiten nicht erlernt und bewundern bei Asiaten, was diese mit Konzentrationskraft bewirken können.

Stellen wir uns einen Karatemeister vor. Er stapelt einen Haufen Ziegelsteine oder Bretter aufeinander und schlägt sie mit einem Handschlag entzwei. Wir dagegen hätten schon genug Probleme, sie mit einem Hammer zu durchschlagen. Der Karatemeister versinkt in eine Art von Gebet, eine Meditation sozusagen, und stellt seinen Willen weit über das, was sein Körper an Leistung vollbringt. Er schlägt mit einer ungeheuren Überzeugungskraft und zertrümmert seine Ziegelsteine oder Bretter. Die Hand bleibt unversehrt, er verbeugt sich und verschwindet, ohne seinerseits Aufsehen erregen zu wollen.

Menschen, die meditieren, wissen sehr wohl, welche aufbauenden Kräfte in ihnen geweckt werden und zu welcher Ausgeglichenheit sie kommen, wenn sie ihren Geist bewusst in ihr Leben einbeziehen.

Sehr viele Menschen in führenden Positionen nutzen die Kraft der Meditation, indem sie sich einige Minuten am Tag zurückziehen, also »in sich gehen«.

Ein chinesisches Sprichwort sagt sinngemäß: »Wenn du viel verreisen willst, muss du in deinem Zimmer bleiben«.

Der Geist eines Menschen ist ein Anteil der Schöpfung. Er ist der göttliche Teil im Menschen.
Der Geist schwingt und ist, wie die Seele, im Universum allgegenwärtig.

Nutzen wir also diese Tatsachen: Fragen wir unseren Geist über unsere Körperkraft, ob er mit allem, was wir tun, einverstanden ist. Er wird uns die Antwort geben.

Der Muskeltest, die Kinesiologie, sollte jedoch als Nachweis und nicht als Beweis verstanden werden. Man sollte behutsam mit ihm umgehen.

Die Kraft der Gedanken wird bei der Kinesiologie bzw. Armtest über den Deltamuskel in Anspruch genommen.

Allein durch Vorstellungskraft kann man seinen Körper in eine Situation versetzen, die er noch nicht real kennt. Schafft man es, die Gedanken sehr stark zu konzentrieren, dann wird der Körper so reagieren, als ob er sich tatsächlich in der Situation befindet. Über den Widerstand seiner Muskulatur gibt er eine genaue Auskunft über positives oder negatives Empfinden.

Menschen, die das Phänomen der Wünschelrute kennen, werden sehr leicht den Zusammenhang zwischen Kinesiologie und Radiästhesie erkennen, weil der Arm eine Reaktion zeigt, die vergleichbar zu der Reaktion einer Wünschelrute ist.

Der Laie kann, solange er nicht weiß, wie er mit einer Wünschelrute umgehen muss oder ihre Bewegungen nicht deuten kann, seinen Schlafplatz vorerst über Kinesiologie durch Vorstellungskraft testen.

Dabei sollten keine Geräusche in der Umgebung zu vernehmen sein, und die Testperson sollte ihre Augen schließen. Sie stellt sich in einer stark konzentrierten Weise vor, auf dem Rücken auf ihrem Schlafplatz zu liegen. Dabei ist völlig bedeutungslos, ob man sich direkt am Ort befindet oder tausend Kilometer weiter. Die Testmöglichkeit der Kinesiologie kann man mit etwas Fantasie, Selbstkontrolle und Konzentration für viele Untersuchungen nutzen. Die Ergebnisse sind meist verblüffend. Man sollte allerdings diese Möglichkeiten nicht in einer spielerischen Weise missbrauchen, um sie nicht zu verspielen.

Es handelt sich schließlich um Geisteskräfte.

Hat man endlich einige Erfahrungen gesammelt, wird die Zuverlässigkeit nicht mehr angezweifelt und die Fehlermöglichkeiten werden weitgehend ausgeschlossen.

MIT EINEM ZETTEL GEHT ES AUCH

Wie ich schon erwähnte, sind Gedanken Materie. Gedanken schwingen. Jedes Wort hat eine Beziehung zu seinem Schriftbild. In ihm stecken die Schwingungen seiner Bedeutung. Geschriebenes ist auch Ausdruck von Gedanken. Über die Schrift vermittelt man also die Schwingungen, die man denkt. Die Schrift ist der Spiegel der geistigen Veranlagung und deren Schwingungen. Die Seele weiß immer, welcher Sinn und in welcher Beziehung das Geschriebene steht.

Wer Erfahrungen mit dem Test hat, wird die Verträglichkeit eines Produktes auch dann testen können, wenn lediglich dessen Name auf einen Zettel aufgeschrieben worden ist. Das gelingt auch sogar noch dann, wenn die Testperson selbst gar nicht weiß, um welches Produkt es sich handelt und man ihr nur ein zusammengefaltetes Stück Papier mit dem Namen des Produktes in die Hand gegeben hat.

OFT BESSER ALS VIELE ZAHNÄRZTE

Zähne kann man ebenso einfach austesten:
Die Testperson berührt mit einem Finger den zu überprüfenden Zahn. Mit dem anderen, in Schulterhöhe ausgestreckten Arm, kann der Test wie bisher erfolgen. Alle Metalle und kranken Zähne können auf diese Weise hintereinander überprüft werden.

Die Tatsache, dass die Person bei dem Kontakt mit einem schlechten Zahn kraftlos wird, zeigt uns, was schlechte Zähne verursachen, nämlich einen permanenten Kraftabbau.

Nervosität, Nerven- und Muskelzucken vor, während und besonders nach dem Verzehr verschiedener Nahrungsmittel, außerdem unangenehme Gefühle und innere Unruhe bei intensiven Gedanken an bestimmte Dinge sind grundsätzlich als Signale einer kinesiologischen Art zu interpretieren.

Ist der Mensch, den man testen möchte, körperlich zu schwach, genügt es, dass eine dritte Person ihn an der Hand fasst, um den Test auszuführen. Diese dritte Person dient als »Zwischentestperson« für die eigentliche Testperson und fungiert nur als »Kraftspender«. Kann sich dieser allerdings gedanklich so gut konzentrieren und dank seiner starken Vorstellungskraft in die zu testende Person total hineinversetzen, dann mag sich das Anfassen auch erübrigen.

Sicherheitshalber aber ziehe ich das Anfassen vor.

Wie jeder weiß, leitet der Mensch Strom. Das gilt erst recht für den Strom der menschlichen Energie. Durch eine Menschenkette wird elektrische Spannung vom Anfang bis zum Ende weitergeleitet. Selbst ein Stromschlag bringt noch tödliche Folgen für die letzte Person.

Bei der Kinesiologie werden Gedanken über die Veränderung der Muskelkraft deutlich spürbar gemacht.

Wer mit Hilfe der Kinesiologie die Unendlichkeit der Geisteskraft erfährt, wird zwangsläufig über die Kraft der Schöpfung nachdenken müssen.

270

KAPITEL 13

ALTERNATIVE HEILKÜNSTE
AYURVEDA, DIE INDISCHE MEDIZIN

Fernöstliche Heilkünste gewinnen immer mehr an Bedeutung für unsere Gesundheit.
Einige Therapieformen der Ayurveda sind sehr gut für Massagepraxen geeignet und lassen sich dort mit Erfolg anwenden.
Die Ursprünge dieser indischen Medizin lassen sich ca. 5000 Jahre zurückverfolgen.

Die ersten Schriften und Aufzeichnungen sind ungefähr 2500 bis 3000 Jahre alt. Noch heute werden ca. 80 % der indischen Bevölkerung nach diesen Methoden behandelt. Das ayurvedische Prinzip besteht in einer ganzheitlichen Sichtweise.

Der Begründer der inneren Medizin des alten Indiens, Maharishi Charaka und Maharishi Sushruta, überlieferten diese Wissenschaft als klassische Schriften.

Sushruta, ayurvedischer Arzt, der ca. 1000 v.Chr. lebte, definierte Gesundheit so:»Der Mensch wird gesund genannt, dessen Physiologie im Gleichgewicht ist, dessen Verdauung und Stoffwechsel gut arbeiten, dessen Gewebe- und Ausscheidungsfunktionen normal funktionieren und dessen Seele, Geist und Sinne sich im Zustand dauerhaften inneren Glücks befinden.«

Nur wenn dieser hohe Anspruch der Harmonie von Körper, Geist und Seele erfüllt wird, kann man von vollkommener Gesundheit sprechen.

Dem Verdauungstrakt wurde immer eine besondere Aufmerksamkeit geschenkt.
Es war im 16. und 17. Jahrhundert beim Gruß auf der Straße sogar üblich zu fragen, ob der Toilettengang erfolgreich verlaufen sei.

In der ayurvedischen Medizin werden die Menschen nach ihrem Typus klassifiziert und eingeordnet, bevor man mit der Therapie beginnt. Das Yin und Yang der Chinesen, den Kalt- oder Warmwetter-Front-Typ von Dr. med. Hartmann, die Empfindungs-, Bewegungs- und Ernährungstypen von Carl Huter, die Leptosomen-, Astheniker- und Pykniker-Typen der Schulmedizin findet man in der ayurvedischen Medizin wieder unter der Bezeichnung: die drei Doshas.

Die Inder unterteilen also die Menschen in drei genau definierte Typenformen:
– Vata
– Pitta
– Kapha.

Kapha steht für Wasser und Erde, Pitta für Feuer und Wasser, Vata für Luft und Äther.

Der Vata wäre der Yin-Typ der Chinesen oder der Empfindungstyp nach Carl Huter, vergleichbar mit dem niedrigen Blutdrucktyp.

Der Pitta wäre der Bewegungstyp, also eine Mittelkonstitution zwischen Yin und Yang.

Der Kapha ist als Yang bzw. Ernährungs- oder Hoher-Blutdruck-Typ anzusehen.

Ayurveda berücksichtigt die Rhythmen der Natur in Abhängigkeit von den Menschentypen. Selbst der Rhythmus des Tages mit seinen Uhrzeiten ist maßgebend für das Empfinden und harmonische »Mitschwingen« des Menschen mit der Natur.

Ayurveda bietet auch Musik, die dem Menschen zu entsprechenden Tageszeiten in vorgeschriebenen Rhythmen vorgespielt wird. Diese Musik nennt sich »Gandharva Ved Music« und wird je nach Vorliebe mit verschiedenen Instrumenten gespielt.

Ein klassisches Beispiel von Wellenbeeinflussung im hörbaren Bereich ist allgemein bekannt. Sobald Wassergeräusche zu vernehmen sind, wird für viele von uns der sofortige schnelle Gang zur Toilette unumgänglich.

Als ich mich damals noch nicht mit Ayurveda beschäftigte, bezeichnete ich Musik wie Gandharva Ved Musik als »Spinnermusik«. In unserer heutigen und hektischen Lebensform fällt es schwer, geistig herunterzufahren und Ruhe anzunehmen, um abschalten zu können. Entsprechend fehlt uns die Geduld, sich mit einer derartigen Musik zu beschäftigen.
Inzwischen habe ich allerdings erfahren, dass mir diese Musik und die daraus entstehenden Schwingungen etwas Sonderbares mitteilen, was ich jedoch nur schwerlich beschreiben kann.
Diese Musik hat ähnliche Klänge, wie jene von Indern, die bei ihren Schlangenvorführungen gespielt werden. Sie ist nicht jedermanns Sache, aber diese Musik, im Hintergrund gespielt, stört in keiner Weise und ist gegen Stress

wirksam. Es sind heilende Klänge für Körper und Seele, wie aus Tonschalen. Die Menschen, die diese Musik geschaffen haben, müssen ähnliche Veranlagungen besitzen wie zum Beispiel die Auraleser der Indianerstämme oder die afrikanischen Medizinmänner. Sie sehen die Lichtenergie des Lebens, der Menschen, der Tiere, der Bäume und anderer Pflanzen. Sie spüren die Veränderungen in der Natur und musizieren auf ihre Weise danach.

Wir wissen zum Beispiel, dass die Radioaktivität in der Natur sich ständig verändert. Sie nimmt zum Sommer ab, steigt zum Winter an. Die elektrischen Informationen in der Natur, die sich auf alles Lebende übertragen, werden in irgendeiner Form von vielen naturverbundenen Menschen genau gesehen.

Eine Amerikanerin, die vor einigen Jahren sehr viele Workshops und Seminare als Auraleserin hielt, war wie viele andere dieser Leute der Meinung, dass jeder Mensch über diese Fähigkeiten verfügt. Es liegt also an jedem selbst, zu versuchen, seine eigenen abgestumpften Fähigkeiten wieder zu beleben und zu üben. Mehr darüber kann man nachlesen in dem Buch »Der Ruf der Rose«.

Um die ersten Versuche zu starten, die Aura eines Menschen zu erfassen, kann man sich als geeignetsten Ort eine Kirche während eines Gottesdienstes auswählen. Man konzentriert sich auf den Hinterkopf eines einzigen, möglichst sehr religiösen Menschen. Man stellt seinen eigenen Blick möglichst genau auf die Distanz zu dessen Kopf ein, so wie man die Entfernung mit einem Fotoapparat für ein klares Bild wählen würde. Man hat den Blick in dieser Einstellung fest »eingestellt«, wobei die Augen um einige Zentimeter zu der Kopfseite versetzt schauen. Möglicherweise beginnt sich ein farbiger oder milchiger Kreis um den Kopf dieses Menschen zu bilden, ähnlich dem Kreis, der uns als Heiligenschein bekannt ist. Es ist kein Zufall, dass zu früheren Zeiten bei Heiligenabbildungen die Ausstrahlung auch mit dargestellt wurde.

Merkt man bei sich die Fähigkeit, die Aura eines Menschen sehen zu können, dann kann sie so trainiert werden, dass sie zum täglichen Leben gehört. Man kann dann an den Farben unterscheiden zwischen Feind und Freund, krank und gesund und so weiter. Man erfasst mit bloßem Auge eine Art von Kirlian-Fotografie mit dem Unterschied, dass die Aura eines Menschen, je nach Stimmungslage, als zusätzlicher »Bonus« verfärbt.

Kommt ein Mensch in Ruhe und Entspannung, dann beginnt er meistens Dinge wahrzunehmen, die er vorher völlig übersehen hat. Stress lässt feine Empfindungen nicht zu. Durch Hektik und Zeitmangel werden oft viele seiner tiefliegenden inneren Werte verschüttet.

Deshalb kann die Suche nach beruhigenden und geistigen Schwingungen in unserem modernen und oft sehr stressbeladenen Leben diese Werte erhalten. Sie wirken sich täglich wohltuend aus.

INTERESSE AN AYURVEDA?

Wie gesagt, meditieren kann man lernen. Es gibt Bücher und CDs darüber. Ebenso besteht die Möglichkeit, die TM der ayurvedische Medizin über einen ausgebildeten Meditationslehrer zu erfahren.

Ayurveda beinhaltet natürliche Heilmethoden, darüber hinaus eine spezielle Ernährung, besondere Ölbehandlungen, Massagen und so weiter.

Ayurvedische Kurhäuser gibt es zum Beispiel auf Sri Lanka, wie unter der Internet-Adresse: www.barberyn.com
Mittlerweile gibt es auch Kurhäuser in Deutschland. Sie sind ebenso über das Internet zu erfahren.

DIE TRANSZENDENTALE MEDITATION

Die transzendentale Meditation bildet einen wesentlichen Bestandteil der ayurvedischen Medizin. Es muss was dran sein, wenn (laut Radiosendung) in Holland demjenigen, der sie täglich ausübt, eine Ermäßigung der Krankenkassenbeiträge gewährt wird.

Vielleicht liegt es auch daran, dass sich dort eine größere Schule zur Ausbildung von Lehrern der transzendentalen Meditation befindet. In Fachkreisen wird sie einfach als »TM« bezeichnet.

Die TM sollte täglich morgens und abends je zwanzig Minuten praktiziert werden

Um sie richtig zu verstehen und sie dann auch ausüben zu können, um gewisse Disziplinen zu erfahren und sie anzuwenden, ist man vorerst auf einen Meditationslehrer angewiesen.

Ich selbst habe die TM nicht erlernt, vielmehr eine andere Meditationsform.

Während einer Meditation können sich sehr viele Problemen des täglichen Lebens von alleine lösen, obwohl man nicht über sie nachdenkt. Die Lösung kann dabei von selbst als Vision erscheinen. Gleich einem Traum, der auch im Ablauf einer Nacht ohne eigenes Zutun die glückliche Problemlösung bringt.

Verliert man bei einer Meditation die Kontrolle über seinen Geist, »fährt man ab« und kann in sehr angenehme Trancen geraten, die das Herz zum Stillstand bringen können.

Ich habe einen solchen Fall während einer Gruppenmeditation miterlebt. Der Bekannte erzählte mir später, ein wunderbares Gefühl verspürt zu haben, und er meinte dazu, den Tod so nicht fürchten zu müssen. Er gab an, von der Welt nichts mehr gespürt oder gehört zu haben.

Soweit soll es jedoch nicht kommen. Meditation muss bewusst erlebt werden. Deshalb ist es empfehlenswert, nur in einer strengen Sitzhaltung zu meditieren.

Der TM-Lehrer hat die Aufgabe, in das Meditieren einzuführen. Danach folgt ein Gespräch mit dem Schüler. Der Lehrer gibt ihm sein persönliches Mantra bekannt, das allein nur für ihn bestimmt ist und von dem niemals ein anderer erfährt. Ein Mantra ist eine Art persönliches Codewort für jede Meditation. Denkt man konzentriert an sein Mantra, kommt man sehr viel schneller, bewusster und effektiver in die Meditation.

Meditationslehrer für die TM sind in fast allen Städten zu finden.

Von einer Ohrenentzündung, an der ich vor einigen Jahren erkrankte, blieb mir ein ständiges, sehr unangenehmes Geräusch. Dauernd war ich darauf konzentriert, weil es mich störte und ich mich darüber sehr ärgerte. Es ist nach wie vor da, wenn auch etwas weniger, aber es ist mir zum Freund geworden. Der Grund dafür ist, dass mein damaliger Meditationsleiter mir sagte: »Das Geräusch will dir etwas sagen. Stelle dir einfach vor, es ist dein Mantra. Nimm es an als die Stimme Gottes in dir. « Na ja!, dachte ich mir, es ist nett gesagt, aber die Probleme habe ich doch. Ich gewöhnte mich trotzdem an diese Idee und bezog sie in mein Leben ein. Das Geräusch stört mich inzwischen nicht mehr. Sollte es mir dennoch einmal lauter erscheinen, nehme ich es als Denkanstoß an, um in eine höhere Konzentrations- oder Meditationsphase zu gelangen.

So kann man sich auch umstimmen: positiv oder negativ. Es ist immer eine Frage, wie man das Leben am angenehmsten findet oder finden will.

Die Meditation stellt den Geist eines Menschen so hoch über seinen Körper, dass negative Emotionen wie Leid oder Mitleid, die oft nur als Energievernichter anzusehen sind oder Zeitverluste verursachen, ausgeschaltet werden. Ängste verlieren ihren Platz und Konstruktives bahnt sich an.

Reinhold Messner bestieg 1980 den Mount Everest im Alleingang. Immer wieder taucht in seinen Berichten das Wort Meditation auf. Der amerikanische Tennisspieler Chang weist immer wieder auf die Kraft der Meditation hin.

Manager und Wissenschaftler kommen immer mehr dahin, einige Meditationsminuten zur eigenen Besinnung in ihren Zeitplan einzusetzen. Das tiefe In-sich-Gehen scheint sich doch zu lohnen und das Leben und den Weg zum Erfolg somit zu vereinfachen.

AUSSAGE UND MORD

Wehleidigkeit und negative Einstellung zu Krankheiten verlieren sich durch Meditation. Der Mensch gewinnt an Kraft, seine Probleme mit dem Geist zu bekämpfen. Das Körperliche wird vorläufig zurückgestellt, damit die Kraft des Geistes das Positive erarbeiten kann.

Deshalb sehe ich jeden Therapeuten und Arzt als potenziellen Mörder an, der seinem Patienten sagt: »Sie sind unheilbar krank.«

Wenn der Therapeut die Krankheit eines schwachen Menschen (der diese Aussage nicht mehr verarbeiten kann) beim Namen nennt, kann er sich der Verantwortung nicht entziehen, sich eines Mordes schuldig gemacht zu haben.

Ein willensschwacher Patient, der nur nach den Angaben seines Therapeuten funktioniert, wird oft (vom Zeitpunkt einer solchen Aussage an) gedanklich auf seinen Tod hinarbeiten. Er wird sich aufgeben, vielleicht sein Grab bestellen und seine Todesanzeige formulieren.

Der Kampf ist aus, obwohl eine Möglichkeit bestanden hätte, ihn zu behandeln, vielleicht auch zu retten.

Man darf einem Menschen niemals die Hoffnung nehmen. Hoffnung ist oft der letzte Strohhalm, der zu einer unerwarteten Heilung führen kann.

Ein Therapeut, dessen negative Aussagen seinen Patienten in eine völlige Hoffnungslosigkeit bringen, sollte seinen Job an den Nagel hängen, gleich ob er einfacher Therapeut ist oder sich Professor schimpft.

Ein fairer Therapeut hätte sagen müssen: »Es tut mir leid, ich muss passen. Ich habe nur ein beschränktes Wissen um diese Krankheit und von den möglichen Therapien, die zu Ihrer Heilung führen können. Versuchen Sie, andere Wege zu gehen, auch die der Naturheilkunde.«

Nein, das werden leider die wenigsten von ihnen sagen. Das gilt aber nur so lange, bis sie selbst oder ihre Familie schwer krank werden. Erst dann beginnen sie, auch in andere Richtungen zu denken. Und wenn ihnen dann noch Zeit bleibt, sieht man sie bei Fachkundigen der Naturheilverfahren, manchmal sogar bei Geistheilern und Magnetopathen (Handaufleger).
Wie oft ist zu hören, dass Ärzte einem Menschen schon vor zwanzig Jahren nur noch ein paar Tage zu leben gaben, und er lebt immer noch.

Folgender Fall eines jungen Engländers war in der Tagespresse zu lesen. Der Junge war von Krebs befallen. Seine Lebensgeschichte wurde über die Medien verbreitet. Er bekam daraufhin über 300.000 Briefe, die ihn so beschäftigten und zum Leben motivierten, dass er seine Krankheit durch diese Geisteskraft besiegte.

Wie schon gesagt: *NIE AUFGEBEN!*

Zur weiteren Lektüre empfehle ich das Buch von Hans G. Höting: »Kraftquell Gedanke – Gedankenkraft schafft Lebenskraft«, und die Broschüre von Luise Hay: »Heile deinen Körper – Seelisch-geistige Gründe für körperliche Krankheit«.

Dr. med. Hoffmann verdeutlichte den Weg zu einer Heilung an folgendem Beispiel:
»Ist man krank und gewillt, wieder gesund zu werden, wird man sich das Ziel, gesund zu sein, vor Augen halten. Es wäre so, als ob man am Fuße des Kilimandscharos stehen würde und sich vornimmt, die so schöne, verschneite Bergkuppel als Symbol der Gesundheit erreichen zu wollen. Man beginnt also, den Berg mühsam hochzuklettern und hat die Hoffnung, eines Tages die Bergspitze zu erreichen. Irgendwann kommt man auf einem Plateau an. Von da geht es nur noch abwärts, man war auf einem Irrweg. Man kann nun überblicken, dass dieser Weg nicht richtig war. Es ermöglicht festzustellen, dass es andere Wege zu der Bergspitze gibt. Also versuche ich, mich trotz dieser De-

mütigung zu sammeln und beginne wieder zu marschieren. Ich steige den Berg wieder hinab, erreiche den Tiefpunkt, laufe durch Wasser und durch Moorgebiete und plötzlich scheint die Sonne, die mich trocknet und mir neuen Mut gibt. Das Leben wird langsam wieder schön, ich klettere weiter und beobachte viel mehr als vorher, nehme die Natur und ihre angebotene Schönheit und Kraft sehr viel mehr wahr. Ich fühle mich in meinem Element und werde bald die Bergkuppe erreichen. Dort scheint die Sonne. Spätestens dann bin ich ein anderer Mensch.

Reicht im Extremfall die Zeit nicht mehr, um die Bergspitze zu erreichen, dann werde ich trotzdem sehr viel Freude an den schönen Dingen auf dem Weg nach oben erlebt haben.«

Man muss es nur wollen!

Es gibt Menschen, die nicht gesund werden wollen und ihre Krankheit als Alibi brauchen, um ihre Mitmenschen damit tyrannisieren zu können. Sie brauchen ihre Krankheit, um auf sich aufmerksam zu machen. Sie ist oft das Einzige, was ihnen gehört.

Es gibt auch die Krankheiten, die der Arzt aus wirtschaftlichen Gründen erhalten will. Oft will der Patient gesund werden und weiß nicht wie. Es gibt auch Ärzte, die gesund machen wollen und nicht wissen wie.

Um aus allen diesen Schwierigkeiten herauskommen zu können, braucht man häufig Unterstützung, einen starken Willen und ein bisschen Glück.

MUT IST ANGESAGT

Die Natur verbirgt ihre heimlichen Kräfte, über die kein Mensch bestimmen kann, auch ein Arzt nicht. Wenn die Schöpfung mir durch die Krankheit nur eine Lernphase erteilen will, dann werde ich an dieser Krankheit sicher nicht sterben. Vielmehr habe ich mich über das vorübergehende Leid für das weitere Leben sehr bereichert. Ist man bereit, das Positive in den negativen Erlebnissen zu sehen, dann erweitert sich der Blickwinkel für eine persönliche Herausforderung und Motivation.

Das bedeutet in den allermeisten Fällen eine Kursänderung der bisherigen Lebensweise. Eine Krankheit ist immer ein sehr wichtiges und wertvolles Ereignis und will nur Lernprozesse einleiten. Menschen werden eben unter solchen Voraussetzungen am besten zum Nachdenken und Umdenken gebracht.

Insofern sollte an der göttlichen Kraft nie gezweifelt werden.
Jeder Mensch hat sie in sich. Er ist ein Teil der Schöpfung, gleich ob er gut oder böse ist. Alle Menschen lernen voneinander. In jedem ist Gott, im Verbrecher wie auch im Priester, im Politiker und auch im Heiler.
Es gibt kein Leben ohne Sinn.

Zum Glück gibt es den Satan, sonst wüssten wir wahrscheinlich nicht, dass es Gott gibt.

GOTTESGLAUBE

Gott ist im Herzen der Menschen und nicht in der etablierten Kirche zu finden. Vereine wollen oft nur Geld sehen und weichen deshalb häufig von ihrem eigentlichen Auftrag ab.

Als ich damals nach Deutschland kam, war ich sehr überrascht darüber, dass sich politische Parteien christlich nennen. Ich konnte mir nicht vorstellen, wie Politik und Christliches miteinander zu vereinbaren sind, und erwartete damals eine besondere Form von Politik.

Eigentlich blieb mir die ganze Zeit nur das Gefühl einer Täuschung, weil ich über die Medien sehr schnell erfahren konnte, dass Bestechungen, Skandale und nicht eingehaltene Versprechungen ebenso häufig bei den selbst ernannten christlichen Parteien zu finden waren wie bei den anderen.

Jeder gesund denkende Mensch glaubt an die Schöpfung, an etwas Mächtiges, Unerklärliches, an ein Universum ohne Anfang und ohne Ende und auch an das Leben, wovon er selbst ein Teil ist.

Wir nennen unseren Schöpfer Gott. Andere Völker nennen ihn Allah oder Buddha. Im Grunde aber meinen alle Menschen dasselbe: Schöpfung und Schöpfungskraft.

Unter den Menschen befanden sich immer gute Geschäftsleute mit Machtfähigkeiten, die einen Verein gründeten und durch missionarische Vermittlung damit begannen, die Angst von ergebenen Leuten zu nutzen. So oder ähnlich werden ziemlich alle Systeme unserer Gesellschaft aufgebaut.

Der Vatikan-»Konzern« selbst ist auch so entstanden. Kirchen haben immer gut mit Regierenden arbeiten können. Der Satz des Fürsten zum Priester gilt heute noch: *»Halte Sie dumm, ich halte Sie arm.«*

In dem Begriff »christlich« ist der Name Christi beinhaltet, welcher nach menschlicher Vorstellung Gott auf Erden bedeutet. Der Name Christi sollte respektvoll behandelt und nicht für Geschäfte missbraucht werden.

Das Wort christlich im Zusammenhang mit einer politischen Richtung deutet auf eine Spekulation um Wählerpotential hin. Es ist nach meiner Meinung als eine Leitplanke für eine nicht denkende Hammelherde anzusehen und als ein vorsätzlicher Betrug zu bewerten.

In Frankreich misst man im Allgemeinen der Institution Kirche nicht eine so starke Bedeutung zu. Man verbindet sie mit größeren Feiern, wie zum Beispiel Hochzeiten und Taufen und mit den anschließenden Tischköstlichkeiten. Dafür ist man gerne bereit, vorher in die Kirche zu gehen.

Als ich hier an einem Wahltag mitbekam, wie ein Priester während seiner Predigt zu seinen »Geschöpfen« sagte: »… und denkt daran, wählt christlich!«, entschied ich mich, sofort aus der Kirche auszutreten.

Diese Art von Bevormundung empfand ich als einen Missbrauch des Hauses Gottes.

Es hatten sich zudem auch noch andere Gründe für meinen Austritt angesammelt. Ich konnte nämlich zum Beispiel nicht verstehen, dass in einer Zeit, in welcher der gerechte Kampf um die Gleichstellung von Mann und Frau einen Höhepunkt erreicht hatte, gerade diese Gleichstellung am meisten von den greisen Predigern der Kirche abgelehnt wurde.

Die Unterdrückung der Frauen seitens der Kirche ist nach wie vor eindeutig. Frauen, die der Kirche in unserer Zeit weiterhin angehören, unterstützen somit unbewusst den Prozess der Verletzung ihrer eigenen Menschenrechte.

Frauen müssen sich auch von Kirchenleuten, die sich dem Zölibat unterworfen und sich somit jeglicher Verpflichtung und Verantwortung für eine Familie entzogen haben, vorschreiben lassen, wie sie Familienplanung betreiben sollen und was sie im Falle einer unerwünschten Schwangerschaft tun dürfen.

Der Respekt vor dem Leben steht außer Diskussion. Nicht aber das Einmischen in Frauensachen durch eine Institution, die Frauen unterdrückt und sie sogar für ihre Ämter ablehnt. Das ist ungerecht und in unserer Zeit unverständlich.

Die Kirche kann einen Menschen völlig unselbstständig und abhängig machen, indem sie Schuldgefühle erzeugt. Der betroffene Mensch verliert durch solche Beeinflussung Energie und einen Teil seiner eigenen Identität. Er wird bei der Wahrnehmung seiner Intuition gehemmt. Sein Lebensweg wird sich verändern, seine Seele kann erkranken.

Der Tod gehört genauso zum Leben wie die Geburt. Geist und Seele leben in der Unendlichkeit des Universums weiter. Menschen, die auf der Schwelle zum Jenseits gestanden haben, berichten von den schönen Momenten und Erlebnissen des Todes. Das gibt Mut und Vertrauen. Es wäre eigentlich eine Aufgabe der Kirchen, diese positiven Gedanken zu vermitteln.

Die Kirchen bieten durch ihre sozialen Institutionen einen Strohhalm für viele Menschen in Not. Das sollte der eigentliche Sinn der Kirche sein.

Leider ist die Kirche alt geblieben und so unglaubwürdig geworden. Sie hat sich dem Bedarf der Zeit nicht angepasst. Junge Generationen werden nicht angesprochen. Das Zölibat hat sich, in Verbindung mit den Missbrauchsskandalen an Kindern, als ein unverständlicher Unsinn erwiesen. Die Besucherzahl schwindet, Kirchen schließen. Die Manager im Vatikanstaat bleiben stur. Der soziale Treffpunkt Kirche verliert seine Bedeutung.

GLAUBEN UND TÖTEN

Gleich um welche Religion es sich handelt, ihre Ursprünge sind immer dieselben: die Erkenntnis, dass es etwas Höheres gibt, was der Menschenverstand nicht erklären kann.

Die verschiedenen Völker haben ihre eigene Weise gefunden, ihren Respekt vor dem Göttlichen in ihrer Religion zum Ausdruck zu bringen.

Der höchste Priester einer Religionsgemeinschaft sah noch nie gerne die drohende Konkurrenz durch eine andere Glaubensgemeinschaft. Häufig wurden sogar im Namen der Religion Kriege geführt. Und spätestens da war es aus mit der angepriesenen Menschenliebe. Die grausamsten Kriege hatten oft ihren Ursprung in der Diktatur ihrer Religionsführer. Und man kann es nicht glauben: Selbst heute noch rufen Fanatiker zum Kampf gegen Andersgläubige auf und finden dafür noch Mitstreiter. Die katholische Kirche hat alles vorgemacht, inklusive der Folterkammern. Die katholischen Foltermethoden der Inquisition sind in einem Museum in Valletta (Malta) zu sehen.

Während des Zweiten Weltkrieges, durch den so viele Gläubige gelitten haben, verhielt sich die Kirche gegenüber Politikern sehr zurückhaltend.

Schaut man sich die Weltpolitik an und beginnt man in Europa mit Nordirland, dann stellt man eindeutig fest, wie Menschen unter der Religion und der Politik zu leiden haben.

Es gibt viele unterschiedliche Religionen. Der Großteil ihrer Anhänger ist davon überzeugt, dass sie der einzig richtigen Religion angehören. Durch das bewusste Absetzen von den anderen Glaubensgemeinschaften schaffen Fanatiker eine unüberwindbare Kluft zwischen den Menschen. Die Vielfalt der Religionen ist groß genug, damit sich ihre Gläubigen untereinander hassen und Kriege führen, Völker werden gespalten. Die richtige Religion, die Menschenliebe und Toleranz zwischen den Völkern dauerhaft fördert, muss noch erfunden werden.

Weil die Glaubensgemeinschaften das vorerst nicht schaffen, denke ich, dass die Achtung vor der Schöpfung in jedem selbst wurzelt. Sie sollte nicht durch eine theatralisch aufgemachte Kirchenstimmung erzeugt werden.

Aus dem bedingungslosen Unterwerfen in ein System, sei es kirchlich, politisch oder sonst welcher Art, resultiert langfristig der Verlust der eigenen Identität.

Die Fügung rechtfertigt das Opfer.

Zum meditieren, beten und sich selbst finden braucht man keine Kirche.

Schafft man es, täglich Zeit zu finden, um sich in einen ruhigen Winkel der Wohnung oder des Hauses zurückzuziehen und zu meditieren, kann man viel für seine seelische Ausgeglichenheit tun. Dadurch gewinnt man an Selbstsicherheit und Selbstständigkeit, wirkt harmonisch auf seine Umgebung und lässt sich durch sogenannte richtungsweisende Gruppierungen nicht so leicht manipulieren.

Paradoxerweise setzt ziemlich jede Religion auf Menschenliebe. Inwieweit es sich dabei um einen Betrug oder Selbstbetrug handelt, kann jeder Angehörige einer solchen Gruppierung erkennen. Eine unbewusste seelische Unterdrückung bedeutet einen Verlust an geistiger Freiheit.

Daraus entstehen Blockierungen, die langfristig zu unerklärlichen Krankheiten führen können. Es ist wichtig zu versuchen, immer frei im Geist zu bleiben. Erst dann kann man sich selbst finden und zufrieden werden.

Diese Selbstfindung kann beispielsweise damit beginnen, dass man sich ruhig für einige Minuten täglich hinsetzt, während dieser Zeit immer nur auf einen einzigen Punkt oder Gegenstand blickt und dabei an keinem Gedanken festhält. Man beginnt sehr bald, sich über das bewusste Loslassen der Gedanken zu sammeln, und schafft sich die notwendige Ruhe für geistiges Regenerieren.

Wer eisern ist und sich täglich die Zeit nimmt, um sich auf diese Weise zu »sammeln«, wird den täglichen Stress besser verkraften und dem Burn-out vorbeugen können. Die Einnahme von Antidepressiva wird sich in den meisten Fällen erübrigen.

NLP – DIE NEUROLINGUISTISCHE PROGRAMMIERUNG

Es fällt immer wieder auf, dass gewisse Familien vom Pech verfolgt sind. Andere dagegen vermitteln den Eindruck, sich von Generation zu Generation ohne dramatische Vorfälle oder Disharmonien fortzupflanzen. Der Lebenslauf der Kinder scheint eine Wiederholung, ähnlich des Lebens der Eltern und Großeltern.

Das gilt sowohl für positive wie auch für negative Ereignisse.

Die »Seele« einer Familie setzt sich immer weiter fort und wird den Nachkommen vererbt. Hass, Scheidungen, Krankheiten früherer Generationen wiederholen sich, wenn sie nicht irgendwann gelöst werden. Der Betroffene eines solchen Erbes erfährt ein belastendes Leben, ohne zu ahnen, dass die Ursachen im System seiner Familie liegen.

Die systemische Psychotherapie ist von Amerikanern entwickelt worden. Gut ausgebildete Therapeuten sind in der Lage, sich innerhalb weniger Minuten ein Bild vom System einer Familie über mehrere Generationen zu machen. Sie können zum Beispiel das Leben der Großeltern und Eltern in groben Zügen erklären, sobald sie das Leben des Betroffenen eingeordnet haben. Plötzlich stellt man fest, dass alle Situationen sich mehr oder weniger wiederholen. Das Unterbewusstsein unserer geistigen Ebene trägt eine Last, eine Information, die über das Nervensystem durch eine leichte Schockwirkung gelöscht werden kann. Die psychotherapeutische Löschung einer negativen Veranlagung kann sich positiv auf andere betroffene Personen auswirken, ohne dass sie darüber informiert sind. Das geschieht telepathisch. Intuitionen oder Informationen aus Träumen, die von unserer Seele kommen und unser Leben weitgehend bestimmen, sind auch telepathische Mitteilungen.

Für schwerwiegende Familienfälle werden sogenannte Skulpturen aufgestellt. Mehrere Betroffene unerklärlicher Schicksale treffen in einer Gruppe zusammen und werden nacheinander behandelt. Der Therapeut versucht festzustellen, welches Schicksal von welchem Familienmitglied vererbt und warum es dem Betroffenen vererbt wurde.

Vertreter für Mutter, Vater, Geschwister, Großeltern usw. werden einzeln aus der Gruppe von dem Patienten selbst ausgesucht. Zum Schluss sucht er für sich selbst eine Person aus. Er fasst die Person von vorne an beiden Schultern und führt diese an eine Stelle in dem Raum, wo es nach seinem intuitiven Gefühl richtig ist. Diese ausgewählte Person wird als Stellvertreter eines seiner Familienmitglieder vertreten. Es ist sehr ernst, eine unbeschreibliche Spannung herrscht zwischen den aufgestellten Personen im Raum. Der Patient setzt sich wieder hin, wenn nach seiner Meinung alle »Familienmitglieder« richtig aufgestellt sind. Die Familienintrigen und Ereignisse werden jetzt unter der Leitung des Therapeuten nachgespielt.

Es ist für den Mitspieler absolut unmöglich, den Kopf in Richtung eines verfeindeten Mitgliedes zu drehen. Man muss den Kopf schon mit Gewalt verdrehen. Es wirkt wie Kinesiologie. Solche Experimente muss man selbst mitgemacht haben, um es glauben zu können. Es ist eine faszinierende Bereicherung.

Der ausgewählte Vertreter übernimmt unbewusst während der Sitzung das Leben einer völlig fremden, vielleicht sogar verstorbenen Person.

Sobald die Ursache des Familienproblems festgestellt ist, bricht der Betroffene oft in anhaltendes Weinen aus. Es ist ein erlösender Schock. Der Vertreter des

Verursachers erlebt meist die Situation genauso und kann ebenso in Tränen ausbrechen. Es sind sehr emotionale und packende Momente für alle Teilnehmer. Es geht spürbar um mindestens ein Leben. Die verschleppte Information eines Familiendramas ist endgültig aus der Welt.

Die Ergebnisse sind fast unglaublich.

Wer unerklärliche Familienprobleme kennt, darunter leidet und keine Möglichkeit hat, an einer fachmännischen NLP-Sitzung teilzunehmen, kann selbst versuchen, eine Lösung zu finden.

Man zeichnet auf ein großes Blatt Papier Quadrate von ca. 3 x 3 cm. In die einzelnen Quadrate schreibt man die Namen von Verwandten, Kindern, Freunden, Berufskollegen, Kunden, Feinden und Personen, die einem einfallen. Alle, woran man gerade denkt, müssen in je einem Quadrat eingetragen werden.

Sobald man sicher ist, niemand vergessen zu haben, beginnt man die Quadrate einzeln auszuschneiden.
Man bereitet einen großen Tisch vor.
Jedes Quadrat wird separat genommen und nach Gefühl irgendwo auf den Tisch gelegt. Man wird sicher keine Erklärung dafür haben, warum man das eine weit nach oben links platziert und das nächste unten rechts. Das hat aber seinen Sinn.
Sobald alle Quadrate ausgelegt sind, sollte man den Tisch umgehend verlassen und sich eine Entspannungspause gönnen.
Dann kommt man zum Tisch zurück und schaut sich stehend an, was man wo hingelegt hat. Das kann ein sehr emotioneller Moment sein, wodurch sich sehr viele Probleme lösen.
Es können dabei Hassgefühle hochkommen, die negativ belasten. Daher, auch wenn es sehr schwer fällt, sollte man in Gedanken dem gehassten Menschen für sein Tun vergeben. Nur so kann man sich selbst von unnötigen Lasten befreien. Allein die Kraft der Gedanken kann dazu reichen, freier zu werden. Wenn man es aus unbekannten Gründen nicht alleine schafft, sollte man sich auf die Suche nach einem NLP-Trainer begeben.

Mit NLP kann ebenso der Erfolg eines Unternehmens bestimmt werden, wenn Mitglieder, Manager und Mitarbeiter sich schulen lassen.

Ungelöste Probleme und Dramen aus früheren Seelen übertragen sich so lange an die weiteren Generationen, bis sie endlich gelöst werden. Sie können das Schicksal eines Menschen oder einer Familie sehr negativ prägen. So kann eine Familie von Geschehnissen verfolgt werden, die sich immer wieder ähnlich und unerklärlich von Generation zu Generation fortsetzen.

So kann davon ausgegangen werden, dass ein »Knoten« in der Seele gelöst werden muss, damit endlich eine Befreiung entstehen kann.

Dafür gibt es Spezialisten. Die Methode nennt sich: Neurolinguistische Programmierung. Gute Therapeuten der sogenannten NLP helfen, rasch auf die Spuren der Familienbelastungen zu kommen. Sie sind sozusagen »Seelenforscher«. Die negativen Erlebnisse der Seele aus früheren Generationen können verfolgt, gefunden und gelöscht werden. Dies ist durch Einzeltherapie oder durch eine Familienaufstellung möglich.

Sobald der Knoten der Seele gelöscht ist, kann es zu sehr emotionellen Befreiungsgefühlen kommen. »Es fällt im wahrsten Sinn ein Stein vom Herzen.«

Dazu empfehle ich das Buch von Bertold Ulsamer: »Ohne Wurzeln keine Flügel – Die systemische Therapie von Bert Hellinger«.

WAS HABEN ZÄHNE MIT DER SEELE ZU TUN?

Krankheitsinformationen können genetisch vererbt werden. Die entsprechenden Krankheiten können jedoch in den meisten Fällen nur dann auftreten, wenn sie mit ihrem typischen Auslöser konfrontiert werden.

Krankheitsinformationen können ebenso seelisch vererbt werden. Zahnprobleme im Unterkiefer reflektieren Probleme aus der Vergangenheit und der Oberkiefer reflektiert das eigene Leben. Jeder Zahn vertritt eine gewisse Art von Problemen. Darüber hinaus vertritt jeder Zahn ein Organ im Körper. So entsteht jeweils über jeden Zahn eine genau definierte Verbindung zwischen Organ- und Seelenerkrankung.

Die Zähne sind die Antennen der Seele. Friedrich Ochsenreither befasste sich intensiv mit Zähnen und Seele. Darüber schrieb er einen Leitartikel unter dem Titel: »Der psychische Bezug der Zähne«.

»Das Kindergebiss ist bis zum Alter von etwa 14 Jahren immer ein Abbild der elterlichen Problematik: Die unerledigten, nicht erkannten und verdrängten Themen spiegeln sich hier. Ab dem 14. Lebensjahr sind fest umrissene Themen feststellbar:

Der Oberkiefer gibt das akute Geschehen wieder, der rechte Unterkiefer die geerbten, der linke Unterkiefer die eigenen Probleme aus früherem Leben.
Mit welcher Person man über welchen Zahn in Verbindung steht, ist aus einem Schema ersichtlich.
Das eigene Nicht-Erkennen bzw. Verdrängen bewirkt den Schaden im linken Oberkiefer, das der Gegenseite im rechten.

Ein seitenverkehrtes Reagieren entsteht durch grundsätzliche eigene Fehler: Der gesamte Organismus ist auf Tod programmiert, alles Gute, das man tut oder einem entgegengebracht wird, verkehrt sich ins Gegenteil, man befindet sich in der Selbstzerstörung.

Entzündungen entstehen durch Energiezufluss: Man ist Opfer geworden, man erhält Mitleid oder zieht Energie an durch Melancholie, Depression und Leid.

Eine Verfluchung oder der Einfluss von Zauber bewirkt die Entzündung des gesamten Mundraumes.

Degeneration tritt auf, wenn eigene schwere Fehler verdrängt werden oder energieziehende Prozesse der Gegenseite nicht erkannt werden.

Die degenerativen Veränderungen des gesamten Mundraumes mit Kieferrückbildung entstehen durch Glaubensprobleme, besonders, wenn man ›den über mir, den Schöpfer‹ nicht akzeptieren will. Manchmal ist dies schon ein ererbtes oder karmisches Thema.

Die Oberkiefermitte spiegelt immer ein heftiges, derzeit bestehendes Problem wider, dessen Ursprung nicht erkannt oder noch nicht gelöst werden kann.

Absterbende Frontzähne im Unterkiefer geben den Hinweis auf eine schwere unerledigte Schuld eines Vorfahrens (rechts) oder des eigenen Wesens in früherer Inkarnation (links) gegenüber den Vorfahren.

Im Unterkiefer kommt es immer dann zu Problemen, wenn wir durch Kontakt mit entsprechend belasteten Menschen das erbliche oder karmische Thema anregen. Dieser Reiz erzeugt die Resonanz, die zur Aufarbeitung oder zum Schaden am Zahn führt.

287

Zur Diagnose des zugrunde liegenden Fehlers gelangt man durch Gedankenspiele, die aus der psychosomatischen Arbeit bekannt sind: Der richtige Gedanke reguliert.

Falls dies nicht gelingt, kann mit Hilfe der HSD, Human-Spektral-Diagnostik, nach Ochsenreither der Prozess aufgearbeitet werden.« (Mai 1999, F. Ochsenreither)

Die Zähne sind in vier Gruppen unterteilt, wonach Zahnärzte arbeiten.
Die 10er Gruppe befindet sich rechts im Oberkiefer des Patienten. Diese Zähne reagieren auf aktuelle Probleme der Seele.
Die 20er Gruppe befindet sich oben links im Oberkiefer. Diese Zähne reagieren auf Probleme des jetzigen Lebens seit der Geburt.
Die 30er Gruppe ist im Unterkiefer links. Sie bezieht sich auf eigene Probleme der Seele aus früheren Leben.
Die 40er Gruppe, unten rechts im Unterkiefer, bezieht sich auf Geerbtes, auf ungelöste und nicht verarbeitete Probleme der Eltern oder Großeltern.

Jede Gruppe besteht aus je neun Zähnen. Der Zahn 1 von jeder Gruppe beginnt vorne, in der Mitte des Kiefers.
Von der Mitte aus sind die Zähne von 1 bis zu den Weisheitszähnen mit 9 nummeriert. Sie nennen sich zum Beispiel 1.1 bis 1.9.
Alle Zähne geben eine Aussage, und zwar über:
1.1 Eltern/Ahnen
1.2 Geschlechtspartner
1.3 karmische Problempartner
1.4 Kinder bis 14. Lebensjahre
1.5 Geschwister bis 14. Lebensjahre
1.6 besetzende Eltern oder fügungsmäßiger Partner oder gewollter Partner
1.7 Schwiegereltern oder Freund/Freundin oder Bekannte
1.8 Bekannte ohne Bezeichnung oder beruflicher Gegner
1.9 Rivale/Rivalin

Seelisch Kranke Zähne sind selten auf Röntgenbildern zu erkennen. Sie zeigen sich als vital an, also als gesund. Ein herkömmlicher Zahnarzt findet keinen Fehler. Bioresonanz oder Vega-Test können dazu verhelfen, den defekten Zahn zu finden.

Der Unterkiefer rechts steht also für Eltern und Großeltern, links für ein eigenes Seelenleben aus früheren Generationen. Der Oberkiefer rechts steht für aktuelle Probleme, links für Probleme des eigenen Lebens.

Im Fall einer auftretenden Krankheit empfiehlt es sich, einen Zahnarzt der ganzheitlichen Zahnmedizin zu besuchen. Eine Zahnsanierung sollte dann auch durchgeführt werden, selbst wenn der kranke Zahn röntgenologisch noch gesund ist. Wird ein Messverfahren angewandt, wodurch nachgewiesen wird, dass der Zahn »seelisch« krank ist, dann muss er entweder behandelt oder entfernt werden. Nur dann bekommt die Gesundheit eine neue Chance, ob psychische oder physische.

DIE SILVA-MIND-CONTROL-METHODE

Die Silva-Mind-Control-Methode dient der Bewusstseinserweiterung und Selbstkontrolle. Sie hilft, persönliche Ziele zu erreichen. Diese Methode ist in vielen Chefetagen bekannt. Sie wird auch von Naturmedizinern empfohlen. Ähnlich wie bei der Meditation ist eine geistige Regeneration zu erzielen, und somit ist es möglich, eine Krankheit durch ausdrückliche Willenskraft zu bekämpfen.

Der Erfinder José da Silva aus Texas gehörte zu einer großen Familie. Er musste mit seinen Eltern arbeiten, statt zur Schule zu gehen, damit die Familie ernährt werden konnte. José da Silva war sehr wissbegierig. Er schaute über die Schultern seiner Geschwister, während sie ihre Schularbeiten machten. Er baute sich ein Denksystem auf, um Informationen schnell einspeichern zu können.

Er entdeckte, dass man durch das bewusste »Herunterfahren« des Gehirns in eine Art Traumphase gelangt und alles besser erfassen und sich merken kann. So entdeckte er auch, dass man den Inhalt von Gegenständen aller Art wie Metalllegierungen, Bäume und so weiter visualisieren kann. Man wird Hellseher. Man kann während der gewollten Traumphase in einen fremden Menschenkörper gedanklich »einsteigen« und seine kranken Organe sehen. Dafür genügen nur einige Angaben wie Geburtsdatum und Wohnort. Wie schon erwähnt, unsere Seele weiß alles.

Interessant wird es, wenn sich während eines Seminars zwei Teilnehmer unabhängig voneinander auf denselben Menschen konzentrieren, ihn anschließend beschreiben und sogar angeben, wie er momentan angezogen ist.

Eine Mutter und ihre Tochter waren beide Teilnehmer eines Da-Silva-Seminars. Beide waren um die kranke Oma zu Hause besorgt. Beide gaben unabhängig voneinander auf einem Zettel die Oma als Aufgabe an. Nur Geburtstag und Wohnort waren aufgeschrieben. Ein Arzt hatte so dieselbe Aufgabe wie ich erhalten. Als jeder von uns, nach heruntergefahrenen Gehirnschwingungen, eine alte Dame mit weißem Haar und blauem Arbeitskleid gesehen hatte, gingen wir gedanklich durch Omas Körper. Wir kamen, wie es sich später rausstellte, unabhängig voneinander, auf das Ergebnis, dass Oma vermutlich ernsthaft am Darm erkrankt sei. Mutter und Tochter bestätigen, dass die Schmerzgegend stimmte. Kein Mediziner hatte bisher die Ursache der Beschwerden feststellen können. Der Arzt war zu Beginn sehr misstrauisch über die Erfahrungen mit der Silva-Mind-Methode. Er war mit einem Berufskollegen gekommen. Durch die unwiderlegbaren neuen Erfahrungen während des Seminars waren beide wie umgewandelt.

Silva-Mind weckt deutlich unsere telepathischen Fähigkeiten.

Tiere spüren instinktiv, was wir gerade denken, fühlen und vorhaben. Ein Hund reagiert traurig auf den Tod seines Herrchens, schon lange bevor die Nachricht eintrifft. Ein Hund steht schon auf, wenn man nur daran denkt, einen Spaziergang zu machen.

Es heißt dann: »Das Tier ist intelligent, es merkt alles.«

Auch wenn es utopisch und unglaublich klingt, wir Menschen verfügen über unglaubliche und ungeahnte Eigenschaften, die wir nicht nutzen. Wir müssen einfach besser an uns selbst und an unsere Seele glauben, um unsere wirkliche Mitte zu erfahren. Diese Erfahrungen geben dem Leben einen anderen Sinn und machen einen Menschen glücklich.

Die Silva-Mind-Control-Methode eignet sich nicht nur für kranke Menschen, sondern auch für solche, die sich und ihre Probleme im täglichen Leben ohne Opfer und Aufwand unter Kontrolle halten wollen.

Die Methode ermöglicht unter anderem mehr Leistung der grauen Zellen. Sie ist ziemlich einfach zu erlernen.

Die Silva-Mind-Control-Methode ist in fast allen Ländern in 28 verschiedenen Sprachen der Welt bekannt. In den größeren Städten finden Seminare in regelmäßigen Abständen statt.

Ein Seminar dauert drei oder vier Tage. Wer einmal ein Seminar bezahlt und belegt hat, bekommt einen Pass. So kann er weltweit kostenlos an Wiederholungsseminaren teilnehmen. Die Vielfalt der konzentrierten Informationen erfordert, dass man immer wieder an den Seminaren teilnimmt.

Im Seminarraum gibt es nur einen Stuhl. Es gibt keine Zettel und auch keine Notizen für den Teilnehmer. Bis zu zweihundert Menschen sitzen bis auf kurze Pausen in einem Raum ruhig auf dem Stuhl, zehn Stunden lang, ohne das Bedürfnis, sich zu bewegen. Das allein ist ein Phänomen. Alle konzentrieren sich unter Anleitung mit geschlossenen Augen auf dieselbe Aufgabe. Die Aufgabe kann lauten: In ein Efeublatt und in ein Pfefferminzblatt hintereinander einzusteigen, nachdem man es einmal angefasst hat. Man soll den Geruch, die Farben, die Formen und mehr aufnehmen. Ist man gedanklich in ein Blatt eingestiegen, wirkt es plötzlich als riesig groß. Man sieht alles, riecht alles, genießt ein wunderbares Erlebnis. Dann werden alle Teilnehmer, nach wie vor unter Anleitung, aus ihrer bewussten Traumphase herausgeholt. Jeder schildert das Erlebte. Alle Teilnehmer haben genau dasselbe erlebt, gesehen und gerochen. Das ist nur ein Beispiel von vielen.

José da Silva hat herausgefunden, dass jeder Mensch sein Gehirn im Alpha-Wellenbereich selbst steuern kann. Der positive Gehirnstrom wird durch diese Methode weitgehend in 7 bis 14 Hertz gehalten. Es ist der Strom, den das Gehirn als Mittelwert zwischen Schlaf- und Wachzustand sozusagen produziert, der zu einer besseren Konzentration führt und auch durch ein EEG messbar ist. Diesen Strom kann man bei der Anwendung der Silva-Mind-Control-Methode selbst regulieren.

Silva-Mind kann das Leben wesentlich positiv verändern.

Informationen sind zu erhalten unter:
The Silva Method
Neubaustr. 26
A-4400 Steyr
Tel. 0043-7252/45136
E-Mail office@silva-meth.at
Homepage www.silva-meth.at

ÜBER EDELSTEINE

Die Edelsteinmedizin der heiligen Hildegard hat schon viele Menschen von ihren Beschwerden befreit.

Hildegard von Bingen wurde 1098 in Bermesheim geboren. Sie befasste sich in der damaligen Zeit auf eine erstaunliche Weise mit dem Menschen und fand bemerkenswerte Möglichkeiten heraus, ihn von seinen Leiden zu heilen. Die Schriften der heiligen Hildegard stehen uns als wertvolle Hinweise für unsere Gesundheit zur Verfügung. Im Buchhandel ist das Angebot der schriftlichen Überlieferungen der Hildegard von Bingen leicht zu bekommen.

Hildegard verfügte über stark ausgeprägte hellseherische Fähigkeiten und bewirkte viel in der Naturheilkunde.

Papst Eugen III. bestätigte auf der Synode zu Trier im Jahre 1147/1148 Hildegards Sehergabe und stellte die Äbtissin unter seinen persönlichen Schutz.

Hildegard arbeitete eine spezielle Ernährungsheilkunde je nach Krankheitsbild aus. Darüber hinaus befasste sie sich mit Musik, Biologie, Kräutern, natürlichen Heilmitteln, Edelsteinen und vielem anderen mehr.

Eine Krankheit hat, wie schon erwähnt, eine gewisse Schwingung. Hildegard muss in den Edelsteinen die Gegenwirkung (wie in der Homöopathie) von vielen krank machenden Schwingungen erkannt haben.

Für die verschiedenen Heilbehandlungen berücksichtigte sie hauptsächlich folgende Steine:
Achat, Amethyst, Bergkristall, Bernstein, Beryll, Chalzedon, Chrysolith, Chrysopras, Diamant, Hyazinth, Jaspis, Karneol, Onyx, Prasem, Rubin, Saphir, Sarder, Sardonyx, Smaragd und Topas.

Solche Steine können heilen. Aber einige von ihnen können auch bei einer Überdosis krank machen. Deshalb sollten diese nur zeitlich begrenzt angewandt werden. Das bedeutet, dass man sie nicht mehr als einige Minuten am Tag am Körper halten soll.

Edelsteine sind in ihrer Dichte entsprechend radioaktiv. Sie sind natürlich radioaktiv und haben somit ihre eigenen Schwingungen. Steinsammlungen gehören nicht in das unmittelbare Umfeld eines Menschen, wenn deren Wirkung unbekannt ist.

Sie sollten nicht im Schlafbereich aufbewahrt werden und auf gar keinen Fall mit ihrer Spitze auf einen schlafenden Menschen hin ausgerichtet sein.

Will man den richtigen Stein für sich finden, dann sollte man am besten beide Hände in einen Sack voller verschiedenen Steinen stecken. Dann kann man seine Finger langsam und bedächtig darüber gleiten lassen und erfühlen, bei welchem Stein ein Kribbeln oder Wärme in den Fingerkuppen zu spüren ist.

Sobald man einen für sich geeigneten Stein in der Hand hält, fühlt er sich warm an. Ein ungeeigneter Stein bleibt kalt.

Die linke und die rechte Hand fühlen unterschiedlich. Die Yin- oder Yang-Seite können also sehr verschieden fühlen. Eine Körperseite reagiert feinfühliger auf seelische Vorgänge, die andere mehr auf weltliche Dinge.

Der ausgesuchte Stein muss an der entsprechenden Körperseite getragen werden. Ein Edelstein sollte nicht mit Kleingeld oder metallischen Gegenständen in Berührung kommen. Ebenso wie die Tonerde wird ein Stein von negativen Körperenergien aufgeladen und muss davon gereinigt werden. Dazu hält man ihn regelmäßig unter fließend kaltes Wasser. Anschließend wird er für einige Stunden auf einem Baumwolltuch in die Sonne gelegt. Die meisten biologischen Produkte lassen sich durch Sonnenstrahlen energetisch regenerieren.

Leider werden aus Kostengründen sehr viele Steine importiert. Teilweise werden sie aus kommerziellen Gründen mit Laser bestrahlt oder chemisch behandelt, damit die Farben kräftiger werden. Diese Steine sind in einem gesunden Sinn keine Edelsteine mehr. Ihre natürlichen Eigenschaften und heilenden Kräfte werden durch solche künstlichen Behandlungen gelöscht. Das kann der Laie nicht feststellen und ist somit auf die Ehrlichkeit des Verkäufers angewiesen.

Die Wirkung eines Steines kann in wenigen Minuten spürbar werden.

Ähnlich wie bei den Bach-Blüten, die ich später beschreiben werde, kann man auch seinen Stein aussuchen.

DIE ENERGIE DER STEINE

Um die Energie der Edelsteine zu fühlen, ist folgender Test möglich:
Man richtet die Spitze eines Bergkristalls so, dass man mit der Handfläche darüberfahren kann. Die Handfläche wird mit der Zunge angefeuchtet, um empfindlicher fühlen zu können. Man führt die Handfläche völlig entspannt und sehr langsam über die Spitze des Bergkristalls. Ein Kribbeln oder ein Kältegefühl kommen auf. Bei sensiblen Menschen beginnt vielleicht die ganze Hand zu zittern. Solche Energien dürfen auf keinen Fall in den Schlafraum.

ERDSTRAHLEN SIND NICHT VON DER HAND ZU WEISEN!

Sensible Menschen können ihren Schlafplatz ebenso testen. Sie werden dabei feststellen, dass sie an bestimmten Stellen Kälte empfinden. Diese Punkte korrespondieren genau mit den Stellen, an denen sich die erkrankten Körperorgane der Person befinden, die jede Nacht dort im Bett verbringt. Man muss sich dabei den Menschen auf dem Rücken liegend vorstellen.
Sogenannte Krebspunkte werden als besonders kalt und kribbelnd empfunden. Auch das ist eine Methode, starke Erdstrahlen aufzuspüren. Kinder sind oft aufgrund ihrer noch nicht verlorenen natürlichen Empfindlichkeit die besten Indikatoren.

Solchen Plätzen muss unbedingt ausgewichen werden, denn sie sind biologisch überwiegend linksdrehend und in jedem Fall lebensfeindlich.

Das Bettenrücken kann selbst fortgeschrittenen Krebs zurückbilden. Das geht oft schneller, als er entstanden ist. Krebs ist ein Strahlenunfall.

Grundsätzlich ist es notwendig, bei einer Krebserkrankung das Bett zu verrücken oder in einem anderen Zimmer aufzustellen. Dazu werden sämtliche Kunststoff- und Synthetikgegenstände bis hin zu der letzten Plastiktüte entsorgt. Eisen, Stahl, und Edelstahlgegenstände werden, zumindest versuchsweise, über längerer Zeit aus dem Hause entfernt oder oberhalb der Schlafplätze untergebracht. Kleidung mit synthetischen Anteilen findet Platz oben im Schrank, unten werden nur rein biologische Produkte eingeräumt. Anschließend wird ein Liegetest von zwanzig Minuten gemacht. Eine Testperson mit niedrigem Blutdruck ist empfindlicher und eignet sich am besten.

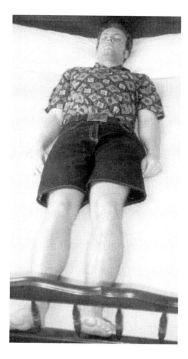

Der Liegetest

Überhaupt sollte man diesen Test bei Krankheiten machen, gleich ob der behandelnde Arzt es für Unfug hält oder nicht. Wer daran nicht glaubt, weiß auch nichts davon. Fazit: sich informieren, ausprobieren und erst danach urteilen. Erdstrahlen haben mit Physik und Kernphysik zu tun, gründen nicht auf Glauben oder Aberglauben. Nur Scharlatane, die sie mit seltsamen Methoden aufzuspüren behaupten, bringen sie in Verruf.

GESUND DURCH RADIOAKTIVITÄT

In der Vergangenheit waren radonaktive Wässer für eine Trinkkur zum Behandeln bei Krebserkrankungen in manchen Biohäusern zu finden. Denkt man noch einmal an die Homöopathie und an ihren Grundsatz »Ähnliches durch Ähnliches heilen« und erinnert man sich dazu an die Versuche des Physikers Pierre Cody, der an 10.000 Betten von Krebskranken erhöhte Radioaktivität festgestellt hat, dann ist eine Behandlung von Krebskranken durch natürliche und gezielte Radioaktivität nicht mehr abwegig.

Die Kurgäste der Gasteiner Stollen in 5645 Böckstein/Österreich können von Radioaktivität und von der Wirkung der Radongase sehr viel Positives berichten. Für Bechterew-Erkrankte und andere Patienten mit den unterschiedlichsten Krankheitsbildern bis hin zu Krebs kann ein Aufenthalt in Böckstein eine Linderung ihrer Beschwerden bedeuten. Vielleicht bringt es sogar Heilung. Menschen, die durch den Heilstollen gegangen sind, berichten von einer spürbaren Energie, die zu einem völlig aufgedrehten Körpergefühl führt.

Das Empfinden scheint ähnlich wie nach der Behandlung eines guten Handauflegers zu sein.

Das Edelgas Radon hat die Fähigkeit, Chromosomenschäden zu vermindern und ein eigenes Reparatursystem der erkrankten Zellen neu zu trainieren.

KAPITEL 14

HYPERAKTIV?
PHOSPHATIS, HYPERAKTIVE KINDER

Die Ernährung und Aufnahme von ungesunden Produkten kann sich auf sehr intelligente Kinder so dramatisch auswirken, dass ihr Nervensystem durcheinandergerät und versagt. Eines Tages müssen sie in die Sonderschule überwiesen werden.

Viele Kinder essen gerne Currywurst (mit Phosphaten) und Pommes frites (mit Aluminiumsalzen) und trinken dazu koffeinhaltige Getränke (mit Zucker).

Man sollte nicht meckern, denn das Zeug verursacht keine Mühen im Vergleich zu einem selbst gemachten wertvollen Essen. Alles (inklusiv Gifte) ist im Preis inbegriffen.

Der wesentliche Nachteil allerdings entpuppt sich dann, wenn aus dem gesunden Kind ein sogenannter Phosphati geworden ist, ein kleiner Zappelphilipp, der jeden nervt. Außerdem kann er sich absolut nicht konzentrieren und stört die ganze Klasse. Bestimmt ist er kein bösartiges Kind. Er wirkt aber unerträglich und ist immer aufgedreht.

Mit einem solchen Kind kann man folgenden Versuch machen: Man fordert es sofort nach dem Aufstehen auf, nüchtern ein oder zwei Sätze zu schreiben.

Schreibt es ruhig und ungewöhnlich klar, dann kann es zum Frühstück übergehen. Man lässt danach ein wenig Zeit verstreichen und bittet das Kind, noch einmal den Satz aufzuschreiben. Wirkt es dabei unruhig, ist seine Schrift möglicherweise unleserlich, dann liegt der Verdacht sehr nahe, dass die Phosphate aus der Milch oder aus der Schokolade vom Brotaufstrich das Kind zu seinem Nachteil völlig verändert haben. Selbst Weißbrot kann Reaktionen auslösen.

Man wird dann noch sehr wahrscheinlich eine rasch ansteigende Aggressivität bei diesem Kind beobachten können.

Solchen sogenannten Phosphatis genügt oft nur ein Bonbon, damit sie sich in ihrem Verhalten total verändern.

Eine Frau aus meiner Kundschaft erzählte mir, dass ihr zwölfjähriges Kind äußerst unruhig und aggressiv gewesen sei. Der Lehrer hätte häufig seine Unzufriedenheit über das Verhalten des Kindes mitgeteilt.

Eines Tages kam die Frau nach Hause und fand sämtliche Wohnzimmermöbel zertrümmert vor. Ihre Verzweiflung war groß. Es war für sie unbegreiflich, warum gerade ihr Kind sich so verhalten hatte, und sie wusste nicht mehr weiter.

Durch eigene Bemühungen und durch das, was wir Menschen als Zufall nennen und was letztlich nie ein Zufall ist, fiel den Leuten eine Informationsschrift über Phosphatunverträglichkeit in die Hände. Die Eltern wandten sich an die Adresse der Phosphatliga.

Eltern, die behaupten: »Wir können dem Kind nicht alles verbieten«, sprechen oft als unverantwortliche Egoisten. Jeder, der sich die Mühe macht, sein Kind von der Notwendigkeit zu überzeugen, seine Ernährung umzustellen, wird auch Erfolg haben. Das Kind bemerkt schnell eine bessere Akzeptanz durch die Umwelt und fühlt sich in seiner Haut bald sehr viel wohler.

Die Liebe zu einem Kind besteht nicht darin, alles zu tolerieren und alles zu erlauben. Sie besteht vielmehr darin, auch zu verbieten und Grenzen zu setzen. Das kostet Kraft. Liebt man aber sein Kind wirklich, dann muss man diese Mühe auf sich nehmen, sich ohne Wenn und Aber für dessen Gesundheit einsetzen.

Viele Frauen schalten schon morgens den Fernseher für ihre Kleinkinder ein. Sie sitzen oder liegen ungefähr einen Meter vom Bildschirm entfernt auf dem Boden und werden von den elektromagnetischen Strahlen bombardiert. Dazu bekommen sie Bonbons oder Chips, damit Ruhe im Hause herrscht.

Die Kinder haben so alles zur Verfügung, um überdreht zu werden. Gegen gezieltes und dosiertes gemeinsames Fernsehen ist jedoch nichts einzuwenden. Die Entfernung zum Fernsehgerät sollte aber der Strahlen wegen ungefähr sechsmal soviel betragen wie die Diagonale des Bildschirms. Diese Distanz ist wegen der Röntgen- und anderen elektromagnetischen Strahlen notwendig.

Nach der Fernsehzeit sollte man das Gerät völlig ausschalten oder gar ausstecken, damit der Trafo ruhig gestellt wird. Erst dann sind die elektromagnetischen Strahlen nicht mehr vorhanden.

Das Fernsehgerät, als Babysitter eingesetzt, macht Kinder hyperaktiv und bestimmt möglicherweise ihr Schicksal: Entsprechend schlechte Schulabschlüsse sind eventuell vorprogrammiert, die wiederum gute Berufsaussichten mindern.

Eine ausgewogene und überlegte Erziehung des Kindes durch beide Elternteile ist auch in Bezug auf Ernährung eine gute Vorsorge fürs Leben.

»Erziehung ist die Verteidigung der Erwachsenen«, sagte Mark Twain. Diesem Spruch stimme ich nur bedingt zu.

Eine antiautoritäre Erziehung und die daraus folgenden Desorientierungen können ein Kind auch zu einem Phosphati machen.

Die 1979 in Hamburg gegründete »Phosphatliga« wurde aufgrund weiterer Erkenntnisse in »Arbeitskreis überaktives Kind« unbenannt.

Die Bezeichnung ADS steht in dem Zusammenhang auch für hyperaktive Kinder: »Aufmerksamkeits-Defizit-Syndrom«

Eine Sorgentelefonnummer ist für Kinder und Jugendliche eingerichtet, die sich ihrer Not bewusst sind: 0800-1110333

Für Eltern mit Erziehungsfragen gibt es ebenso eine Telefonnummer: 0800-1110550
Beratungsstellen und weitere Informationen sind über das Internet zu erfahren. Dort wird unter anderem auf zuständige Mediziner und Selbsthilfegruppen im Umkreis des Wohnortes hingewiesen.

Nach meinen persönlichen Beobachtungen reagieren auch Erwachsene oft wie Phosphatis auf Nahrungsmittel, die sie nicht verarbeiten können.

Eine ernährungskundige Frau sagte mir: »Kuhmilch ist nicht für die Menschen, sondern für die Kälber gedacht.«

Die starke Übersäuerung durch Milch, die auch Gicht, besonders bei hohem Blutdruck, verursachen kann, schwächt die Widerstandskraft eines Menschen. Konzentrationsvermögen und Gelassenheit lassen entsprechend nach.

Infolgedessen wird auch das Nervenpolster schwächer. Jeder weiß, was es bedeutet, nervös und aufgedreht zu sein. Wird diese Belastung zu einem Dauerzustand, sollte man nicht überrascht sein, wenn sich ungewöhnliche Aggressivitäten einstellen und selbst ein Erwachsener zu einem Phosphati wird.

Die Zunahme von Fast Food und unbiologischen Lebensmitteln lässt sich an der neuen Generation, der breit wachsenden Jugend, messen. Daran lässt sich auf den ersten Blick messen, wer sich gesund oder krank ernährt.

Eine unbiologische und schlechte Ernährung macht dick, steif und krank. Gegen die Krankheit nimmt man Medikamente ein, die überwiegend aus Chemie bestehen. Chemie greift den Körper an und macht auf Dauer krank. Gegen die neue Krankheit nimmt man wieder Chemie ein.
Bald hält man keine Stresssituationen mehr aus. Man wird unfrei, ist eingeengt, traurig und nicht mehr belastbar.

Eine biologische und gut ausgewogene Ernährung dagegen macht schlank, beweglich und gesund. So vermeidet man die Einnahme von chemischen Medikamenten. Man bleibt weitgehend gesund. Homöopathische Heilmittel schlagen bei seltenen Erkrankungen besser ein, um den Körper ohne Gifte wieder fit zu machen.
Man bleibt belastbar. Geist und Seele sind frei.

Naturbelassene Getränke, eine gesunde Ernährung und ein gesunder Schlafplatz sind das beste Medikament, das ein Mensch im Leben braucht, um im Alter gesund und fit zu sein.

DIE EHEC-BAKTERIEN

Die EHEC-Erkrankung ist ebenso eine Folge von Rindfleisch- und Milchkonsum. EHEC ist weitgehend in Vergessenheit geraten, aber das Risiko ist nach wie vor präsent.

EHEC steht für enterohämorrhagische Escherichia coli.

Die Sendung »Frontal« vom 14.2.1995 mit dem Titel »Tödliche Gefahr – Killerbakterien auf dem Vormarsch« machte zum ersten Mal die Öffentlichkeit auf die gefährlichen Kolibakterien aufmerksam.

Mittlerweile hat diese Krankheit weltweit für viele Todesfälle gesorgt.

Der Mensch infiziert sich über unzureichend erhitzte Lebensmittel wie z.B. Rindfleisch oder Milch.
300

Einige Käsehersteller ziehen immer wieder Produkte vom Markt zurück.

Die Schutzmaßnahmen gegen die EHEC-Bakterien widersprechen teilweise dem notwendigen Genuss von Rohkost oder von rohem Fleisch als sogenannte Instinktnahrung, wodurch der ph-Wert stabil gehalten werden kann.

Gastronomen werden deswegen nicht auf den Konsum von Rohmilchkäse oder blutigem Rindersteak verzichten wollen.

Eine Mindesttemperatur der »Erhitzung« wird mit 44,5° C angegeben, um das Risiko weitgehend zu mindern.

Frische Rinderdüngung im Gemüsegarten kann die tödliche Krankheit über Früchte und Gemüse übertragen.

Die Krankheit ist von Mensch zu Mensch übertragbar. Sie greift besonders Kinder bis ca. 14 Jahre und ältere Menschen an. Wässrige oder blutige Durchfälle sind die ersten Anzeichen der Krankheit. Die Folgen können ein Verlust von Blutplättchen sein bis hin zu Nierenversagen.

Diese Krankheit kann bleibende Schäden der Nieren hinterlassen oder tödlich enden. EHEC kann über den Stuhl nachgewiesen werden. Leider sind diese Untersuchungen nur in Speziallaboratorien möglich. Der Einsatz von Antibiotika verschlimmert die Krankheit.

Daher ist es wichtig, im Verdachtsfall schnell zu handeln.
Mehr Infos darüber im Internet oder im Notfall über das Robert-Koch-Institut in Berlin.

SICH GESUND INFORMIEREN

In Sachen Umwelt, Ernährung und gesunde Lebensweise gibt es verschiedene Zeitschriften und Institutionen mit interessanten Informationen, die es einem ermöglichen, auf dem Laufenden zu bleiben.

Darunter: »Der Naturarzt«.

Diese Zeitschrift erscheint monatlich und ist zu erhalten über:
Naturarzt
Feldbergstr. 2
61462 Königsstein
Tel: 06174-9263-35

»Wetter-Boden-Mensch«
über:
Forschungskreis für Geobiologie
Adlerweg 1
69429 Waldbrunn-Wk.
Diese Zeitschrift spricht mehr technische Umweltverseuchungen an, die in Verbindung mit Krankheiten stehen. Neue Erkenntnisse der Geobiologie werden auch mitgeteilt.

Außerdem gibt es auch für unerklärliche Erkrankungen das
IFU – Institut für Functional Medicine und Umweltmedizin
Buttlar Str. 4a
D-34355 Wolfhagen
Tel. 05692-994555
www.umweltmedizin.org

Das IFU-Institut informiert über Untersuchungsmöglichkeiten von unerklärlichen Körpervergiftungen.

Für Informationen über Umwelt- und Krankheitsgefährdungen durch Kunststoffe ist die Internetseite zu empfehlen. Diese Homepage beinhaltet allerdings keine Informationen, die auf die krank machenden Strahlungen der Kunststoffe bezogen sind: www.plastic-planet.de

KAPITEL 15

DAS HAUT UM!
DIE BIOCHEMIE

Dr. med. Wilhelm Heinrich Schüßler erfand 1874 eine einfache und überschaubare Basistherapie in der Naturheilkunde.

Diese Therapie, ohne Gefahr von Nebenwirkungen, ist leicht zu erlernen und anzuwenden.

Mit Hilfe von Büchern über die Schüßler-Methode fällt es jedem Laien leicht, sich je nach den Symptomen seiner Beschwerden eine Orientierung zur eigenen Therapie zu verschaffen.

Der aus dem Buch »Biochemischer Leitfaden« (nach Dr. Schüßler) von Niels Krack entnommene Satz Schüßlers: »Die im Blute und in den Geweben vertretenen anorganischen Stoffe genügen zur Heilung aller Krankheiten, welche überhaupt heilbar sind«, deutet schon auf dessen Sichtweise hin.

Eine weitere Definition aus einer Broschüre über Biochemie:

»Das biochemische Heilverfahren liefert dem Heilbestreben der Natur dieselben fehlenden natürlichen Mittel: Die anorganischen Salze. Die Biochemie korrigiert die von der Norm abgewichene physiologische Chemie.«

Schüßler identifizierte solche anorganischen Stoffe als Mineralsalze, die entsprechend der Krankheit als Heilmittel dem kranken Organismus zum Ausgleich gegeben werden können.

Ein gestörter Zellstoffwechsel bringt eine Zelle in einen krankhaften Zustand. Eine solche geschwächte Zelle kann leicht Krankheitskeime aufnehmen und entsprechende Infektionen auf andere Zellen weiterleiten.

Ärzte, die sich mit Biochemie befassen, sind in der Lage, sie entsprechend gezielt anzuwenden und die Potenzierung zu bestimmen. Der Laie hat die Möglichkeit, sich an bestimmten Salzen mit genau angegebener Potenzierung zu orientieren.

Wie in dem Kapitel *Homöopathische Mittel* beschrieben, werden auch die Schüßler-Präparate mit Potenzierung angegeben.

303

Schüßler gab bei den leicht löslichen Mineralsalzen die 6. Dezimalpotenz als Richtwert an, die 12. Dezimalpotenz bei den schwer löslichen.

Die Mineralsalze nach Schüßler sind preiswert und wirksam. Sie sind in jeder Apotheke zu bekommen.

Jedes der nach Schüßler sich im Blut befindenden Mineralsalze übt einen bestimmten Einfluss auf die Funktionen der Körperorgane aus. Es sind folgende Salze:

1. Calcium fluoratum
Fluorcalcium ist in den Zellen der Oberhaut vorhanden, im Schmelz der Zähne, in der Oberfläche der Knochen und in allen elastischen Fasern.

2. Calcium phosphoricum
Calcium phosphoricum ist in allen Körperzellen enthalten, vor allem in den Knochenzellen.

3. Ferrum phosphoricum
Eisen befindet sich im Blut, in den Muskelzellen, in den Darmzotten und in der Darmwahndung.

4. Kalium chloratum (Kalium muriaticum)
Kaliumchlorid ist ein Bestandteil fast aller Körperzellen und steht in Beziehung zum Faserstoff.

5. Kalium phosphoricum
Kalium phosphoricum befindet sich in den Zellen des Gehirns, der Nerven, in den Muskelzellen, in den Blutkörperchen und in der Blut- und Gewebsflüssigkeit.

6. Kalium sulfuricum
Kalium sulfuricum befindet sich in den Oberhautzellen und Muskeln meist zusammen mit Eisen.

7. Magnesium phosphoricum
Magnesium phosphoricum befindet sich in den Muskeln, Blutkörperchen und Nerven, Gehirn und Rückenmark, in Knochen und Zähnen.

8. Natrium muriaticum (Natrium chloratum)
Natrium muriaticum kommt in allen Körperflüssigkeiten und Geweben vor.

9. Natrium phosphoricum

Natrium phosphoricum ist ein Bestandteil der Blutkörperchen, der Muskeln und Nerven- und Gehirnzellen sowie der Gewebsflüssigkeit.

10. Natrium sulfuricum

Natrium sulfuricum hat die Eigenschaft, das überschüssige, mit Stoffwechselschlacken angereicherte Gewebewasser schnell aus dem Körper zu schaffen.

11. Silicea

Silicea ist ein Bestandteil des Bindegewebes, der Oberhaut, der Schleimhaut, der Haare, der Nägel, der Knochen und Nerven.

12. Calcium sulfuricum

Calcium sulfuricum kommt in der Galle und in der Leber vor.

Mangel und Ungleichgewicht der Stoffe im Körper können zu einer entsprechenden Krankheit führen.

Die oben genannten und gekürzten Angaben über Mineralsalze stammen aus der Broschüre »Die Biochemie«.

Mehr Auskünfte über Biochemie und ihre Wirkungsweise erhält man bei:
Biochemischer Bund Deutschlands e.V.
In der Kuhtrift 18
41541 Dormagen
Tel. 02133-72003
Email. biochemie@bbdnet.de

Für eine genau dosierte Anwendung der Salze empfehle ich, einen Heilpraktiker oder Naturmediziner zu Rate zu ziehen.

MEDIKAMENTE UND SCHWINGUNGEN

Herr Curry, Naturheilkundler und Radiästhet, bewies in der Schweiz, dass es genügt, ein Präparat auf die Brust eines Menschen zu legen, um eine Reaktion hervorzurufen.

Medikamente erzielen nur dann ihre erwünschte Wirkung auf eine Person, wenn ihr Informationswert und ihre Schwingung positiv auf sie einwirken.

Das ist gleichzeitig ein Hinweis darauf, dass Schminkartikel und kosmetische Mittel sorgfältig ausgesucht werden sollten, um eine langfristige Vergiftung des Körpers zu vermeiden.

Welches Mittel für einen Menschen geeignet ist, können geübte Leute über den kinesiologischen Test herausfinden. Die Kinesiologie gibt einen Hinweis darauf, dass das Nervensystem auf die Schwingungen von Medikamenten reagiert.

Sehr viele Menschen bringen ihre alten Medikamente in ihrem Schlafzimmer unter und verursachen dadurch möglicherweise eine Menge von negativen und unberechenbaren Schwingungen. Die wiederum können der Grund dafür sein, dass sie so viele Medikamente benötigen.
Die Wirkung auf die Gesundheit, hervorgerufen durch die Bündelung der Schwingungen aus diesen Präparaten, ist oft kaum abzuschätzen. Viele Menschen können allein dadurch erleben, wie sie an ihrem Schlafplatz kraftlos werden.

Selbst Dr. med. Aveline in Paris erkrankte durch Epidemieschwingungen und verstarb. In dem Fall lag die Ursache an Wasseradern, die unter einem Friedhof verliefen. Das Wasser, das wie bekannt, nach oben gefährlich strahlt, hatte sich durch die Infektionen- und Epidemieschwingungen der Friedhofsleichen aufgeladen.

Praxis und Wohnung von Aveline befanden sich genau über dieser Wasserader. Aveline übernahm die Praxis von einem verstorbenen Arztkollegen. Da die Krankheitssymptome dieselben waren, kam Aveline auf die Idee, Praxis und Wohnung geobiologisch untersuchen zu lassen. Leider war es auch für ihn zu spät.

Umgekehrt ist es so, dass das Gemüse, das auf einer solchen ungesunden Wasserader gewachsen ist, dieselben Schwingungen enthält. Und wieder sind wir bei der Homöopathie: Das Essen dieses Gemüse hilft zu einer Neutralisation der Krankheit, zumindest teilweise, weil es dieselben Schwingungen enthält.

Chemie, Metalle und Kunststoffe schwingen. Sie gehören nicht ins Schlafzimmer, weil niemand erahnen kann, welche Wirkung sie haben können. Nur Naturprodukte wie der Mensch selbst gehören in ein Schlafzimmer. Naturprodukte sind die Produkte, die auf der Erdoberfläche entstehen und in der freien Natur zu finden sind. Holz, Schafswolle, Baumwolle, Latex, Seide ist ein Teil davon.

Ein kinesiologischer Test kann helfen, Einflüsse zu klären.

Leidet man allerdings an zu hohem oder zu niedrigem Blutdruck, dann kann ein natürliches Präparat wie Polyxan selbst unter dem Kopfkissen keinen Schaden anrichten. Dr. med. Hartmann mit seinen Yin-und-Yang-Forschungen hat die Differenzierung der Polaritäten in den Menschen zwischen hohem und niedrigem Blutdruck festgestellt und ein Präparat auf homöopathischer Basis entwickelt, um diese Differenzierung zu kompensieren. Um es mit meiner laienhaften Interpretation wiederzugeben, wirkt das Präparat so, dass das Polyxan gelb die Yang-Schwingungen an einen Yin-Typ und das Polyxan blau die Yin-Schwingungen an den Yang-Typ abgibt. Dazwischen gibt es das Polyxan grün, das zu einem stabilisierenden Effekt führt und häufig sehr gut von Frauen im Klimakterium angenommen wird. Es sind Präparate, die man theoretisch literweise trinken könnte, ohne einen Schaden erwarten zu müssen, wären sie nicht in Alkohol (Konservierung) gelöst.

Wie schon erwähnt, muss ein homöopathisches flüssiges Mittel zehnmal kräftig in die Hand geschlagen werden. Anschließend gibt man einige Tropfen auf die Handinnenfläche oder den Handrücken und schlürft es auf. Da man Farben auch nach Yin und Yang einordnet, wurden die Farben der Polyxanverpackungen nach den Polaritäten Yin oder Yang des Mittels selbst ausgewählt. Der Name Polyxan erteilt mit seinen ersten drei Buchstaben POL Auskunft über den Inhalt: Polarität, was mit Magnetismus gleichzusetzen ist. Viele der Blutdruckleidenden kommen mit Polyxan sehr gut zurecht. Polyxan von der Firma Dr. Ritsert ist in jeder Apotheke erhältlich.

EIGENURIN UND EIGENES BLUT ALS HEILMITTEL

Durch Behandlungen mit dem eigenen Blut werden die krank machenden Schwingungen durch dieselben neutralisiert. Selbst Schulmediziner spritzen Eigenblut und haben schon längst die positive Wirkung erkannt.

Genauso verfährt man bei Hautkrankheiten, indem man sich mit eigenem Urin die Haut einreibt. Laut Naturheilkundler haben alle Hauterkrankungen ihren Ursprung in den Nieren. Das bedeutet, dass chemische Salben auf der erkrankten Hautstelle nur selten Aussicht auf eine wirkliche Heilung haben kann.

Seit Menschengedenken hat man Hautkrankheiten mit eigenem Urin behandelt. Der Morgenurin wird gesammelt und man reibt sich damit die erkrankten Stellen ein. Der Geruch ist nicht unangenehm, es riecht nach Heu.

In einer Ü-Wagen Sendung von WDR 2 wurde vor einigen Jahren ungefähr drei Stunden lang über die Wirkung von Urin gesprochen. Die Resonanz auf diese Sendung war verblüffend. Die Moderatorin berichtete noch lange Zeit von eingehender Hörerpost, in der mannigfaltige Heilungserfolge beschrieben waren.

Manche Menschen gehen, je nach Bedarf, sogar einen Schritt weiter, indem sie ihren Morgenurin in der ungefähren Menge eines Schnapsgläschens trinken.

Im Notfall würde ich es auch versuchen. Einen Kaffee oder Tee schnell hinterher getrunken, lässt das Vorherige bald vergessen. Sicherlich würde es etwas an Überwindung kosten, aber wenn es hilft!

Um viele Krankheiten heilen zu können, war der Aderlass im 18. Jahrhundert eine häufig praktizierte Behandlungsmethode. Dadurch erneuerte sich zwangsläufig das Blut, was häufig zu einer Heilung führte. Das Blutspenden führt auch zu einer natürlichen Bluterneuerung und hat somit eine ähnliche Wirkung wie der Aderlass. Frauen leben bekannterweise länger als Männer. Ich neige dazu, zu glauben, dass die Hauptursache des Älterwerdens der Frauen an den Menstruationen und den laufenden Bluterneuerungen aus den früheren Jahren liegen könnte. Im Übrigen ist das Blutspenden vor Operationen für eine eigene Konserve auf jeden Fall angeraten. In einer Zeit, in der Aids-Kontaminationen für Aufregung, Skandale und Ängste sorgen, kommt man einfach nicht umhin, eigenes Blut für den Notfall sicherzustellen.

HAUT UND CHEMIE: DAS HAUT UM!

Der Nackenbereich einer Bekannten war von einer Art Schuppenflechte befallen. Ich empfahl ihr, sich zuerst mit dem Naturprodukt Kernseife zu waschen, dann mit Essigwasser nachzuspülen und vorerst ganz auf die üblichen Mittel zu verzichten. Sie befolgte meinen Rat und ihre Hautprobleme verschwanden sehr schnell.

Hätte die Essigkur nicht eingeschlagen, hätte ich ihr als nächsten Schritt empfohlen, sich mit einer Stutenmilchsalbe einzucremen. Stutenmilch hat bei der »Oberflächenbehandlung« von Hautkrankheiten schon verblüffende Erfolge gezeigt.

Der unermüdliche Dr. med. Hartmann aus Eberbach am Neckar hat sich auch mit der Stutenmilchforschung befasst.

Dr. med. Hoffmann berichtete von sehr guten Erfahrungen mit einer medizinischen Hautkosmetik. Die »Biosun-Mineralstoff-Creme« vitalisiert und regeneriert die Funktionen der Haut.

Viele Hautkranke und auch Rheumatiker wurden durch eine Kur am Toten Meer von ihren Beschwerden befreit.

Als junger Mensch lernte ich in Paris ein Mädchen kennen, das eine auffällig makellose und zarte Haut hatte. Sie erklärte mir, von ihrer Mutter gelernt zu haben, sich weitgehend nur mit klarem Wasser zu waschen.

Wir haben heutzutage die tollsten Hautkrankheiten. Sollte das einmal nicht zutreffen, dann schaffen wir uns selber welche, wie zum Beispiel einer meiner früheren Kölner Kollegen.

Er hatte erhebliche Hautprobleme und war deshalb bei einer ganzen Reihe von Spezialisten, die ihm aber alle nicht helfen konnten. Er liebte das Wasser über alles, wusste sich auch als Tiefseetaucher auszutoben.

Als eines Tages ein Hautarzt ihn fragte: »Wie oft duschen Sie sich?«, antwortete er: »Daran kann es nicht liegen, Herr Doktor. Ich dusche mich manchmal dreimal am Tag.« Darauf erwiderte der Arzt sinngemäß: »Da haben wir es. Sie haben Ihren Hautschutz so weit weggewaschen, dass Ihre Haut sich nicht mehr selbst schützen kann.« Richtig übersetzt heißt es: Je mehr Sie die Haut waschen, umso mehr belasten Sie diese. Also, derjenige, der sich zu viel und unüberlegt wäscht und dabei mengenweise chemische Seife benötigt, ist wahrscheinlich der »Übeltäter«.

Die bedenkenlos verwendeten Chemikalien in der Seife zerstören die natürliche Schutzschicht. Wie wir wissen, atmen die Hautporen. Durch sie gelangen perkutan, d.h. bei einer Behandlung durch die Haut, Wirkstoffe in den Körper. Sie haben Einfluss auf innere Organe und können sie wieder gesund oder noch mehr krank machen. Man sollte das also bedenken, wenn man irgendein kosmetisches Mittel oder Seife einkauft.

So beginnt der Tag:
– Duschen mit Chemikalien – nass rasieren mit Chemikalien
– chemische Zahnpasta (im Mundinneren) verwenden
– sich parfümieren mit Chemikalien
= sich die Haare mit silikonhaltigen Sprays besprühen und dabei diese Silikonpartikel einatmen
– Unterwäsche anziehen mit Weichspülerrückständen

– Oberbekleidung anziehen aus künstlichen und nicht atmungsfähigen Fasern (die aus der chemischen Reinigung kommt)
– aus Geschirr frühstücken, das mit Geschirrspülmittelrückständen behaftet ist
– Brot und Marmelade mit Konservierungsmitteln essen
– Milch aus der Fabrik trinken
– die Spüle mit aggressiven Entfettern ohne Gummihandschuhe reinigen
– die Zapfsäule mit Benzin- oder Dieselrückstände anfassen
– sich die Hände mit chemischer Seife waschen
– das Mittagessen ohne Rohkost, dafür mit Schweinefleisch, und so Harn und Fettsäure zu sich nehmen
– reichlich an chemischen und koffeinhaltigen Getränke konsumieren
– rauchen und dabei die Lungen mit Teer, Nikotin, Pflanzenschutzmitteln und Aluminiumsalzen verwöhnen.

Hinzu kommt noch:
– den ganzen Tag die Gase aus dem Kopierer einatmen
– mit dem gebündelten Elektrosmog der Geräte am Arbeitsplatz den ganzen Tag bestrahlt werden
– mit dem Handy ständig telefonieren und sich so das Gehirn mit Mikrowellen bestrahlen
– und letztlich sich auf einem unbiologischen Schlafplatz regenerieren wollen, in einem Schlafzimmer, in dem der Teppichboden noch einige Jahre ausgasen wird usw. usw. usw.

Ist jemand in einem handwerklichen Beruf tätig, ergänzt sich die Liste um Silikone, Fette, Verdünner und Chemikalien aller Art. Alles wird bedenkenlos angefasst und eingeatmet. Dann müssen die Hände wieder gesäubert werden. Die natürliche Schutzschicht wird immer wieder aufs Neue angegriffen.

Neuerdings gibt es sogar Shampoos mit Silikonzusatz, damit die Haare besser gepflegt werden und die Frisur länger hält. Die Kopfhaut wird hermetisch abgedichtet und atmet nicht mehr. Dauergewelltes Haar zum Beispiel kann so hermetisch sein, dass ein Friseur es nicht mehr bearbeiten kann. Das Haar kann keine Flüssigkeiten mehr aufnehmen. Derjenige, der das Zeug erfunden und auf den Markt gebracht hat, läuft immer noch frei herum.

Die Auflistung der Misshandlungen, die wir uns selber zufügen, ließe sich noch unendlich fortsetzen. Manch ein Mensch mit Ekzemen konnte sogar feststellen, das selbst einige der sogenannten gut abbaubaren flüssigen Seifen die Fähigkeit haben, Ekzeme zu verursachen. Betroffen sind hauptsächlich die Finger, die ständig mit diesen Seifen in Berührung kommen.

310

Alles, was in seiner Wirkung unnatürlich oder unbekannt ist, sollte man nur mit Gummihandschuhen anfassen.

Die verwendeten Chemikalien fließen sehr bald in irgendeiner Weise in die Abwässer und dann in Richtung Kläranlagen, wo sie zum größten Teil herausgefiltert werden. Daraus entsteht ein Klärschlamm, der selbstverständlich nichts mit Natur und Biologie in einem natürlichen Sinn zu tun hat. Da wir nicht wissen, wohin mit dem Dreck, wird der Klärschlamm teilweise ins Ausland exportiert. Dort wird er mit Erde verarbeitet und kommt zu uns in die Wohnstube als Blumenerde zurück. Es geht nichts verloren, es wandelt sich nur um!
Daraus können sich Krankheiten für Menschen und Pflanzen ergeben, deren Ursachen vermutlich niemals gefunden werden.

Mancher erfahrene Heilpraktiker kann das mit seinen Untersuchungsmethoden, z.B. mit dem Vega-Test, bestätigen und »ein Lied davon singen«.

Die Ausgasung der Chemikalien ist unberechenbar.

NEURODERMITIS UND SCHWEINEFLEISCH

Hautallergien nehmen ständig zu. Schweinefleisch und Wurst werden massenweise mit allen Chemikalien, die sich darin befinden, konsumiert.

Selbst die Tagespresse versucht, darauf aufmerksam zu machen. Leider nehmen die meisten Menschen nur das wahr, was sie interessiert oder was sie hören wollen.

Die Zunahme der übergewichtigen Kinder sorgt für Aufmerksamkeit.

Schon im Mai 1992 berichtete die Tagespresse über das Phänomen, aber niemand nahm das zur Kenntnis. Die Kinder sind 2010 noch dicker als vor zwanzig Jahren.

Hier als Beispiel eine Meldung vom 30./31.5.1992 in den Westfälischen Nachrichten: »Viele Bundesbürger haben Übergewicht« oder »Falsche Ernährung – Hälfte der Deutschen ist zu dick«.
30 bis 50 Prozent der Bundesbürger sind zu dick. Zehn bis zwanzig Prozent leiden unter Bluthochdruck.

1975 hat man bei Untersuchungen an Hamburger Schulen noch bei weniger als fünf Prozent der Schüler Fettleibigkeit festgestellt. Im Jahr 1989 schnellte die Zahl den Angaben zufolge bereits auf mehr als zehn Prozent hoch.

40 Prozent der Hausärzte beurteilen den Ernährungszustand ihrer Patienten nach deren Gewichtsangaben. – So sinngemäß und auszugsweise die Meldungen.
Das Gewicht eines Patienten allein sagt noch nichts über den »Inhalt« aus.
Die Zunahme von Allergien findet ihren Ursprung zum größten Teil in einer schlechten Ernährungsweise. Einige Medikamente aus der Chemie geben dann noch den Rest.

22 Jahre sind seit dieser Meldung vergangen. Der Zustand hat sich deutlich verschlimmert. Politik und Nahrungsmittelindustrie, sind über diesen Zustand gut informiert. Es tut sich nichts.

Während der Pausen kaufen sich Schulkinder süße Getränke und Süßigkeiten. Zum Mittagessen gehen sie häufig in die Schnellimbisse für billige Pizzas oder Pommes frites.

Sie werden träge und haben keine Lust mehr, sich zu bewegen. Computer und Fernsehgerät zu Hause ersetzen den Sport.

Diese Kinder wachsen sichtbar in die Breite. Spätestens während der Pubertät merken sie, dass sie mit ihrer »Dickfälligkeit« nicht mehr so richtig ankommen.

Der Anfang in ein selbstständiges Leben ist nicht zufriedenstellend.

Einer meiner Kunden brachte 200 Kilo auf die Waage und war mit seinen knapp 40 Jahren kaum noch beweglich. Er schwitzte bei jeder Bewegung. Um seinen Schweiß von der Stirn abzuwischen, benutzte er ein großes Handtuch. Eines Tages entschied er sich abzunehmen, stellte dafür seine Ernährung komplett um und hält bis heute eisern durch. Zwei Jahre später, mit 95 Kilo Gewicht passend zu seiner Körpergröße, freut er sich darüber, den alten Hosengürtel zweieinhalbmal um seinen Körper wickeln zu können.

Eine Kundin war ebenso in wenigen Monaten dermaßen verändert, dass ich sie nicht mehr erkannte. Die neue und attraktive Sekretärin mit modischer Kleidung war mir aufgefallen. Als ich mich vorstellen wollte, war die Überraschung perfekt. Die Frau hatte ihre Ernährung ebenso umgestellt und sich mehr Bewegung gegönnt. Sie war von einer unattraktiven »breiten« zu einer schlanken und schönen Frau geworden.

Die Frage ist: Wie können sich der Knochenbau, Schädel und Hüften so anpassen, dass der Mensch insgesamt wieder schlank wird?

Der Körper macht es jedenfalls mit. Das ist wichtig zu wissen.

Jedenfalls können beide Menschen stolz auf ihre Leistung sein – das sind sie auch!

Als ich vor einiger Zeit einen mir schon seit Jahren gut bekannten Kunden plötzlich mit einem roten Gesicht auf mich zukommen sah, fragte ich ihn: »Wie siehst du denn aus?« Er antwortete: »Das kommt und geht, das kommt aber immer öfter und länger«.

Ich sagte ihm, so etwas bezeichnet man als Neurodermitis. Der Schweinefleischkonsum leiste einen großen Beitrag zu dieser Krankheit. Er gab wie alle, die aus Gewohnheit schon gar nicht mehr merken, welche Mengen sie so am Tag in sich hinein futtern, an, wenig Schweinefleisch zu essen.

Wenn solch ein Mensch seinen Kühlschrank öffnet, sieht man dort nur allzu oft mengenweise Fleischstücke vom Schwein, die er selbst nicht mehr wahrnimmt, indem er behauptet: »Das ist kein Fleisch, das ist Wurst!«.

Und gerade das ist gefährlich, denn im Fett lagern sich die Chemikalien am liebsten ab. Da das Schwein von Natur aus ein fettes Tier ist, nimmt sein Fleisch Chemikalien besonders gut auf.

Wenn Leute, die sich bewusst ernähren, aus diesem Grund mageres Fleisch verlangen, werden Schweine gezüchtet, die nicht fett sind. Aus diesem Grund reagieren sie aber empfindlicher auf Krankheiten und Epidemien. Der Bauer weiß das und impft die Tiere lieber etwas mehr, damit sie sich nicht anstecken und krank werden.

Selbstverständlich kommen somit diese Chemikalien auch in der Wurst vor.

Gesundheit ist Ordnung, Krankheit ist Unordnung.

Chemikalien in Nahrungsmittel bedeuten Unordnung. Eine Gesundheitsordnung wird durch belastete Nahrung so lange gestört, bis Unordnung im Körper eingetreten und die Ordnung besiegt ist. Dann ist der Mensch krank.

Meinen Kunden jedenfalls traf ich ungefähr zwei Wochen später wieder. Er war glücklich, denn seine Neurodermitis war verschwunden. Er hatte in der Zwischenzeit einen Freund in dessen Metzgerei besucht und ihm erzählt, was er von mir gehört hatte.

Der Freund muss einer von den wenigen guten gewesen sein. Er empfahl ihm tatsächlich, die Finger von der Wurst zu lassen. Noch am selben Abend stand bei ihm zu Hause Ernährungsumstellung auf dem Programm. Seine Frau begann mit Nudeln und Gemüseauflauf, würzte etwas mehr und gab verschiedene Kräuter dazu. Weil er mich auch gefragt hatte: »Was isst du denn, wenn du kein Fleisch isst?«, hatte ich ihm mehrere Beispiele genannt und dabei auch einige Küchentricks verraten, die wahrscheinlich für die Überraschung des Abends gesorgt hatten.

Er war ziemlich stolz darauf, den »Dreh« gefunden zu haben, und es war ihm sogar gelungen, seine neue Ernährungsweise während einer Familienfeier mit Schnitzelschlacht zu behaupten.

Selbst bei Hautkrankheiten wird Cortison angewandt. Das muss nicht unbedingt sein. Eine langfristige Anwendung von Cortison lässt den Knochenbau schrumpfen und macht die Knochen brüchig.

Ein Franzose aus Marseille lebte mit einem künstlichen Herzen fast zwei Jahrzehnte und war auf eine ständige Einnahme von Cortison angewiesen. Nach ungefähr zehn Jahren war er schon 13 Zentimeter kleiner geworden. Er berichtete, dass er froh sei, weiterleben zu können, allerdings seien die Schmerzen durch die Körperschrumpfung ziemlich unerträglich.

WER KEINES WILL, BEKOMMT TROTZDEM WELCHES

Also, so ganz wahr ist es nicht, wenn ich behaupte, kein Schweinefleisch mehr zu mir zu nehmen. Ich achte zwar darauf, möglichst keines zu essen, aber manchmal ist es einfach unumgänglich. Wenn man viel unterwegs ist und nur einen Salat essen möchte, muss man oft staunen, wie häufig sich Speck- und Wurststücke darin verstecken.

Fleisch stammt eben nicht mehr von Tieren, die man selbst großgezogen hat und die man mit einem gewissen Respekt und schmerzendem Herzen für die Ernährung der Familie bewusst tötet. Nein! Ein Schwein ist kein Tier mehr, sondern ein Konsumprodukt wie irgendein Gegenstand. Inhaber von Mastbetrieben sprechen von Fleischproduktion. Wo bleibt da der Respekt vor der Schöpfung?

Wenn ein Buschmann ein Tier auf der Jagd getötet hat, um damit seine Familie zu ernähren, kniet er sich vor ihm hin, streichelt es und entschuldigt sich. Er sagt, dass er traurig sei, dieses tun zu müssen, aber es möge bitte verstehen, dass seine Familie dringend sein gutes Fleisch brauche, um sich ernähren zu können.

Indianer und andere Naturvölker, die uns nur zu oft als Rowdys vorgestellt werden, haben wie der Buschmann ein anderes Verständnis und viel Respekt vor der Natur und dem Leben. Die Überlebenden dieser Völkerstämme orientieren sich zum größten Teil noch heute an ihren alten Werten. Wenn sie aber feststellen, wie wir ihre Natur acht- und schamlos demolieren, ist es kein Wunder, dass solche feinfühligen Menschen sehr oft zu Alkohol- oder Drogensüchtigen werden.

Ethisches und moralisches Empfinden in Bezug auf Tiere schwindet bei den Menschen immer mehr. Das Schlachten erfolgt maschinell und ohne Selbstbeteiligung in irgendwelchen Schlachthöfen. Der Mensch erlebt außerdem nicht mehr die Aufzucht und das Leben der Tiere mit und wird gefühl- und respektlos ihnen gegenüber. Tiere sind ein Teil der Schöpfung, und wenn wir Menschen nicht so viel Arroganz besäßen, würden wir uns vielleicht irgendwann die Frage stellen, ob vor dem Schöpfer nicht alle Lebewesen wie Tiere und Pflanzen gleichwertig sind. Haben wir Menschen das Recht, so wild und verantwortungslos mit Tieren und Natur umzugehen?

Es ist uns nicht mehr bewusst, dass wir maßlos sind und im Übermaß Tiere getötet werden und das Übriggebliebene aus dem Zuviel in die Mülltonne geworfen wird.

Schön wäre es, wenn wir uns für all das, was wir bekommen, im Stillen bedanken würden. Auf diese Weise könnten wir es den Naturvölkern gleichtun und wieder lernen, die Natur bewusster wahrzunehmen, sie zu schätzen und durch größere Verantwortung mehr Freude an ihr zu gewinnen.

Die Kirchen haben ihren Anhängern gelehrt, sich vor den Mahlzeiten bei Gott durch ein kurzes Gebet für den gefüllten Teller zu bedanken. In vielen Bauernfamilien, in denen alte Traditionen oft noch erhalten sind, wird es heute noch so praktiziert, dass niemand mit einer Kopfbedeckung zu Tisch kommt. Die Haare müssen gekämmt, Gesicht und Hände sauber sein. Es wird zuerst dem Schöpfer durch ein Gebet gedankt und anschließend gemeinsam gegessen.

Immer, wenn ich in solchen Bauernfamilien zum Essen eingeladen wurde, schätzte ich diese feierliche Stille und die respektvolle Atmosphäre sehr, auch wenn ich selbst so etwas nie gelernt habe und es Zeiten gab, in denen mir das Gefühl für jegliche Religiosität verloren gegangen war.

Bauern hatten früher zwangsläufig Ehrfurcht vor der Natur und der Schöpfung. Überproduktion, Dünger und Konservierungsmöglichkeiten wie heute gab es damals nicht. Eine schlechte Ernte wirkte wie eine Naturkatastrophe. Das Hungern bzw. die Einschränkung während des folgenden Winters war vorprogrammiert.

Wenn ich sehe, wie viele der Bauern heute mit Mutter Natur auf dem Acker oder im Stall umgehen, frage ich mich: Dient das teilweise noch praktizierte Gebet vor den Mahlzeiten mehr einer finanziellen Absicherung als dem Respekt vor der Schöpfung?

Der Respekt vor der Natur schwindet zugunsten des Geldes.
Tiere leben heute gefährlich. Die Menschen kommen auf die verrücktesten Ideen, das passende Kochrezept zu ihrem Fleisch zu erfinden. Sie finden immer einen Weg der kommerziellen Ausnutzung. In den Augen vieler Menschen haben die Tiere nur einen Kochtopfwert.

PFLANZEN MIT HERZ UND SEELE

Wir Menschen müssen töten, um zu leben, entweder Pflanzen oder Tiere.

Laut Aussagen und Überlieferungen von Auralesern der Naturvölker wissen Pflanzen und Tiere um ihre Aufgabe auf dieser Welt und nehmen sie auch an, wenn man sie dabei respektiert. Für mich hat eine solche Aussage Gültigkeit. Pflanzen haben »Selbstbewusstsein«.

Wie Pflanzen uns verbunden sind, beweisen die unterschiedlichsten Untersuchungen in den verschiedensten Universitäten der Welt mit Hilfe von galvanischen Lügendetektoren.

Es wird oft gelacht, wenn jemand empfiehlt, mit seinen Pflanzen zu sprechen. Untersuchungen haben ergeben, dass Tomaten, mit denen gesprochen worden ist, einen durchschnittlichen Mehrertrag von 22 % bringen.

Zu diesem Thema möchte ich ein Buch empfehlen. Es handelt von sehr interessanten wissenschaftlichen Untersuchungsergebnissen. Sein Titel lautet: »Das geheime Leben der Pflanzen«. Die Autoren sind Peter Tomkins und Christopher Bird. Der Untertitel sagt noch mehr aus: »Pflanzen als Lebewesen mit Charakter und Seele und ihre Reaktionen in den physischen und emotionalen Beziehungen zum Menschen«.

Das schon erwähnte Buch »Der Ruf der Rose« mit dem Untertitel: »Was Pflanzen fühlen und wie sie mit uns kommunizieren« ist weniger wissenschaftlich geschrieben und somit eine entspannende, unterhaltsame und sehr informative Lektüre.

Der Philodendron scheint sich den Angaben nach uns gut anpassen zu können. Doch sämtliche Pflanzen haben eine Sensibilität gegenüber Menschen. Sie kann dermaßen intensiv sein, dass die Pflanzen mit dem vertrauten Menschen leben, selbst wenn er gar nicht da ist. Es heißt, dass Pflanzen über sehr stark ausgeprägte telepathische Fähigkeiten verfügen.

Eine sehr sensible Pflanze reagiert zum Beispiel auch, wenn ihr Besitzer einen Unfall in tausend Kilometer Entfernung erleidet.

Wenn er stirbt, kann es sogar passieren, dass die Pflanze ebenso wie ein treuer Hund stirbt.

Viele Menschen fahren in den Urlaub und sind erstaunt, dass einige Pflanzen trotz guter Pflege durch die Nachbarin eingegangen sind.

Untersuchungen, wie in dem Buch »Der Ruf der Rose« zitiert, haben Folgendes ergeben: Man sollte seine Pflanzen fotografieren, sich die Bilder zwei- oder dreimal täglich am Urlaubsort anschauen und dabei an sie denken. Sterben die Pflanzen auch während einer langen Abwesenheit nicht, dann wird einem bewusst, welche Kraft Gedanken und Telepathie (Gedankenübertragung) haben können.

Man hat Versuche in einer Gärtnerei gemacht, indem man Lügendetektoren an die Pflanzen anschloss. Zuerst ließ man die Pflanzen durch einen Gärtner pflegen, der sie misshandelte, ihnen Blätter abriss, kein Wasser gab und so weiter. Sie reagierten entsprechend unruhig, wenn er in ihrer Nähe war. Die Lügendetektoren schlugen aus.
Dann ließ man sie von einem sorgsamen Gärtner pflegen. Jedes Mal, wenn er die Gärtnerei betrat, reagierten die Pflanzen mit entsprechender Freude und Ausgeglichenheit.

Nach längerer Zeit kam der Gärtner, der sie so misshandelt hatte, wieder. Kaum betrat er die Gärtnerei, schlugen die Lügendetektoren Alarm.

Abgesehen davon, dass Pflanzen auch Lebewesen und Teil der Schöpfung sind, beweisen diese Experimente, dass Pflanzen sehr sensibel reagieren und dazu mit einem stark ausgeprägten Erinnerungsvermögen ausgestattet sind.

Ein Amerikaner behauptet, das einbruchsicherste Haus zu besitzen. Seine Pflanzen reagieren nämlich auf seine telepathischen Befehle und setzen ein elektronisches System in Gang, welches die Tore des Hauses in Bewegung setzt. Die Pflanzen, die ihn telepathisch unter allen anderen Menschen erkennen, reagieren nur auf ihn, genauso wie irgendein Organ die Befehle des Gehirns annimmt.

Wissenschaftler, die solche Fähigkeiten der Pflanzenwelt kritisch beobachten, werden in ihren Experimenten niemals zu denselben Ergebnissen und Erfolgen kommen. Diese Resultate sind nur auf einer geistigen und seelischen Ebene zwischen Natur und Mensch möglich. Der kritische Wissenschaftler, oft Naturwissenschaftler genannt, richtet sich ausschließlich nach sichtbaren Beobachtungen, wobei seine geistige und seelische Identität mit der Natur völlig ausgeschlossen wird.

Die Natur aber erlaubt nur seelisch Gleichgesinnten und positiv eingestellten Menschen, mit ihr Experimente zu machen.

Experimente werden größtenteils von Leuten gefordert, die stets das Gegenteil beweisen wollen und die im Geiste die Natur, wozu sie selbst gehören, ablehnen. Die Natur verweigert dann ihre Aussage. Es hat mit einer Übereinstimmung von Seele und Geist zu tun. Experimente mit der Natur funktionieren immer nur dann, wenn wir die Natur völlig annehmen und mit ihr im Einklang leben wollen. Ein Wissenschaftler nach unseren modernen Maßstäben hat, zumindest während seiner Arbeit, keine Seele.

Das eindeutige Beispiel, dass Pflanzen leben, bieten fleischfressende Pflanzen, die ihre Krallen blitzschnell schließen, sobald eine Fliege nur einen Fuß auf ihre Blüte gesetzt hat.

Fleischfressende Pflanzen im Meer reagieren noch schneller.

DIE SEELE DER PFLANZEN UND DIE BACH-BLÜTEN

Dr. Edward Bach ist der Urheber der Heilungstheorie der Bach-Blüten. Als Anleitung zitiere ich zwei Sätze von ihm, die Grundlage seiner Denkweise sind:

»Für die Anwendung der Blütenessenzen sind keine wissenschaftlichen Erkenntnisse erforderlich. Wer den größten Nutzen aus dieser göttlichen Gabe ziehen will, muss sie in ihrer Ursprünglichkeit rein erhalten, frei von Theorien und wissenschaftlicher Erwägung, denn alles in der Natur ist einfach.«

»Krankheit ist weder Grausamkeit noch Strafe, sondern einzig und allein ein Korrektiv. Ein Werkzeug, dessen sich unsere eigene Seele bedient, um uns auf unsere Fehler hinzuweisen, um uns auf den Weg der Wahrheit und des Lichts zurückzubringen, von dem wir nie hätten abkommen sollen.«

Bach muss im Jahre 1930 im Alter von 43 Jahren so sehr von der Heilkraft der Blüten überzeugt gewesen sein, dass er seine gut gehende Praxis in der berühmten Londoner Ärztestraße Harleystreet aufgab, um sich während seiner letzten sechs Lebensjahre der Heilkraft der Natur zu widmen.

Aus 38 verschiedenen Blüten entwickelte Bach eine Heilkunde, die mit anderen nicht vergleichbar ist. Sie basiert auf der Seele der Pflanzen. Bach geht davon aus, dass alle Lebewesen beseelt sind und uns Menschen zu unverständlichen Heilprozessen verhelfen, wenn man das nur ganz einfach so akzeptiert. Pflanzen lieben uns. Sie wollen mit und für uns ebenso leben wie für Tiere und Steine.

Einige empfindsame Mediziner verstecken sich nicht mehr hinter ihren Heilerfolgen. Sie haben mittlerweile den Mut gefunden, vor ihren wissenschaftsorientierten Kollegen, die an nichts glauben wollen und deshalb solche Ergebnisse nicht erzielen können, sich so zu äußern, dass ihre verblüffenden Erfolge auch zum Teil ihrer im Stillen angewandten Bach-Blüten-Therapie zu verdanken sind.

Besorgt man sich die 38 Flaschen der Bach-Blüten, dann kann man den Weg der Selbstbehandlung angehen. Lässt man die linke Hand über die Flaschen gleiten, ohne sie zu berühren, wird man irgendwann in ihr oder in den Fingerspitzen ein Gefühl empfinden, welches einem verrät, von welcher Blüte man nehmen sollte. Es können mehrere Blüten sein. Bereitet man sich daraus eine Mischung und nimmt man davon vier Tropfen viermal täglich in Wasser zu sich, dann wird sich wahrscheinlich sehr bald eine positive Wirkung einstellen.

Auch Heilpraktiker, die sich mit Bach-Blüten beschäftigen, helfen, die richtigen Blüten zu finden.

Die letzte Stufe für den Ausbruch einer Krebserkrankung ist ein Tiefpunkt der Seele. Mit Hilfe von Bach-Blüten kann ein niedergeschlagener Krebskranker wieder neuen Lebensmut finden. Es kann dazu ausreichen, dass er seiner Erkrankung entschieden den Kampf ansagt. Bach-Blüten können in allen schlechten Lebenssituationen zu einer positiven Energie umstimmen.

Bach-Blüten haben keine Nebenwirkungen und sind deshalb ein wichtiges und ungefährliches Präparat der Heilpraktiker für ihre Patienten.

Bach-Blüten sind in England in nahezu allen Reformhäusern kostengünstig zu bekommen.

»Gesetzlich geschützte« Chemiker, die von Schwingungen nichts verstehen, geben an, dass die Wirksamkeit der Bach-Blüten nicht nachgewiesen sei.

Man kann Bach-Blüten auch durch den Vega-Test oder Elektro-Akupunktur ermitteln.

Bach-Blüten helfen nicht nur bei körperlichen, sondern besonders auch bei seelischen und geistigen Problemen.

Sie können auch beim Behandeln von Tieren und Pflanzen eingesetzt werden. Meistens zeigt sich dabei eine noch schnellere Wirkung als beim Menschen. Zu diesem Thema ist folgendes Buch lesenswert: »Mit Bach-Blüten unsere Haustiere heilen« von Renate Edelmann.

Vor der ersten Einnahme müssen Bach-Blüten gut geschüttelt werden.

Bei Verletzungen, Verbrennungen und anderen Hautproblemen ist auch die Bach-Blüten-Salbe sehr wirksam, da sie energetisch geladen ist. Sie wird auch »Rescue-Cream« genannt und ist ebenso wie die Blüten in homöopathischen Apotheken erhältlich. Es gibt Rescue auch in Tropfenform.

Zur weiteren Lektüre empfehle ich: »Selbsthilfe durch Bach-Blüten-Therapie« von Mechthild Scheffer, und noch einmal »Der Ruf der Rose« von Kerner. Mehr im Internet unter »edward bach center«

DIE FARBENPRÄCHTIGEN AURA-SOMA-ÖLE

Es war ein bemerkenswerter Abend. Frau Citovics, von Beruf Heilpraktikerin, hielt einen Vortrag über Aura-Soma. So nennt sich eine Farbtherapie, die durch ihre Ausstrahlung dazu verhilft, die eigene Energie auszubalancieren und neu zu beleben. Die Farbpalette besteht aus 92 Equilibrium-Flaschen. Ihr Inhalt ist zweifarbig und besteht jeweils zur Hälfte aus Wasser und Öl. So kann eine Flasche zum Beispiel in der oberen Hälfte blau und in der unteren golden sein. Die angeleuchtete Sammlung ist von herrlicher Farbenpracht und stellt eine rechte Augenweide dar. Bekanntermaßen heilen Öle.
Zuerst wurden sämtliche Teilnehmer über den Zustand ihrer Seele informiert. Dazu wählte jeder von uns intuitiv vier Flaschen hintereinander aus und stellte sie der Reihe nach auf den Tisch. Dann erläuterte Frau Citovics die jeweilige Auswahl.

- Die erste Flasche gibt den Angaben nach Informationen über den aktuellen Zustand der Seele.
- Die zweite über die derzeitigen Hürden.
- Die dritte über die kurzfristige Entwicklung.
- Die vierte über die langfristige Entwicklung.

Jeder Teilnehmer fühlte sich in dem Zustand seiner Seele und seiner Gefühle genau angesprochen. Jeder erkannte exakt den Verlauf seines eigenen Lebens.

Durch diese Erkenntnis wurde mir wieder bestätigt, dass es keine Zufälle gibt. Die Farben, die ich wählte, entsprachen meinem derzeitigen Geschmack und somit meiner derzeitigen Verfassung. Aura-Soma-Öle beeinflussen die Aura eines Menschen, sein unsichtbares Feld. Dadurch kann sich auch die persönliche Verfassung wesentlich verändern. Deshalb können diese Öle für eine wirksame Therapie angewandt werden.

Sie verbindet die heilenden Energien von Farben, Pflanzen und Edelsteinen miteinander. Mehr im Internet unter aura-soma.

DIE MISTEL

Wenn die herkömmliche Schulmedizin an ihre Grenzen gestoßen ist oder total versagt und nicht mehr weiterweiß, übernimmt sie doch mal gerne das Wissen von Leuten, die sie bislang zu Spinnern erklärt hat. Der Einsatz der Mistelpflanze in der Krebsbehandlung stößt selbst bei hartgesottenen Schulmedizinern kaum noch auf Widerstand.

Die Mistel stärkt die Abwehrkräfte und hilft, den Tumor abzubauen. Die Mistel wirkt am besten in Form von Spritzen als Infusion in die Venen. Sie stärkt das Immunsystem und hemmt eine Zellwucherung. Sie ruft keine Nebenwirkung hervor. Im Gegenteil, sie stimmt den Patienten seelisch positiv, ähnlich der Seele aus den Bach-Blüten. Sie ermöglicht ihm, eine neue Lebensperspektive zu erkennen. Viele Mediziner bezeichnen dieses als eine Art Placeboeffekt. Was sie oft nicht wissen oder ablehnen, ist die Tatsache, dass die Mistelpflanze eine biologisch sehr stark rechtsdrehende Wirkung hat. Aufgrund dieser biologischen Drehung kann die überwiegend linksdrehende biologische Information des Krebses oder der Tumore in der härtesten Form bekämpft werden.

Die Seele der Pflanze kommt als Bonus dazu.

Die Aussagen der Nobelpreisträger J.D. Watson und Burnett bestätigen, dass die tausend Mannesjahre der chemischen und operativen Krebsforschung der Schulmedizin für die Kranken weitgehend ergebnislos geblieben sind. Die Trauer über die vielen Toten, einschließlich der Krebsforscher selbst, sollte Anlass sein, auch andere Wege zu beschreiten.

Die Schulmedizin wird langsam dazu gezwungen, die Kraft der Natur, gegen die sie viele Jahre gearbeitet hat, in ihr »Programm« aufzunehmen.

Ich persönlich denke über das Sterben von Krebsforschern an Krebs Folgendes:
Gehen wir davon aus, wie es ja auch in Wirklichkeit ist, dass die gesamte Natur und alle Lebewesen beseelt sind. Und dann sind da Wissenschaftler, welche die Seele der Natur ablehnen und somit ihre eigene Seele »untergraben«. Stattdessen widmen sie ihr Leben einer kommerziellen, arroganten und eingebildeten, unseligen und deshalb lebensvernichtenden Arbeitsweise. Somit wird verständlich, dass sie von der beseelten Natur keine Unterstützung für ihre Arbeit und letztendlich für sich selbst finden können. Da die Natur immer sehr bemüht ist, sich selbst vor Intrigen und Intriganten zu schützen, bleibt ihr nichts anderes übrig, als ihre Störer auch durch ihre Vernichtungskraft zu eliminieren. Wenn Krebsforscher nicht mit ihrer Seele an ihre Arbeit gehen, können sie auch nicht den seelischen Widerstand gegen Krebs aufbringen und müssen irgendwann selbst daran erkranken. Die Natur rächt sich selbst.

CHEMOTHERAPIE UND OPERATIONEN

Es ist schon lange bekannt, dass eine gewisse Menge an Unterleibsoperationen für die Ausbildung eines Facharztes notwendig ist. Entsprechend der Menge an Fachärzten und des Bedarfs an »Unterleibern« findet man also hier und da unter den Patientinnen gut und gerne ein Versuchskaninchen. Die Zahl der Unterleibsoperationen ist selbst für viele Mediziner unverständlich und erschreckend hoch.

Die zweifelnden Ärzte werden zwar von ihren Kollegen heftig bekämpft, helfen aber langfristig, den Ruf einer derzeitig menschlich versagenden Schulmedizin zu retten.

Dr. med. Klaus Hoffmann erwähnte in einem seiner Vorträge Folgendes:

In dem New Yorker Universitätskrankenhaus wurden Statistiken bei Brustoperationen mit folgenden Ergebnissen durchgeführt:
Eine Patientin mit operierter und strahlennachbehandelter Brust lebt statistisch gesehen in Durchschnitt noch dreieinhalb Jahre. Die Zahl der geheilten Patientinnen wurde sogar in dieser Statistik berücksichtigt. Patientinnen, die weder operativ noch chemotherapeutisch behandelt wurden, lebten im Durchschnitt zwölfeinhalb Jahre länger.

Die Chemotherapie ist eine schwere Vergiftung des Körpers. Sie bringt zwar bei Kindern geringe Heilungschancen, aber bei Erwachsenen sollen die Chancen ungefähr gleich null sein. Prof. Hoffmann sagt dazu: »Eine Chemotherapie ist so, als man mit Kanonen auf Spatzen schießen würde.«

Der Haken bei der Anzahl der angegebenen Heilungen liegt nach meiner Ansicht in den befristeten Zeitangaben. Nach einer fünfjährigen Frist gilt der Patient als geheilt. So etwas verfälscht die Statistiken. Tritt der Krebs ein Jahr nach Ablauf der Frist wieder auf, dann gilt er als ein neuer Fall. Dieses Vorgehen halte ich für eine Täuschung mit Zahlen. Es ist doch bekannt, dass ein herausoperierter oder behandelter Krebs auch noch nach der gesetzten Frist wiederaufleben kann. Bei dem einen könnte der Krebs beispielsweise schon nach drei Monaten wieder auftreten, bei einem anderen nach vier Jahren und bei einem nächsten vielleicht nach fünfeinhalb Jahren.

Die »Chancen« eines Krebskranken, an seiner Therapie zu sterben, liegen laut Naturmedizinern ungefähr dreimal höher als an der Krankheit selbst.

Die Chemotherapie ist eine Giftstofftherapie, um eine Krankheit zu vergiften. Die Giftstoffe der kranken Zelle werden gesprengt und über den ganzen Körper verteilt. Die Therapie zerstört somit auch lebende Zellen. Wo bleibt dann noch das Leben im Menschen? Wenn dazu der Mensch noch alle drei Monate zur Computertomographie geschickt wird, bekommt er laut Aussage von Dr. Hoffmann in der Zeitschrift »Medical Tribune« eine Strahlenbelastung, die um das 700-Fache stärker ist als die Röntgenstrahlung.

Das Magazin »Stern« 12/95 veröffentlichte einen Artikel über Röntgen, worin zu lesen war: »Bei einer Computertomographie des Schädels bekommt das Organ so viel ab (Röntgenstrahlen) wie bei mindestens 500 Frankfurt–New-York-Flügen, die Organdosis einer Mammographie entspricht einem siebenjährigen Aufenthalt auf der Zugspitze.«

Ein Flug nach New York in ca. 13.000 Meter Höhe ist laut Experten vergleichbar mit einer Röntgenstrahlung der Lungen.

Befindet man sich mit einer solchen Erkrankung in den Krallen einer gewinnsüchtigen und erbarmungslosen Schulmedizin, dann hat man in einem geschwächten Zustand kaum noch die Zeit zum Nachdenken. Es wird dem Patienten oft dadurch Angst gemacht, indem man sagt, dass die Behandlung sofort stattfinden muss. Es wird ein schlechtes Gewissen vermittelt in der Art: »Denken Sie an Ihre Familie!«

Wird bei einem erkrankten Kind eine Chemotherapie empfohlen und lehnen die Eltern diese ab, gehen sie das Risiko ein, dass ihnen das Sorgerecht entzogen werden kann.

Auch eine Narkose bedeutet eine schwere Vergiftung des Körpers. Medikamente fressen Vitamine auf.

Je mehr Chemie man im Körper hat, umso mehr Chemie braucht man, um die Chemie zu bekämpfen. Das ist eine Art von innerlicher Drogensucht.

Der Zuwachs an Allergien weist auf die Zunahme von Immunschwächen hin. Allergien sind der Ausdruck einer Aggression des Körpers gegen sein eigenes Abwehrsystem. Es beruht zum größten Teil auf der zweifachen Wirkung der Leukozyten. Ein Teil hat die Möglichkeit, wie eine Armee in einem Krisengebiet anzugreifen. Ein anderer sondiert die Lage und übernimmt eine kontrollierende Funktion in der Art der UNO-Truppen. Im Falle der Allergien ist der zweite Teil, also die UNO-Truppen, krank. Somit hat Teil eins, die Armee, kein Problem mehr, anzugreifen.

GESUNDER STOFFWECHSEL
UND WIDERSTANDSKRAFT – TROTZ DRECK

Ich musste in einem sogenannten asozialen Viertel arbeiten. Sauberkeit wird von den Leuten, die in der Ablehnung durch die übrige Gesellschaft isoliert leben, scheinbar oft aus Verbitterung nicht mehr geachtet. Auch da möchte ich nicht pauschalieren. Einige Schicksale entstehen durch unberechenbare Lebenssituationen und verändern Menschen so, dass man sie anschließend nicht mehr wiedererkennt. Man kann nur immer selbst froh sein, von solch harten Schicksalsschlägen nicht getroffen zu werden.

Nun, die Wohnung war sehr verdreckt. Ein stark verschmutztes und fettiges Brennerteil vom Gasherd fiel mir in einen darunter stehenden Nudeltopf, der eigentlich an dieser Stelle nichts zu suchen hatte. Die Frau nahm den Vorfall sehr gelassen hin und meinte, das Mittagessen würde trotzdem schmecken. Daraufhin schaute ich mir die Kinder an und bemerkte ihr gesundes und kräftiges Aussehen. Sie hatten ihre Abwehrkräfte den Umständen entsprechend aufgebaut und ihr Stoffwechsel schien sehr gut zu funktionieren.

Jedenfalls gibt es zwischen Menschen und Tieren, in Bezug auf den Stoffwechsel, keinen Unterschied. Aufgrund eines guten Stoffwechsels ist man stark, ein schlechter Stoffwechsel macht krank.

Öfter sind in der Tagespresse ähnliche Artikel zu lesen wie am 9.7.1991: »Kontrolleure stoppten schlechtes Fleisch an der Grenze«. Schön, dass die Kontrolleure in diesem Fall Erfolg hatten, das heißt aber bei Weitem nicht, dass sie auch alle Transporte mit schlechtem Fleisch erwischen.

Glücklicherweise werden Salmonellen durch starkes Erhitzen oder Braten abgetötet.

Es ist festgestellt worden, dass Kinder bzw. Menschen, die auf dem Lande auf dem Bauernhof leben und Menschen in ärmlicheren Gegenden Afrikas und ähnlichen Gebieten wohnen, extrem selten von bakteriellen Erkrankungen und Allergien belastet sind.

DIE FETTSCHLUCKENDE SUPPE

Das »Heart Memorial Hospital« entwickelte eine spezielle Suppe für übergewichtige Patienten zum schnellen Verlust von Fetten, vor Operationen am Herzen und den Gefäßen.

Die fettschluckende Suppe kann man immer dann essen, wenn man hungrig ist. Man kann davon essen so viel man will. Man muss dabei bedenken, dass man umso mehr abnimmt, je mehr man davon isst.

Auf keinen Fall dürfen Brot, Gebäck, Alkohol, Getränke mit Kohlensäure, auch keine diätetischen und gebratenen Speisen verzehrt werden.

Man muss konsequent bleiben, bei einfachem Wasser ohne Kohlensäure, ungesüßtem Tee, schwarzem Kaffee, ungesüßten Fruchtsäften und Rahm.

Das Rindfleisch kann durch Hähnchenfleisch (gekocht oder gegrillt ohne Fett!) ersetzt werden, aber Vorsicht – absolut keine Hähnchenhaut verwenden; genauso kann man das Rindfleisch durch gekochten Fisch ersetzen, aber nur an einem Tag. Der Körper braucht Proteine, die das Rindfleisch enthält und die der Fisch nicht hat.

Man kann so zwischen fünf und sieben Kilo in sieben Tagen abnehmen.

Das Rezept der fettschluckenden Suppe

6 große Zwiebeln, 2 große grüne Paprika, 1 Kohlkopf, 4–5 Tomaten, 1 Bund fleischiges Selleriekraut, 1 Päckchen klare Brühe. Mit Salz, Pfeffer, Curry, Petersilie würzen.

Gemüse schneiden und mit eineinhalb Liter Wasser übergießen, Zehn Minuten kochen lassen, dann auf mittlerer Stufe weitergaren, bis das Gemüse weich ist.

Diese Suppe kann man, wie gesagt, immer essen, wenn man Hunger hat und so oft, wie man will. Die Suppe hat keine Kalorien. Je öfter man sie isst, umso mehr nimmt man ab.

1. Tag:
Außer der Suppe kann man Obst essen, nur keine Bananen. Nur die Suppe und Obst. Zum Trinken schwarzen Tee, Kaffe, Wasser – alles ohne Zucker.

2. Tag:
Außer der Suppe darf man Gemüse aller Art zu sich nehmen. Man kann bis zum Sattwerden essen. Jegliches frisches Gemüse, auch aus der Dose, aber ohne Zutaten. Am besten sind Gemüse mit grünen Kräutern. Erbsen, Mais und trockene Bohne sollen vermieden werden. Zum Abendbrot kann man sich eine gebratene Kartoffel mit Butter gönnen. Dafür kein Obst!

3. Tag:
Wieder Suppe, so viel man auch möchte. Obst und Gemüse nach Lust und Laune. Heute keine Kartoffeln! Wer sich bis jetzt nach den Empfehlungen gerichtet und nicht geschummelt hat, hat schon zwischen 2 und 4 Kilo verloren.

4. Tag:
Außer der Suppe sollen mindestens 3 Bananen und Rahm gegessen und so viel Wasser getrunken werden, wie man kann. Bananen und Rahm sind reich an Kalorien und an Kohlenhydraten, aber an diesem Tag braucht man sie, weil der Körper nach Zucker verlangt.

5. Tag:
Außer der Suppe gibt es heute Rindfleisch und Tomaten. 200 bis 300 Gramm Rindfleisch und 5 bis 6 Tomaten. Es müssen 6 bis 8 Gläser Wasser getrunken werden, um Urinsäure abzubauen. Mindestens ein Teller Suppe, auch dann, wenn man keine Lust hat.

6. Tag:
Außer der Suppe noch Rindfleisch und Gemüse. Heute sollte man sich Rindfleisch und Gemüse gönnen, so viel man möchte. 2 bis 3 Steaks können es sein (gebraten ohne Fett!). Dazu Gemüse mit grünen Kräutern, aber keine gebratenen Kartoffeln. Achtung, auch heute muss mindestens ein Teller Suppe gegessen werden

7. Tag:
Reis »Langkornreis«, Obstsaft ohne Zucker und Gemüse, so viel man möchte. Auch heute mindestens einen Teller Suppe essen.
Wer nicht geschummelt hat, ist heute – am siebten Tag – um 5 bis 9 Kilo leichter. Wer mehr als 9 Kilo abgenommen hat und mit der Diät weitermachen möchte, muss eine Pause von mindestens zwei Tagen einlegen. Dann kann er wieder für sieben Tage neu starten und die Diät im selben Rhythmus so oft machen, wie er möchte.

Durch Einhaltung dieses Planes wird der Verdauungstrakt entschlackt. Man fühlt sich fit und spürt einen Überschuss an Energie. Der Körper funktioniert leicht. Nach dem dritten Tag spürt man schon mehr Energie. Die Darmtätigkeit wird spürbar verbessert. Man kann sich eine Tasse Kleie oder Haferflocken gönnen. Nach drei Tagen stellt man in der Regel fest, dass man kein Koffein mehr braucht. Diese Diät verträgt sich mit allen Medikamenten.

UM ZU LEBEN, MUSS MAN TÖTEN

Wir Menschen müssen Pflanzen oder Tiere töten, um zu leben. Sie sind dafür da, sie stehen uns zur Verfügung. Es stellt sich dabei wiederum die Frage, ob ich andere Lebewesen deshalb auch misshandeln darf. Darf ich Tiere in Mästereien so züchten, dass sie nie das Tageslicht sehen, sich nie auf einer Wiese austoben können und sich ihre Nahrung nie selbst aussuchen dürfen.

Aufgrund der modernen Tierhaltung ist es inzwischen so weit, dass die einzelnen Tiere solch einen schwachen Stoffwechsel haben, dass ihnen jegliche Abwehrkräfte fehlen. Der Besucher solcher Betriebe darf den Schweinestall nur geduscht und mit speziell desinfizierter Kleidung betreten, weil die Tiere sonst an eventuell eingeschleppten Viren und Bakterien erkranken können.

Die Rechtfertigung, dass das Fleisch nur deshalb gut sei, weil die Tiere so sauber gehalten würden, ist für mich unannehmbar.

Als an der belgischen Grenze die wütenden französischen Bauern ihre Forderungen durchsetzen wollten, öffneten sie die Türen der Viehtransporter und ließen alle Mastschweine auf der Autobahn nahe der Grenze frei. Die Schweine liefen natürlich fort, waren aber so schwach, dass sie nach kaum zweihundert Metern auf dem Bauch lagen, da sie sich selbst nicht mehr tragen konnten. Die französische Polizei musste die Tiere wieder in die Fahrzeuge zurücktragen. Es war wahrscheinlich das erste Mal im Leben dieser armen Schweine, dass ihnen ein Mensch so nahe kam und sie vielleicht sogar ein Gefühl von Liebe oder Mitleid verspürten.

Die »Schweinefleischproduktion« findet so massiv und schnell mit Getränken und Chemie statt, dass das Tier kaum Muskelfleisch mehr bilden kann. Spätestens beim Braten eines Schnitzels oder Koteletts fällt auf, wie wenig am Ende übrig bleibt.

Der schwache Zustand der Tiere beweist, dass auch ihr Fleisch schwach ist. Der Ernährungswert entspricht seiner Zusammensetzung.

Die Tiere sind nicht gesund im Sinne einer normalen Gesundheit. Sie sind aufgrund eines Kraftmangels behindert. Nicht gesund im Sinne einer normalen Gesundheit bezeichne ich somit als krank.

Im Klartext übersetzt heißt das: Wir ernähren die Tiere falsch und bringen sie anschließend um, um uns damit zu ernähren. Die Tiere ernähren uns somit falsch und bringen uns anschließend um. Der Kreislauf ist perfekt!

Das ist die Rache für eine missbrauchte Intelligenz.

Insofern stimmt die Aussage »Fressen und gefressen werden« und hat ihren Sinn auch für Menschen. Das kranke Fleisch weist auf einen schlechten Stoffwechsel hin. Der Mensch übernimmt ihn und lässt sich selbst von innen zerfressen.

FLEISCHKONSUM UND HERZOPERATIONEN

Von den unangenehmen Seiten einer unüberlegten Fresssucht wollen die meisten Menschen nichts wissen. Versuche haben ergeben, dass Tiere, die nur die Hälfte zu fressen bekamen, durchschnittlich doppelt so lange lebten wie andere überernährte Tiere. Die Aufforderung »friss die Hälfte« beweist hiermit ihre volle Gültigkeit.

Außerdem mischen Tiere ihr Futter nicht, sie fressen immer, entweder die eine oder die andere Sorte, aber nicht beide durcheinander.

Der Mensch dagegen nimmt meistens Mischkost zu sich und dabei sehr oft Dinge, die nicht zueinanderpassen, die säuern und die den Organismus und den Verdauungstrakt besonders stark belasten.

Menschen mit ihren festen Wohnformen und mit ihrer Ernährung durch indust-riell gefertigte Produkte erkranken statistisch gesehen 5000-mal häufiger als Tiere in der freien Wildbahn, die ihren Schlafplatz, ihre Lebensweise und ihre Nahrung selbst aussuchen können.

Tiere, selbst Fleischfresser, nehmen ihre Eiweißmengen in der freien Wildbahn in einer rohen Form zu sich und werden angeblich deshalb wenig krank. Sie orientieren sich insgesamt an der Natur.

Die beste Therapie für uns »Zivilisationsmenschen« ist immer eine Fastenkur. Man sollte versuchen, zweimal jährlich eine bis zwei Wochen zu fasten, um den Körper zu entschlacken und zu regenerieren. Die Einrichtung eines Fasten-tages pro Woche, an dem nichts oder nur Rohkost, Gemüse oder Obst geges-sen werden darf, zahlt sich im Sinne der Gesundheit langfristig aus.

Eine Fastenkur sollte möglichst von den Mondphasen abhängig durchgeführt werden. Die Entschlackung und Reinigung des Körpers muss bei abnehmen-dem Mond angegangen werden, der Aufbau des Körpers bei zunehmendem Mond erfolgen.

Beobachtungen an Geschwülsten in Verbindung mit Ernährung haben laut Dr. med. Hoffmann Folgendes gezeigt:

Beim Konsum von Wurst und gekochtem oder gebratenem Fleisch wurde die Geschwulst merklich dicker. Bei dem Verzehr von rohem Fleisch blieb ihre Größe gleich oder wurde geringer. Bei einer vegetarischen Ernährung wurde sie kleiner. Man sollte allerdings eine Ernährungsumstellung langsam angehen, um Suchtreaktionen des Körpers zu vermeiden.
Ein Bekannter erzählte mir, dass man ihm nach einer Herzschwäche, kurz vor dem Herzinfarkt, empfohlen hatte, den Fleischkonsum zu reduzieren. Ihm sollte schnellstens ein Herzbypass eingesetzt werden. Da aber damals in der Umgebung seines Wohnortes keine Möglichkeit für eine schnelle Operation bestand, wurde er in das »Human Hospital Wellington« in London eingewie-sen und dort operiert.

Seine Krankenkasse übernahm die Kosten. Erstaunlich bei der englischen Methode war, dass er am Tag der Operation noch laufen musste. Eine Woche nach dem Eingriff wurde er wieder nach Hause entlassen. Er war begeistert von den englischen Behandlungsmethoden und seiner überaus schnellen Rehabilitation.

Diese Adresse kann man sich für den Notfall merken. Verständigungsschwierigkeiten gibt es nicht, einige Ärzte sprechen Deutsch. Das »Human Hospital Wellington« hat auch einen Sitz in Genf.

Die Notwendigkeit, seinen Fleischkonsum einzuschränken, hat mein Bekannter gut aufgenommen, jedoch isst er Schweinfleisch trotzdem weiter, weil es ihm schmeckt, wie er sagt, und weil man doch irgendwann einmal sterben muss. Na ja, des Menschen Wille ist sein Himmelreich!

RESPEKT VOR TIEREN?

Wenn früher ein Schwein auf dem Hof aufwuchs, war es von gesunder und kräftiger Erscheinung. Es hatte, wie alle anderen Tiere, einen Namen, den es genau verstand. Tiere gehörten früher einfach dazu und bildeten einen Teil der Bewegungen und des Lebens. Eines Tages war es dann so weit. Das Tier wurde geschlachtet. Das war ein Ereignis, das einen anderen Stellenwert hatte als die heutige Massentötung von überproduzierten Lebewesen. Die Kinder weinten, als sie den ihnen lieb gewordenen Freund aufgespaltet und auf dem Kopf an einer Leiter hängend sahen. Wenn dann anschließend in einer feierlichen Stimmung Schweinebraten verzehrt wurde, schmeckte es ihnen so gut, dass es ihnen leichter fiel, das Leid zu vergessen.

Heute bekommen die Tiere einen Quarz hinter dem Ohr eingesetzt, damit der Bauer über seinen Computer genau feststellen kann, wie viel das Tier gefressen hat und wie viel es beim nächsten Mal vollautomatisch bekommen wird. Dabei wird auch eine Menge anderer Daten, die der Bauer angeblich so braucht, gespeichert.

Wie viele Schweine ein Bauer hinter dem Haus für den eigenen Fleischkonsum frei herumlaufen hat, steht in keinem Computer. Einen Quarz im Ohr haben die »Privatschweine« auch nicht. Außerdem dürfen sie sich gut ernähren. Ein Bauer hat einen vielseitigen Beruf und muss geschäftstüchtig sein. Er braucht dafür viel Kraft und ernährt sich von gesunden Tieren. Die Masttiere sind für den Verkauf bestimmt.

Die industrielle »Fleischproduktion« und die ethische Tierhaltung werden von vielen Bauern gut auseinandergehalten. Ein Produkt zu essen ist konsumieren ohne Gewissensfrage. Dagegen kann ein Tier mit Gewissen zu essen zu Verkaufsverlusten führen. Der Konsument wird auf diese Weise von der Industrie konsumiert.

Bewusstes Essen von gesunden Tieren steigert den Genuss. Dieses Bewusstsein vermittelt mehr Respekt vor der Kreatur und hat einen freiwilligen geringeren Fleischverbrauch zur Folge. Es verhindert außerdem einen sinnlosen und gesundheitsschädigenden Leichenschmaus von gequälten Masttieren.

KAPITEL 16

STIRBT DIE UMWELT – STIRBT DER MENSCH!
UMWELT UND FLEISCHKONSUM

In Deutschland werden jährlich 30 Millionen Schweine geschlachtet. Ungefähr 100.000 Tiere sterben schon auf dem Weg zum Schlachthof. Die meisten erleiden rechtzeitig, vor ihrem unwürdigen Tod, einen Herzinfarkt. Der deutsche Bürger (Vegetarier und Säuglinge eingerechnet) konsumiert jährlich durchschnittlich 59 Kilogramm Schweinefleisch.

Die gefährlichste Folge aus der übertriebenen Massentierhaltung für die Natur ist eine riesige Gülleproduktion. Wir kippen jährlich einen vollen Eisenbahnzug mit Gülle, der eine Länge von Amsterdam bis nach Wladiwostok hat, in die Erde.

Manch ein Bauer staunt selbst, dass sein eigenes Brunnenwasser durch Nitrate verseucht ist. Das kann zum Teil technisch bedingt sein. Viele lassen sich nämlich billige Kunststoffrohre – statt solche aus hochwertigem Gussmaterial – bis zu den unterirdischen Wasserreserven anbringen. Dem Preis entsprechend werden die einfachen Rohre oft schnell undicht. Kaum ist die Gülle auf dem Acker, schon sickert sie in das Rohr hinein. So kann sich der Bauer sehr bald mit seiner selbst produzierten Gülle waschen und sie vielleicht trinken. Das größte Problem beim übermäßigen Gülleausschütten ist die Gefahr der Grundwasserverseuchung. Dadurch werden auch die an der Misere Unschuldigen getroffen, selbstverständlich auch die Tiere im Stall.

Die Gülle riecht unangenehm und aggressiv. Genauso fühlt es auch Mutter Erde.
Ob Erde oder Menschen, wir sind aus den gleichen Stoffen, aus Wasser, Mineralien, Metallen und Elektrizität.
Die Gülle frisst die Tonschichten der Erde und hinterlässt Sand.
In dem dann zu einem großen Anteil aus Sand bestehenden Boden wachsen sehr bald nur noch widerstandsfähige Pflanzen wie z.B. Mais. Somit kommen wir zwangsweise zu einer Monokultur. In gewissen, sehr stark von Gülle belasteten Gebieten ist damit zu rechnen, dass die dort wachsenden Bäume in dem sandigen Boden eines Tages keinen Halt mehr finden und einfach umfallen.

Dr. Hoffmann, Biochemiker und Wasserspezialist, erläuterte während eines Kongresses, dass im Halterner Gebiet südwestlich von Münster, wo sehr stark gegüllt wird, vermutlich mindestens tausend Jahre notwendig sein, damit sich der Boden dort wieder einigermaßen von der Gülle regenerieren kann. Er fügte hinzu, dass diese tausend Jahre nur unter der Voraussetzung reichen könnten, dass niemand innerhalb dieser Zeit diesen Boden belastet.

Die Auswirkungen eines übertriebenen Schweinefleischkonsums scheinen sich besonders gut für Infarkte zu eignen: die Gülle für Mutter Erde und Harn- und Fettsäure für den Menschen.

Die Zerstörung der Natur durch die Zerstörungskraft der Menschen wurde mir bei diesen Äußerungen besonders erschreckend bewusst.

In diesem Zusammenhang füge ich zum Nachdenken eine der schönen Geschichten bei, die dem Buch entstammen »Die Weisheit der Indianer«.

»Die Erde weint

Die Weißen verderben unser Land, sie machen die ganze Natur seufzen.
Sie schneiden die Kräuter mit langen Messern, sie verderben die Kräuter – und die Kräuter weinen.
Sie töten die Bäume mit mörderischem Eisen, sie tun den Bäumen unrecht – und die Bäume weinen.
Sie reißen die Eingeweide der Erde auf, sie tun der Erde weh – und die Erde weint.
Sie vergiften das Wasser unserer klaren Flüsse und machen es trübe, die Fische sterben – und die Fische und die Flüsse weinen.
So seht ihr: Die Fische und Flüsse weinen, die Bäume weinen, die Erde weint, die Wiesenkräuter weinen – ja die ganze Natur machen die Weißen seufzen.
Oh, die Undankbaren! Auch sie wird Strafe ereilen!
Häuptling Kenekuk«

Die Geschichte ist etwas älter. Inzwischen ist unser Planet ein großes Stück weiter. Die globale Abholzung, die Zunahme der Wüstenflächen, die globale chemische Verseuchung, die Plastikverseuchung der Erde und der Ozeane, die Plastikvergiftung des Blutes aller Erdbewohner, davon wusste der Häuptling Kenekuk nichts. Mehr darüber im Internet unter: www.plastic-planet.de

GÜLLE, NITRATE, ALUMINIUM, UND TOTE

Gülle mineralisiert organische Stoffe durch Bakterien im Sandboden, was einer Säurebildung gleichzusetzen ist. Die Säure wird im Boden unter Freisetzung von Aluminium aus den Tonbestandteilen des Bodens abgepuffert. Der Prozess vollzieht sich von oben nach unten, die Säure geht immer tiefer, die Nitrate können wegen der Säure nicht mehr abgebaut werden und gelangen in das Grundwasser. Sie werden von dem Grundwasser, dem Blut der Erde, mittransportiert, immer weiter bis zum nächsten Fluss, wenn es nicht irgendwo zwischendurch als Trinkwasser hochgepumpt wird. Durch Kalkzugabe in den Wasserwerken wird nur ein Teil des Aluminiums abgefangen. Der Rest kommt in den Kreislauf zurück und wird mitgetrunken.

Halten wir fest: Die Forscher Martyn und andere berichteten schon vor Jahren in der englischen medizinischen Zeitschrift Lancet, dass Gehirngewebe von Alzheimerpatienten eine fünfzehnfach erhöhte Aluminiumkonzentration aufwiesen. Die Aluminiumkonzentration des Trinkwassers korrelierte mit dem Auftreten von Alzheimer-Symptomen. Der Alzheimer-Risikofaktor war 15-mal höher in Wohngegenden, deren Aluminiumkonzentration des Trinkwassers 0,11 mg/Liter überstieg. Die Forscher demonstrierten außerdem, dass die Gehirnzellen von Tieren, die Aluminium gefüttert bekamen, die gleichen neurofibrillären Veränderungen aufwiesen wie die der aluminiumbelasteten menschlichen Patienten (aus Micro-Trace-Minerals-Berichten).

Der Forscher Bjoerksten erklärte, dass das Gehirn eines Alzheimerkranken durchschnittlich dreimal so viel Aluminium enthalte wie das eines gesunden Menschen. Das kranke Gehirn zeige Verwirrungen (crosslinkage) der Proteinfasern innerhalb der Neuronen. Dieses Phänomen, das durch Aluminium noch besonders verstärkt wird, reduziert den intrazellulären Transport. Der deutsche Chemiker Staudinger hatte diese Theorie schon 1934 entwickelt und in über hundert Publikationen verdeutlicht.

Heute ist Wasser, gleich ob Trinkwasser oder Mineralwasser, kaum mehr nitratfrei zu bekommen. Von Jahr zu Jahr ist eine Zunahme der Vergiftung auf den Etiketten der Wasserflaschen abzulesen.

Schon heute müssen drei Viertel der Weltbevölkerung ohne sauberes Trinkwasser auskommen. Es wird damit gerechnet, dass in naher Zukunft Kriege aus Wassernot entstehen.

97 % der gesamten Wasservorräte der Welt sind Salzwasser. Die Menschheit lebt also nur von den restlichen 3 %. Zieht man die Süßwassermengen, die sich in Eisform oder tief in der Erdkruste im Gestein abgelagert haben, davon ab, dann bleibt für den Menschen nur noch ca. 0,05 % Wasser aus Flüssen und Grundwasser nutzbar. Ein Fünftel der Süßwasservorräte befindet sich in Nordamerika. Leider zieht das Wasser Industriebetriebe an, die es nicht nur verbrauchen, sondern auch ihr Abwasser darin einleiten. Seit ungefähr dreißig Jahren hat sich die amerikanische Industrie angesiedelt. Viele Seen sind mittlerweile zu Kloaken geworden. Die Ökosysteme beginnen dort umzukippen, die Tierwelt in dem Bereich ist schon zum größten Teil ausgerottet. An den übrig gebliebenen Fischen können die todbringenden Gifte genau identifiziert werden. Wo Tiere und Pflanzen sterben, wird es für den Menschen ebenso bedrohlich.

Das Wasser regeneriert sich nur, wenn es langsam durch die Mineralien der Erdkruste fließt und sich mit den für alle Lebewesen so wertvollen Mineralstoffen anreichert.

Um im Frühling zeitiger auf den Acker zu kommen, haben viele Bauern Drainagerohre in der Erde verlegen lassen. Kaum regnet es, fließt das Wasser durch die Drainage ab. Früher gelangte das Regenwasser sehr langsam ins Grundwasser und war dabei nur in geringen Spuren durch Gülle belastet. Bäche führten größtenteils Regenwasser und blieben teilweise das ganze Jahr über feucht. In ihnen befand sich reges Leben. Frösche, Fische und Vögel aller Art konnten sich da wohlfühlen. Heute wird das Regenwasser so schnell abgeführt, dass die Bäche schon am nächsten Tag zum Überlaufen kommen. Dann wird alles schnell wieder trocken, so wie der Bauer es will: Der Traktor kann wieder fahren.

Bäche, die noch einigermaßen belebt waren, wurden vor einigen Jahren begradigt, was zur Folge hatte, dass das Wasser schneller fließen musste und somit Laichplätze und damit Frösche verschwanden.

Unsere Natur ist doch jetzt gerade schön und musterhaft ordentlich, oder?

Das Revier des Wildes wurde nur durch Autobahnen und Straßen getrennt.
Vor den Geräuschen, die wir erzeugen, flüchten die Tiere. Wir bringen genau die völlig durcheinander, die sonst nach Geräuschen ihre Umwelt beurteilen, die auf sie achten müssen, um erfolgreich jagen zu können, um durch die Beute ihr Überleben zu sichern.

Die Erschütterungen durch schwere Fahrzeuge und Landmaschinen bringen viele Tiere in eine vernichtende Bedrängnis. Das künstliche Licht, das wir zum Beispiel mit Autos produzieren, beeinflusst die Umwelt der Tiere. Fledermäuse orten ihre Beute mitunter nach Lichtwellen.

Bleibt dennoch ein Gebiet einigermaßen von solchen naturfremden Einflüssen verschont, dann machen wir daraus ein Naherholungs- oder Urlaubsgebiet für den Massentourismus. Es ist eigentlich ein Wunder, dass trotz aller dieser Störungen, inklusiv Pestiziden, noch so viel Leben in der Umwelt ist.

In die Flüsse werden zusätzlich Chemikalien und Industriewärme als »Superbonus« für Mutter Natur geleitet. Die Abwärme schafft es, die Temperatur der Flüsse bis um drei Grad anzuheben. Mit Hilfe der Phosphate gedeihen Algen noch und noch.

Die Landwirte sind sicher nicht an allem schuld! Sie tragen allerdings eine primäre Verantwortung, weil sie direkt aus der Natur leben. Sie sollten eigentlich die besseren Experten sein, um die Natur vor ihrem Untergang zu schützen. Stattdessen tun sie das Gegenteil. Sie »verpestiziden« die Natur. Wenn sie trotzdem eine Ernte bekommen, die sie eigentlich nicht verdient haben, wird sie noch meterweise in dicke Plastikfolien eingerollt. Die weißen Ballen sind überall auf den Wiesen zu sehen.

Wissen Gemeinden oder Städte schon so nicht, wie sie ihren Kunststoffmüll entsorgen sollen, so werden sie durch die Plastikmüllbauern noch mehr in die Pflicht genommen. Es sind gerade Landwirte, die aus großer Sorge vor einer Bodenverseuchung Bürgerinitiativen bilden und gegen geplante Mülldeponien protestieren. Sie befürchten eine Trinkwasservergiftung, die eine Gefahr für ihre Viehhaltung bedeuten könnte. Sie protestieren bewusst mit Sprüchen wie diesem: »Was wir heute schützen, kann uns morgen nützen.« Die Quintessenz dieser Erkenntnisse gilt für alle Menschen der sogenannten zivilisierten Welt: Ich nutze gerne alle Annehmlichkeiten des Konsums, aber meinen Müll bitte nicht vor meiner Tür entsorgen. Der Plastikmüll, der in milliardenfach produzierten gelben Wertstoffsäcken aus Kunststoff gefüllt wird, kann leider nicht immer so recycelt werden, wie es sich manche Politiker gedacht haben. So wird immer noch ein Teil der wertvollen Rohstoffe, die Kunststoff beinhalten, entweder in modernen Verbrennungsanlagen gasförmig und unsichtbar in die Luft geschleudert oder zusammengepresst zum Beispiel nach Indonesien verschifft. Die Armen unter den Ärmsten, die gewohnt waren, aus den Müllhalden zu leben, bekommen jetzt unseren Kunststoffmüll sauber gewaschen frei Haus geliefert.

Einen Teil der Schiffe haben sie uns jedoch zurückgeschickt, weil sie den deutschen umweltfreundlichen Müll nicht mehr aufnehmen wollen. Wir haben scheinbar genügend Geld für den Transport und die Entsorgung.

Leider aber sind die Schiffe scheinbar viel zu klein, um auch noch Lebensmittel für die Hungernden mitzunehmen. Deshalb zieht man es lieber vor, den Überfluss von Agrarprodukten aus EU-Beständen hierzulande zu vernichten.

Unser Kunststoffmüll reicht mittlerweile aus, um die Erde sechsmal in stabile Plastiktüten einzupacken. Ähnlich den Selbstmördern, die sich eine Plastiktüte über den Kopf ziehen und darunter bis zu ihrem Erstickungstod verweilen, verfahren wir mit uns selbst. Das Blut eines jeden Erdenbürgers ist mittlerweile nachweislich mehr oder weniger mit Kunststoffgiften belastet.

Politiker aller Länder müssten die Kunststoffproduktion weitgehend verbieten, weil das letztendlich der einzige Weg wäre, die Natur vor ihrem Ersticken zu retten. Die Lobbyisten der Kunststoffindustrie sind mächtig und dazu weltweit verteilt – und viele Politiker sind bestechlich. Die Erde und die Weltmeere sind voller Kunststoffmüll. Die Erde und unsere Kinder sind in Gefahr.

Und dann kommen noch die Pestizide dazu. Pestizide und Insektizide sind meistens kurzseitig wirksam, weil Insekten dagegen Gene entwickeln, die sie von Generation zu Generation als Information weitergeben. Insekten produzieren eigene Enzyme, die sie vor einer Vergiftung schützen.

Insekten aus fremden Ländern finden immer mehr den Weg zu uns. Sie benutzen unsere Urlaubsflugzeuge und fliegen zum Nulltarif mit. Untersuchungen haben ergeben, dass ein einziges Flugzeug bis zu fünf Moskitoarten aus Afrika, Asien oder anderen tropischen Ländern einfliegen kann. Schiffe bringen ebenso die verschiedensten Tierarten mit.

Wie Dr. Michael Hoffmann nach seinen Untersuchungen in Tschernobyl und Umgebung berichtete, lagern auf manchem Acker mengenweise offene Säcke von DDT. Der Schluss liegt nahe, dass bei jedem Regenfall DDT bis zum Grundwasser versickert. Russland und die Ukraine sind zwar weit entfernt, aber das Wasser kennt keine Landesgrenzen. Es läuft um den Erdball herum, auch wenn es manchmal langsam läuft. Wasserprobleme, gleich wo sie auftreten, sind immer auch unsere Probleme, wenn noch nicht heute, dann morgen oder übermorgen.

Die Ökobauern arbeiten anders, ohne Pestizide und Insektizide, und leben trotzdem.

Man sollte deshalb grundsätzlich die Produkte von Chemiebauern so lange boykottieren, bis diese zum Nachdenken gekommen sind. Auch in dieser Branche kann man die Leute wahrscheinlich nur über die Brieftasche zur Vernunft bringen. Biobauern werden so ermutigt, ihre gesündere Nahrungsmittelpalette weiterhin zu produzieren und zu erweitern. Bauern, die zu Bioland, Demeter und anderen biologischen Verbänden gehören, werden ständig kontrolliert und bekommen ihre Zulassung erst dann, wenn sich die Erde von den Giften nachweislich erholt hat. Das dauert fünf bis zehn Jahren. Die Chemie, die vom Himmel herunterkommt, kann keiner aufhalten. Bioland- und Demeter-Produkte gelten als sehr zuverlässig, auch wenn sie etwas teuer sind. Dafür erhält man eine bessere Qualität.

WASSER, MAGNETISMUS UND GIFTE

Jeder Bundesbürger verbraucht täglich durchschnittlich 145 Liter Süßwasser, Baden, Duschen und Toilettenspülungen eingerechnet. Nur selten führen wir das Wasser biologisch zurück. Von morgens bis abends leiten wir Chemikalien ein: Zahnpasta, Dusch- und Badezusätze, alle möglichen Reinigungs- und Desinfektionsmittel und viele andere nicht aufzulistende Produkte. Denken wir nur an die Waschpulverindustrie. Sie macht eine solch geschickte Werbung, dass man glauben könnte, Wasser wird erst durch den Waschmittelverbrauch richtig sauber.

Laut einer früheren »Greenpeace«-Untersuchung verbrauchte die deutsche Industrie jährlich 11 Billionen Liter Wasser, wovon der Anteil der chemischen Industrie alleine 4,2 Billionen Liter betrug. Aktuelle Zahlen sind zwar nicht bekannt, die Mengen dafür aber kaum vorstellbar.

80 Liter Wasser werden zum Herstellen eines einzigen Mikrochips benötigt, 3 Liter für eine Getränkedose und 380.000 Liter für ein Auto. Für ein Kilogramm PVC werden 550 Liter Wasser verschmutzt. 85 Liter Wasser werden für ein Kilo neues Papier benötigt, 16 Liter für ein Kilo Recyclingpapier.

In Afrika müssen Menschen stundenlang in der Schlange auf Wasser warten. 1,8 Milliarden Menschen können weltweit nur verseuchtes Wasser trinken. 1,2 Milliarden waren schon an Typhus und Cholera erkrankt. 25 Millionen sterben jährlich an Epidemien, hervorgerufen durch unsauberes Wasser. Vor 50 Jahren fand man DDT in toten Bären. Heute findet man Cäsium an der norwegischen Küste, Klärschlamm im Meer und Öl von Bohrungen im Watt.

Katastrophen wie z.B. 2010 durch das Explodieren eines Bohrturms in der Bucht von Mexiko betreffen uns alle. Millionen Kubikmeter Öl verderben Wasser und kippen Ökosysteme mit unabsehbaren Folgen für Mensch und Umwelt.

Stirbt das Wasser, stirbt der Mensch.

Kneipp bewies die Heilkraft des Wassers.

Paracelsus riet: »Ans Wasser glauben, der Quellgeist ist nicht zu analysieren«!

Wasser zieht Menschen an und ist sehr regenerierend. Die Luft am Wasser ist klarer und angenehmer. Kurbetriebe wissen die Heilmöglichkeiten des Wassers zu nutzen. Russische Forschungen haben ergeben: Menschen, die in der Nähe von Wasserfällen leben, haben eine höhere Lebenserwartung. Die Ionisation der Luft ist an solchen Wasserstellen ständig klar, genauso wie nach einem Gewitter.

Die gute Atemluft in den Parkanlagen wird oft unbewusst von vielen Menschen genossen. Sie halten sich gern an Wasserbrunnen auf und genießen sein Plätschern.

Völker, die ohne fließendes Wasser auskommen müssen, wissen seinen Wert genau zu schätzen. Nomaden, die ständig in der Wüste leben, verfügen über keinen Brunnen, und doch haben sie Wasser. Sie spannen nachts ein Tuch auf. Darauf bilden sich Kondensationstropfen. Das Tuch hängt in der Mitte durch, sammelt das Wasser. Es tropft in kleine Gefäße, die so sorgfältig verschlossen werden, als wenn man jedes Mal von Neuem der Besitzer eines unschätzbaren Reichtums geworden wäre. Nomaden können sich ihre Hände sehr sauber und kunstvoll mit nur wenigen Wassertropfen waschen. Kein einziger Tropfen wird verschüttet. Diese Menschen wissen genau, wovon ihr Leben abhängt. Wir haben in unserer konsumorientierten Welt bereits völlig vergessen, was uns eines Tages zum Verhängnis werden könnte.

Die Römer fanden die Wasserqualität im Gebiet der Eifel besonders gut, und das nicht zuletzt wegen der Mineralien im Erdreich. Sie leiteten das Wasser über Hunderte von Kilometern so, dass es frei laufen und wirbeln konnte. So konnte es sich ständig durch Sonnenlicht und Sauerstoff biologisch regenerieren. Die Römer wussten um die Bedeutung des Wassers für alle Lebewesen. Sie waren sich auch bewusst, dass Leben im Wasser beginnt.

Fährt man in die französische Provence, wird man das Bauwerk »Pont du Gard« bewundern können. Diese altrömische Brücke über dem Tal der Gard diente allein einem freien, offenen und kanalförmigen Wassertransport. Unbelastetes Wasser war eigentlich ziemlich überall zu finden. Trotzdem fanden die Römer Wasser von guter Qualität wichtig, selbst wenn sie es von weit her über aufwendige Bauwerke in die Siedlungen leiten mussten. Das Wasser sollte Licht bekommen und sich frei bewegen können.

Wasser, das unter hohem Druck in dunklen Rohren bis an die Zapfstellen transportiert wird, verliert seine biologische Qualität. Die Moleküle des Wassers verändern sich energetisch und verlieren dabei ihre Ureigenschaft. So werden Stoffe, wie zum Beispiel auch Kalk, unterwegs abgesondert. Ein gesundes Wassermolekül im Urzustand bindet seine zugehörigen Stoffe so, dass sie noch nach dem Wasserverbrauch gebunden bleiben. Es vermindert unangenehme Kalkablagerungen.

Dr. med. Aschoff gelang es, Wasser magnetisch zu regenerieren, indem er Permanentmagnete systematisch um die Wasserleitung anordnete.

Plocher erfand sogar eine Möglichkeit, Seen zu regenerieren. Er berichtete in Eberbach, wie man mit einem einzigen Gerät (ohne Energieanschluss) einen ganzen See regenerieren und von Algen befreien kann. Die Orgonenergie von Wilhelm Reich soll Basis dieser Regeneration sein. Auch das Fernsehen berichtete über »Algen im Bodensee«.

Das rohrförmige kleine Gerät wird in den See eingetaucht. Der See wird homogenisiert und von Algen befreit. Das Gerät muss dazu in einer erdstrahlenfreien Zone angebracht werden, um in seiner Funktion nicht gestört zu werden.

Plocher sprach von einer Zufuhr von mit Hydroxid angereicherten, negativen Ionen. Das Wasser wird dadurch basisch und somit gesund.

Beim Einsatz des Gerätes tritt, laut Plocher, vorerst eine Verschlechterung ein, ähnlich einer homöopathischen Reaktion.

Die spektakulären demonstrierten Ergebnisse stammten unter anderem vom Glöckner See bei Laer im Münsterland, vom Genfer See und vom Lac de Jou. Die Wirkung des Gerätes ist permanent und unerschöpflich.

Plocher versicherte, dass mit dem Einsatz dieses Gerätes selbst Gülle homogenisiert werden kann und somit nicht mehr riecht.

So habe ich vor einigen Jahren ein Gerät über den Sanitärhandel bezogen. Das Gerät hat weder Schrauben noch Filter. Es kann nicht zerlegt werden. Das Gerät wurde nach dem Wasserzähler eingebaut. Das durchfließende Wasser bekommt eine elektrische Information um 683 Gigahertz. Es soll der »Grander Technologie« entsprechen. So werden die Wassermoleküle in ihrem Urzustand wieder regeneriert. Das Wasser schmeckt weich und hat kaum Kalkablagerungen. Verwandte aus Chinon im Loiretal waren schon immer gezwungen, ihr Trinkwasser wegen hoher Kalkanteile im Leitungswasser zu kaufen. Drei Familien entschieden sich, ein solches Gerät aus Deutschland kommen zu lassen. In den ersten drei Monaten war deren Verzweiflung groß. Das Wasser war kalkhaltig wie nie zuvor, denn in diesen ersten drei Monaten wurden die Wasserleitungen von ihrem Kalk befreit. Danach kam das lang ersehnte weiche Wasser. Die langen Haare blieben endlich weich nach dem Duschen. Es wurde kein Trinkwasser mehr gekauft.

Mehr im Internet unter: plocher-wasseraufbereitung, Grander Technologie.

RÖMISCHE RUTENGÄNGER UND BISCHÖFE

Goethe sagte: »Ohne Wasser ist kein Heil.« Viele der heutigen Bischöfe wissen wahrscheinlich nicht, dass der Ursprung ihres Bischofsstabs, den sie bei sich führen, in den Stäben der römischen Brunnensucher liegt.

Mit Wasser gehen wir heute ganz anders um, als es früher üblich war. Wir leiten es unter Druck durch lichtlose Rohre, vergiften es und verbrauchen es gedankenlos. Vielleicht sind wir klüger als die Römer.

Wir sind schließlich zweitausend Jahre weiter als das naturverbundene Volk. Wir lassen uns als Menschen im Computerzeitalter von den römischen Spielereien wenig beeinflussen.

Deshalb sind die damaligen Erkenntnisse der Römer für den modernen und eingebildeten Menschen nicht mehr relevant. Aus demselben Grund haben sich Menschen, die in meinen Augen Wirtschafts- und Umweltverbrecher sind, der Zerstörung von guten deutschen Wasserreserven gewidmet.

Braunkohlenvorräte werden in nicht verantwortbaren Mengen abgebaut. Ganze Landstriche werden ausradiert. Die Dörfer verschwinden, die Landschaft wird verschandelt. Arbeitsplätze werden künstlich erhalten.

Riesenbagger fräsen sich bis auf eine Tiefe von 200 Metern in die Erde. Dafür muss aber vorher das Gebiet trockengelegt werden.

Millionen von Kubikmetern, ca. 2000 pro Stunde, der qualitativ besten deutschen Wasserreserven werden dafür durch Hochleistungspumpen in den Rhein abgeführt und fließen somit ins offene Meer. Dieses Verbrechen an der Natur, folglich auch am Menschen und am Leben überhaupt, unterstützen alle deutschen Politiker. Sie müssen wirklich in dem guten Glauben leben, dass nach ihrer Generation keine andere mehr nachkommen wird. In den Gebieten Aachen, Köln, Venlo und selbst bis in das Pariser Becken hinein registriert man ein Absinken des Grundwassers.

Zum ersten Mal in der Geschichte geriet 1992 Südhessen in Wassernot.

Ein Bauer aus dem Kaarster Gebiet erzählte mir: Schon das Baggern bis auf nur 60 Meter Tiefe in einer Entfernung von 18 Kilometern hat dazu geführt, dass der Grundwasserspiegel, der früher bei drei Meter Tiefe lag, sehr rasch auf sieben Meter abgesunken sei. Da demnächst Braunkohle bis auf zweihundert Meter Tiefe abgebaut werden soll, ist die Befürchtung groß, dass das Wasser nicht mehr ausreicht. Das Projekt »Garzweiler 2« verursachte die Umsiedlung von ungefähr 7000 bis 8000 Menschen, ohne Berücksichtigung ihrer seelischen Belastung. Etliche Dörfer verschwanden von der Bildfläche. Bis zum Jahr 2045 sollen fast 50 Quadratkilometer abgebaut sein. Die ökologischen Schäden sind unkalkulierbar.

Die wertvollen Wasserreserven der besonders guten und weichen Wasser werden vernichtet. Aus dieser Gegend hatten die Römer vor über 2000 Jahren das beste Wasser geortet und über Wasserkanäle nach Köln geleitet. In diesem Gebiet haben sich aufgrund der guten Wasserqualität Tuch- und Papierfabriken angesiedelt.

Im Rheinwasser fließen ungefähr 60.000 unterschiedliche Fremdstoffe mit. Mit dem Abpumpen von gesundem Wasser aus den Braunkohlegebieten wird wenigstens eine Verdünnung der Gifte im Rhein bis zum Meer erzielt.

In Sachsen soll das Wasser bislang so hoch mit Schadstoffen, insbesondere Arsen, belastet gewesen sein, dass es nur noch für Industriezwecke verwendet werden konnte.

Ein schlauer Politiker hatte sogar vor Jahren angeregt, dass man einige Flüsse für den Abtransport von Industriegiften frei lassen sollte. Sein Traum hat sich in Sachsen verwirklicht, ohne dafür etwas tun zu müssen.

Um Chemikalien von der Erdoberfläche zu »entsorgen«, werden Genehmigungen erteilt, diese mit leistungsfähigen Druckeinrichtungen bis zu 3000 Meter Tiefe in das Grundwasser abzuleiten.

Das Wort entsorgen beinhaltet das Wort Sorgen. Das Wort Sorgen als Mahnung für die Zukunft muss bleiben. Es ist zu erwarten, dass viele der modernen Entsorgungen langfristig viele Sorgen bereiten werden. Die Chemikalien aus 3000 Meter Tiefe werden bestimmt eines Tages wieder auftauchen.

Der Grund des Schwarzen Meeres erhöht sich jährlich durch die Zufuhr von Abwasser um eine zwei Meter hohe Schicht aus Faulgas.

Besonders Haie, die sich früher in tieferen Zonen aufhielten, sind heute bereits in 50 Meter Tiefe zu finden. Existiert in einem Meer kein Leben mehr, dann stirbt die Umgebung mit.

KÜNSTLICH KRANKES WASSER
KÜNSTLICH REGENERIEREN

Unser Leitungswasser, das auch gleichzeitig unser Trinkwasser ist, enthält zurzeit in manchen Gebieten Gifte, die negative Auswirkungen auf den Gesundheitszustand des Menschen haben können.

Eine Firma Kuhn entwickelte ein Gerät mit Membransystem, welches das Leitungswasser weitgehend von Schadstoffen befreit. Das Prinzip ist ziemlich einfach. Das Wasser wird durch einen feinporigen Membranfilter geführt, der die Verschmutzungen, aber leider auch die im Wasser gebundenen Mineralien wegfiltert. Das Verfahren beruht auf dem Prinzip der Umkehrosmose. Durch diesen Vorgang werden bis zu 100 % der organischen und bis zu 98 % der anorganischen Schadstoffe abgewiesen.

Der Filter muss häufiger von seinen unappetitlichen, schlammigen Rückständen, die möglicherweise Keime enthalten, gesäubert werden.

Einer meiner Bekannten kaufte sich ein solches Gerät und behauptete als Feinschmecker, dass das Wasser besonders gut schmecke, dass viele seiner damaligen Beschwerden (Sodbrennen, schnelle Ermüdung und Völlegefühl) ganz verschwunden wären. Er fühlte sich fit und konnte Alkohol viel besser vertragen, was für sein geselliges Naturell nicht unerheblich war.

Da Wasser von Natur aus Mineralien an sich zieht, werden durch das entmineralisierte Wasser dem Körper die überschüssigen und schädlichen Mineralien entzogen. Dieses wäre mit einer Art Fastenkur zu vergleichen. Der Ausgleich zu den verlorenen Mineralien kann durch Obst und Gemüse wieder ausgeglichen werden.

Mein Bekannter hatte keine Ahnung von der Kinesiologie. So nutzte ich sein Unwissen, um sein Leitungswasser im Vergleich zu dem einer bekannten Wassermarke über die Vorstellungskraft zu testen. Seine Reaktion war eindeutig: Sein Hauswasser gab ihm eine volle Muskelkraft. Das andere Wasser ließ sie dagegen völlig versagen. Witzigerweise glaubte er, dass ich ihn hypnotisiert oder magisch beeinflusst habe.

Mittlerweile gibt es verschiedene Systeme der Umkehrosmose. Einige arbeiten mit Membranen, andere mit Kohlefilter und so weiter.

Mehr darüber im Internet, zum Beispiel unter: Umkehrosmose Wasserfilter, Nimbus Wasserfilter usw.

Aus der nach meiner Ansicht sehr gut ausgearbeiteten Dokumentation der Firma Nimbus gebe ich auszugsweise die Angaben über Schadstoffe im Wasser und ihre mögliche Auswirkung auf den Organismus wieder:

NATRIUM in Form seiner Salze, insbesondere als Natriumchlorid (Kochsalz), ist jedem vertraut. Der Natriumgehalt des Trinkwassers sollte nach Möglichkeit minimiert werden. Zu viel Natrium gehört zu den wichtigsten Auslösern von Bluthochdruck, der wiederum einen Risikofaktor des Herzinfarkts darstellt. Auch Kleinkinder reagieren auf diesen Stoff empfindlich, da die noch nicht vollständig entwickelten Nieren dieses Element nicht so schnell ausscheiden können. Hier kann der Grundstock für die spätere Neigung zum Bluthochdruck entstehen.

CHLOR
Dieses Bleich- und Desinfektionsmittel wird dem Leitungswasser zugesetzt, um Bakterien und Keime abzutöten. Chlor kann sich mit organischen Substanzen verbinden und krebserregende Stoffe bilden. Bakterientests mit Chlorierungsprodukten im Rohwasser haben mittlerweile gezeigt, dass diese schädigend auf das Erbgut wirken können.

TRICHLORETHYLEN

Das Löse- und Reinigungsmittel war analytisch im Wasser lange nicht mehr messbar. Mehr noch: Dass dieser Stoff wahrlich nicht ins Wasser gehört, darauf wurde man erst in jüngster Zeit aufmerksam. Die Konzentrationen waren so hoch, dass die Chemikalie, die aus chemischen Reinigungen stammt, mit dem Geruchssinn wahrnehmbar wurde. Heute werden häufig mehr als 10 Mikrogramm dieses krebserregenden Stoffes pro Liter Grundwasser nachgewiesen. Weitere chlorierte Kohlenwasserstoffe finden sich im Wasser, wie z.b. Trichlorethan, Tetrachloräthylen oder Dichlormethan. Sie enthalten oft krebserzeugende und fruchtschädigende Substanzen.

KALIUM

Kalium ist ein lebenswichtiges Element und spielt im menschlichen Organismus eine wichtige Rolle bei der Regulierung und Aufrechterhaltung des osmotischen Drucks in den Körperzellen. In fast allen natürlichen Gewässern ist Kalium enthalten. Erhöhte Werte jedoch weisen auf industrielle Kaliabwässer hin und bilden zusammen mit erhöhten Natriumwerten einen Hinweis auf Verunreinigungen durch fäkale Abfallstoffe.

CADMIUM

Dieses Schwermetall fällt bei der Zinkgewinnung an und ist Bestandteil von Rostschutzanstrichen und vielen Farben. Cadmium gilt als sogenanntes Kumulationsgift, das heißt, es reichert sich im Körper an, ohne abgebaut werden zu können. Die Folgen sind Nierenschäden und Knochendeformationen.

CALCIUM

Calciumionen sind in fast allen Gewässern enthalten. Calcium ist unter anderem für die Härte des Wassers verantwortlich.

KUPFER

Kupfer ist ein lebenswichtiges Spurenelement. Für Erwachsene besteht nach bisheriger Kenntnis keine Gefährdung durch Kupfer, allenfalls kann das Wasser einen metallischen Geschmack haben. Bei Kleinkindern ist es jedoch durch zu viel Kupfer im Leitungswasser im Jahr 1988 in Bayern zu tödlichen Vergiftungen gekommen.

NITRATE

Nitrate sind gefährlich! Sie machen den Wasserwerken erhebliche Sorgen. Seit Jahren nimmt ihr Gehalt im Grundwasser zu. Das ist eine Folge der Überdüngung in der Landwirtschaft, gleich ob mit Kunstdünger oder Gülle. Weil die

Aufnahmefähigkeit von Pflanzen und Boden begrenzt ist, gerät überschüssiges Nitrat ins Grundwasser.
Die Abbauprodukte der Nitrate sind gesundheitsgefährlich!

Schon in der Mundhöhle werden die im Wasser vorhandenen Nitrate durch die körpereigenen Fermente teilweise in Nitrit umgewandelt. Im Körper können sich im Zusammenwirken mit Eiweiß aus Nitrit die krebserregenden Nitrosamine bilden. Am gefährlichsten ist dieses Nitrit für Babys. Es kann zur lebensgefährlichen Blausucht führen. Die roten Blutkörperchen werden dabei verändert, wodurch der Sauerstofftransport des Blutes teilweise blockiert wird. Das führt zum Ersticken.
Es wäre deshalb notwendig, den Nitratwert von bisher 50 mg/L weit niedriger anzusetzen.

Wenn man bedenkt, dass ein Säugling bei einer Nitratdosis von weniger als 10 mg/L an Blausucht erkranken kann, dann erhebt sich zwangsläufig die Frage: Wie lange halten wir das noch aus?
Nitrat ist – auch im Vergleich zu den meisten organischen Giften – tückisch: Es ist durch herkömmliche Reinigungs- und Filterverfahren inklusive Aktivkohle nicht aus dem Wasser zu entfernen. Das zurzeit wirkungsvollste Verfahren stellt die Umkehrosmose dar.

ARSEN
Der Giftstoff gelangt durch Sickerwasser aus Mülldeponien und arsenhaltigen Pestiziden ins Grundwasser. Eine regelmäßige Aufnahme kann beim Menschen unter anderem zu Schädigungen des zentralen Nervensystems und zu Hautveränderungen (Hautkrebs) führen.

BLEI
Dieses Schwermetall gelangt durch bleiverarbeitende Betriebe, verbleiten Kraftstoff und noch vorhandene Bleirohre älterer Wohnhäuser ins Wasser. Im letztgenannten Fall kann das Stagnationswasser – das heißt, das über Nacht in der Leitung verbliebene Trink- und Brauchwasser – morgens bei der ersten Entnahme eine Konzentration von bis 0,3 mg/L erreichen. Es liegt damit erheblich über dem zulässigen Grenzwert (in Berlin bei einem Fünftel aller Haushalte). Deshalb empfiehlt das Bundesgesundheitsamt den Bewohnern von Altbauten, das Wasser vor dem Kaffeekochen, Duschen und Baden einige Zeit ablaufen zu lassen, um den Bleigehalt auf ein erträgliches Maß zu reduzieren. Blei kann zu Schädigungen des zentralen Nervensystems führen, Blutbild und Gehirnfunktionen verändern.

ZYANID (BLAUSÄURE)

Kalium- und Natriumzyanid fallen in der chemischen Industrie und in der Galvanik an und gelangen über die Abwässer in die Umwelt. Wegen der hohen Toxizität dieser Stoffe nicht nur für den Menschen, sondern vor allem für Fisch und Plankton, müssen die Grenzwerte strikt eingehalten werden. Die ökologischen Schäden bei Blausäureunfällen sind verheerend. Überhöhte Zyanidwerte können beim Menschen in die Atmungskette eingreifen und zu einem Stillstand der Zellatmung führen.

Das Filtern des Wassers und die Absonderung von Mineralien und Schadstoffen ermöglicht demnach eine vorsorgliche Reinigung des Blutes.
Eine Trinkkur mit destilliertem Wasser, ein Wasser also frei von Rückständen und Mineralien, kann dazu verhelfen, den Körper zu entgiften. Krebs und Zuckerkrankheiten sollen schon damit geheilt worden sein.

Das getrunkene destillierte Wasser sucht nach Mineralien und entzieht somit dem Körper so viel davon wie möglich. Man muss dreieinhalb Liter täglich davon trinken. Das bedeutet zwei kleine Biergläser voll (je 0,2 Liter) in einem Rhythmus von zwei Stunden, und zwar den ganzen Tag über.

Die Kur mit destilliertem Wasser muss mit Vorsicht genossen werden. Sie sollte nicht den gesamten Tagesbedarf an Flüssigkeit decken. Es könnte zu einer Demineralisierung des Körpers kommen, besonders dann, wenn diese Kur nicht durch Obst und Gemüse kompensiert wird. Das ist sehr wichtig. Schon nach drei Tagen spürt man im Normalfall eine Besserung. Die Kur kann bis zu zwölf Wochen hintereinander gemacht werden.
Ich erfuhr in meinem Bekanntenkreis von zwei Heilungen durch das Wasser. In einem Fall soll es sich um Krebs im Endstadium gehandelt haben. Sollte man kein destilliertes Wasser bekommen, so kann man als Alternative Leitungswasser zehn Minuten lang abkochen, lässt es wieder abkühlen und kocht es noch einmal so lange.

WERBUNG, VERDUMMUNG UND KONSUM

Wir brauchen sehr viel Papier. Gott sei Dank gibt es jetzt Möglichkeiten der Wiederaufbereitung, und das tut unserem Umweltbewusstsein sehr gut. Über die Mengen an Werbung in unseren Briefkästen oder in den Zeitungen denken wir nicht nach. Alle verwendeten Farben sind Chemikalien. Sie belasten am Ende das Wasser, weil sie irgendwann beim Recyceln gewaschen werden.

Werbung in Papierform eröffnet uns eine Möglichkeit, zu sparen, damit wir anschließend wieder mehr konsumieren.

Werbung durch Radio und Fernsehen vermittelt uns überwiegend eine künstliche Welt der Zufriedenheit.

Das Risiko, dabei zu verdummen, ist groß. Werbung will nur davon überzeugen, dass ein neues Produkt, auf das wir bisher gut verzichten konnten, ab heute fehlt. Das Entscheidungsvermögen wird unterschwellig beeinflusst. Das ist die Basis für eine steuerbare Konsumgesellschaft. Die Verführung ist groß, und das Zahlen mit Kreditkarte eine Falle. Die finanziellen Möglichkeiten werden überstrapaziert. Die Schulden wachsen. Die Familie gerät in Ungleichgewicht, Menschen trennen sich. Existenzen werden durch Konsum ruiniert.

Die Kraft der Werbung kann das Bild der realen Welt völlig verändern.

Der Respekt vieler Menschen vor Schulmedizinern resultiert ebenso zum Teil auch aus der Werbung, die rät: »Fragen Sie Ihren Arzt oder Apotheker«.

Die Pharmaindustrie rät damit, den Arzt zu besuchen, damit Rezepte geschrieben werden. Naturmediziner werden wohlgemerkt nie dabei erwähnt, sie schreiben zu wenig auf.

Alle Formen von Werbungen haben letztendlich nur einen kommerziellen Zweck.

WIR KÖNNEN UNSERE TÄGLICHE VERGIFTUNG REDUZIEREN

Wir haben es selbst in der Hand, eine Zeitung ohne Werbung zu bekommen oder diese abzubestellen. Wir haben es selbst in der Hand, Radio und Fernsehsender auszuschalten, um uns eine geistige Vergiftung zu ersparen.

Wir müssen langfristig unseren Fleischkonsum erheblich drosseln, um Menschen, Tiere und Umwelt zu schonen und dabei unsere Gesundheit weitgehend zu schützen. Es geht nicht nur um Schweine- oder sonstiges Fleisch, sondern um den Fleischkonsum insgesamt.

Die Hormon- und Gammelfleisch Skandale haben unsere Aufmerksamkeit erweckt.

Kälber wurden derartig mit Hormonen behandelt, dass sogar, laut Pressemeldungen, eine gesundheitliche Gefahr für Frauen bestand, die Östrogenpräparate einnahmen. An solche Nebenwirkungen hat keiner bei seinen Mahlzeiten gedacht und Kalbfleisch bedenkenlos gegessen. Welche Langzeitwirkungen sich noch daraus ergeben können, erläutert uns auch niemand.

UMLERNEN, AUSGEGLICHEN UND GLÜCKLICHER WERDEN

Durch Konsumsucht verkümmert die Gefühlsebene, das Leben wird eintönig, die Freude an kleinen Dingen schwindet. Das ersehnte Glück bleibt aus.

Eine Besinnung zur Realität ist nur durch Umdenken möglich. Yoga oder Meditation bieten gute Voraussetzungen dafür. Sie vermitteln andere Werte, wecken andere Freuden und auch Achtung vor der Schöpfung.

So gewinnt man an Widerstand und Effektivität. Das Leben wird intensiver und bewusster. Das eigene Ich bekommt einen neuen Stellenwert. Mitmenschen werden besser wahrgenommen. Die eigene Aura ändert sich unbewusst. Man wird kommunikativ. Man ist unbefangener als vorher und wird somit frei. Die eigene Toleranz wächst, viele Probleme beseitigen sich von selbst.

Freiheit, sich zu befreien, ist eine gute Voraussetzung, um die Gesundheit zu erhalten.

MAN MUSS NICHT WIE EIN MÖNCH LEBEN

Meine eigene Verantwortung im Umgang mit Menschen und der Umwelt ist mir durch die Radiästhesie immer bewusster geworden. Ich bin ungefähr zehn Jahre Vegetarier gewesen. Wenn ich allerdings einen Heißhunger auf ein gutes Stück Fleisch verspürt habe, dann ging ich in ein gutes Restaurant und bestellte mir ein Steak. Es musste nicht riesig sein, aber von hervorragender Qualität. Wenn mich schon diese Gelüste überfielen, dann wollte ich sie auch richtig und bewusst auskosten. Meine lebhafte Verkaufstätigkeit mit entsprechenden Kundenbewirtungen zwang mich manches Mal zu einer Umorientierung meiner Ernährungsweise. Dennoch denke ich sehr oft an das Tier, das meinem Appetit zum Opfer fallen musste, und freue mich bewusst auf das schmackhafte Fleisch, da es mir schenkt. Ich genieße es in vollen Zügen, das hebt den Wert des Genusses an.

Wenn wieder ein Essen angesagt ist, wähle ich Steaks, weil in seinem Muskelfleisch die geringsten Rückstände an möglichen Chemikalien sind – diese lagern sich hauptsächlich im Fett ab. Wenn ich Chemikalien erwähne, denke ich auch an die gedüngten Pflanzen, mit denen die Tiere ernährt worden sind.

Obwohl ich weiß, dass Zucker meinen Stoffwechsel übersäuert, hält mich, wenn ich Lust darauf habe, nichts zurück. Ich esse dann auch Schokolade.

Man sollte auf gar keinen Fall wie ein Asket leben. Man muss sich nur gewisse Richtlinien geben, die man gerne einhält. Man profitiert davon durch seelisches und körperliches Gleichgewicht. Das Schönste dabei sind die Sünden. Sie sind besonders schön, weil sie keine alltäglichen Gewohnheiten darstellen. Sie sind Ausnahmen, die man sehr viel besser schätzen und bewusster erleben kann. Man sollte seine Seele nie hinter ein Gitter sperren, nur damit der Körper gesund bleibt. Die Seele braucht ihre Freude.

KAPITEL 17

DROGEN UND MAFIA
GESELLSCHAFT UND SINN DES LEBENS

Das Vernichten der ältesten Kulturen der Welt, sei es die der Indianer und jetzt unter anderen die der Pygmäen, fand immer wegen der Geldsucht des weißen Mannes statt.

Wir vernichten uns moralisch und ethisch durch Geldgier. Der Untergang der römischen und griechischen Kulturen durch ihre luxuriösen Orgien und Feste sind ähnliche Beispiele. Leider haben wir wenig daraus gelernt.

Die Innenstadtkerne einiger Großstädte haben ihren kulturellen Charakter schon zugunsten von Porno- und Sexshops eingetauscht. Wir brauchen nur an den Kurfürstendamm in Berlin oder an andere Metropolen wie Paris und Amsterdam zu denken. Dort wird einem die Evolution der sogenannten zivilisierten Gesellschaft beschämend vor Augen geführt.

Die Menschen unserer Zeit brauchen ihr Geld, um sich ihre materiellen Wünsche zu erfüllen. Sie müssen immer weniger arbeiten und kämpfen. Oft verliert das Leben an Reizen und wird langweilig.

Der Pioniergeist im Menschen schwindet. Desinteresse findet man heute schon bei den Jugendlichen.

Es ist nicht mehr »in«, sich für die Zukunft etwas Konstruktives aufbauen zu wollen und mit ehrgeizigen Plänen das Leben anzugehen. Motivation und Ziele fehlen. Vielmehr wird danach gestrebt, das Leben finanziell gut abzusichern. Das Beste soll es sein, für möglichst viel Geld und wenig Arbeit.

Es gibt mehr Freizeit, doch nur wenige Menschen wissen etwas Konkretes damit anzufangen. Der Computer- und Fernsehkonsum vieler Leute steigt oft ins Unermessliche.

Etliche Menschen kommen durch ein verfehltes Freizeitverhalten auf nutzlose Gedanken bis hin zu Drogenabhängigkeit. Vieles wird ohne Einschränkung und ohne Hemmung ausprobiert.

Es wird auch nicht haltgemacht vor jeglichen Perversitäten, die nur in seltenen Einzelfällen auf eine eindeutige Veranlagung zurückzuführen sind. Alle diese

Auswüchse stellen unter anderem das Ergebnis der Langeweile einer Überflussgesellschaft dar. Die äußerst freizügigen Sendungen, Horror- und Kriminalfilme vieler Fernsehanstalten und die aggressiven Videospiele verderben die Seele und helfen weiter, in diese unethische Richtung zu denken.

Leider werden die daraus resultierenden Eindrücke besonders von Jugendlichen nicht verarbeitet und bleiben so lange haften, bis Drogen oder Alkohol die Gefühle abstumpfen. Oft genug ist dann der Weg in die Kriminalität nicht mehr weit.

Die Boulevardpresse berichtet hinreichend über den Tod großer Stars des Showgeschäftes durch Drogenabhängigkeit und Aids.

Kleine Freuden des Lebens werden leider nur noch selten geachtet. Es wird gelebt nach dem Motto: Wenn der Mensch das hat, was er wollte, dann will er nicht mehr das, was er hat.

Das Erlebnis und die Zufriedenheit, nach langer Arbeit etwas erreicht zu haben, das Erreichte auch schätzen zu können und sich lange darüber zu freuen, werden immer seltener. Werte gehen verloren:

Das Wort »Arbeit« wird in unserer heutigen Gesellschaft überwiegend als etwas Negatives angesehen und ausgesprochen: »Ach, ich muss noch so lange arbeiten.«

Dass »Arbeit« ein positives Wort ist, wissen alle Arbeitsuchenden, weil sie mit Arbeit ihr Leben gerne bestreiten würden.

Arbeit bringt Körper und Geist in Bewegung. Bewegen ist Leben, Leben ist bewegen. Arbeit macht fit und hält jung. Arbeit verhindert Vereinsamung, weil man ein Teil des Ganzen ist, wie ein Glied in der Kette. Durch Arbeit wird man also wichtig. Arbeit gibt Ziele. So hat jeder etwas, worüber er nachdenken und sich organisieren kann.

Arbeit macht kreativ und bringt immer neue Herausforderungen. Arbeit fördert das Denken und ermöglicht die eigene Entwicklung. Das ermöglicht den eigenen Fortschritt innerhalb der Gesellschaft und verhilft zu neuen Horizonten. Und schon ergeben sich wieder neue Ziele. Stufe für Stufe kommt man ein Stück höher. Man bleibt konstruktiv und jung.

Arbeit macht Spaß. Arbeit muss Spaß machen, denn eine Arbeit, die keinen Spaß macht, ist die falsche Arbeit. Man muss sich dann um eine andere Aufgabe bemühen. Das macht niemand anderer für einen. Jeder muss selbst wissen, was er aus seinem Leben selbstverantwortlich machen will. Wenn er das will, dann erreicht er auch Ziele, oft auch unerwartete Ziele. »Arbeit« gehört zu den positivsten Wörtern überhaupt. Man sollte ein Leben lang arbeiten, solange der Körper mitmacht. Wenn der Körper nicht mehr will, dann meldet er sich von alleine. Solange der Körper »läuft«, will er mitteilen, dass er auf neue Aufgaben wartet. Wenn er »schwächelt«, kann immer noch das Tempo angepasst werden. Einmal aufhören kann das letzte Mal gewesen sein.

Menschen, die ihr Leben lang gearbeitet und gesund gelebt haben, sind oft noch mit über achtzig Jahren beschäftigt. Sie übernehmen mit der Zeit leichtere Aufgaben. Sie haben noch Ziele und sind zum Beispiel auch in Fernsehdiskussionen zu sehen. Sie sind geistig fit und bewegen sich bis ins hohe Alter auch ohne Rollator.

Ein Mensch ohne Ziele verarmt geistig und körperlich, er wird schnell alt und unbeweglich.

Menschen, die sich das Wort »Arbeit« als negativ im Kopf einprägen, werden meist Frührentner und altern in der Regel sehr schnell. Sie verlieren den Kontakt zu jungen Menschen und isolieren sich. Sie haben keine Ziele mehr, keine Freude und bald auch keine Freunde mehr. Die neuen Wehwehchen werden zu ihrer einzigen Unterhaltung. Nichts ist besser geeignet, um Freunde zu verlieren, als über die eigenen Leiden zu sprechen. Möchte man also gerne auf einen Freund verzichten, dann sollte man mit ihm nur noch über die plagenden Schmerzen reden.

Gesunde Rentner ohne Beschäftigung sind oft Meister des Klagens. So warten sie eigentlich nur noch auf ihre letzten Tage. Körper und Geist werden langsamer und entsprechend krank.

Gesunde Frührentner schaden sich letztendlich selbst und leben zu früh auf Kosten der sozialen Gemeinschaft. Das sollte nicht der Sinn des Lebens sein. Arbeit ist gesundheitsfördernd und verhindert ein schnelles Altern.

Genug Geld zu haben ist nicht alles. Es ist nur wichtig, genug Geld zu verdienen, um ausgeglichen und zufrieden leben zu können. Die Arbeit, die einem Spaß macht, ist die richtige Arbeit. Die richtige Zeit ist also immer jetzt. Das Leben geht schnell vorbei. Am Ende wird man nichts mitnehmen können.

Ziellosigkeit führt zu Labilität und Depressionen und verführt zu Alkoholkonsum und Drogen. Drogen machen krank. Ziellose Menschen und Jugendliche sterben daran.

Wir, unsere Gesellschaft, das Familiensystem und die verfehlte soziale Politik tragen alle die Schuld für diese dramatische Entwicklung. Eine der Ursachen möchte ich aus meiner Sichtweise näher erläutern.

DROGENMARKT, FLEISCHKONSUM, AUSNUTZUNG VON DRITTE-WELT-VÖLKERN

Die ausgestrahlte ARD-Sendung vom 17.12.1987 »Fleisch frisst Menschen« liegt zwar schon Jahre zurück, ist aber aktueller denn je. Sie verdeutlichte meiner Ansicht nach schon zu der Zeit in hervorragender Weise das größte Problem unserer Zivilisation.

Wir essen immer mehr Fleisch, ohne Respekt vor den Tieren zu haben und ohne über die Misshandlungen nachzudenken, die wir ihnen zu Lebzeiten zufügen. Selbst der Weg zum Schlachthof, ihre letzte Fahrt, findet bei Minustemperaturen im offenen Lastkraftwagen statt.

Die Tiere müssen so schnell wie möglich ein schlachthofreifes Gewicht erreichen. Sie werden regelrecht mit Hochdruck gemästet. Die Futtermittel wiederum müssen angesichts eines steigenden Fleischkonsums großflächig angebaut werden. Zum Beispiel: Soja in Südamerika. Ist die Sojaernte eingebracht und dann verschifft, fallen die Preise an der Chicagoer Börse. Die armen Völker müssen sich mit noch weniger Geld als schon üblich abfinden. Damit nicht genug! Sie werden zudem in die Pflicht genommen, noch mehr Anbaufläche zu schaffen. Die wiederum erfordert neue Landmaschinen, welche die Südamerikaner dann im Tausch gegen die Naturprodukte als Zahlungsmittel erhalten.
Die Landmaschinen dienen selbstverständlich dem weiteren Abroden der Wälder, sie stützen eine Monokulturlandschaft.

Sehr viele der Bauern, die in Armut leben, wollen ihr Land verständlicherweise nicht abgeben, bildet es doch die Grundlage für die Ernährung ihrer Familie. Die Miliz, die ihre Sache gut im Griff hat, wird dann zu den kleinen Bauern geschickt, um sie »aufzuklären«.

Diese lassen sich selten oder nie davon überzeugen, dass sie dafür hungern sollen, damit wir weiterhin immer mehr Koteletts und Schnitzel essen können. Häufig genug bekommt einer von ihnen als Lehrstück vor versammelter Familie von der Miliz eine Kugel in den Kopf verpasst. Wir brauchen dann um unser Kotelett nicht mehr zu bangen.

Die Ironie bei dieser Geschichte ist, dass Brasilianer einiger Landstriche oft gar nicht wissen, dass man Fleisch essen kann. Das berichtete mir ein Topmanager der deutschen Autoindustrie aufgrund seiner Erfahrungen in Brasilien. Unsere Industrie rodet auch kräftig mit ab: Grundfläche und Löhne sind billig.

Um ein Kilo Rindfleisch zu »produzieren«, werden durchschnittlich 16 Kilo wertvolles Getreide benötigt. Für unsere übertriebenen Schlemmereien wird immer mehr Anbaufläche benötigt. Die Menschen dort geraten immer schneller in Hungersnot. Ohne Fleischkonsum würde die globale Anbaufläche ausreichen, um 14 Milliarden Menschen zu ernähren.

Würde man sich selbst mehr mit diesem Getreide ernähren, müssten die Tiere nicht in den vielen Mastbetrieben unethisch »produziert« werden. Mit weniger Tieren würde man die Armut anderer Völker nicht noch fördern und die Erde vor Abholzung und Gülleverseuchung verschonen.

ARMUTSVÖLKER UND MAFIA RÄCHEN SICH

Mit Kaffee, Bananen und anderen Erzeugnissen aus diesen Ländern wird ähnlich unfair verfahren, sodass sich der Anbau für die einheimische Bevölkerung kaum noch lohnt. Wir drücken die Preise so weit nach unten, dass diese Menschen keine Aussicht haben, jemals aus ihrer Armut herauszukommen.

Und dabei ist es ja wirklich nicht so, dass wir keine angemessenen Preise bezahlen könnten. Aber die Marktwirtschaft handelt das Letzte heraus, um gut zu verdienen. Doch auch wir sparen gerne ein paar Euro im Monat ein. Wir haben nämlich das Teilen mit den Armen dieser Welt noch nicht gelernt. Im Gegenteil, wir nutzen sie täglich gerne und schonungslos aus. Handeln macht schließlich auch Spaß. Besonders, wenn Geld wichtiger ist als andere Werte.

Es ist daher nicht verwunderlich, dass einmal zum Gegenschlag ausgeholt werden musste. Irgendjemand erkannte unsere Anfälligkeit für Drogen und begann, sie zu nutzen. Mit dem Anbau von Drogen konnte man schneller viel mehr Geld verdienen als mit Kaffee und Bananen. Außerdem wurden die Kunden abhängig und das Folgegeschäft war somit gesichert.

356

Geschäftstüchtige in der Dritten Welt nutzen ihre Erkenntnisse aus und schlagen mit ihren Waffen zurück. Sie treffen unseren Nerv, indem sie großflächig unter anderem die Cocapflanze anbauen und uns den Rausch für viel Geld verkaufen. So viel, dass die Mafia sich sogar erlaubt, in der Politik ihrer Abnehmerländer mitzubestimmen.

Die Nachfolgerin des ermordeten Mafia-Richters Falcone bemerkte, dass Deutschland die Drehscheibe der Mafia-Geldwäsche zwischen Ost und West sei. Es muss viel Geld dabei herausspringen, dass nicht härter und überzeugender dagegen angekämpft wird.

Die Stadt Frankfurt am Main zum Beispiel soll laut Pressberichten fast völlig in den Händen der Mafia sein. Die Drogenmafia mit den Drogen aus der Dritten Welt ist auch dabei. Ist diese Entwicklung nicht selbst verschuldet?

Wir taten nicht gut daran, zu glauben, dass die armen Leute Südamerikas, die wir selbst in die Armut getrieben haben, sich nicht wehren würden. Armut heißt nicht Dummheit.

Mit unserer Wohlstandsarroganz neigen wir dazu, Armut mit Dummheit gleichzusetzen. Diese Denkweise wird uns zum Verhängnis.

Die Dritte Welt beginnt sich zu rächen, und das ist nur der Beginn!
Wir haben uns selbst an die Drogen ausgeliefert. Die daraus resultierende Problematik bekommen wir anscheinend nicht mehr in den Griff und können nur noch steigende Kriminalität und Todesopfer beklagen. Drogenabhängige, die fest entschlossen sind, ihre Sucht zu beenden, können dieses Ziel mit nahezu 100%iger Sicherheit in Israel erreichen. Die Behandlung besteht aus einer sechsstündigen gezielten Anästhesie.

KAPITEL 18

ES MUSS NICHT IMMER KAVIAR SEIN!
RHEUMA, ALLERGIEN

Viele Menschen können sich Sünden in der Ernährung oder in ihren Verhaltensweisen nicht leisten. Sie sind krank oder haben anschließend Beschwerden.

Chronisch Kranke müssen sehr auf eine richtige Ernährung achten. Für sie gilt, nach der Krankheit zu leben. Leider sehen die meisten Ärzte noch immer keinen Zusammenhang zwischen der Ernährung und den Erkrankungen des rheumatischen Formenkreises. Sie haben nicht die geringste Ahnung, wie sich der Genuss von bestimmten Lebensmitteln auf die Befindlichkeit ihrer Patienten auswirken kann.

Es gibt ungefähr 400 verschiedene Arten von rheumatischen Beschwerden.
Ich hatte zwei Veranstaltungen zum Thema Rheuma besucht und war davon enttäuscht. An einer der Veranstaltungen nahmen fünf Ärzte teil, die auch beratend zur Verfügung standen. Der Saal war voller Menschen. Einige von ihnen waren im Rollstuhl. Eine Rheumatologin rauchte und trank Cola vor den Augen der Rheumakranken, die sich in ihrer Not von ihr Rat holen wollten. Ihr Verhalten fand ich total unangemessen. Einige der Kranken haben möglicherweise gedacht:»Na ja, wenn sie raucht und Cola trinkt, dann kann das nicht schädlich sein.«

Die Ernährung spielt meiner Ansicht nach, neben dem Einfluss durch Erd- und elektromagnetische Strahlen, die wichtigste Rolle bei dieser Erkrankung. Aufgrund meiner damaligen rheumatischen Beschwerden habe ich mich ausgiebig mit dem Thema auseinandergesetzt.
Das Buch von Dr. med. Hoffmann,»Rheuma heilt man anders«, bietet für Rheumakranke eine sehr wertvolle Hilfe.
Allergiker und Rheumatiker müssen oft selbst die Ursachen herausfinden, die ihre Beschwerden verstärken. Während der eine Linderung durch Bettzeug aus Kunstfasern erfährt, benutzt der andere besser Naturfasern.

Auf jeden Fall sollte man auf den pH-Wert achten und versuchen, über eine entsprechende Ernährung den Säure-Basen-Haushalt in den Griff zu bekommen. Nahezu jede Fleisch- und Wurstsorte müssten Sie unbedingt von der Speisekarte entfernen. Kuhmilchprodukte können auch rheumatische Schmerzen verursachen, wie überhaupt alle Produkte mit tierischem Eiweiß, auch Eier und Fisch. Ebenso soll das Weizenauszugsmehl vermieden werden. Der Versuch, sich ausschließlich mit Rohkost über einige Wochen zu ernähren, könnte sich segensreich auf den Körper auswirken und sie von den Beschwerden befreien. In diesem Zusammenhang sei erwähnt, dass Sahne und Butter zu den Fetten gerechnet werden, die in angemessenen Mengen zu sich genommen werden dürfen. Der Eiweißbedarf kann durch Sojaprodukte und Hülsenfrüchte ausgeglichen werden. Es sollte möglichst auf Alkohol, Kaffee und schwarzen Tee verzichtet werden.

Die Suche nach beschwerdeverstärkenden Ursachen beginnt man am besten mit einer Fastenwoche. Dann nimmt man langsam nach und nach verschiedene Produkte auf den Speiseplan. Stellen sich infolgedessen Beschwerden ein, weiß man, was man nicht essen sollte. So kann man sich nach und nach testen.

Für einen Arzt ist es besonders schwierig, ja nahezu unmöglich, alle Ursachen zu ergründen. Deshalb sollte jeder seine eigene Ursachenforschung betreiben. Dabei möchte ich an den kinesiologischen Test erinnern. Auch wenn er kein Beweis ist, so bietet er zumindest einen Hinweis.

Wer trotzdem weiterhin noch alles isst, was krank macht, der hat eben seine Wahl getroffen.

Falsche Kleidung kann auch zu rheumatischen Beschwerden führen. Es ist außerdem wichtig, sich immer warm genug anzuziehen.

Ältere Leute haben Erfahrungen gesammelt und betonen immer wieder mit Recht: Man kann besser auf eine Mahlzeit als auf Wärme verzichten.

In diesem Zusammenhang möchte ich auch auf verschiedene Hausmittel aufmerksam machen: Tees, Bäder, Packungen mit Heilerde und Lebertran.

Als Kinder bekamen wir den unerträglichen Geschmack von Lebertran zu spüren. Die größte Freude war, wenn Mutter vergaß, ihn uns zu geben. Auf rheumatische Beschwerden jedoch scheint Lebertran eine positive Wirkung zu haben. Die alten Hausmittel haben noch nicht an Wert verloren.

Eine Ordensschwester erzählte mir von einer für mich erstaunlichen Erfahrung. Sie war über Jahre sehr schwer und schmerzhaft von Rheuma befallen. Durch Zufall gab man ihr ein Schnapsglas mit Schwedenkräutern zu trinken. Von diesem Tag an waren ihre Schmerzen verschwunden. Nun macht sie jährlich eine Kur mit Schwedenkräutern.

Das ist ein Beispiel dafür, wie eine quälende Erkrankung durch eine winzige Maßnahme beseitigt werden kann. Man muss diese winzige Maßnahme selbst herausfinden und darf niemals die Hoffnung verlieren. Ein älterer Mann erzählte mir vor Jahren, dass er keine Schmerzen mehr verspüre, sobald er drei reife Kastanien in der Hosentasche trage. Kastanien finden in der Medizin einen großen Anwendungsbereich, nicht zuletzt für die Behandlung von Venenbeschwerden.

Wassertherapien nach Kneipp, besonders das Sitzbad, werden gegen Rheuma empfohlen. Die Wanne muss dafür ungefähr zehn bis höchstens zwanzig Zentimeter hoch mit kaltem Wasser gefüllt sein. Man soll nur so lange in der Wanne bleiben, bis man friert, auch wenn es nur einige Sekunden täglich sind. Anschließend streift man sich das Wasser vom Körper ab, rubbelt und klatscht sich mit den Händen trocken. Zum Schluss darf man auch noch das Badehandtuch benutzen. Dem Sitzbad wird eine große Heilwirkung zugesprochen.

Ein neues, erfolgreiches Medikament wurde gegen Rheuma entwickelt. Das Präparat nennt sich »Embrel« und wird unter die Haut gespritzt. Der Patient spürt eine wesentliche Verbesserung nach circa zwei Wochen. Die neue Lebensqualität soll wie ein Wunder wirken. Das Präparat ist teuer. Die Kosten sind also vorab zu klären, ebenso die Erwartungen und auch eventuelle Nebenwirkungen.

Das indische Weihrauch »H 15« kann als schmerzlinderndes Präparat das Leben auch bei Rheuma erleichtern.

Das Grünlipp-Muschel-Pulver aus Neuseeland ist ebenso ein wirksames Präparat gegen Rheuma und Arthrose. Diese Muschel zeichnet sich durch einen ungewöhnlichen hohen Gehalt an Aminozuckern aus, die einen positiven Effekt bei der Behandlung von Gelenkerkrankungen haben. Die entzündungshemmende Wirkung der Grünlipp-Muschel ist ein weiterer Ansatz in der Behandlung rheumatischer Erkrankungen. Das Präparat ist auch für Diabetiker geeignet und in Reformhäusern erhältlich.

Nach wie vor bleibt die Empfehlung: Das Bett sollte woanders hingestellt und der Strom für den Schlafbereich nachts über die Sicherung abgeschaltet werden.

ES MUSS NICHT IMMER KAVIAR SEIN

Als mein Vater von seiner Kriegsgefangenschaft am Niederrhein erzählte, erwähnte er eine Bronchialerkrankung, die er sich durch eine Epidemie im Lager zugezogen hatte. Wenn meine Erinnerungen mich nicht täuschen, waren sogar einige Leute daran gestorben. Mein Vater wusste, dass Zwiebeln sehr positiv beim Bekämpfen von bronchialen Erkrankungen wirken. Außerdem waren sie von den wenigen Nahrungsmitteln, die es gab, so ziemlich das einzige, wovon es genug gab. Mein Vater machte mit einem Freund eine Radikalkur, und in der Tat, sie waren die Einzigen, die gesund blieben.

Die Wirkung von Nahrungsmitteln erweist sich immer als heilend oder krank machend. Es ist leicht möglich, ein Essen auch ohne Fleisch sehr schmackhaft zu gestalten.

Es wurde sehr lange behauptet, dass ein reichhaltiges Frühstück, wie wir es in Deutschland kennen, Bestandteil einer vorteilhaften Ernährung sei.

Als man feststellte, dass der Gesundheitszustand der Römer überdurchschnittlich gut sei, fand man jedoch erstaunlicherweise heraus, dass diese sich oft, ohne zu frühstücken oder nur mit einer Tasse Kaffee im Magen, schnell auf den Weg zur Arbeit begeben.

Diese tägliche kurze Fastenpause bis zum Mittagessen führt zu großem Hunger. Der Magen bekommt als Erstes Rohkost. Allein in Rom gibt es ungefähr 3000 Gemüsefrischmärkte. Die Römer wissen um die Vorteile des rohen Gemüses und schützen teilweise unbewusst mit diesen Naturheilmitteln ihre Gesundheit.

Die Zeitschrift »TV HÖREN UND SEHEN« publizierte vor Jahren einen Bericht, den ich wiedergeben möchte:

»Der Mensch ist, was er isst. Was essen Sie eigentlich für Ihr Wohlbefinden?

Richtige Ernährung ist in aller Munde – zumindest als fester Vorsatz. Doch von den Angeboten regelrecht überschwemmt, fällt es oft schwer, das Beste herauszufischen.
Damit die Wahl nicht zur Qual wird, hier die gesunde ›Hitliste‹ – eine ganze Palette leckerer Gesundmacher. Sie sind überall verfügbar und kosten nicht viel. Auf jeden Fall viel weniger, als für die Folgen falscher Ernährung ausgegeben wird. Da lohnt es doppelt, gesund vorzubeugen.

Das sind die 20 gesündesten Lebensmittel der Welt:

Kartoffeln – entlasten das Herz.
Die zu Unrecht unterschätzte Erdfrucht hat viel Kalium und Magnesium; Kalium reguliert den Wasserhaushalt, Magnesium dämpft die Muskelerregbarkeit. Kartoffeltage entlasten also Herz und Kreislauf. Und machen schlank!

Zwiebeln – verhindern Thrombose.
Schon 60 Gramm Zwiebeln genügen, um eine Thrombose zu verhindern. Außerdem wird das Immunsystem gestärkt. Der Zuckerstoffwechsel reguliert sich – die Blutbildung im Knochenmark wird angeregt – bakterienhemmende Wirkung im Verdauungstrakt.

Spinat – wichtig für die Blutbildung.
Dass der Eisengehalt von Spinat viel niedriger ist, als man lange Zeit annahm, hat wohl jeder erfahren. Dennoch ist Spinat für die Blutbildung wichtig: Neben Eisen sind auch noch Chlorophyll, Arsen, Jod, Vitamin C und Kupfer bedeutsam. Spinat regt außerdem Leber und Bauchspeicheldrüse an. Sein Vitamin A schützt Haut und Augen.

Honig – das beste Schlafmittel.
Das süße Erzeugnis der fleißigen Bienen ist das reinste Lebensmittel überhaupt. Honig ist ein wichtiger Energiespender, vor allem bei Nervosität und Leberleiden oder Kreislaufstörungen. Er hat eine gute antibakterielle Wirkung (etwa bei Halsentzündung) und ist in warmer Milch aufgelöst ein sehr beliebtes und wirksames Schlafmittel, das Gesundheitsbewusste hoch zu schätzen wissen. Dazu schmeckt's noch lecker.

Paprika – voller Vitalstoffe.
Große grüne Schoten enthalten das Beta-Karotin (Provitamin A). Wichtig zur Abwehr der ›freien Radikalen‹, die als Voraussetzung für bösartige Krankheiten gelten. Die schärferen Sorten fördern die Durchblutung der Kapillaren (kleinste Blutgefäße). Roher Paprika regt außerdem die Magensaftbildung an, wodurch auch eine bessere Verwertung der Nahrung stattfindet.

Fisch – senkt die Cholesterinwerte.
Jeder Fisch hat leicht verdauliches, wertvolles Eiweiß. Besonders der Seefisch (Makrele, Hering, Lachs) hat die geschätzten Omega-Fettsäuren, die den Blutfettgehalt senken und Infarkt oder Schlaganfall vorbeugen.

362

Möhren – schärfen die Sehkraft.
Möhren sind einer der besten und preiswertesten Vitamin-A-Lieferanten. Wirkung: Wachstumsfördernd, blutbildend, gut für Haut und Schleimhaut (wichtig bei Schleimhautentzündungen), verbessert die Sehkraft durch Aufbau des Sehpurpurs. Viele Ballaststoffe!

Vollkorn – die Vitamin B-Bombe.
Ganz gleich, welches Korn man nimmt – ungeschält muss es sein, um den vollen Vitamin- und Mineralstoffgehalt zu sichern. Auch der höhere Ballaststoffgehalt macht das Vollkorn so wertvoll. Am besten verdeutlichen dies die negativen Auswirkungen von feinem Weißmehl: Arteriosklerose, Diabetes, Darmkrankheiten, Herzinfarkt, Krampfadern und Übergewicht.

Milch – hat einfach alles.
Mit Milch allein könnte man sich lange Zeit ernähren, ohne dass Mängel auftreten. Das Milcheiweiß ist vollwertig und leicht verdaulich. Das gilt natürlich auch für Milchprodukte. Gesundheitliche Wirkungen: Gut gegen Osteoporose (Knochenentkalkung) und Nervenschwäche sowie gegen alle Mangelkrankheiten. Produkten mit rechtsdrehender Milchsäure (Joghurt) sagt man eine krebshemmende Wirkung nach.
Hier ist die reine frische Kuhmilch gemeint, nicht die industrielle Milch aus dem Lebensmittelladen (siehe Kapitel über Phosphatis), Bemerkung des Autors.

Meerrettich – reinigt die Nerven.
Schon 20 Gramm Meerrettich genügen, um die Harnwege für einen Tag keimfrei zu machen. Meerrettich hemmt Bakterien auch im Darmtrakt. Sämtliche Drüsen für die Verdauung (vor allem Leber und Bauchspeicheldrüse) werden angeregt. Zudem regt Meerrettich die Darmtätigkeit an und wirkt auf diese Weise positiv auf die Verdauung.

Melone – Enzyme für die Verdauung.
Melonen werden häufig für Vorspeisen verwendet. Das hat seinen Sinn. Die Frucht stellt Enzyme bereit, die für die Verdauung nützlich sind. Dies gilt ganz besonders für die Baummelone, besser bekannt als Papaya. Melonen wirken harntreibend und blutreinigend. Sie lindern deshalb auch Nierenleiden, Gicht und Beschwerden bei Rheuma.
Tomate – hat wichtige Spurenelemente.
Neben vielen Vitaminen enthalten Tomaten die seltenen Spurenelemente Kobalt, Nickel, Bor, Kupfer. Außerdem sind sie sehr reich an Fruchtsäuren (Zitronensäure). Die roten Früchte kräftigen auch das Abwehrsystem und wirken der Blutarmut entgegen. Bei Nieren- und Kreislaufstörungen zu empfehlen.

Knoblauch – reguliert den Blutdruck.
Früher wegen seines Geruchs eine Zumutung, ist Knoblauch heute nicht nur gesellschaftsfähig, sondern auch als Heilmittel anerkannt. Die Verhinderung und Besserung von Arteriosklerose steht dabei an erster Stelle. Alle Folgeschäden wie Durchblutungsstörungen, Infarkt und Schlaganfall werden bei regelmäßigem Knoblauchgenuss weniger wahrscheinlich. Knoblauch senkt zu hohen Blutdruck, bekämpft Bakterien, Viren und Pilze im Körper und stärkt dadurch das Immunsystem. Er wirkt außerdem gegen Parodontose und fördert die Hauterneuerung.

Apfel – für die schlanke Linie.
Je nach Größe enthält ein Apfel 3 bis 5 Gramm Pektin. Dieser Stoff senkt den Cholesterinspiegel des Blutes, bindet die Giftstoffe im Darm und befördert sie hinaus. Ein Apfeltag pro Monat entschlackt und reduziert das Gewicht. Ein geriebener Apfel ist gut bei Durchfallerkrankungen.

Artischocke – unterstützt die Leber.
Die Leberfunktion und damit auch die Gallentätigkeit ist bei vielen Menschen unzureichend. Das wird lange Zeit nicht bemerkt. Allenfalls machen sich Blähungen und Druckgefühle im Oberbauch bemerkbar. Mit Artischocken und ihrem Saft kann man die Gallensaftproduktion in der Leber anregen.

Gurke – gut für Haut und Harn.
Die berühmte Gurkenmaske kennt jeder. Zu Recht, denn Gurken treiben kräftig Wasser aus. Dadurch werden Stoffwechselschlacken beseitigt, eine der Hauptursache von Hautschäden. Die harntreibende Wirkung ist auch wichtig bei Herz- und Nierenerkrankungen. Der hohe Basenüberschuss der Gurken wirkt der gefährlichen Übersäuerung des Körpers entgegen.

Weintrauben – entschlacken das Blut.
Weintrauben haben außer ihrem Geschmack noch ein kräftiges Plus: Sie dienen der Blutreinigung und der Blutneubildung. Das ist besonders wichtig, weil der gesamte Organismus von der Qualität des Blutes abhängt. Die Traubenkur genießt also aus gutem Grund ein so hohes Ansehen. Zugleich ist sie eine der angenehmsten und beliebtesten Möglichkeiten, Pfunde loszuwerden.

Rettich – hilft der Galle.
Rettich regt den Gallenfluss an (der bei vielen Menschen gestört ist), steigert die Bildung von Gallensaft und hemmt die Bildung von Gallensteinen. Diese Wurzel wirkt der Bildung einer Fettleber entgegen und hilft bei der Regenerierung der Leber nach Erkrankungen. Mit Honig gemischt ist Rettich ein altes

Hausmittel gegen Keuchhusten. Die meisten Wirkstoffe hat der seltener angebotene schwarze Rettich.

Rote Bete – schützt vor Krebs.
Das Wichtigste: Rote Bete stärkt das Immunsystem. Das hat, wie alle Verstärkungen der Abwehrkraft, auch krebsverhütende Wirkung. Aber: Sogar bei schon erkannten Krebserkrankungen sind durch Rote Bete deutliche Besserungen erzielt worden. Das Gemüse kann natürlich nur zusätzlich zu anderen Heilmitteln von Bedeutung sein. Ansonsten ist die Rübe eine echte Vitalstoffbombe für alle Verdauungsorgane. Rote Bete wirkt außerdem blutbildend und reinigend, harntreibend und schwemmt Harnsäure aus dem Körper.

Kohl – viel wichtiger Ballast.
Gesund sind alle Kohlarten, besonders aber Grünkohl, Brokkoli, Wirsing und Weißkohl (Sauerkraut). Sie sind reich an Mineralstoffen (Kalium) und Vitaminen (A). Das Jod im Weißkohl ist gut gegen Schilddrüsen-Unterfunktion. Der Milchsäuregehalt des Sauerkrauts wirkt günstig bei Arteriosklerose, Rheuma, Gicht und bakteriellen Darmleiden.

Warum Essgewohnheiten so schwer zu ändern sind?

Der Volksmund sagt es deutlich: Der Mensch ist ein Gewohnheitstier – auch in Sachen Ernährung. Was uns wohlvertraut ist, das mögen wir. Neuem begegnen wir erst einmal mit Misstrauen nach dem Motto: ›Wat de Buer nicht kennt …‹. Fatal ist nur, dass schon in früher Kindheit für viele von uns die Weichen falsch gestellt wurden (und immer noch werden). Eltern meinen es gut und ernähren das Kleinkind zu fett, zu süß, zu reichlich. Sie schaffen damit nicht nur ungünstige Geschmacksvorlieben, sondern auch die Voraussetzung für belastendes Übergewicht. Bei einer solchen Ernährung bilden sich entsprechend viele Fettzellen, die ihrerseits aus Gewohnheit immer prall gefüllt sein wollen. Schlankheitsdiäten helfen allenfalls kurzfristig. Wer das Problem loswerden will, muss den Mut zum Neuen aufbringen: weniger fett-, weniger kalorienreich, aber ballaststoffreicher essen. Das muss durchaus nicht mit weniger Genuss verbunden sein. Lassen Sie sich auf den Geschmack bringen!«

Für diesen Beitrag und die freundliche Erlaubnis der Übernahme bedanke ich mich bei der Redaktion von »TV HÖREN UND SEHEN«.

In diesem sehr übersichtlich verfassten Bericht wird immer wieder von Mineralien, Metallen und ihrem Einfluss auf die jeweiligen Körperorgane gesprochen. Die Verbindung von Essen und Gesundheit ist hier eindeutig zu erkennen. Die Anregung zu diesen 20 wertvollen Nahrungsmitteln kann über ent-

sprechende Literatur vertieft werden. Die Phytotherapie, die Behandlung durch pflanzliche Wirkstoffe, kann somit über die Ernährung stattfinden.
Der Vollständigkeit halber übernahm ich den gesamten Text. Bei Milch, Fisch und Fleisch jedoch sollte man an die schon in früheren Kapiteln angesprochenen Nachteile denken.
Wer Milch verträgt und darauf nicht verzichten möchte, sollte versuchen, sie direkt vom Bauernhof oder in Biohäusern zu bekommen. Dasselbe gilt selbstverständlich auch für Gemüse und Eier.

Schrödinger sagte: »Nahrungsmittel sind Ordnungs- und Strukturelemente unseres Körpers.«

VITAMINE

Gemüse frisch aus dem Garten ist immer wertvoll. In Form von Rohkost oder als Salat ist es am wertvollsten. Die Vitamine werden nicht durch Transport »kaputt geschüttelt«. Sie sind nach den Schwingungen meines Grundstückes gewachsen und neutralisieren möglicherweise negative und krank machende Schwingungen aus dem Boden, die in der gleichen Umgebung vorhanden sind.

Die wertvollsten Vitamine, neben dem Vitamin C, sind immer die Vitamine, die aus meiner Wohngegend kommen. Das Gemüse, dem sie entstammen, ist vom Klima und der Bodenbeschaffenheit her das richtige für den Menschen, der da lebt.

Allein ein Apfel täglich aus dem Garten kann den Vitamin-C-Bedarf soweit abdecken, dass eine Krankheit wie Skorbut nicht mehr auftreten kann. Diese Krankheit ist aus der Geschichte früherer längerer Schifffahrten und Wüstenkriege bekannt, in denen nur konservierte Lebensmittel zur Verfügung standen. Irgendwann stellte man fest, dass diese Krankheit nicht auf Schiffen auftrat, auf denen Sauerkraut gegessen wurde. Der tägliche Bedarf an Vitamin C beträgt zwischen 100 und 500 Milligramm. Eine starke Überdosierung kann zur Schädigung des Darmes führen.

Wie wichtig Vitamin C für den Körper sein kann, beweisen die Schweine. Ihr Körper produziert täglich bis zu 15 Gramm Vitamin C. Schweine bekommen nie oder extrem selten Krebs. Eine regelmäßige Vitamin-C-Zufuhr hat sich schon lange als Schutz vor Krebserkrankungen erwiesen.

Der Konsum von Schweinefleisch sollte trotz des Vitamingehalts unterlassen werden. Der eigene Vitaminbedarf sollte besser durch frisches Obst, Gemüse und selbstgepresste Säfte gedeckt werden.

Es dauert immer einige Tage, bis Obst und Gemüse aus anderen Ländern auf unserem Teller landen. Das bedeutet stets einen Verlust an Nährwerten.

Zudem wird das Gemüse oft eingefroren, was einen umgekehrten Kochvorgang darstellt. Später taut es wieder auf, wird verarbeitet und möglicherweise in Portionen aufgeteilt und noch einmal eingefroren. Eines Tages taut es wieder auf, wird erneut warm gemacht, und wenn jemand erst später nach Hause kommt, dann wird es noch einmal aufgewärmt, und das womöglich in einem Mikrowellengerät. In diesem Essen mag außer einer wahrscheinlich stark veränderten Zellstruktur wohl nichts mehr vorhanden sein, ganz zu schweigen von Vitaminen.

Für mich als »gebranntes Kind« in Sachen Gesundheit heißt es immer: Nach den natürlichen Ursprüngen sehen, bis auf Adam und Eva zurückdenken, da wurden die Lebensmittel unbehandelt und frisch gegessen.
Es gab noch keine Lastkraftwagen für den Transport von Lebensmitteln, keine Steckdosen für ihre künstliche Konservierung in Kühltruhen und ihr mehrfaches Aufheizen durch Mikrowellen. Essen blieb ein Stück Natur.
Das Essen sollte möglichst nicht täglich aus der Kühltruhe kommen.

Natürliche und unveränderte Nahrung beinhaltet Leben. Der moderne Mensch ist entsetzt, wenn er einen Wurm im Salat oder im Apfel findet. Dabei beweist das Gemüse oder Obst nur, dass es naturnah gewachsen ist, nicht durch Pflanzenschutzmittel vergiftet wurde und sicherlich die besten Vitamine hat.

Man will aber trotzdem solche Produkte nicht kaufen und ist dafür eher bereit, alle mögliche angepriesene Vitaminsäfte zu schlucken, die der Körper zum größten Teil nicht verarbeiten kann. Seltsam, was die Menschen für ihre Gesundheit heute alles tun!
Man fragt sich tatsächlich, wie die Menschheit es in den Jahrtausenden der Vergangenheit geschafft hat, ohne industriell produzierte Vitamine zu überleben.

Laut Dr. med. Hoffmann haben Naturmediziner festgestellt, dass künstliche Vitamine, zumindest bei kranken Menschen, zu einem Abbau der eigenen Vitaminreserven führen können. Eigentlich wollte man sie eher stützen als demolieren. Gesundheitlich angegriffene Menschen können nur natürliche Vitamine verarbeiten (sagen Kenner).

Das natürliche Acerola-Vitamin-C soll sogar eine Lebensverlängerung um mehrere Jahre ermöglichen.

Das Magazin »stern« publizierte vor einigen Jahren einen sehr interessanten Bericht über »Die wahre Macht der Vitamine«. Darin wird berichtet, dass renommierte Forscher bis zu 500 Milligramm Vitamin C täglich einnehmen.

Ein Molekularbiologe berichtet, täglich 60 Milligramm Vitamin E, 200 Milligramm Vitamin C und 15 Milligramm Beta-Carotin als Vorstufe des Vitamin A zu sich zu nehmen.

Die heutigen industriell veränderten Nahrungsmittel enthalten angeblich nur so wenig Vitamine, dass sie nicht mehr ausreichen, den Vitaminbedarf zu decken.

Vitamin A soll dazu beitragen, Krebserkrankungen um 40 % zu reduzieren.

Vitamin B 6 soll sogar sehr erfolgreich bei der Behandlung autistischer Menschen eingesetzt worden sein.

Das »Institute for Child Behavior Research«, 4157 Adams Ave. in San Diego, Californien 92116, hat sich mit der »Megavitamin-Therapie bei Autismus und verwandten Krankheiten« beschäftigt.

Es ist eindeutig bewiesen, dass gezielte Vitamingaben Krankheiten beseitigen können.

Die Deutsche Gesellschaft für Ernährung (DGE) veröffentlichte, leicht überschaubar, welche natürlichen Vitamine wichtig sind:

Empfohlener Tagesbedarf am Vitamin (mittl. DGE-Empfehlung)	Wichtig für
C (Ascorbinsäure) 75 Milligramm	Bildung und Erhaltung von Bindegewebe und Knochen, fördert die Eisenaufnahme aus der Nahrung, körpereigene Abwehrkräfte
E (Tocopherol) 12 Milligramm, Vitamin A	Oxidationsschutz im Körper für ungesättigte Fettsäure
B 1 (Thiamin) 1,5 Milligramm	Kohlehydratstoffwechsel, Nerven u. Muskeln
B 2 (Riboflavin) 1,8 Milligramm	Fett-, Kohlehydrat- u. Eiweißstoffwechsel
B 6 (Pyrodoxin) 2,1 Milligramm	Eiweißstoffwechsel, Nerven
B 12 (Cobalamin) 5 Mikrogramm	Blutbildung, verhindert bestimmte Formen d. Anämie
Biotin 120 Mikrogramm	Aufbau von Kohlehydraten u. Fettsäuren
Folsäure 160 Mikrogramm	Blutbildung, Zellteilung
Niacin 20 Mikrogramm	Herz, zentrales Nervensystem
Pantothensäure 8,7 Milligramm	Fett-, Kohlehydrat- u. Aminosäureabbau

Mehr über Vitamine ist in dem Buch von Frau Eleonore Blaurock-Busch zu erfahren:»Heilende Nährstoffe«.
Die Bestellanschrift ist:
E. Blaurock-Busch
Röhrenstr. 20
D- 91217 Hersbruck

Ein weiteres Buch, das auch von ihr stammt, kann für Betroffene besonders interessant sein:»Diagnose und Therapie von Nahrungsmittelallergien«.

Einige Ernährungsfachleute sind überzeugt, dass vegetarische Ernährung grundsätzlich positiv für den Gesundheitszustand ist. Diese Ernährungsform kann jedoch, wenn sie streng betrieben wird, bei Kindern einen Mangel an Vitamin D und Calcium verursachen. Sie empfehlen deshalb den Kindern, von Zeit zu Zeit Käse oder Joghurt zu essen.

DAS, WAS TÄGLICH AUF DEN TISCH KOMMT

Grundnahrungsmittel sollten sorgfältig ausgewählt werden. Zum Salzen wählt man Meersalz. Meersalz ist reich an Jod. Das kann in unserer radioaktiv belasteten Umwelt einen Schutz für die Schilddrüse bieten. Vor langer Zeit stellte mein Hausarzt ein für mich unerklärliches Anschwellen der Schilddrüse fest. Das war schmerzhaft und hielt mehrere Wochen an. Der Arzt empfahl mir, Antibiotika einzunehmen. Ich verweigerte es und entschied stattdessen, einen Kurzurlaub in einer »Austerngegend« zu machen. Nach einem täglichen Verzehr dieser köstlichen Meeresfrüchte war die Schwellung innerhalb von drei Tagen endgültig verschwunden. Austern sind der beste Zinkgeber in der Natur. Die meisten chronischen Erkrankungen finden ihren Ursprung in einem Zinkmangel.

Getreide mahlt man frisch mit der Getreidemühle, möglichst nur für den jeweiligen Bedarf. Mehl verliert schon innerhalb von einer halben Stunde erheblich an Nährwert. Nach drei Stunden ist es in der Hauptsache nur noch ein Sattmacher.

Für den Salat verwendet man kaltgepresste Öle aus der ersten Pressung. Die »Kommission der Europäischen Gemeinschaften« gab speziell über »Olivenöl, ein gesundes Nahrungsmittel« eine Broschüre heraus, in der die Wichtigkeit von »Olivenöl und Gesundheit« und die Wirkung des Olivenöls im Verdauungstrakt besonders betont wurden.

Bereits vor über hundert Jahren versuchten Forscher herauszufinden, welche Wirkungen Olivenöl im Verdauungstrakt entfaltet. So wurde 1889 einer Patientengruppe eine reine Haferschleimkost verabreicht, während eine zweite Gruppe zu dieser Kost einen Zusatz von Olivenöl erhielt. In der Olivengruppe fand man eine niedrigere Magensäure-Sekretion im Vergleich zur Gruppe mit reiner Haferschleimkost.

Eine hohe Säureproduktion (Hyperchlorhydrie) kann bei Magengeschwüren eine wichtige Rolle spielen. Um die günstigen Effekte des Olivenöls auf die Säurebildung auch therapeutisch zu erproben, erhielten über 100 Patienten mit Magen- und Zwölffingerdarmgeschwüren eine Kost, in der alle tierischen Fette durch Olivenöl ersetzt wurden. Bei einem Drittel der Patienten verkleinerten sich die Geschwüre. Bei 55 % kam es zum Vernarben der Geschwüre. Die Säuresekretion normalisierte sich. Die Diät vertrugen alle Patienten gut.

Olivenöl wirkt sich auch positiv auf Erkrankungen der Herzkranzgefäße aus, wie US-Forscher nachgewiesen haben. Auch bei Arteriosklerose und Raucherbein soll der Gebrauch von Olivenöl empfehlenswert sein.

Den Zuckerkonsum sollte man weitgehend drosseln. Er beruht oft nur auf Angewohnheiten. Honig kann weitgehend als Ersatz dafür dienen. Kaffee schmeckt hervorragend mit geschmacksmildem Akazienhonig gesüßt.

Frühstückseier möglichst auf dem Bauernhof kaufen, wo Hühner noch frei herumlaufen dürfen. Somit unterstützt man nicht die Tierquälerei der Mastbetriebe, wo zwei Hühner nur so viel Platz zur Verfügung haben wie auf einem DIN-A4-Blatt. Allein in Deutschland sterben jährlich ca. 30 Millionen Hühner durch Käfighaltung.

Da die Tiere keine Bewegung haben, der Stoffwechsel eingeschränkt ist und sie sich nicht selbst ihre gewünschte Nahrung nach Bedarf suchen können, sind sie krank. Die Tiere picken sich oft blutig und rupfen sich die Federn gegenseitig aus. Mastbetriebe sind Konzentrationslager für Tiere, die für uns gesunde Nahrung sein sollen. Wie soll das gehen?

Im Fernsehen wurde sogar berichtet, dass eines von fünf Eiern in den Ladenregalen salmonellenverdächtig sei.
Aus einer Zeit, in der Tiere noch frei herumlaufen durften, sind solche Meldungen nicht bekannt.

Teilweise wird dem Hühnerfutter sogar Farbstoff untergemischt, damit die Eier braun werden. Besonders in Deutschland werden dunkle Eier bevorzugt. Leider können einige Farbstoffe Augenschäden verursachen.

Mikroskopische Untersuchungen haben ergeben, dass gesunde Eier im Durchschnitt bis zu acht Millionen Keime beinhalten, dagegen waren in den Eiern aus Legebatterien nur noch um die 500 Keime zu finden, in manchen Eiern waren sogar gar keine Keime mehr. Ohne Keime kein Leben!

Gute Eier vom Bauernhof sind wichtige Vitamin- und Aufbaustoffspender, wie Dr. med. Hoffmann immer wieder berichtete. Er empfahl deshalb, täglich zwei rohe Eigelbe von solchen Eiern zu sich zu nehmen.

Aus meiner Kindheit weiß ich, dass Sportler in der damaligen Zeit öfter ein rohes Eigelb in Portwein gerührt als Stärkungsmittel tranken.

PFLANZLICHES ODER TIERISCHES EIWEISS?

Diesen hervorragenden Bericht von Dr. med. Johann Abele aus der Zeitschrift »Der Naturarzt« gebe ich hier mit seiner freundlichen Genehmigung weiter. »Zahlreiche Zivilisationskrankheiten sind auf den übermäßigen Verzehr von Tierprodukten zurückzuführen, deshalb wenden sich immer mehr Menschen pflanzlicher Kost zu.

Es ist bekannt, dass bei verschiedenen Krankheiten, vor allem bei Allergien, der Verzehr von Tiereiweiß nachteilig ist.

In diesem Zusammenhang taucht die Frage auf: Inwieweit ist das Tiereiweiß anders aufgebaut als das pflanzliche? Heißt das, dass Tiereiweiße immer alle Aminosäuren enthalten, die pflanzlichen dagegen nur einige? Oder ist die Anordnung der Aminosäuren verschieden? Gibt es bei Tiereiweiß längere Ketten, eventuell anders geformt?

Bei dieser Frage handelt es sich um ein in den letzten Jahrzehnten – bei Reichen aber schon seit Jahrhunderten – bekanntes Problem. Es liegt nicht am Fleisch an sich, sondern am Umgang damit.

Das Problem beinhaltet:
- die Menge an gegessenem Fleisch
- die Fleischart
- die Zusatzstoffe zum Fleisch
- die Denaturierung (Zerstörung des Fleischeiweißes)
- die Ablagerung von Eiweiß in den Gefäßen
- der Zustand des Eiweißes (roh oder erhitzt).

Forschungen, welche eine höhere ›Giftigkeit‹ des Tiereiweißes gegenüber dem pflanzlichen beweisen oder erklären, kenne ich nicht.
Es gibt dafür aber eine Anzahl weltweiter Erfahrungen und Beobachtungen.
Sie wissen ja, dass es sich bei der Unverträglichkeit zunächst um ein allergisches Problem dreht. Allergien treten dann ganz besonders auf, wenn
- ein ständiges Zuviel den Körper überreizt hat,
- etwas von Natur aus Falsches den Organismus und seine Abwehr trifft und dieser dann überstürzt reagiert.

Welche Menge an Tiereiweiß kann der Körper verwerten?

Der liebe Gott hat bei der Konstruktion des Menschen keinen Bock geschossen. Er hat ihm sicher eine gewisse Menge an Tiereiweiß zugebilligt. Es kommt nur darauf an, wie man es verwertet (Körperbewegung, Umgebungstemperatur – siehe Eskimo) und wie man es zubereitet (denaturiert oder roh).

Wahrscheinlich wurden im Laufe der Entwicklung des Menschen zunächst höchstens niedere Tiere (wer fängt denn schon einen Hasen mit der bloßen Hand?) oder Fleischreste aus Großräuberbeute gegessen (Fleisch schmeckt roh und ungewürzt nicht gut). Erst mit der Verwertung des Feuers wurde Fleisch schmackhaft. Sicherlich stieg damit, wie auch mit dem Aufkommen von Waffen, seine Verwendungsmöglichkeit.

Zunächst hat sicher in unwirtlichen Lebensräumen erhöhter Fleischverzehr nicht so große Probleme aufgeworfen, da die körperlichen Anforderungen sehr groß waren. Es bestand eine natürliche Entsäuerung des Körpers durch Schweiß sowie ein restloser Schlackenabbau des Gegessenen.

Der menschliche Organismus hat enorme Pufferkapazitäten und verträgt eine ganze Menge Belastungen. Schließlich wurden – wie Berechnungen von Höhlenforschern zeigen – in der Entwicklungsgeschichte des Menschen nie wirklich große Fleischmengen gegessen. Dieses Problem tritt erst mit Beginn der Massentierhaltung auf. Noch im Jahr 1850 lag der Fleischverzehr in Deutschland pro Kopf etwa bei 15 Kilogramm im Jahr.

Das Zuviel erlebt die Medizingeschichte erst bei den Reichen (Prälaten und Potentaten mit ihrer Gicht). Dann ab 1900 stieg der globale Verzehr ungeheuer hoch und ist heute angeblich bis über 100 Kilogramm Fleisch pro Kopf im Jahr angestiegen.

Es wird oft behauptet: ›Wer viel arbeitet, muss auch gut essen‹. Fälschlicherweise wird allzu oft ›gut essen‹ mit Fleisch und seiner Energie verbunden.

Die armen Generationen vor uns hatten keine automatisierten Arbeitsgeräte und oft keine Transportmittel. Sie mussten alles per Handkarre und über Kilometer bergab und bergauf ziehen oder schieben. Die transportierte Ware wurde mit Körperkraft auf- und abgeladen und verarbeitet. Unsere Ahnen mussten teilweise einen Weg bis zu 10 Kilometer zu Fuß zurücklegen, um ihre Arbeitsstelle zu erreichen, und am Abend dieselbe Strecke zurückgehen. Sie haben selten Fleisch und Wurst gegessen. Vielleicht wurde ein Huhn oder ein Kaninchen für den Sonntag geschlachtet und unter allen Familienmitgliedern der großen Familie sorgfältig aufgeteilt. Die meisten Menschen kamen nicht einmal auf 10 Kilo Fleisch im Jahr, obwohl viele Schwerarbeiter waren.

Heute fährt man mit dem Auto ins Büro, sitzt meistens den ganzen Tag über und in der Kantine isst man dann Schnitzel mit Pommes und Mayonnaise. Das gesunde Gemüse bleibt liegen. Anschließend fährt man mit dem Auto nach Hause. Dort sitzt man vor dem Fernseher mit Bier und Kartoffelchips. Zum Abendbrot gibt es reichlich fette Wurstsorten und Käse. So kommt man locker auf über 100 Kilo Fleisch im Jahr.

Jede Fleischsorte hat ein anderes Eiweiß. Die Art spielt eine Rolle: Schweinefleisch hat vermutlich wegen der harten Fette ein Eiweiß, welches infektionsanfällig macht. Der Stoffwechsel reagiert sauer. Solche Beobachtungen finden wir zunächst in Afrika bei den Moslems, später im Ersten Weltkrieg bei den deutschen Soldaten. Sie litten an unerklärlichen Fieberkrankheiten, bis man ihnen das Schweinefleisch verbot. Die Homöopathen sprechen darüber hinaus von Sutoxinen (Schweinegiften). Durch Feinstrommessungen wurde deren Nachwirkung erfassbar. Diese Messungen werden wissenschaftlich, jedoch nicht allgemein anerkannt. Fest steht, dass nach dem Verzehr von Schweinefleisch der Anstieg der weißen Blutkörperchen im strömenden Blut besonders auffällig ist.

Messungen am Hautwiderstand des Menschen zeigen eine von der Norm abweichende Tendenz. Die sogenannte spontane Muskelfibrillation (Zittern) nimmt danach, wie auch nach Kaffee oder anderen Drogen, zu. Ebenfalls bemerkt jeder Mensch nach dem Essen von gebratenem Schweinefleisch eine starke Müdigkeit. Das signalisiert, dass Schweinefleisch (und andere Tiereiweiße) das Abwehrsystem des Menschen erheblich mehr belasten als pflanzliche Eiweiße. Fleischspeisen haben keine Ballaststoffe. Fleisch und die daraus entstehenden Gifte und Schadstoffe belasten Leber und Darm.

383Die Zusatzstoffe im Fleisch

Die Tiermast bringt es mit sich – wie auch die Massentierhaltung –, dass das Tiereiweiß mit Fremdstoffen aller Art beladen wird. Niemand weiß, wie sich die verschiedenen Zusätze untereinander im Körper verhalten.
Wenn Fleischeiweiß in Mengen verzehrt wird:
- ist es gebraten (Röststoffe)
- geräuchert (Benzpyrene)
- geölt (Brutzelfette)
- zusätzlich gefettet (schwer verdaulich und belastend für Leber und Galle)
- paniert (isolierte Kohlehydrate)
- zumindest denaturiert (verändert, wenn nicht entwertet).

Denaturierte Eiweiße verbinden sich besonders gerne mit Schwermetallen (Quecksilber aus Amalgamplomben, Blei aus Atmungsluft, Kadmium aus den Pflanzen usw.). Sie belasten unser inneres Abwehrsystem und schwächen es.

Denaturiertes Eiweiß verliert an biologischer Wertigkeit.

Alle, auch die pflanzlichen Eiweiße, verlieren letztlich an biologischer Wertigkeit, wenn sie denaturiert, das heißt durch Braten, Kochen, technisches Isolieren (Sojaeiweiß) verändert werden. Wenn man sich mit ihnen ernähren will, muss mehr gegessen werden. Japanische und Schweizer Forscher haben in Langzeitversuchen gezeigt, dass die Nahrung, welche bei Insassen von Konzentrationslagern zu Hungerödemen geführt hatte, bei den Forschern selbst keine gesundheitlichen Schäden hervorrief. Sie haben sie ausschließlich in rohem Zustand verzehrt.

Wird im menschlichen Körper mehr Eiweiß angesammelt, als dieser verwerten kann, so wird es gespeichert. Leider sieht man das nicht, da die Speisen im Inneren des Körpers liegen, und zwar in den Wänden der kleinen Äderchen, der Kapillaren und Präkapillaren. Sie haben eine Gesamtlänge von 380 Kilometern im menschlichen Körper. Dies hat der deutsche Forscher Prof. Lothar Wendt berechnet. Bei einer Zunahme der Wanddicke der kleinen Äderchen um den Faktor zwei verschlechtert sich der Stoffwechseltransport um vier Zeiteinheiten, und zwar vom Inneren des Blutgefäßes zum Gewebe und natürlich zurück. Das Gewebe, welches die Blutgefäße umgibt – und das sind alle arbeitenden Zellen und das Bindegewebe – ist dann unterversorgt. Durch die so verdickten Wände der Äderchen kann kaum noch etwas transportiert werden. Es verarmt also an nährenden Elementen und Sauerstoff. Die Folgen sind vorzeitiges Altern des Gewebes und Ablagerungen von Kalk. Die Adern verkalken, wodurch die Wände noch dicker werden. Solch ein Organismus ist abwehrschwach. Chronische Infekte, die jetzt entstehen, lassen ›neue Formen‹ von belastendem Eiweiß aufkommen, nämlich giftiges Bakterieneiweiß. Bakteriengifte werden mit körpereigenen Abwehreiweißen (Antikörpern) blockiert, niedergeschlagen und wiederum an den kleinen Äderchen in deren Wänden gespeichert. Sie tragen zu Undurchlässigkeiten bei und vermehren oben genannten Prozess. Die Nieren stellen – als höchst aktive Stoffwechselreiniger – ein ungeheures Geflecht von kleinen Äderchen dar. Man kann leicht ermessen, dass eine Wandverdickung gerade dieser Äderchen (Glomerula) verheerende Folgen hat: Der Körper verschlackt und versäuert noch mehr.

Nur lebendes Eiweiß kann strahlen.

Nun zu den pflanzlichen Eiweißen. In Ralph Birchers ›Geheimarchiv der Ernährungslehre‹ kann man eine Sammlung unterschiedlicher Forschungsergebnisse finden. Sie stellen wahre Brandbombensätze dar, die gegen die Industria-
lisierung der Nahrung und Fertignahrung gerichtet sind. Letztlich gipfeln sie
alle darin, dass der Essende viel mehr an Masse benötigt, wenn er Pflanzen
verkocht, als wenn er sie roh verzehrt.

Nur lebendes rohes Eiweiß gibt Informationen von Zelle zu Zelle in Form von
Strahlungswellen weiter: Aus diesem Grund sollte unsere tägliche Nahrung
einen hohen Rohkostanteil enthalten.

Der psychologische Effekt der Nahrungsverwertung:
Wenn man nach der Verträglichkeit von Tiereiweiß insgesamt fragt, muss man
auch eine psychologische Seite betrachten: Verbietet man einem fleischgieri-
gen Menschen ›seine Nahrung‹, so wird er schon aus lauter Verzweiflung
krank, weil er psychisch sauer wird. Der psychologische Effekt spielt bei der
Nahrungsverwertung eine ungeheure Rolle. Was nützt uns die hochwertige
Nahrung, wenn mangels Drüsentätigkeit davon nichts verdaut wird?

Die Drüsentätigkeit hängt von der Tätigkeit des Gehirns, vom Riechen,
Schmecken, Sehen und von der Emotion, also der Psyche, ab.

Das sind die von dem russischen Forscher Pawlow gefundenen Reflexbezie-
hungen. Jemand, der aufgrund von Dauerstress nicht einmal mehr ›Grießbrei‹
verträgt, kann 24 Stunden später am Urlaubsort genüsslich gebratenen Fisch
mit griechischem Salat, Oliven und Knoblauch essen und dazu Wein trinken.
Er wird alles vertragen.

Wenn man zu all dem Gesagten jetzt noch das Problem hinzufügt, ob ein
Mensch diese Frage als Gesunder oder als Kranker zu überlegen hat, so erweitert sich das Ernährungsproblem auf fast vier Milliarden Menschen. Der Organismus verträgt schon eine ganze Menge und Schäden treten erst nach vielen
Jahren bei Dauer-Feld-Belastungen auf. Darum gehen wissenschaftliche Untersuchungen immer über Generationen. Innerhalb von Generationen verändern sich die vielen mit der Gesundheit verknüpften Parameter so vielfältig,
dass eine echte wissenschaftliche Betrachtung unseres Problems im Moment
nicht möglich ist. Zurzeit sind wir also auf Beobachtungen, Denken und logi-
sche Schlüsse angewiesen.

Wenn wir sehen, dass sich bei Tieren von Generation zu Generation immer schlimmere Degenerationen am Knochen und Organsystem ausbilden, je weiter man sie hinsichtlich ihrer Ernährung aus ihrer ökologische Nische drängt, können wir auch Rückschlüsse auf den menschlichen Körper ziehen.

Es wundert mich nicht, dass die englische Rinderkrankheit in einer Tiernahrung groß wurde, bei der reine Vegetarier (Kühe) mit Fleisch (Proteinkonzentration aus ›Tiermehl‹) groß gefüttert wurden.«

Weiterführende Literatur:
Bircher, R.: Geheimarchiv der Ernährungslehre
Kollath, W.: Die Ordnung unserer Nahrung
Popp, Dr. F.A.: Neue Horizonte

Während des Abschreibens des Berichtes von Dr. Abele musste ich an Raucher denken, die durch das Rauchen ihre Gefäße noch zusätzlich verengen und dabei auch an die steigende Zahl von Herzinfarkten und Schlaganfällen. – Was für ein Leichtsinn?

Hinzu kommt die moderne Ernährung mit fetten Chips, Pressfleisch und Presswurst, dem künstlichen Käse auf der Pizza, mit den zuckerhaltigen Brötchen und all dem, was man isst, ohne zu wissen, was man wirklich isst. Dabei wird der eigene Körper restlos vergiftet.

Kann der Mensch wirklich denken – oder ist es ihm egal, frühzeitig aus dem Leben zu gehen?

Fangen wir also an!
Ein Apfel am Tag, mehr Rohkost essen und mehr Wasser aus dem Wasserhahn trinken.

KAPITEL 19

ALTERNATIVEN
WIE LANGE WÜNSCHEN WIR ZU LEBEN?

War uns bislang bekannt, dass verschiedene Umweltbelastungen und Verseuchungen durch unseren erhöhten Fleischkonsum verursacht werden, so wird uns durch den Bericht von Herrn Dr. med. Abele zusätzlich vor Augen geführt, dass der tägliche Verzehr von Fleisch und Wurst einem Selbstmord gleichzusetzen ist.

Es ist schön, älter zu werden, der Reife und der Erfahrungen wegen. Es ist weniger schön, wenn man sich aufgrund einer ungesunden Lebensweise früh alt fühlt.

Wir belasten unseren gesamten Organismus durch eine unüberlegte Fresssucht und setzen dadurch auch unseren Arterien zu. Der gesamte Darmtrakt arbeitet nicht mehr richtig, die Durchblutung ist dahin. Wenn der Körper diesen Dauerstress sein Leben lang aushalten muss, hat er viel zu leisten. Es ist sehr verständlich, dass er sich früher als eigentlich vorgesehen endgültig zur Ruhe legen will.

Das kleine Volk der Hunzas zum Beispiel schafft es, hauptsächlich an Altersschwäche zu sterben. Fast alle werden nahezu 130 bis 135 Jahre alt und im Alter von 90 Jahren laufen viele von ihnen sogar noch die Berge hoch. Amerikanische Untersuchungen haben ergeben, dass manche Hunzas schon sechs Herzinfarkte hinter sich haben und trotzdem problemlos leben. Die Hunzas erleiden nicht den gleichen Herzinfarkt, wie wir ihn kennen. Ihre Ernährung ist natürlich und sauber, infolgedessen sind es auch ihre Herzkranzgefäße. Das Volk lebt in einem Hochtal, am Südhang des Pamir, am Hindukusch. Es ist nicht das einzige Volk, das solch ein hohes Alter erreicht.

Würden wir also unsere eigene Umwelt zu Hause natürlicher gestalten, dann könnten wir vielleicht auch ein solches Alter erreichen. Nicht zu vergessen sind der seelische Ausgleich und eine glücklichere Lebensweise, die sich daraus ergeben.

Auf jeden Fall ist es gut, sich möglichst viel bei jedem Wetter in der Natur zu bewegen. Gleich, ob es regnet oder schneit. Man sollte täglich mindestens eine Stunde an der frischen Luft sein. Es gibt kein schlechtes Wetter, es gibt nur unpassende Kleidung.

Es ist auch möglich, den Körper durch gezielte Übungen bis ins hohe Alter fit zu halten. Dazu empfehle ich das Buch von Peter Kelder: »Die fünf Tibeter – Das alte Geheimnis aus den Hochtälern des Himalaja lässt Sie Berge versetzen«. Es handelt sich um fünf bzw. sechs Übungen, die den Körper durch Beeinflussung seiner Energiezentren (Chakren) wirkungsvoll stimulieren. Man spricht diesen Übungen eine phänomenale Wirkung zu. Eine gesunde Ernährungsweise ist als Ergänzung selbstverständlich.

KEIME UND SPROSSEN

Ernährungsbewusste Menschen, die es genau nehmen, machen es richtig, wenn sie sich Keime für ihr Frühstück selbst züchten. Es geht ganz einfach: In Tonschalen werden über mehrere Etagen Keime innerhalb von drei bis vier Tagen gezüchtet, und zwar aus folgenden Pflanzen:

Bohnen Erbsen Gerste	Die Wassereinfüllmenge in den Tonschalen beträgt zwischen zwei und drei Esslöffel.
Hafer Hirse Kichererbse Kresse Linsen Luzerne Mais	Bei einigen Samen treten Fadenwurzeln auf, die nicht mit Schimmel verwechselt werden sollten. Die Keime werden zwischen 0,5 und 4 cm lang.
Rettich Roggen Senf	Die Keime wachsen bei normaler Zimmertemperatur.
Sesam Soja gelb Soja grün (Mungo) Sonnenblumen Weizen	Der Geschmack variiert je nach Art der Keime zwischen süßlich und scharf.

Über die hochwertige Ernährungsform durch Keime und Sprossen gibt es reichlich Literatur oder Informationen in Bioläden und Reformhäusern.

MAKROBIOTIK

Hat man Interesse an hochwertiger Ernährung, dann ist es auch sinnvoll, sich mit der Makrobiotik zu befassen. Durch diese Ernährungsweise sollen viele Menschen aus Nagasaki und Hiroshima so in ihrem körperlichen Befinden gestärkt worden sein, dass sie der angreifenden, schädlichen radioaktiven Strahlung Widerstand leisten und überleben konnten.

Das Buch »Der makrobiotische Weg« von Michio Kushi bietet eine gute Information und erleichtert vielleicht den Einstieg.

Diese Ernährungsform legt einen besonderen Wert auf den Ausgleich von Körper, Geist und Seele und berücksichtigt das Yin und Yang-Prinzip im Menschen.

Yin- und Yang-Menschen haben einen unterschiedlichen Ernährungsbedarf. Dieser richtet sich zum Beispiel danach, was unter oder über der Erde wächst. Wurzeln sind der Yin-Teil einer Pflanze, deshalb sind sie die optimale Nahrung für Yang-Menschen, also für Menschen mit hohem Blutdruck.

Das Yang-Teil einer Pflanze ist die Blüte bzw. die Krone. Deshalb bietet sie die optimale Nahrung für Yin-Typen, also für Menschen mit niedrigem Blutdruck.

Die Mitte der Pflanzen ist der Yin-Yang-Abstand.

Alles, was hängt, wie z.B. Früchte, ist in der Regel Yin, es erfrischt.
Eine Birne ist nach unten bauchig und dadurch sehr stark Yin.
Gemüse steht und ist besonders als Rohkost wärmend. Eine Karotte wird breiter nach oben, kommt aus der Erde und ist deshalb stark Yang-betont, sie wärmt. Für Menschen, die unter Ängsten und Stress leiden, empfiehlt sich starke Yang-Nahrung.

Thrombosen z.B. sind eine hängende Krankheit und sind deshalb Yin. Auch da kann eine gut ausgewählte Yang-Nahrung Wunder wirken.
Die Farben der Nahrungsmittel haben ebenso eine Yin- oder Yang-Bedeutung.
Rote Farben sind wärmend und Yang. Blaue Farben wirken kalt und sind Yin.

Das Fleisch von langsamen Tieren wie Rindfleisch wirkt überwiegend Yin.
Geflügelfleisch kommt von schnellen Tieren und wirkt Yang.

Die Form von Nahrungsmitteln wird der Form von Organen zugeordnet. Das Essen von Walnüssen z.B. mit der Form eines Gehirns wird von den Chinesen als eine wichtige Nahrung für das Gehirn empfohlen.

Gut ausgeglichene Ehen bestehen meist aus einem Yin-Menschen mit seinem niedrigen Blutdruck und einem Yang-Menschen mit dem hohen Blutdruck.

Auch in der Ernährung ziehen sich Gegensätze an. Der Polaritätstausch wie von zwei Magneten, die sich anziehen, bedeutet eine Energiezunahme. Nord zieht Süd an, zwei gleiche Pole gehen auseinander.

Zur vertiefenden Literatur empfehle ich Dr. Guido Fisch: »Chinesische Heilkunde in unserer Ernährung« und »Die Yin-Yang Diät« von Marianna Lecomte.

NATÜRLICH WÜRZEN, SAUCEN SELBST MACHEN

Dazu sollte man sich selbstverständlich mit Kräutern befassen und das Essen auf Kräuterbasis natürlich würzen, so wie es in südlichen Ländern praktiziert wird, anstatt dem Essen mit künstlichen Saucen einen unnatürlichen Geschmack zu geben.

Hier gilt der Spruch von Goethe, der bekanntlich die grüne Sauce so liebte:

»Die Natur ist immer wahr,
sie hat immer recht,
der Irrtum liegt immer bei den Menschen.«

Kräftige Kräuter haben ihre entsprechende kräftige Auswirkung. Sie aromatisieren die Speisen so, dass der Gaumen sensibel bleibt. Dadurch kommt der Feinschmecker immer auf seine Kosten.

Denkt man an das Lebenselixier mit dem Namen Schwedenkräuter, dann kennt man ein Beispiel für die Wirksamkeit von Kräutern. Mehr darüber ist in dem Buch von Maria Treben zu lesen: »Gesundheit aus der Apotheke Gottes«.

DIE ALTERNATIVE ZUM KAFFEE

Getreidekaffee wie zum Beispiel der »Bambu-Kaffee« schmeckt hervorragend. Er hilft, die Kaffeesucht abzubauen.

Schwarzer Tee (wegen seiner Wirkstoffe immer mit Zitrone zu trinken) sollte wie Kaffee nicht gewohnheitsmäßig genossen werden, meinen Naturheilkundler.

Die beste Alternative sind natürlich pflanzliche Tees, die den gesundheitlichen Bedürfnissen entsprechend ausgewählt werden können.
– Ein Herzkranker tut gut daran, Weißdorntee zu trinken.
– Bei Unterleibsproblemen ist Schafgarbentee angesagt.
– Gegen Erkältungen und Entzündungen eignet sich Salbei- und Thymiantee sehr gut. Salbei wird in siedendes Wasser gegeben, drei Minuten lang kochen. Dadurch können sich die ätherischen Öle absondern und somit nicht die Magenschleimhäute angreifen. Salbeitee tut sehr gut und war bei den Römern schon immer hoch geschätzt.
– Zum Süßen sollte man keinen Zucker oder Süßstoffe nehmen, nur Honig. Akazienhonig ist ziemlich geschmacksneutral. Süßstoffe beinhalten wie viele moderne Getränke Aspartam. Aspartam wird von vielen Naturheilkundlern als ein gefährliches Nervengift angesehen, das sogar in einigen Medikamenten der Schulmedizin zu finden ist.
– Brennnessel wirkt gegen Rheuma und Gicht und juckenden Hautausschlag.
– Baldrian beruhigt und hilft bei Schlaflosigkeit.
– Löwenzahn aktiviert Niere und Leber. Löwenzahn ist eine sehr wirksame Pflanze, die sehr vielseitig zu verwenden ist. Es wird sogar empfohlen, sie kurmäßig zu verwenden. Eine Kur kann auch durch das Trinken von Löwenzahnwein unterstützt werden. Die Nieren sind an sehr vielen Erkrankungen beteiligt und werden von Naturheilkundlern besonders beachtet. Zinnkrautbäder werden auch in Verbindung mit Nieren- und Blasenproblemen empfohlen, da sie harntreibend und entwässernd wirken.

Aus Heidekraut, Kamille, Eisenkraut, Waldmeister, Enzian, Huflattich, Pfefferminz und so weiter kann man ebenfalls Tees herstellen, die über große Heilwirkungen verfügen. Deshalb sollte man sich bei körperlichem Unwohlsein auf jeden Fall mit Tees befassen. Mit Hilfe des kinesiologischen Testes wird man den besten für sich herausfinden.

Mehr über Tees in dem Buch von Maria Treben »Gesundheit aus der Apotheke Gottes«.

ES GIBT AUCH SÄFTE

Die Wirkung von Pflanzen wird oft zu umfangreich und schwierig beschrieben. Die

Firma Walther Schoenenberger
Pflanzensaftwerk
Postfach 1120
D-71106 Magstadt

stellt folgende Säfte als Kureinheiten her und beschreibt auf eine einfache Weise die Heilwirkung einiger Pflanzen:

Artischocken: Zur allgemeinen Leberkräftigung, zur Unterstützung der Entgiftungsfähigkeit der Leber, Schutzmittel gegen das Altern.

Bärlauchsaft: Wirkt auf das Blutgefäßsystem (fördert die allgemeine Durchblutung) und regt die Magen- und Darmdrüsen an.

Baldrian: Nervenberuhigend, bei nervös bedingten Einschlafstörungen, bei allgemeiner Nervosität.

Birken: Ausscheidend bei Arthritis (Gelenkentzündung), harntreibend, zur Kräftigung von Blase und Nieren.

Bohnen: Entwässernd (bei funktionellen Herz- und Kreislaufbeschwerden ohne Organschäden, zur Anregung der Nierentätigkeit).

Brennnessel: Blutreinigend, bei rheumatischen Erscheinungen ausschwemmend, unterstützend bei Schlankheitskuren nach Ernährungsfehlern.

Brunnenkresse: Zur Förderung des Stoffwechsels, anregend und ausscheidend.

Fenchel: Wirkt beruhigend auf die Verdauungsorgane bei Blähungen, Magen- und Darmverstimmungen, auswurffördernd und schleimlösend bei Erkältungen.

Gänsefingerkraut: Krampflösend, entspannend bei Magen- und Darmkrämpfen (Durchfälle), stopfend.

Hafer: Ein natürliches Aufbau- und Kräftigungsmittel bei nervösen Erschöpfungszuständen.

Huflattich: Schleimlösend und erleichternd bei Bronchialkatarrh und Husten.

Johanniskraut: Natürliches Nervenaufbaumittel, bei nervösen Erschöpfungszuständen, bei Nervosität und nicht organisch bedingten Nervenschmerzen.

Kamille: Krampflösend, entzündungshemmend, bei Magenbeschwerden nervöser Art.

Kartoffel: Bei Sodbrennen (Übersäuerung des Magens).

Knoblauchsaft: Zur Erhaltung der natürlichen Norm des Blutdruckes, dient einer natürlichen Durchblutungsförderung bei Arteriosklerose (Arterienverkalkung), zur Normalisierung der Darmflora.

Kürbis: Anregend auf das Nieren- und Harnsystem, ausscheidend, entwässernd, erleichtert die Harnabsonderung.

Löwenzahn: zur Leberfunktionsstärkung und bei Gallenbeschwerden, zur Blutreinigung.

Lycopus: Bei Nervosität, nervösen Herzbeschwerden, einschlaffördernd.

Melisse: Entspannend, gegen nervöse Magen- und nervöse Herzbeschwerden.

Mistel: Lindernd bei durch Arteriosklerose (Arterienverkalkung) bedingten Beschwerden (Besserung des Wohlbefindens).

Paprika: Entwässernd und damit zur Unterstützung der Herz- und Kreislauffunktion.

Petersilie: harntreibend, drüsenanregend, magenstärkend und verdauungsfördernd.

Rosmarin: Natürliches Anregungsmittel für den Kreislauf.

Salbei: Äußerlich zum Gurgeln und Spülen des Nasen-, Mund- und Rachenraumes bei Erkältungen und Katarrhen, innerlich gegen übermäßige Schweißabsonderung und bei Nachtschweiß.

Scharfgabe: Unterstützt stärkend und anregend die Funktion des Blutgefäßsystems, gegen Schwindel und Blutandrang im Kopf, bei Wechseljahresbeschwerden.

Schwarzrettich: Zur Leberfunktionsstärkung und bei Gallenbeschwerden, Leberschutztherapie.

Sellerie: Entwässernd, ausscheidend, bei Arthritis (Gelenkentzündung) und Rheuma.

Spitzwegerich: Entzündungshemmend bei Bronchial- und Rachenkatarrh.

Thymian: Bei Erkrankungen der Atemwege und Atmungsorgane, schleimlösend und auswurffördernd.

Weißdorn: Zur Erhaltung der physiologischen (natürlichen) Norm des Blutdruckes, herzstärkend und kreislauffördernd.

Weißkohl: Bei Reizzuständen des Magens und des Dünn- und Dickdarmes.

Wermut: Magenstärkend, bei Mangel an Magensäure, bei Verdauungsbeschwerden.

Zinnkraut: Zur Stärkung der Atmungsorgane (des Lungengewebes), harntreibend, entwässernd.

Zwiebel: Anregend auf die Produktion von Magen- und Darmsäften, blutreinigend, wirkt auf das Blut entschlackend und verdünnend.

SORGFÄLTIG KAUEN – STRESSFREI ESSEN

Wenn das Essen gut zubereitet ist, wäre es zu schade, es zu verschlingen. Die Zähne sind dazu da, die Nahrung fein zu zerkleinern. Man sollte langsam kauen.

Aufgabe des Magens und des Darmes ist es, den Speisen die wertvollen Nähr-stoffe zu entziehen.

Nimmt man sich keine Zeit für seine Mahlzeiten und isst man zu schnell, so wird der Magen überlastet. Er muss eine Tätigkeit übernehmen, für die er nicht geschaffen ist. Die Verdauung ist entsprechend schwieriger. Die meiste Ener-gie wird für den Magen verbraucht und ein erheblicher Teil der Nahrungsmit-tel wird nicht verwertet.

Man ist aber nur »gut satt«, der Bauch ist rund, das Hungergefühl gestillt. Würde man langsamer essen und die Speisen besser einspeicheln und kauen, dann nähme man auch weniger Nahrungsmittel zu sich. Sie würden besser verwertet und die Verdauungszeit wäre angenehmer. Viele Schlankheits- und Vitaminkuren erübrigten sich damit.

DAS TÄGLICHE BROT

Das Magazin »STERN« berichtete unter dem Titel »Unser kläglich Brot« über die unverantwortlichen Methoden der modernen Brotherstellung mit dem Kommentar: »Das Grundnahrungsmittel Brot ist in Verruf geraten. Statt nur die reinen Zutaten Mehl, Salz und Wasser zu verwenden, werden Fertigmi-schungen voller Chemikalien zusammengepanscht« und weiter: »Weil das Lebensmittelrecht das Brot ignoriert, ist es zum Fließbandplunder geworden.« Laut Untersuchungen des »stern« fand man im Brot oder in Brötchen von heute Gips, Seife und andere Stoffe. »Selbst Großbäcker fordern seit Jahren ein Reinheitsgebot für Brot.« – »Jeder Westdeutsche schluckte schon 1991 3,7 Kilo Backhilfsmittel.« Von da an stieg der Konsum an Fertiggerichten wie Pizzas, überbackenen Teiggerichte als Tiefkühlkost und so weiter deutlich an. Hier ist guter Appetit angesagt!

Der übertriebene Konsum dieser Produkte mit all ihren Fetten, Zucker und Kohlehydraten sind an den Konsumenten und ihrem Übergewicht deutlich zu erkennen. Die Figuren gehen rapide in die Breite, die Menschen werden unat-traktiv, krank und isolieren sich.

In der Fernsehsendung »Monitor« wurde in der Vergangenheit mehrmals über Zusatzstoffe im Brot berichtet. Diese können Allergien hervorrufen und rheu-matische Beschwerden verursachen. Nach Schätzungen lebten in Deutschland schon 1992 etwa 2,5 Millionen Allergiker. 250.000 Menschen sollen allein durch Chemie im Brot zu Allergikern geworden sein.

Es werden Zusatzstoffe, sogenannte Enzyme, unter die Backmittel gemischt, ohne auf deren Bedenklichkeit zu achten. Diese chemischen Zusätze, die ein schnelleres Backen ermöglichen sollen, sind selbst den Verkäufern oft nicht bekannt, wie ein Hörer in der Nachfrage zu dem Bericht angab.

Ein anderer Hörer berief sich auf eine vorangegangene Sendung zu diesem Thema und bedankte sich für die Informationen. Er hatte sieben Jahre lang unter schweren rheumatischen Beschwerden gelitten. Nachdem er den Hinweis, auf gekauftes Brot zu verzichten, befolgte, sei seine Erkrankung total verschwunden.

Ein Artikel erschien anschließend in den »Westfälischen Nachrichten« unter folgendem Titel: »Allmorgendliches, kraftvolles Zubeißen kann weitergehen, Experten halten Enzyme in Brotwaren für unbedenklich.«

Wer kann diese Widersprüchlichkeit erklären?

Über die Herkunft einzelner Experten braucht man nicht lange nachzudenken, ebenso wenig, wie die Experten bereit sind, über Chemie nachzudenken.

Wer unter rheumatischen Erkrankungen leidet oder gelitten hat, weiß, was das für eine Folter ist. Solche Erkrankungen führen manche Menschen in den Rollstuhl. Und da verbreiten gewissenlose Experten Lügen in ihren Kommentaren.

Folter muss wie in Kriegszeiten abgerechnet werden. Die Verursacher gehören bestraft, wie die Verbrecher in dem Nürnberger Glaskasten nach dem Zweiten Weltkrieg. In Friedenszeiten ist es aber leider anders. Da gilt es, alles zu verharmlosen. Da regiert die sogenannte freie Marktwirtschaft. Und auch da schweigen Politiker und Gesundheitsämter. Die Menschen werden krank und bleiben es möglicherweise ihr ganzes Leben, das Geschäft läuft auf vollen Touren weiter. Solche Taten bleiben unstrafbare Verbrechen. Das Gesundheitssystem wird somit gut versorgt.

Nahrungsmittel machen entweder gesund oder krank. Als 2008 in China gepanschte Milch den Tod mehrerer Kinder verursachte, wurde der Hersteller zum Tode verurteilt. Richtige Ernährung ist wichtig. Der Mensch ist ein Naturprodukt, das auf Dauer keine Chemie verträgt. Lebensmittelhersteller tragen eine große Verantwortung, die sie niemals ohne harte Konsequenzen missbrauchen sollten.

Im Morgenmagazin der ARD wurde das Thema »Vergiftetes Brot« noch einmal angesprochen. Ein Abgeordneter forderte den Hinweis auf die Inhaltsstoffe des Brotes. Er wünschte sich, dadurch die Möglichkeit zu bekommen, genau zu erfahren, was er kauft und isst. Er berichtete, dass Brot durch einen Zusatzstoff namens Cystein besonders braun und knusprig aussieht. Die schöne Farbe lockt zum Kauf. Cystein besteht nach seinen Aussagen unter anderem aus Fingernägeln und Menschenhaaren. Das scheint unglaublich zu sein!

Falls es so wäre, welche Krankheiten stecken noch als chemische oder homöopathische Information in ihnen?

Woher kommen die Haare und Nägel?

Haar ist Gewebe und enthält alle Informationen über den Gesundheitszustand eines Menschen.

Immer mehr Allergien, immer mehr Krankheiten und Seuchen breiten sich unter den Menschen aus. Viele Erkrankungen bleiben unlösbare medizinische Fälle. Mit den Beschwerden muss der Betroffene oftmals bis zum Lebensende kämpfen. Sein Darm muss alles mitmachen, alles verarbeiten. Aber eines Tages ist die Grenze erreicht. Die Darmflora ist vergiftet und zerstört.

Gesundheitsämter und Politiker werden als Erste über verseuchte und krank machende Stoffe informiert. Es gibt jedoch keine Reaktionen, nur ein unendlich langes Schweigen. Die Aufsichtspflicht wird nicht eingehalten. Es handelt sich hierbei eindeutig um unterlassene Hilfeleistung.

Die Qualität unserer Nahrungsmittel hat sehr nachgelassen. Die Medien berichten laufend von falscher Ernährung und der daraus resultierenden Fettleibigkeit. Nach den Skandalprozessen um BSE- und Hormon-verseuchtes Fleisch und mehr mit ihren wirtschaftlichen Auswirkungen wird nur über schlechte Qualität gesprochen, wenn der Skandal schon ausgebrochen ist. Die heutigen Podiumsdiskussionen im Fernsehen handeln überwiegend von brisanten Themen aus Politik und Wirtschaft.

Es entspricht unserer Zeit, dass der Bürger im Lande nur zu funktionieren hat, als Mensch interessiert er kaum jemanden. Vor zwanzig Jahren noch, zu der Zeit von Helmut Schmidt, haben sich auch die Medien wesentlich mehr um den Bürger gekümmert. Auch Lebensmittel wurden zum Schutze der Bevölkerung mehr unter die Lupe genommen. Die Medieninteressen haben sich verlagert. Die damaligen Informationen sind aktueller denn je.

Nach den Untersuchungsberichten von Politik und Behörden gilt die Meldung: »Es besteht keine Gefahr für die Bevölkerung«.

Quintessenz: Wer sein Brot mit biologischen Zutaten selbst backt, entgeht etlichen schleichenden Vergiftungen.

In vielen Städten gibt es zum Glück Bäcker, die gutes, vollwertiges Brot backen. Man sollte auf jeden Fall nur dieses kaufen, auch wenn es etwas teuerer ist. Es ist nämlich äußerst wichtig, dass wir unsere Grundnahrungsmittel besonders sorgfältig auswählen.

Dinkelbrot wird von Naturheilkundlern als sehr gesund bewertet, Weizenbrot sollte nicht ständig gegessen werden. Durch den Dauerkonsum von Weizen können rheumatische Beschwerden hervorgerufen werden. Man sollte bei den besten Bäckern kaufen und ab und zu wechseln. Jeder Bäcker verwendet etwas andere Zutaten.

KAPITEL 20

WAS IST MIT UNSEREN LEBENSMITTELN?
KONSERVIERUNGSSTOFFE

Leider werden in unseren Nahrungsmitteln reichlich Lebensmittelfarben und Zusätze unter der Bezeichnung E ... verwendet, deren Auswirkungen in der breiten Öffentlichkeit nicht bekannt sind. Das Forschungszentrum des Villejuifer Krankenhauses in Paris veröffentlichte vor einigen Jahren folgende Liste:

E 100 harmlos	E 101 harmlos	E 102 gefährlich
E 103 verboten	E 104 verdächtig	E 105 verboten
E 110 gefährlich	E 111 verboten	E 120 gefährlich
E 121 verboten	E 122 verdächtig	E 123 sehr gefährlich
E 124 gefährlich	E 125 verboten	E 126 verboten
E 127 gefährlich	E 130 verboten	E 131 krebserregend
E 132 harmlos	E 140 harmlos	E 141 verdächtig
E 142 krebserregend	E 150 verdächtig	E 151 verdächtig
E 152 verboten	E 160 harmlos	E 161 harmlos
E 163 harmlos	E 170 harmlos	E 171 verdächtig
E 173 verdächtig	E 174 harmlos	E 175 harmlos
E 180 verdächtig	E 181 verboten	E 200 harmlos
E 201 harmlos	E 202 harmlos	E 203 harmlos
E 210 krebserregend	E 211 krebserregend	E 213 krebserregend
E 214 krebserregend	E 215 krebserregend	E 217 krebserregend
E 220 Zerstörung von Vitamin B 12	E 221 Darmstörungen	E 222 Darmstörungen
E 223 Darmstörungen	E 224 Darmstörungen	E 226 Darmstörungen
E 230 Hautstörungen	E 231 Hautstörungen	E 232 Hautstörungen
E 233 Hautstörungen	E 236 harmlos	E 237 harmlos
E 238 harmlos	E 239 krebserregend	E 240 verdächtig
E 241 verdächtig	E 250 Blutdruck	E 251 Blutdruck
E 252 Blutdruck	E 260 harmlos	E 261 harmlos
E 262 harmlos	E 263 harmlos	E 270 harmlos
E 280 harmlos	E 281 harmlos	E 282 harmlos
E 300 harmlos	E 301 – E 309 harmlos	E 311 Hautausschläge
E 312 Hautausschläge	E 320 Cholesterin	E 321 Cholesterin
E 322 harmlos	E 325 harmlos	E 326 harmlos
E 330 krebserregend	E 331 – E 337 harmlos	E 338 – E 340 Verdauungs-störungen
E 341 Verdauung	E 400 – 404 harmlos	E 406 harmlos
E 407 harmlos	E 409 Verdauung	E 410 harmlos
E 411 harmlos	E 413 harmlos	E 414 harmlos
E 420 – E 422 harmlos	E 450 Verdauung	E 461 – E 463 Verdauung
E 465 Verdauung	E 466 Verdauung	E 471 – E 475 harmlos
E 477 verdächtig	E 80 harmlos	

E 123 gilt als sehr gefährlich und ist in der GUS und den USA verboten.

Weitere Bewertungen sind im Internet unter e.nummern/konservierungsstoffe zu finden. Die Stoffe werden allerdings alle als unschädlich und unbedenklich angegeben, obwohl sie teilweise künstlich sind.

Angegeben ist nur, dass sie vom Körper abgebaut werden.

Wie viel der Körper davon vertragen und abbauen kann und wie lange es dauert, bis er krank wird, wird nicht angegeben.
Es handelt sich um die Stoffe mit den E-Nummern: 200, 201, 202, 203, 210, 211, 212, 213, 214, 215, 216, 217, 218, 219, 220, 221, 222, 223, 224, 226, 227, 228, 230, 231, 232, 233, 236, 237, 238, 250, 251, 252, 296, und 297.

Die Beurteilung ist scheinbar nicht korrekt, verglichen an den Pariser Untersuchungen. Mit E 250 wird besonders bei Säuglingen und Kleinkindern auch vor einer Krebsgefahr gewarnt. E 250 scheint demnach besonders schlimm zu sein.

Das renommierte Villejuifer Krankenhaus in Paris ist bei medizinischen Untersuchungen auf andere Werte gekommen. Die Stoffe der E-Nummern 211, 212, 213, 214, 215, 216, 217 wurden als krebserregend bezeichnet. 221, 222, 223, 224 verursachen Darmstörungen und 220 zerstört Vitamin B 12.

Die 100er Zahlenangaben beziehen sich auf Farbstoffe,
die 200er auf Konservierungsstoffe,
die 300er auf Säuerungsmittel,
die 400er auf Stabilisatoren und Emulgatoren.

Bedauerlicherweise beinhalten allopathische Medikamente auch Farbstoffe, die in der Liste wiederzufinden sind und teilweise als gefährlich eingestuft werden.

Der Zweck soll außerdem sein, dass Tabletten dadurch unterschieden werden können. Farbige Medikamente haben unterschiedliche Placeboeffekte und verkaufen sich besser.

Es ist also ratsam, den Beipackzettel genau zu studieren, um eventuell auf eine gesunde Alternative mit homöopathischen Präparaten rechtzeitig umzuschwenken.

Man kann sich allerdings nie sicher sein, dass alle Stoffe, die eine Gefährdung darstellen, tatsächlich auch bekannt sind. Daher können nach meiner Meinung selbst von den harmlos bewerteten E-Stoffen unerwünschte Wirkungen ausgehen.

Verteidiger solcher Stoffe argumentieren jetzt damit, dass alle diese Substanzen in der Natur zu finden sind. Auch das ist kein Garantieschein für eine Unbedenklichkeit.

Nach einer solchen Argumentation kann auch belegt werden, dass Panzer und Raketen natürlichen Ursprungs sind, denkt man an ihren Grundstoff Eisen. Selbst Plutonium ist ein Naturprodukt. Halten wir fest: Alle Grundstoffe stammen aus der Natur. Es kommt lediglich auf die Umwandlung dieser Stoffe an. Der Mensch ist kein Schöpfer, er wandelt nur um.

RADIOAKTIVE KONSERVIERUNG
VON LEBENSMITTELN

Um Lebensmittel radioaktiv zu konservieren, werden Kobalt und Caesium aus alten Brennelementen von Kernkraftwerken verwendet. Diese Bestrahlung dient dazu, Leben abzutöten, um einen Reifeprozess zu verlangsamen. Dadurch werden Früchte widerstandsfähig für einen langen Transport und sehen selbst nach ein paar Tagen immer noch gut in den Obstregalen aus. So werden auch viele Gewürze behandelt.

An dieser Manipulation von Lebensmitteln ist die Täuschung durch die Schönheit des Obstes das einzige Schöne. In diesem Obst findet man keine Würmer mehr. Ein radioaktives Aufladen ist zwar möglicherweise unbedenklich, jedoch verursachen Bestrahlungen elektrochemische Veränderungen. Sie wirken nicht nur auf Menschen, sondern auf alle Lebewesen, also auch auf Pflanzen, Obst und Nahrung insgesamt. Entscheidend ist der Informationswert meiner Ernährung: Ist sie biologisch tot, ist sie radioaktiv oder chemisch verseucht?

Wenn berichtet wird, dass in der Nähe von Kernkraftwerken häufiger Leukämiefälle registriert werden, besonders bei Kindern, dann bedeutet das eine Veränderung von Lebensstrukturen. Es hat Chromosomenveränderungen in den Genen des Erbgutes zur Folge. Bei den Pflanzen, die wir essen, wurden derartige Beobachtungen scheinbar noch nicht oder bewusst nicht gemacht. Jedenfalls ist darüber nichts verlautet, aber wer weiß?

Wenn Bakterien in Lebensmitteln getötet werden, wird auch Leben getötet. Bakterien sind die ältesten Lebewesen der Erde, man schätzt ihr Alter auf etwa drei Milliarden Jahre. Bakterien schützen, erhalten und konservieren auch

Leben. Man sollte sie nicht mit Radioaktivität abtöten. Allein durch Kälte- und Wärmeeinfluss können Bakterien zerstört werden.

Wir kochen unser Frühstücksei so, dass kein Küken mehr daraus entstehen kann. Keime oder Bakterien werden durch Überwärme abgetötet.

In Nordsibirien wurden im Eis Haut- und Haarreste eines Mammuts gefunden. Die Bakterien fühlten sich im Eis wohl und überlebten Tausende von Jahren. Wir haben eine Konservierungstechnologie in den letzten Jahrzehnten entwickelt, die sich damit befasst, Bakterien und Keime, also Leben zu vernichten.

Dass Leben oder Keime vernichtet werden, ist unsere größte Befürchtung bei atomaren Unfällen. Die Folgen von Radioaktivität, ausgelöst durch Atomunfälle, Atomversuche und unsachgemäßen Umgang mit diesem gefährlichen Stoff, machen sich oft zu spät bemerkbar. Denkt man an Hiroshima, dann sind die erschreckenden Folgen noch nach über 60 Jahren erkennbar.

Die Auswirkungen durch den GAU von Tschernobyl, die man zunächst nur auf einen 30-Kilometer-Radius begrenzt glaubte, wirkten sich bald bis nach Minsk aus, also 500 Kilometer weiter. Immerhin konnten im Nachhinein weitere 32 Fehlerquellen in dem Kernkraftwerk festgestellt werden, die zu der gleichen Katastrophe oder zu einer noch schlimmeren hätten führen können. Alle Kernkraftwerke der ehemaligen UdSSR sind nach demselben Muster gebaut worden. Zwei Drittel der Ukraine sind zurzeit radioaktiv verseucht – Tschernobyl ist zu einer Geisterstadt geworden.

65 Millionen Menschen wurden somit direkt bestrahlt und noch sieben Jahre danach war das Blut vieler Kinder immer noch eindeutig erkennbar verändert.

Wen von uns kümmert es noch, was in der Ukraine passiert ist? Die Radioaktivität ist zwar weltweit gestiegen, die Menschen leben aber immer noch. Das bedeutet, dass wir noch mehr aushalten können. Wenn es so ist, dann kann man auch die Toleranzwerte höherschrauben, zumindest bis zum nächsten Unfall. Im Zweifelsfall werden die Werte in die negative Richtung addiert.

Wir in Deutschland haben die sichersten Kernanlagen der Welt. Wir haben den höchsten Sicherheitsstandard, bei uns kann kein Unfall passieren, jedenfalls keiner, den man sieht. Nuklearunfälle sind also nicht für uns, sondern für andere gedacht. Abgesehen von den Entsorgungsproblemen und der bedrohlichen Umweltkatastrophe an der Asse und in Gorleben wurden am 7.9.2010 von der Lobby-Regierung Merkel die Laufzeiten der bestehenden Kernkraftwerke zum Nachteil der regenerativen Energien um 15 Jahren verlängert.

Aber dennoch sollte uns das, was in Hanau, mitten in Deutschland, passiert ist, etwas nachdenklich stimmen.

In einer bekannten Firma der Nukleartechnologie bekam nämlich ein Arbeiter eine Überdosis an Radioaktivität mit, wie Hamburger Experten später festgestellt haben. Niemand hatte es bis dahin vermutet. Radioaktivität riecht nicht, man sieht sie nicht, man kann sie nicht anfassen und trotzdem ist sie da. Der besagte Mann zeugte ein Kind, das mit einem offenen Bauch zur Welt kam und dessen Geschlecht man äußerlich nicht feststellen konnte. Das Kind wurde als Mädchen benannt. Die Autopsie verriet, dass es ein Junge war. Das Kind starb elf Tage nach seiner Geburt. Ein vergleichbarer Fall war bisher nicht bekannt. Sein Aussehen war unfassbar schrecklich und sein Bild wurde nur sehr kurz als Mahnung im Fernsehen ausgestrahlt. Die Chromosomen als faden- oder schleifenförmige Bestandteile der Zellkerne, auf denen die Erbanlagen angeordnet sind, waren in den Spermien des Mannes verändert. Die Keimdrüsen wurden somit geschädigt. Das zog eine Missbildung des Neugeborenen nach sich. Erinnern wir uns an die Kälber, die in Bayern mit zwei Köpfen und fünf Pfoten in Folge der Katastrophe von Tschernobyl geboren wurden. Zur selben Zeit verfärbten sich in dem münsterländischen Städtchen Ahaus neu aufgesetzte Kupferdächer. Das passt alles wunderbar zusammen. Alle Lebewesen werden jedenfalls beeinflusst und vielleicht verändert, jedoch nicht immer sofort.

Warten wir ab oder wehren wir uns?

Atomenergie kann niemals vollkommen beherrscht werden.

Das Argument, dass wir die Technik brauchen, um Umweltprobleme zu lösen, ist in seinem Grundsatz falsch, weil es die Technik ist, welche die Umweltverseuchung mit sich brachte. Wir wollen nicht mehr zu Recht auf ihre angenehmen Errungenschaften verzichten, aber wir sollten die Grenzen zwischen beherrschbar oder unbeherrschbar klar erkennen und uns bedingungslos darauf einstellen.

Man hält diese Art von Energie inzwischen als unverzichtbar und hat ihre Risiken weitgehend verdrängt, weil einem persönlich offensichtlich noch nichts passiert ist. Wie gefährlich sie in Wirklichkeit ist, hören wir nur durch die Medien, und die berichten von weit her.

Der Mensch kann keine Radioaktivität abbauen. Sie braucht bis zu mehrere Millionen Jahre. Inzwischen sammelt sie sich weiter gefährlich an und schädigt in höchstem Maß Mensch und Natur. Unsere Nahrungsmittel gehören dazu. Umso bedrohlicher empfinde ich jeglichen leichtfertigen Umgang mit Nukleartechnologie, wie folgendes Beispiel zeigt: In Russland werden durch spezialisierte Firmen unterirdische Mülldeponien durch Kernkraftsprengungen angelegt. Mit einem zweiten Kernsprengsatz wird dann der Müll weitgehend vernichtet.

GENTECHNOLOGIE

Erwin Chargaff, Mitbegründer der biochemischen Forschung und Gentechnologe, geboren 1905, definierte die Gentechnologie so:
»Meine Generation – oder vielleicht die vorhergehende – hat als erste, unter der Führung der exakten Naturwissenschaften, einen vernichtenden Kolonialkrieg gegen die Natur unternommen. Die Zukunft wird uns deshalb verfluchen.«

Die Gentechnik bedeutet Manipulationen mit unkalkulierbaren Risiken.

Die vermeintliche Entstehung von AIDS durch gentechnische Militärforschung hat uns noch nicht ausreichend beeindruckt.

Mehr darüber ist nachzulesen in dem Buch von Sebastian Vogel: »Gene verändern die Welt« oder: »Aids, die Krankheit, die es gar nicht gibt« in Raum und Zeit, Heft spezial 4.

Trotz unserer Milchüberschüsse leisten wir uns noch den Luxus einer Turbokuh. Durch Wachstumshormone wird mehr Milch produziert. Die gesundheitlichen Folgen für den Konsumenten und auch für die Tiere sind langfristig gar nicht absehbar.

Gentechnologie bedeutet immer ein Eingriff in die Natur, von der wir leben. Es wird manipuliert, die Natur wird zu etwas gezwungen, was sie von selbst nicht machen würde.

Es geht nur darum, schneller und billiger zu produzieren, damit noch mehr Arbeitsplätze vernichtet werden können.

394

Folgendes Beispiel aus einem Zeitungsbericht untermauert diese These: Wenn es möglich wäre, eine Tomate zu züchten, die nur ein Prozent weniger Wasser beinhaltet, könnte die Ketchupindustrie 50 Millionen US-Dollar im Jahr einsparen.

Durch die Gentechnologie wird also Unnatürliches zum Lebensmittel, ohne Respekt vor Menschen, Natur und Schöpfung. Irgendwann werden wir alle die Zeche dafür zahlen müssen.

Die Arroganz der Gen-Wissenschaftler, ihre Produkte in Konkurrenz zur Natur als gut gelungen zu betrachten, kann mich nicht beeindrucken. Polaritäten und energetischer Wert werden nicht berücksichtigt, das heißt, dass der biologische Faktor nicht in Betracht gezogen wird. Er aber ist der wichtigste, seine Existenz bedeutet nämlich Leben. Leben nicht nur für heute, auch für morgen, für übermorgen, für unsere Kinder und Nachkommen.

Die Entwicklung der genetischen Medizin macht mir Angst. Die durch die Medien angepriesenen »sensationellen« Möglichkeiten und Erfolge beziehen sich zum größten Teil auf die Gendiagnostik. Meine Befürchtung besteht darin, dass möglicherweise wieder zu viele Experimente am Menschen gemacht werden. Was nützt letztendlich die perfekteste Diagnostik, falls sie wirklich perfekt sein sollte, wenn am Ende mitgeteilt wird, dass leider keine Therapie für diese Krankheit existiert. Es heißt dann oft, die Wissenschaft ist noch nicht so weit.

Es sollte zumindest gesichert werden, dass diese »Experiment-Patienten« nicht mehr zeugungsfähig sind. Verschiedene veränderte Gene könnten schon bei der nächsten Geburt für nicht nachvollziehbare Krankheiten und Behinderungen des Neugeborenen sorgen.

Im Laufe der weiteren Generationen wären durch die Vielfalt der verschiedensten angesammelten Gene die entstandenen Krankheitsbilder und Genprobleme nicht mehr nachvollziehbar und auch nicht mehr beherrschbar. Die genaue Herkunft der Veränderungen wäre nicht mehr möglich, eine Rückkehr zur Natur auch nicht.

Eine Genveränderung durch genveränderte Nahrungsmittel verbirgt also eine unvorhersehbare Gefahr für Menschheit und Tierwelt, für das Jetzt und noch mehr für die Zukunft.

Daher sollte über den euphorischen Einsatz von Gentechnologie sorgfältig nachgedacht werden.

Die Rinderkrankheit BSE aus England ist ein weiterer Beweis dafür, dass die Natur beziehungsweise die Schöpfung sich an den Menschen für die Eingriffe und Vergewaltigungen rächt.

Wenn Schafe viel Wolle gegeben haben und für die Metzgerei zu alt waren, wurde in England und Australien ihr Fleisch und ihre Knochen maschinell zerkleinert, zermahlen und als Viehfutter mit verwertet. Rinder, die als Wiederkäuer nie die Eigenschaften von Fleischfressern gehabt haben, wurden gezwungen, das Schafsfleischpulver im Mischfutter zu fressen. Die Rinder wurden von den Menschen, die sich die Tiere zum Eigentum gemacht haben, getäuscht und betrogen. Ihre Organfunktionen sind von Natur aus nicht für den Fleischkonsum vorgesehen. Der Mensch hat die Rinder zum Kannibalismus erziehen wollen. Das Gehirn der Tiere wurde weich und porös. Ihre inneren Organe starben ab. Den Forschungen nach besteht der dringende Verdacht, dass diese Krankheit auch auf den Menschen übertragbar ist. Sie nennt sich Creutzfeldt-Jakob-Syndrom. Die Inkubationszeit beträgt angeblich bis zu 14 Jahren, also doppelt so lange wie bei Aids. Das schmackhafte, jedoch vielleicht infizierte Steak kann also bis zu 14 Jahre auf eine Krankheitserscheinung warten lassen.

Der Mensch missbraucht seine Geistesfähigkeiten, um die Natur in ihren Abläufen zu vergewaltigen. Nun wird auch mit Recht zur Rechenschaft gezogen. Leider werden dadurch häufig Konsumenten getroffen, die selten wissen, was sie essen, weil die Lebensmittelindustrie immer noch keine präzisen Angaben über die Herkunft und die Zusammensetzung ihrer Waren machen muss.

Aus Rindfleisch wird auch Gelatine hergestellt, die in den verschiedenen Bereichen der Lebensmittelindustrie verwendet wird. Selbst bei einigen Hirnoperationen ist sie dienlich.

Herkunft und langfristige Auswirkungen von vor Jahren zuvor behandelten Lebensmitteln werden so nicht mehr ermittelbar.

Können dadurch Allergien oder ernsthafte Krankheiten entstehen?

Ethik und Moral verschwinden, neue Krankheiten wie Aids tauchen auf, Creutzfeldt-Jakob-Syndrom und so weiter. So bekommen wir gentechnisch veränderte Lebensmittel auf den Tisch. Die nächste Überraschung ist sicher von der Natur schon ausgedacht. Viele Wissenschaftler von heute sind die Verbrecher von morgen. Ihr vernichtender Ehrgeiz verhindert, dass sie mit dem Herzen denken können.

GENETISCHE UNTERSUCHUNGEN

Krankheiten können noch nach Generationen weitervererbt werden. Eine genetische Veranlagung muss aber nicht zum Ausbruch der Krankheit führen.

Würde man wissen, welche Gene und Krankheitsrisiken man in sich trägt, dann hätte man die Möglichkeit, seinen Lebensstil so anzupassen, dass die Krankheit entweder nie zum Ausbruch kommt oder viel später oder schwächer.

Es gibt die Möglichkeit, solche Untersuchungen zur Bestimmung der Aktivität körpereigener Antioxidantien relativ preiswert durchführen zu lassen.

Der Gentest, zur individuellen Kapazität einer Person, ist sehr zuverlässig. Anhand der Diagnose kann ein Therapeut dem sogenannten oxidativen Stress durch Ernährungsberatung und entsprechenden Redox-Präparaten entgegenwirken.

So können Krankheitsgefahren wie zum Beispiel Krebs, Parkinson, Diabetes usw. rechtzeitig erkannt und weitgehend gemindert oder neutralisiert werden.

Diese Krankheiten müssen nicht übernommen werden, selbst wenn man davon erblich belastet wird. Die Information ist zwar im Körper, aber ohne Auslöser kann sie nicht entstehen. Wenn von Erdstrahlungen als Auslöser vieler ernsthafter Krankheiten gesprochen wird, bedeutet das, dass eine genetische Veranlagung und dazu jede Nacht der längere Aufenthalt auf entsprechenden Strahlen in der Summe ein erhöhtes Risiko bedeutet. Ein Ausbruch der Krankheit kann so deutlich beschleunigt werden.

Durch eine genetische Untersuchung kann man sehr früh im Leben erfahren, was der eigene Körper in sich trägt. Geborene Pessimisten sollten sich diese Gratwanderung gut überlegen.

Für den Gen-Check werden nur vier bis fünf Blutstropfen auf einem Filterpapier benötigt.
Siehe im Internet unter »Genetische Untersuchungen«.

KAPITEL 21

PREISWERTE VERSICHERUNG VON GEBURT AN STAMMZELLEN

Wir Menschen erfahren unbewusst und selbstverständlich von unseren Stammzellen. Bei Verletzungen oder nach Operationen finden wir es als völlig normal, dass unsere Haut und auch das Gewebe nachwachsen. So verschließen sich unsere Wunden und Verletzungen, so wächst das Gewebe von operierten Körperteilen wieder. Genauso erwarten wir, wie selbstverständlich, dass Ersatzgelenke vom Gewebe angenommen werden und Knochenbrüche wieder aneinanderwachsen.

Bei gewissen Tierarten, wie zum Beispiel bei Regenwürmern, wachsen sogar Glieder und Körperteile nach, die durch die verschiedensten Umstände verloren gingen. Das bedeutet, dass deren Stammzellen immer dafür sorgen, dass der Körper in seiner Urform wiederhergestellt wird.

Das, was einen Embryo im Mutterleib zu einem Baby wachsen lässt, sind Stammzellen. Die Nabelschnur beinhaltet also Stammzellen, die bei der Geburt in den meisten Fällen entsorgt werden.

Diese Stammzellen aber können bei der Geburt problemlos entnommen und konserviert werden. Im Fall eines Unfalles im Laufe des Lebens könnten die Stammzellen aus der Nabelschnur zur Lebensrettung dienen. Eigene Stammzellen im Notfall zur Verfügung zu haben, ist eine nahezu kostenlose Lebensversicherung. Diese Lebensversicherung unterscheidet sich von anderen, indem sie sich zu Lebzeiten auszahlt, um das Leben zu verlängern.

Mit den eigenen Stammzellen kann Gewebe sehr schnell nachwachsen und einige Defekte am Körper reparieren.

Viele Krankenhäuser sind mittlerweile auf diesen Wunsch vor der Geburt vorbereitet und sorgen für eine Aufbewahrung von Stammzellen aus der Nabelschnur eines Neugeborenen.

Die Stammzellenforschung für den fremden Bedarf wird ethisch-rechtlich als bedenklich angesehen. Stammzellen könnten zur Heilung bei fremden Menschen eingesetzt werden, um sie möglicherweise von ihrer Krankheit zu befreien. Die Politik hat mit Recht Befürchtungen wegen kommerzieller Missbräuche.

398

Das wiederum ist sehr widersprüchlich gegenüber den Genehmigungen von genbehandelten Lebensmitteln, die über die Nahrungskette in menschliche und tierische Körper gelangen und nach der Verdauung zur Erde wieder zurückgeführt werden.

Eine unberechenbare und nicht nachvollziehbare Stammzellenveränderung mit unabsehbaren langfristigen Konsequenzen auf Gesundheit und Körperbau von allem, was in der irdischen Natur lebt, ist somit heute schon nicht mehr abzuschätzen. Das ist ein Spiel mit dem Feuer.

Mit Genen in der Nahrungskette zu spielen, halte ich langfristig für gefährlicher, als nach Stammzellen gegen unheilbare Krankheiten zu forschen.

Die Frage nach ethisch-moralisch sehe ich andersherum: Dürfen wir es wagen, Nahrungsmittel für unsere Nachfolger auf eine ultimative Weise natürlich zu degenerieren, oder dürfen wir es unterlassen, hilflosen Kranken durch fremde Stammzellen zu helfen?

KAPITEL 22

LACHEN SIE TROTZDEM!
TROTZ ALLEM IST DAS LEBEN SCHÖN

Uns sollte deshalb das Lachen nicht vergehen, denn Lachen ist sehr wichtig zum Regenerieren. Lachen führt einen Menschen aus seiner Isolation heraus. Es ist ein Herausexplodieren nach außen. Negatives, was sich langsam angestaut hat, wird abgebaut. Es bringt den Kreislauf und die Atmung auf Schwung. Darüber hinaus verbindet es die Menschen und sorgt für eine gute Stimmung. Es entwickelt die notwendige Kraft, Unangenehmes zu bekämpfen.

Lachen macht gesellig und frei. Es stimmt positiv.
Einsamkeit ist sehr oft mit Trauer und Traurigkeit verbunden. Das In-sich-Gehen, im Sinne von sich zurückziehen, ist krank machend. Freude am Leben ist immer Leben zu finden bei Menschen, bei Tieren, in der Natur.

In den USA befürworten sogar die Krankenkassen Haustiere für ältere Menschen. Man hat erkannt, dass diese Menschen dadurch abgelenkt werden und nicht ständig an ihre Krankheiten denken. Sie haben wieder eine neue Lebensaufgabe, verlagern ihre Sorgen, indem sie sich um ihren neuen Lebensbegleiter kümmern.

Einsamkeit macht krank. Ganz besonders dann, wenn sie nicht selbst gewählt worden ist und nicht zu konstruktiven Gedanken führt. Der Mensch braucht immer Aufgaben und Ziele.

WÄHREND DES LACHENS ATMET MAN BESSER

Wir arbeiten nicht mehr auf dem Acker. Die meisten von uns verrichten keine schweren körperlichen Arbeiten mehr, die unsere Energien verbrauchen. Wir werden dadurch kurzatmig. Spätestens, wenn wir etwas schneller laufen müssen als üblich, merken wir, wie wenige Kraftreserven wir haben.

Atmen bedeutet die Aufnahme einer der wichtigsten Energie, die noch wertvoller als Nahrung ist. Ohne zu essen, halten wir es einige Zeit aus, aber ohne Luft sind schnell die fünf Minuten verstrichen, auf die sich manche Erben freuen.

Fangen wir an zu wandern, dann werden wir irgendwann nicht nur eine bessere Atemrhythmik bekommen, sondern unseren Atem besser ausnutzen.

Bei Anstrengungen werden wir gezwungen, bis zum Zwerchfell einzuatmen.

Wir sind sehr kurzatmig geworden und nutzen oft nur zwanzig Prozent unserer Lungenfläche aus. Die frische, elektrisch negativ geladene und polarisierte Luft ist auch ein Lebenselixier. Bewegung ist immer wichtig, ob für alte oder junge Leute.

In einem erdstrahlenfreien Bett atmet man ruhig und entspannt bis ins Zwergfell, vorausgesetzt, dass sich keine Kunststoff- und Metallstörungen im Zimmer befinden. An einem gestörten Platz dagegen atmet man flach und kurzatmig.

Selbst in einem Krankenbett kann eine Gymnastik (Minimalbewegung) für einen verbesserten Lymphfluss sorgen. Man sollte möglichst durch Anheben, Drehen, seitliches Schwenken der Arme und Beine versuchen, den Körper einige Male am Tag in Bewegung zu halten. Überhaupt gilt: Versuchen zu bewegen, was bewegt werden kann und darf.

Für gezielte Atemübungen ist die amerikanische »Rebirthing-Atemtherapie« am besten geeignet. Man fühlt sich laut Experten nach solchen Übungen vollkommen frei und wie neugeboren. Zu dieser Thematik empfehle ich ein Buch: »Lebenskraft Atem« von Wolfgang Wessely.

Man sollte langsame Atemzüge trainieren und bewusst bis ins Zwerchfell hinein atmen, sodass sich die Bauchdecke richtig wölbt. Solche Übungen eignen sich besonders für draußen nach dem Regen oder im Wald, wo die Luftionisation stark negativ und daher sehr regenerierend ist.

Alle unsere Zellen brauchen Sauerstoff, selbst die entfernteste. Dieses geschieht über das Blut.

Auf dem Weg durch die Lungen umströmen die roten Blutkörperchen eng aneinandergeschmiegt die unzähligen Lungenbläschen. An der Innenseite der Bläschenfläche der Lunge strömt die eingeatmete Luft mit dem Sauerstoff. Die Sauerstoffpartikel werden von den Blutkörperchen festgehalten.

Die Lungen sind mit ihrer ca. 120 Quadratmeter großen Fläche wie ein Baum, der bis in jedes Blatt hinein mit Sauerstoff versorgt werden will.

Unsere Atemwege sind mit einer Schleimhaut bedeckt, welche die Luft filtriert und anwärmt. Unerwünschte Stoffe werden durch kleine Härchen angesammelt und mit dem Schleim über den Rachen bis in den Magen abgeführt und aufgelöst.

Diese empfindlichen Systeme werden durch künstliche Stoffe und Gerüche so angegriffen, dass sie die Reize nicht mehr verarbeiten können. Das beste Beispiel bietet ein schlechter Teppichboden im Schlafzimmer. Nacht für Nacht verstopfen eingeatmete Staubpartikel den Rachen. Die Nasennebenhöhlen werden somit künstlich getrocknet, was einer Entzündung gleichkommt. Man ist ständig wie erkältet und kann sogar asthmaähnliche Anfälle bekommen.

Alles, was aus dem Flor aufsteigt, wird bedenkenlos und ohne Schutz eingeatmet. Es gibt Maler oder Schreiner, die nicht verstehen, weshalb sie das ständige Gefühl verspüren, besäuselt zu sein. Sie atmen so viele Lösungsmittel ein, dass sich die Fettschichten der Nervenfasern dadurch auflösen. In der Woche sind sie fast ständig wie betrunken, am Wochenende kommt die Kiste Bier dazu, damit das glückliche Leben ohne Unterbrechung fortgesetzt wird. Das Rauchen komplettiert das Lungenprogramm.

Wenn Kinder den Klebstoff ihres Fahrradreparatursatzes einatmen, wissen sie, wie schnell man »high« werden kann.

Wenn das Schlafzimmer mit Farben gestrichen wird, die Lösungsmittel und Chemikalien beinhalten, dann werden die Träume bestimmt umso schöner, aber wie lange?

MEINE ZWEITE HAUT

Meine zweite Haut ist meine Kleidung.

Die Hautporen atmen mit. Wenn sie keine Luft bekommen, schwitzt der Körper. Man riecht sehr unangenehm. Damit will er mir nur sagen, dass etwas nicht stimmt. Kleidung aus künstlichen Fasern ist zwar pflegeleicht, aber stark positiv aufgeladen und nicht atmungsfähig, das heißt für Luft schwer durchdringbar.

Durch eine verminderte Luftzufuhr erfolgt eine Art von Sauerstoffmangel oder gar Erstickung. Positives elektrisches Aufladen bedeutet ebenso Stress für meinen Körper. Spätestens dann, wenn ich einen metallischen Gegenstand oder irgendeinen entladenden Gegenstand anfasse, bekomme ich einen Strom-schlag, der meinen Körper entlädt.

Die ehemals als modern gepriesenen Nylonhemden sind deswegen nur einmal gekauft worden.

Trägt man Ledersohlen, tritt dieses Aufladen nicht ein, da Naturstoffe den Strom am besten zur Erde zurückleiten.

Die Kleidung muss also aus Naturprodukten bestehen. Wenn diese aber zuvor chemisch behandelt wurden, dann sind sie nicht mehr natürlich und der Körper hat damit wieder zu tun.

Vor dreißig Jahren gab es noch keine Weichspüler. Irgendwann fing aber eine sehr schöne Fernsehreklame mit einem kuscheligen Häschen an, die Leute in dieser Hinsicht zu »verblöden«. Die Erinnerung an die sympathische Werbung machte jeden auf das Sonderangebot von Weichspülern am nächsten Morgen im Supermarkt aufmerksam. Das Angebot war so günstig, dass man die Fla-sche sofort mitnehmen wollte. Bei dem Preis hatte man schließlich ein gutes Geschäft gemacht und ein ruhiges Gewissen, oder? Nachdem die Flasche aber leer war, fehlte etwas. So wurde der Weichspüler zu einem unverzichtbaren Gewohnheitsprodukt auf dem Einkaufszettel vieler Hausfrauen.

Weichmacher gleichen nicht nur einem Kunststofffilm, der sich um die Fasern legt, sie belasten auch sehr stark die Umwelt. Großmutter wusste, wie die Wäsche kuschelig wurde, und das ganz ohne Chemie. Sie gab ein bis zwei Löffel Essig in das Spülwasser, hatte somit gleichzeitig einen Entkalker zuge-geben, der auch noch einen Hautschutz darstellte. Das kann man heute noch genauso machen, indem man dem letzten Waschgang etwas Essig zugibt.

Grundsätzlich sollte man immer Naturprodukte verwenden. Der Körper wird sich langfristig dankbar zeigen. Hinzu kommt, dass Kunststoffe, Synthetik-Kleidung und -materialien Störungen im Schlafzimmer hervorrufen können, wodurch Schlaf und Gesundheit negativ beeinflusst werden.

Wie schon ausgeführt, sollte man lernen, sich nur nach Bedarf zu waschen, und dabei möglichst auf Chemikalien verzichten, welche die Haut angreifen. Wenn das Waschen notwendig geworden ist, ist Kernseife das natürlichste Mittel. Eine milde Babyseife kann eine gute Alternative sein.

Manche synthetisch hergestellten Parfüms haben die Eigenschaft, die Hautpo-ren zu verschließen.

Natürliche Parfums werden stärker von der Haut aufgenommen, sie duften kräftiger und dauerhafter. Aber sie werden fast ausnahmslos mit Katzensamen hergestellt. Der arme Kater hat sich seine Nachkommen bestimmt anders vorgestellt.

Parfüms und Kleidung wirken direkt auf die Haut.

Breuß warnte vor dem Tragen allzu enger Kleidung. Sie kann zu Druckstellen oder gar zur Verformung von Knochen und Gelenken führen. Enge Hosen können auf Dauer die Hüftgelenke so verlagern, dass es zu einem einseitigen Verschleiß kommt, der eines Tages die Notwendigkeit einer Prothese nicht mehr ausschließt.

Die Blutzirkulation wird dadurch ebenfalls behindert. Wo kein Blut mehr fließen kann, ist eben keine Durchblutung mehr möglich. Wo keine Durchblutung mehr vorhanden ist, wird das Gewebe angegriffen und wehrlos. Wird diese Stelle außerdem von Krebsinformationen (jede Nacht durch Erdstrahlen) dazu belastet, dann kann die Gesundheit auf lange Sicht gefährdet sein.

Bergwanderer, selbst aus dem Flachland kommend, haben schon längst verstanden, wie ungünstig ein Gürtel auf die Durchblutung wirken kann. Selbst Frauen greifen bei Wanderungen gerne auf Hosenträger zurück.

Sensible Menschen kaufen sich bewusst nur Kleidung aus natürlichen Produkten. Sie wählen biologische Wolle oder Wildseide, weil sie wissen, dass diese beiden Textilien aus gesunden Eiweißfasern zusammengesetzt sind. Solche Stoffe reinigen sich an der frischen Luft von selbst und sollten, wenn erforderlich, nur mit speziellen Waschmitteln gewaschen werden, um ihre besonderen Eigenschaften zu behalten.

Baumwolle wird allerdings beim Anbau mit Pestiziden gespritzt. Später wird sie außerdem noch chemisch behandelt, damit das T-Shirt im Laden schön glatt und knitterfrei aussieht und zumindest bis zum Verkauf so bleibt.

Die Ergebnisse einer von Öko-Test gemachten Studie waren ziemlich erschreckend. Es wurden T-Shirts unterschiedlicher Herkunft auf chemische Rückstände hin untersucht. Da es zu viele chemische Substanzen gibt, einigte man sich, nur nach drei der bekannteren zu suchen, darunter Formaldehyd.

Alle T-Shirts waren chemisch sehr stark belastet. Die Befürchtung, dass solche Rückstände zu Hauterkrankungen führen können, wurde dabei von kompetenter Seite geäußert. Gleichzeitig wurde die Empfehlung gegeben, T-Shirts grundsätzlich vor ihrem Gebrauch möglichst mehrmals zu waschen. Ich rate außerdem, etwas Essig in den letzten Waschgang zu geben.

Auch in biologischer Kleidung werden Kunststoffetiketten als Waschanleitung angebracht. Oft befinden sie sich im Nackenbereich. Während eines Seminars erzählte mir ein Heilpraktiker, dass empfindliche Menschen davon Kopfschmerzen bekommen können. Verspürt man also Kopfschmerzen nur beim Tragen bestimmter Kleidungsstücke, dann sollte man diese Etiketten einfach heraustrennen.

GERÄUSCHE, LICHT UND KOPFSCHMERZEN

Gehörschädigungen sind der Industrie bekannt. Aus diesem Grund müssen Ohrstöpsel oder ähnliche Schutzmittel am Arbeitsplatz zur Verfügung gestellt werden, die den Lärmpegel mindern und somit das Gehör schonen. Abgesehen davon, dass die wenigsten Menschen von einem Gehörschutz Gebrauch machen, ist es erstaunlich, wie viele Menschen ihren Körper zusätzlich auch in der Freizeit durch aggressive Geräusche und Lichter belasten.

Das gesamte Nervensystem wird gereizt. Die Ohren leiden unter den immer lauter und stärker werdenden metallischen, aggressiven Klängen.

Da von den Geräuschen nichts verloren gehen darf, setzt man sich einen Kopfhörer auf und dreht die MP3-Musik auf volle Lautstärke.

Französische Untersuchungen des Gehörs haben Folgendes ergeben: Durch Schallwellen entstehen Ohrenverletzungen, die bei normalem Lärm zu ca. 7 % nicht mehr heilbaren Gehörschäden führen. 26 % der Menschen, die regelmäßig einen Walkman benutzten, waren irreparabel geschädigt.

Wenn früher das Gehör bestimmte Schallwellen nicht verarbeiten wollte, war es ihm möglich, sie bei herkömmlichen Lautsprechern nicht anzunehmen. Jetzt, im Verkapseln der Wellen, durch den an den Ohren eng angebrachten Kopfhörer, müssen alle Wellen angenommen werden. Laut einem Radiobericht reicht regelmäßiges siebenminütiges Hören von Musik mit einem Walkman aus, um langfristig unwiderruflich taub zu werden.

Weist man einen Jugendlichen auf diese Gefahr hin, kommt mit Sicherheit die Antwort: »Ich bin aber nicht taub.«

In einem einzigen Fall ist der Walkman zu empfehlen, nämlich bei Seekrankheit. Das Hören von Musik mit dem Kopfhörer kann zu einem notwendigen Ausgleich führen, um die Symptome zu neutralisieren.

Erschreckende Töne von tief fliegenden Militärjets haben in den 80er Jahren durch ihre Flüge über Wohngebiete und Krankenhäuser für manche Herzinfarkte gesorgt.

Aggressive Geräusche, Musik und aggressives Licht sind für den Körper gesundheitsschädlich. Sparbirnen, Leuchtstoffröhren, Halogen- und LED-Licht sollten deshalb nur kurze Zeit am Tag benutzt werden. Diese Lichter haben kein Lichtspektrum. Sie haben zwar die Regenbogenfarben, aber diese besitzen nicht das Lichtspektrum wie von der Sonne oder von Glühbirnen. Eine Glühbirne glüht ähnlich der Sonne und gibt ein entsprechend warmes Licht. Daraus ergibt sich ein schönes und weiches Lichtspektrum mit allen Regenbogenfarben, von dem der Menschenkörper umhüllt wird und so eine natürliche Farbentherapie empfängt, wie sein Hormonsystem es braucht.

Der enorme Zuwachs an Melanom Fällen, seit der Abschaffung der Glühbirne beruht eindeutig auf fehlenden Infrarotstrahlen, bzw. Rotlicht moderner Leuchtmittel. Mehr dazu in meinem Buch: „Wenn die Ärzte nicht weiter wissen". Kaltes Licht verursacht, wie amerikanische Studien gezeigt haben, einen Hormonausschuss, woraus langfristig ein Melanom entstehen kann.

Bei einer Dauerverwendung von kaltem Licht sollte der Körper gleichzeitig von Tages- oder Glühbirnenlicht bestrahlt werden. So würde, laut Prof. Dr. König, der Körper seine ausgleichenden Lichtwellen bekommen.

Bei der Verwendung von kaltem Licht, um Energie zu sparen, sollte also gleichzeitig für ein Glühbirnenlicht im Körperbereich gesorgt werden.

Musiktherapie und Farbentherapie sind in der Naturmedizin anerkannte Heilungsmethoden. Dieser Art von Therapie wird durch nicht dosierte Musik oder gleißendes Licht genau entgegengewirkt.

Viele Eltern Heranwachsender wissen, wie sich Hardrock und moderne Musik ihrer Kinder auf das Nervensystem auswirken. Musik von Mozart dagegen wirkt beruhigend und wird sogar – etwas langsamer – für die Musiktherapie gespielt. Es ist positiv für ein Energiegleichgewicht der beiden Gehirnhälften.

406

Diese und andere Musikformen und Frequenzen können per Computer genau an den notwendigen Musikklängen zur Regeneration – Ausgleich der beiden Gehirnhälften – ermittelt werden. Daraus wird eine Musik-CD erstellt, die als Therapie täglich gehört werden soll.

Die Ergebnisse können besonders bei Kindern verblüffend sein. Das Institut für Kommunikation und Gehirnforschung
Stuttgarter Str. 134
70469 Stuttgart-Feuerbach
Tel. 0711-8179838
ist auf solche Untersuchungen spezialisiert.

Viele Autofahrer ärgern sich über das aggressive Licht der modernen Fahrzeuge. Der grelle Blauton ist nachts schon aus großer Entfernung zu erkennen. Er schmerzt sehr stark in den Augen. Die aggressiven Farbschwingungen eines solchen Lichts muss der Fahrer des Autos, auch wenn er nicht in den Scheinwerfer blickt, während seiner ganzen Nachtfahrt ertragen. Er schaut ständig durch den Lichtstrahl. Einige Augenärzte haben schon festgestellt, dass eine permanente Beleuchtung durch Halogenlicht zu einem irreparablen Schaden der Bindehaut der Augen führen kann. Dann ist weinen für ein Leben lang angesagt.

Aggressives Licht wird überall gedankenlos eingesetzt. Dieses Licht bewirkt irgendwann ein Abschwächen der Sehkraft, das durch Brillen oder Kontaktlinsen kompensiert werden muss.

Aggressives Licht, aggressive Geräusche und Lösungsmittel aller Art können Kopfschmerzen hervorrufen. Die bekanntesten Kopfschmerzen sind Migräne. Migräne ist teilweise unerträglich und befällt ca. 15 Millionen Deutsche. Laut Presseberichten halten sie sogar bei ca. 32 % der Menschen oft länger als einen Tag an. Der Produktivitätsverlust allein durch Kopfschmerzen wird auf einige Milliarden Euros jährlich geschätzt.

Die Deutsche Kopfschmerzgesellschaft hat verschiedene Migräneauslöser zusammengestellt. Unter anderem wird geraten, den »persönlichen Migräne-Auslöser« wie zum Beispiel Käse, Schokolade, Alkohol und Nikotin zu meiden. Empfohlen werden Joggen, Spaziergänge, Radeln oder Schwimmen, weil das beim Entspannen hilft.

In diesem Zusammenhang möchte ich noch einmal auf den Schlafplatzwechsel über längere Zeit hinweisen. Blockierte Wirbel im Hals-, Nacken- und Schulterbereich sowie schlechte Zähne können ebenso Kopfschmerzen verursachen.

407

Blockierte Wirbel müssen deblockiert werden. Dagegen gibt es weder Spritzen noch Bestrahlungen. Zahnprobleme müssen von einem Zahnarzt der ganzheitlichen Zahnmedizin geprüft werden, damit versteckte Verursacher besser erkannt werden können. Durch solche Maßnahmen kann außerdem auch das lästige Schnarchen völlig aufhören.

Verschwinden die Beschwerden trotz all dieser Maßnahmen nicht, dann empfehle ich einen Heilpraktiker aufzusuchen, der gute Erfahrungen in der Augendiagnose hat. Ich kenne einen Fall, bei dem eine Art Verwachsung im Kopf festgestellt wurde, die dann auf Empfehlung des Heilpraktikers von Ärzten beseitigt wurde.

KAPITEL 23

KREBS, WIE HELFEN?
KREBS, EIN ALPTRAUM

Es ist erstaunlich, wie Menschen diese Krankheit besiegen, wenn sie sich nicht aufgeben und zum Umdenken bereit sind.

Christian Bachmann macht in seinem Buch »Die Krebsmafia« auf einige Missstände aufmerksam. Ein Mensch, der mit herkömmlichen Methoden gegen Krebs behandelt worden ist, hat bis zu seinem Tod ungefähr 300.000 Euro Umsatz verursacht.

Indem sich der Patient während dieser Behandlung immer mehr in die Hände der Chemie begibt, entfernt er sich im gleichen Maße von der Natur und ihrer geballten Heilungskraft.

Unsere heutige Schulmedizin beginnt, sich in Ansätzen selbst zu kritisieren. Das ist vielleicht der Beginn eines Umdenkens in Richtung Naturheilkunde. Während des 41. Deutschen Ärztekongresses in Berlin hatten Vorträge über Alternativmedizin großen Zulauf. Es wurde sehr harte Kritik am »Karrierestreben und Jobdenken« der Ärzte geübt.

Solange Schulmediziner selbst auch an Krebs sterben, darf man skeptisch bleiben, was das Wissen der Ärzte anbelangt. Die milderen und oft erfolgreichen Methoden von Naturärzten und Homöopathen sollten zumindest als Parallelmaßnahmen in Betracht gezogen werden.

Rechtzeitige Vorsorgeuntersuchungen haben vielen Menschen das Leben gerettet. Diese Tatsache sollte aber in keiner Weise von einer gesunden Kritik abhalten.

Die Fernsehsendung »Monitor« gab schon 1994 die Ergebnisse einer Großuntersuchung bekannt. Die schulmedizinischen Diagnosen waren zu 50 % falsch. Ein Teil der Frauen wurde auf Brustkrebs behandelt, obwohl sie gar nicht daran erkrankt waren. Bei einem anderen Teil wurde er gar nicht erkannt, obwohl die Frauen schon krank waren. Die Ursachen lagen teilweise in unzureichenden technischen Ausrüstungen, aber auch in der Unfähigkeit einzelner Mediziner. Einige der betroffenen Ärzte gaben an, während der Nachuntersuchungen viel gelernt zu haben.

Das Ergebnis dieser Untersuchung zeigt, dass man zumindest im Falle einer schwerwiegenden Erkrankung nicht nur eine Meinung einholen sollte.

Rudolf Breuß beschreibt in seiner schon häufig erwähnten Broschüre »Krebs, Leukämie und andere scheinbar unheilbare Krankheiten mit natürlichen Mitteln heilbar«, dass bei Ausbruch einer solchen Erkrankung sofort die Ernährung umgestellt werden muss. Er berichtet von zahlreichen Erfolgen zum Beispiel nach Fastenkuren.

Breuß dokumentiert, dass Krebs und Leukämie zwei unabhängige Krankheiten sind, dass Leukämie also nicht Blutkrebs genannt werden sollte.

Der Physiker Cody untersuchte über 10.000 Schlafstellen von Krebskranken und kam dabei zu dem eindeutigen Ergebnis, dass Strahlungen aus der Erde stets Verursacher der Erkrankung waren. Cody war nicht der Einzige, der solche Untersuchungen in Bezug auf Krebsfälle machte.

Erfahrene Physiker mit radiästhetischen Eigenschaften finden Krebsfälle immer über Strahlungspunkte aus der Erde, die sie als biologische linksdrehende Punkte bezeichnen. Die Leukämie wird immer durch eine Mischung von biologisch linksdrehenden und rechtsdrehenden Strahlungen dokumentiert. Nachdem ich mich ausführlich mit dieser Thematik beschäftigt habe, um sie hier zu dokumentieren, kann ich diese Aussagen nur bestätigen. In meinem Buch »Gesundes Haus, gesunder Mensch« gebe ich eine ausführliche Anleitung, wie man solche Strahlungen orten kann.

ZWANZIG MASSNAHMEN ALS KREBSBEKÄMPFUNG, DIE AUCH ANDEREN KRANKHEITEN ENTGEGENWIRKEN

Erstens:
–   Bei einer Krebserkrankung ist grundsätzlich das Bett umzustellen, um die wahrscheinliche Krankheitsursache auszuschalten.
Ein Liegetest von je zwanzig Minuten auf dem Rücken und in absoluter Ruhe bringt im Regelfall den Beweis und zeigt den Unterschied zwischen einem guten oder schlechten Schlafplatz. Die Forschungen von Hartmann und Aschoff und anderen interessierten Medizinern haben die Notwendigkeit des Schlafplatzwechsels bewiesen.

Es ist mittlerweile nicht mehr ausgeschlossen, dass Radioaktivität und elektrische und chemische Luftverseuchungen, gegen die wir nichts unternehmen können, ebenso in der Lage sind, Krebs zu verursachen. Jedoch bleiben die alten Erkenntnisse der zitierten Forscher grundsätzlich gültig. Dem Körper wird dadurch ein gesunder Schlaf gewährt und eine Regeneration ermöglicht. Alpträume und Angsträume sind ein Zeichen für natürliche Störungen aus der Erde. Dumme Träume, Träume ohne Zusammenhang von allem Möglichen sind ein Zeichen für Kunststoff und Metallstörungen. Schwitzen und ewige kalte Füße im Bett sind auch Warnsignale.

Ein gesundes Schlafzimmer und ein gesundes Bett schaffen bedeutet jede Nacht eine Wartung des gesunden Körpers für die gute Funktion und Belastbarkeit am Tag danach.

Zweitens:
Sämtliche Beschleuniger und Verstärker der Erkrankung, also alles, was dem Körper Kraft kostet, sei es Alkohol, Amalgam- und Kunststofffüllungen und schlechte Goldlegierungen im Mund müssen entfernt werden; Elektrostörungen sowie alle Kunststoffe, Synthetik usw. im Schlafzimmer sollten beseitigt werden.

Eine Beseitigung aller Kunststoffe, Plastiktüten, Kleidung mit Synthetikanteilen, Eisen und Stahlgegenständen, Flüssigkeiten aller Art und Medikamente im Schlafzimmer eines Kranken ist eine der wichtigsten Maßnahmen. Es wäre eigentlich schon wichtig gewesen, als der Mensch noch gesund war. Alle Plastikfolien und Gegenstände im Hause sind die Feinde unserer Gesundheit, ob auf chemische oder strahlungsbedingte Art. Ich weiß es: Ich habe es im Buch schon tausend Male gesagt. Ich sage es trotzdem noch mal und immer wieder, weil deren Wirkung unsichtbar ist und nicht ausreichend ernst genommen wird. Kunststoffe und Metalle im Schlafzimmer können auf den falschen Stellen das Leben eines Menschen ruinieren.

Sie sind in der Lage die Durchblutung des Körpers sekundenschnell zu unterbrechen. Das lässt sich auch durch den Liegetest sehr schnell spüren.

Moderne Möbel mit Kunststoffbeschichtung und Laminatfußböden gehören nicht zu den »Kunststoffstörern«, weil sie wegen ihrer Festigkeit nicht so schwingen, wie Plastikgegenstände und Folien es können.

Folgender Zeitungsartikel aus der »WN« betonte auch den Einfluss von Elektrosmog: »Blutkrebs-Risiko durch Starkstrom – Stockholm – dpa –. Kinder, die weniger als 50 Meter von einer Hochspannungsleitung entfernt wohnen, haben ein zweifach erhöhtes Risiko für Blutkrebs. Das ergab eine Studie des schwedischen Instituts für Umweltmedizin. Die Wissenschaftler haben die Krankheitsdaten von mehr als 500.000 Menschen ausgewertet, die zwischen 1960 und 1985 weniger als 300 Meter entfernt von einer Hochspannungsleitung wohnten und mit landesweiten Zahlen verglichen.«

Der amerikanische Spielfilm »Ein ehrenhafter Gentleman« hat sehr geschickt das Problem Hochspannungsleitungen, Krebs und gewissenlose geldgierige Politiker behandelt. Hätte man dem Inhalt des Films die Ernsthaftigkeit zugesprochen, die er verdiente, wäre er möglicherweise nicht zugelassen worden. Der Film beschreibt Fälle von krebskranken Kindern, deren Kindergarten sich unter Hochspannungsleitungen befand.

Ob es sich um Kinder oder Erwachsene handelt, es geht immer um Menschen. Daher sind stets alle Vorsichtsmaßnahmen in Sachen elektrischer Strom geboten. Mengenweise aufgestellte Elektrogeräte und schnurlose Telefone, besonders unter Spannung während der ganzen Nacht am Bett, stellen ein hochspannungsähnliches Umfeld mit ungeahnter Gefahr dar.

Die elektrischen Sicherungen für das Schlafzimmer sollten auf jeden Fall jede Nacht ausgeschaltet werden. Es wäre sicherlich von Vorteil, in den Zimmern von bettlägerigen Kranken den Strom nur nach Bedarf einzuschalten.

Drittens:

Die Ernährung sollte umgestellt werden. Die bisherige Nahrung sollte völlig abgesetzt werden, damit die Krankheit sich nicht mehr ausbreiten kann. Ohne Nahrung stirbt irgendwann jedes Lebewesen. Ein Lebewesen mit Namen Krankheit kann man, ohne zu trauern, sterben lassen.

Dazu gehört es, jegliche Medikamente abzusetzen, die zur Bekämpfung der Krankheit selbst nicht gehören. Es muss von mehreren Fachleuten geklärt werden, ob das Medikament die Krankheit vielleicht fördert, statt sie zu bekämpfen. Hormonpräparate können das Wachstum eines Tumors beschleunigen.

Viertens:

Den pH-Wert täglich überprüfen, mit entsprechenden Mineralsalzen ergänzen und dann auch, auf 7,4 ph am Morgenurin gemessen, halten. Eine bewusste Ernährung trägt dazu bei. Es bedeutet bei Krebs und selbstverständlich auch bei anderen Krankheiten: Kein Fleisch und keine Wurst mehr essen, bis man wieder vollkommen gesund ist. Weitgehend Gemüse und vor allem Rohkost essen. Auf Milchprodukte verzichten, zumindest auf die industriellen Milchprodukte. Keine Nahrung aus dem Mikrowellenherd essen oder trinken. So ein Essen ist das beste Medikament.

Fünftens:

Den Körper reichlich spülen, das heißt viel trinken. Die Getränke sollten sorgfältig ausgewählt werden. Das französische Volvic-Wasser (nur aus Glasflaschen) ist wegen seiner starken biologischen Rechtsdrehung sehr zu empfehlen. Falls es schwierig zu besorgen sein sollte, kann man mit Hilfe des kinesiologischen Tests ein anderes Wasser auswählen. Ist der Kranke zu schwach, dann braucht er nur die Wasserflasche anzufassen. Eine weitere Person hält die Hand des Kranken und stellt ihren anderen Arm für den Test zur Verfügung. Das Wasser aus dem Wasserhahn ist oft eine gute Alternative. Eine Trinkkur mit destilliertem Wasser kann man ebenso in Betracht ziehen, um den Körper von schädlichen Rückständen zu entschlacken.

Sechstens:

Natürliches Vitamin C wie aus der Acerola Kirsche reichlich einnehmen, mindestens 500 mg täglich, um den Körper von Schwermetallen zu entschlacken und dabei zu regenerieren.

Siebentens:

Eine Sanierung der Zähne und die Beseitigung sämtlicher Metalle im Körper, selbst das Ablegen von Schmuck oder anderen metallischen Gegenständen sollten auch erwogen werden. Ergänzend dazu ist es ratsam, einen fähigen Zahnarzt aufzusuchen, der diese Stoffe auch aus dem Körper ausleiten kann. Außerdem kann es sinnvoll sein, zusätzlich einen guten Heilpraktiker einzuschalten. Er kann beraten und das Ausleiten überwachen.

Achtens:

Eine Haarmineralienanalyse durchführen lassen.

Neuntens:

Reinigung des Darmes durch eine Kolon-Hydro-Therapie wird sich sicherlich günstig auf einen schnellen und wirksamen Schlackenabbau auswirken. Deshalb würde ich für die Therapie nach einem Darmspezialisten, Ganzheitsmediziner oder Heilpraktiker suchen, der diese ausführt. Die Darmfalten werden so weitgehend gesäubert. Die Darmflora wird regeneriert und aktiviert. Der Körper steigert seine Energie, seinen Widerstand und seine Selbstheilungskräfte.

Zehntens:

Man sollte sich zumindest in der Nacht Tonerdewickel auf die erkrankten Stellen legen. Diese Maßnahme kann nie schaden. Sie entgiftet den Körper und führt ihm gleichzeitig wichtige Mineralien zu.

Elftens:
Die Erkenntnisse der Orthomolekular-Medizin, die auf die präzise Ausgewogenheit von Mineralien und Vitaminen abzielen, sollten auch einbezogen werden. Die Erfolge sind zum Teil verblüffend. Micro Trace Minerals in Hersbruck kann auf der Basis einer Haar-Mineralien-Analyse entsprechende Ratschläge geben.

Zwölftens:
Eine Sauerstoff-Mehrschritt-Therapie nach Prof. von Ardenne sollte angestrebt werden. Krebszellen leiden unter einen Sauerstoffmangel. Auskunft ist über das Internet zu bekommen.

Dreizehntens:
Eine Thymustherapie sollte ebenso berücksichtigt werden. Die Thymusdrüse ist die Einsatzzentrale im Körper. Thymustherapien helfen über die Thymusdrüse, das Immunsystem zu stärken. Gute Erfolge bei Tumoren und Krebs wurden mit Hilfe von Thymuspräparaten nachgewiesen.

Vierzehntens:
Der indische Weihrauch »H 15« wirkt laut Wissenschaftler besonders gut gegen Gehirntumore (ARD, Tagesthemen vom 6.1.2000). Demnach begehen die Tumorzellen bei Einnahme von H 15 Selbstmord.

Fünfzehntens:
Damit die Seele von Sorgen befreit wird und zur Unterstützung gegen die Krankheit wieder an Lebensfreude gewinnt, sollte ein Heilpraktiker zwecks einer Bach-Blüten-Therapie aufgesucht werden. So wird man der Krankheit entschlossen den Kampf ansagen. Als letzter maßgeblicher Krebsauslöser wird ein seelischer Tiefpunkt angesehen. Schon aus diesem Grund heraus wäre es logisch, die Seele durch Bach-Blüten wieder aufzubauen.

Sechzehntens:
Möglichst einen Handaufleger ausfindig machen, der mit starker Energie, ähnlich wie von den Gasteiner Höhlen in Österreich, oder sogar vielleicht noch besser in der Lage ist, die erkrankten Zellen magnetisch wiederzubeleben. Es kann auch eine Menschenkette von gesunden Verwandten und Freunden gebildet werden. Alle bilden gemeinsam mit dem Kranken einen Kreis und geben sich die Hand, sodass der Kreis geschlossen ist. Der Raum sollte ruhig und etwas verdunkelt sein, damit sich jeder besser konzentrieren kann.

Es findet eine sehr ruhige Meditation mit positiven Gedanken für die Heilung des Kranken statt. Eine Person kann diese Meditation mit leiser Stimme leiten. Die Hände werden warm, eine spürbare Energie beginnt zu fließen. Der Kranke wird regelrecht aufgeladen. Die Sitzung sollte – ungestört – ungefähr eine Stunde andauern. Die Teilnehmer sind müde, der Kranke dagegen voller Energie. Das ist Mesmerismus, wie ich es bei meiner kranken Mutter als Kind erlebt hatte. Sie war an Krebs erkrankt und bettlägerig und war nicht mehr in der Lage, sich selbst zu bewegen. Nach der Sitzung besaß sie so viel Energie, dass sie sprang, tanzte und so herumlief, als wenn nichts gewesen wäre. Alle haben an ein Wunder gedacht. Zu der Zeit wusste aber niemand, dass Krebs durch Erdstrahlen verursacht wird. Hätten wir das Bett in eine störungsfreie Zone verstellt und die Sitzung wöchentlich wiederholt, bin ich heute davon überzeugt, dass wir sie hätten retten können.

Siebzehntens:
Der Atlas sollte auf jeden Fall nach der Schweizer Methode von Schümperli (siehe im Internet) überprüft und korrigiert werden. Bei nahezu allen Menschen ist der Atlas schon vor der Geburt ausgerenkt. Es entsteht dabei eine Verminderung des Schädellochs und des Wirbelkanals. Dadurch werden das Rückenmark, verschiedene Hirnnerven und andere Nervenbahnen einem Dauerdruck ausgesetzt. Gleichzeitig werden – immer verursacht vom ausgerenkten Atlas – die Vertebralarterien, die Halsschlagader, verschiedene weitere Gefäße und Lymphbahnen eingeengt. Dieser Umstand kann zu einer Reihe von körperlichen und psychischen Störungen führen, die man endgültig rückgängig machen kann. Je älter ein Mensch wird, umso schwieriger wird es, den Atlas wieder an seine richtige Position zurückzusetzen. Es ist mit herkömmlichen Methoden nicht oder kaum zu erreichen. Schümperli hat ein Gerät entwickelt, womit es einem erfahrenen Therapeuten gelingt, den Atlas innerhalb weniger Minuten erfolgreich zu behandeln. Wenn der Atlas einmal richtig steht, dann bewegt er sich im Normalfall nie mehr. Diese sehr wichtige Maßnahme sollte immer vorsorglich gemacht werden. Alle Befehle für den ausgeglichen Körper und die Organfunktionen kommen aus dem Gehirn. Durch diese Befehle können von Geburt an und während des Wachstums im Laufe des Lebens ernsthafte Krankheiten entstehen, ob physische oder psychische, die sonst nie aufgetreten wären. Ob für eine gute Wirbelsäulenfunktion, gegen Osteoporose, ob gegen Darm- und Fußbeschwerden oder Sonstiges. Die Stellung des Atlasses kann maßgebend für eine dauerhafte Gesundheit durchs Leben sein. Eine einmalige Atlasbehandlung kann zum Beispiel den Fortschritt einer Multiple Sklerose stoppen.

Achtzehntens:
Eine Fußreflexzonentherapie könnte zur Wiederbelebung von schwachen Nervenbahnen von einem Fachmann durchgeführt werden. Solange der Kranke schmerzempfindlich an gewissen Punkten der Fußsohle reagiert, zeigen diese Punkte einen Mangel an Energie an. Die Organe, die über das Nervensystem in Verbindung mit diesen Punkten stehen, sind ebenfalls geschwächt. Es ist nie ein Fehler, die Fußsohlen eines Kranken sorgfältig zu massieren und durch Fingerdruck (Akupressur) den Schmerzpunkten besondere Achtung zu schenken und damit letztendlich zu behandeln. Zur Unterstützung kann man sich Literatur über Fußreflexzonen besorgen und mit Hilfe einer Tabelle die erkrankten Organe gezielter »einmassieren«.

Neunzehntens:
Es sollte versucht werden, die meiste Zeit des Tages im Freien zu verbringen. Bewusst langsam und tief bis in das Zwerchfell ein- und ausatmen. Atemübungen im Freien, besser noch im Laubwald, oder nahe einem starken Wasserplätschern, hilft den Lungen, lebenswichtige negativ geladene Luftionen aufzunehmen.

Zwanzigstens:
Positives Denken muss sich unbedingt durchsetzen. Man muss sich unbedingt das Ziel setzen, zum Beispiel: In neun Monaten will ich wieder vollkommen gesund sein.

Mit den oben genannten Methoden, vor allem dem Schlafplatzwechsel, kann in 70 % der Fällen ein Krebs innerhalb von acht Monaten spurlos verschwunden sein. Die letzen 30 % sind eine Schicksalsfrage. Während dieser Zeit darf man niemals von dieser Vorstellung ablassen. Man muss immer an diesem Gedanke festhalten, der lautet: »Krankheit, ich werde dich besiegen, gleich wie hartnäckig du bist. Diese schwere Zeit werde ich hinter mich bringen, bald werde ich wieder gesund sein.«
Man stelle sich meditativ vor, in einem tiefen Tal zu sein. So sieht man die wärmende Sonne nicht mehr. Um die Sonne wieder sehen zu können, muss man sich anstrengen und damit beginnen, den Berg hochzugehen. Das muss man wollen.
Während des Aufstieges geht man manchmal wieder ein Stück herunter, wie es eben beim Bergwandern ist. Bald steigt es wieder an. Und immer wieder geht es etwas herunter, da ist man enttäuscht und neigt dazu, die Kampflust zu verlieren. Immerhin ist man trotzdem ein ganzes Stück höher gekommen. Irgendwann ist man mit etwas Geduld und Kampfgeist oben. Es ist vielleicht noch nicht der Gipfel, aber die Sonne scheint endlich wieder. Der Körper wird

von Wärme, Licht und von einer spürbaren Energie umhüllt. Man fühlt sich endlich wieder wohl.

Auch im Krankenbett sollte man sich diese Bergwanderung immer wieder vorstellen. Man wird auch die heilende Sonnenwärme deutlich spüren.

Man wird seinen erkrankten Körper wieder spüren und lieben. Das ist wichtig.

Die Kraft der Gedanken unterstützt immer den Körper. Gedanken sind Materie, die unser Leben prägt. Positive Gedanken helfen, einen Kampf zu gewinnen.

Zur Erinnerung: Tote oder wurzelbehandelte Zähne haben einen negativen Einfluss auf die Seele. Sie können das positive Denken verhindern. Mit toten Zähnen ist es fast ausgeschlossen, dass ein Mensch seine Mitte findet.

Das Aufsuchen von Naturheilkundlern, wie Naturärzten, Homöopathen, Zahnärzten für Ganzheitliche Zahnmedizin, guten Heilpraktikern und Handauflegern, sollte man im Krankheitsfall nie außer Acht lassen.

Um den Spott der Unbeteiligten sollte man sich dabei nicht kümmern. Es ist schon sehr widersprüchlich, dass Menschen, die sich mit der Naturheilkunde befassen, es oft schaffen, sich selbst von Krebs zu heilen. Es gibt gute Heilpraktiker und schlechte Ärzte, genauso gibt es gute Ärzte und schlechte Heilpraktiker.

Namhafte Krebsforscher der Schulmedizin sind auch an Krebs gestorben.

Breuß sieht in der Leukämie eine Entzündung des Blutes, wodurch Proteine produziert werden. Deshalb sollte eine zusätzliche Proteinzufuhr unterbunden werden. Wird die Ernährung bei solchen Erkrankungen nicht berücksichtigt, dann bedeutet dieses wahrscheinlich eine Zustimmung zum Todesurteil.

Krebs deutet Breuß als eine Krankheit, die sich von Eiweiß, Proteinen und Kohlehydraten ernährt, und empfiehlt deshalb eine Fastenkur von 42 Tagen, wenn der Gesundheitszustand es erlaubt.

Dies ergänzte Frau Dr. Carstens, wenn sie sagte: »Ohne Änderung der Lebensgewohnheiten geht es oft nicht.«

Breuß wirbt für die Einnahme von Roter Beete, um die roten Blutkörperchen zu regenerieren.

417

Die Biotta-Säfte nach Breuß sind in den meisten Reform- oder Biohäusern zu bekommen.

Ein Kollege aus dem Raum Stuttgart rief mich eines Morgens an: »Bei einer Bekannten wurde gestern Krebs festgestellt, sie wird heute ins Krankenhaus eingeliefert. Wenn du einen solchen Fall bei deinen Verwandten hättest, worauf würdest du achten, was würdest du tun?«

Ich schrieb ihm sofort einen Brief zurück mit einigen der oben genannten Angaben als Parallelmaßnahmen. Der Brief war am nächsten Morgen da.

Die Frau wurde nachmittags untersucht und vorschnell als hoffnungslos aufgegeben. Der Ehemann und die Tochter wurden sofort bestellt. Man teilte ihnen mit, dass nichts mehr zu tun ist, es sei zu spät. Daraufhin entschieden sich die Angehörigen, die Frau mit nach Hause zu nehmen.

Zwei Jahre später sprach ich wieder mit dem Kollegen darüber. Ich war glücklich, als er sagte: »Die Bekannte läuft jetzt zwischen acht und zehn Kilometer täglich und freut sich des Lebens wie nie zuvor. Sie hat alles das befolgt und durchgeführt, was du empfohlen hast. Sie hält sich nach wie vor daran.«

Er bemerkte verbittert dazu: »Ich verstehe nicht, warum die Wissenschaft sich dafür nicht interessiert.«

Es war erstaunlich, dass diese Frau sich aus einem solchen angeblichen Endzustand erholt hatte. Wenn auch damit nur eine Ausnahme beschrieben wäre, beweist das dennoch, dass man die Hoffnung nie aufgeben soll.

Mediziner machen teilweise unverantwortliche Aussagen, besonders wenn sie den Kranken als ein Konsumprodukt der Schulmedizin herabgestuft haben.

Der Gesundheit zuliebe ist es wichtig, sich der Natur völlig anzupassen. Das Endergebnis ist immer eine persönliche Schicksalsfrage: Entweder bedeutet die Krankheit einen Lernprozess für einen neuen Anlauf oder sie war der Übergang zum letzten Abschnitt des Lebens. Das können wir Menschen letztendlich nicht bestimmen. Viele Krankheiten, die unheilbar erscheinen, sind es nur, weil man die möglichen Therapien, die zum Erfolg führen, noch nicht kennt.

Etablierte Systeme, die in ihrer Aufgabe, die Krankheit Krebs zu bekämpfen, durchwegs versagen, schaffen es doch noch, betroffene verzweifelte Menschen anzuziehen und an ihnen zu verdienen. Diese Kranken sind oft in ihrer Mutlosigkeit verloren. Sie kennen keine andere Alternative als die umstrittenen Systeme, wofür die Medien durch tägliche Informationen werben. Es ist sehr schwer, in solchen Momenten die Kraft zu finden, einen anderen Weg zu gehen. Das System, in das ein Kranker sich begibt, ergreift ihn wie ein gewaltiger Tintenfisch und lässt ihn nicht mehr los.

Dazu eine Geschichte aus der Zeitschrift »Der Naturarzt«:
»Eines Abends erzählte eine alte Cherokee-Indianerin ihrem Enkel von dem Kampf im Inneren der Menschen. Sie sagte: Mein Sohn, dieser Kampf ist ein Kampf zwischen zwei Wölfen, der in uns allen tobt. Einer ist Negativität. Er ist Ärger, Traurigkeit, Verachtung, Stress, Furcht, Abscheu, Neid, Schuld, Scham und Hass. Der andere ist Positivität. Er ist Freude, Dankbarkeit, Gelassenheit, Interesse, Hoffnung, Stolz, Vergnügen, Inspiration, Ehrfurcht und vor allem Liebe.
Der Enkel dachte darüber nach und fragte dann seine Großmutter: Welcher Wolf gewinnt?
Die alte Indianerin antwortete einfach: Der, den du fütterst.«

ANDERE ANSICHTEN, ANDERE MÖGLICHKEITEN

Naturärzte legen bei der Behandlung von Krebs und Tumoren besonderen Wert auf Thymuspräparate. Die Thymusdrüse wird als Ordnungsschutz- und Abwehrorgan des Körpers besonders berücksichtigt. Sie bildet im gesunden Zustand eine sehr gute Abwehr gegen Krebszellen.

In östlichen Ländern regen viele Menschen die Thymusdrüse jeden Morgen an, indem sie sich zehnmal kräftig auf die Brust klopfen. Gorillas im Urwald klopfen sich häufiger und kräftig die Thymusdrüse und schreien dabei so laut sie es können.

Bei Krebskranken wird das Behandeln mit Mistelpräparaten mittlerweile auch von Schulmedizinern geschätzt. Misteln wachsen gerne an Bäumen in feuchten Gebieten, zum Beispiel in Pappeln.

Sie wachsen, wie Experten berichten, über biologische linksdrehende Strahlungen aus der Erde und über Wasseradern, die diese biologischen Eigenschaften haben. Da die Krebsursachen stets an diesen Schwingungen zu finden sind, bieten Misteln scheinbar die gleiche Schwingungsinformation wie die der Erkrankung. Dadurch erfolgt also eine Neutralisierung der Krankheitsinformation, ebenso wie bei der Homöopathie oder bei Eigenblut- und Eigenurintherapien.

Hier erinnere ich noch einmal an die schon erwähnte Publikation von Dr. Peter Rothdach. Sie bezieht sich auf die Forschungen von Dr. med. Ryke Geerd Hamer, der eindeutige Krebsanzeichen an Röntgenbildern des Gehirns festgestellt hat. Das wissenschaftliche Werk von Hamer nennt sich: »Vermächtnis einer Neuen Medizin – Das ontogenetische System der Tumore mit Krebs, Leukämie, Psychosen, Epilepsie«.

Hamer verlor Frau und Kind durch Krebs und begann auf eine ungewöhnliche Weise nach dieser Krankheit zu forschen. Seine spätere Verunglimpfung durch die Medien ändert nichts an der Qualität seiner früheren Arbeiten.

Dem Kombucha-Pilz werden starke Heilwirkungen zugeschrieben. Aus ihm werden Tees zubereitet. Besonders bei Krebserkrankungen soll das Trinken des Teepilzes erstaunliche Heilwirkungen gezeigt haben. Der Kombucha-Pilz, schon im alten chinesischen Kaiserreich unter der Tsin-Dynastie 221 v.Chr. bekannt, wurde als Mittel der Unsterblichkeit angesehen. Man sagte ihm eine Zauberkraft nach und nannte ihn den göttlichen Tsche.

Kombucha soll sich allerdings manchmal bei rheumatischen Erkrankungen negativ auswirken. Rheumatiker sollten eine solche Kur im Falle eines Rheumaschubes auf jeden Fall abbrechen.

Walter Rauscher, Heilpraktiker aus Karlsruhe, macht in seinem Buch auf Mykosen im Darm aufmerksam und berichtet über Kuren mit Petroleum von verblüffenden Erfolgen. Mykosen sind Pilz- und Strahlentumore, die mit Petroleum bekämpft werden können. Rauscher empfiehlt das Petroleum »Pro-Analysi« der Fa Merck. Angeblich beinhaltet dieses am wenigsten Benzol. Rauscher empfiehlt: Drei Teelöffel Petroleum täglich nach dem Essen.

Einige Ärzte verwenden die Sauerstoff-Ozon-Therapie, um das Blut zu reinigen, zu erneuern und somit eine neue Abwehr zu bilden.

Es gibt also viele Möglichkeiten, sich selbst zu helfen. So kann man aus einer unangenehmen Phase des Lebens herauskommen. Dann hat man viel gelernt. Das ist der Sinn der Krankheit: Krankheit als Weg!

DIE MULTIPLE SKLEROSE

Es gibt einige fürchterliche Krankheiten, mit denen sich die Betroffenen völlig allein gelassen fühlen. Die Multiple Sklerose gehört zum Beispiel auch dazu.

Während eines Seminars über Edelsteine unterhielt ich mich mit einer sympathischen Frau aus Dortmund. Die Themen Gesundheit und Krankheit sind immer an der Tagesordnung, weil die Teilnehmer solcher Veranstaltungen oftmals einen unangenehmen Lebensabschnitt mit viel Leid hinter sich haben. Als wir uns über Krankheitsbilder unterhielten, meinte ich, dass es für solche Krankheiten wie Multiple Sklerose nach meiner Erfahrung leider noch kein klares Heilkonzept gibt. Darauf antwortete sie: »Ich bin der lebende Beweis dafür, dass Multiple Sklerose zu heilen ist.« Diese selbstsichere Frau mit ihrer leichten Gangart hatte also schon wegen dieser Krankheit im Rollstuhl gelebt. Sie ist vielen der angesprochenen Naturheilmethoden nachgegangen. Sie nahm ein Medikament ein mit dem Namen »Phosetamin« von der Köhler Pharma in 64665 Alsbach-Hähnlein. Sie erklärte mir, dass durch dieses Mittel das Funken zwischen den Nervenfaserteilen, das bei Multiple Sklerose nicht mehr vorhanden ist, wieder ermöglicht wird. Sie sagte, dass ihre Füße nur noch zeitweise etwas schmerzten, aber sonst wäre von der Krankheit nichts mehr zu spüren. Sie räumte allerdings ein, dass sie auf die Einnahme von »Phosetamin« noch nicht verzichten könnte.

Zur Therapie werden dem Körper etwa ein- bis dreimal pro Woche 400 mg Calcium EAP intravenös gegeben und ferner etwa 1,5 bis 2 g Calcium EAP und/oder Phosetamin als Dragees.

Auch bei der Multiplen Sklerose ist laut Mediziner ein erheblicher Zinkmangel vorhanden. Die Multiple Sklerose wird nicht als Nervenerkrankung, sondern als generalisierte Erkrankung des Membransystems der Zellen betrachtet.

Eine Atlasbehandlung nach Schümperli sollte bei Verdacht auf Multiple Sklerose als die erste und wichtigste Maßnahme angesehen werden, damit sichergestellt wird, dass der Spinalkanal frei ist.

Bis das Patentrezept gegen eine Krankheit entdeckt ist, vergeht oftmals sehr viel Zeit. Bis dahin wird häufig eine geballte Ladung an Medikamenten wie zum Beispiel Cortison eingenommen. Langfristig eingenommen können solche Drogen in der Zwischenzeit zu einer Sucht führen. Sich davon zu trennen, ist nur schwer möglich. Solche Gifte abzusetzen, ist für den Körper oft unerträglich schmerzhaft.

Will man sich umgewöhnen, sollte man, wenn möglich, versuchen, die tägliche Menge der Chemikalien vorerst über den ganzen Tag verteilt in kleinen Mengen zu sich zu nehmen, statt nur ein- oder zweimal täglich. Dann kann man nach und nach versuchen, diese kleinen Mengen immer weiter zu reduzieren, bis die Gewohnheit und Abhängigkeit der Droge weitgehend abgebaut ist. Eine natürliche Lebensweise mit den entsprechenden Therapieformen kann beginnen.

Das indische Weihrauch »H 15« ist ein schmerzlinderndes Naturpräparat. Es wirkt angeblich wie Cortison, allerdings ohne Nebenwirkungen. Das »H 15« ist in einigen Apotheken zu finden. Damit können auch Rheumabeschwerden erfolgreich bekämpft werden.

Ein Aufenthalt in einem Kurhaus, das auf natürliche Heilmethoden ausgerichtet ist, kann neue Denkanstöße geben, die von großer Bedeutung für die Zukunft sein können. Man kommt aus der gewohnten Umgebung heraus, kann sich schneller von ungünstigen Gewohnheiten lösen. Man hat mehr Zeit für sich selbst, hört durch den Kontakt mit anderen Kurgästen von neuen Behandlungsmöglichkeiten, was sich positiv auf die eigene körperliche Verfassung auswirken kann.

Es gibt immer mehr Kurbetriebe, die naturtherapeutische Maßnahmen anbieten: Meditation, Behandlungen mit Heilerde, Bäder mit natürlichen Zusätzen, Bach-Blüten-, Kolon-Hydro-Therapie und vieles mehr.

DAS BURNOUT-SYNDROM

Die körperlichen Schwerstarbeiten von früheren Zeiten wurden weitgehend durch Maschinen, Roboter und nicht zuletzt durch den Computer ersetzt. Die Menschen waren damals so körperlich beschäftigt, dass niemand an einen Ausgleichssport wie zum Beispiel Joggen gedacht hätte.

Mit dem instinktiven Bedürfnis, sich während der Freizeit sportlich zu beschäftigen, soll erreicht werden, dass die fehlende Bewegung des Körpers am Arbeitsplatz während der Freizeit wiedergutgemacht wird.

Hinter dem Bedürfnis, den Körper durch Bewegung fit zu halten, verbirgt sich meistens auch ein Bedürfnis, innerlich angesammelte Aggressionen abzubauen. So soll der seelische Druck instinktiv ausgeglichen werden – das reicht aber nicht immer.

Hinzu kommt, dass wir im Allgemeinen zwar ein komfortables Leben gegenüber früheren Generationen führen, allerdings werden wir dadurch auch zu

Individualisten. Im Normalfall verfügt jeder über genügend Geld, um gut leben zu können. Kaum jemand ist auf eine soziale Gemeinschaft angewiesen. So kann auf eine nachbarschaftliche Hilfe verzichtet werden. Unsere moderne Lebensweise macht uns kontaktarm. Selbst für die Partnerfindung geht man nicht mehr unter Menschen, sondern versucht es einfach über das Internet.

Der Mensch bleibt aber ein Rudeltier. Er braucht nach wie vor Freunde, auf die er vertrauen und im Notfall immer zurückgreifen kann. Er muss über seine Probleme sprechen und um Rat fragen können. Stattdessen isoliert sich der moderne Mensch. Seine Seele verarmt, die innere Unzufriedenheit wächst. Der Mensch findet seine eigene Mitte nicht mehr.

Die früheren Generationen hatten eine andere Art von Stress. Sie waren oft auf eine soziale Gemeinschaft angewiesen, um überleben zu können. Sie waren überwiegend arm und hatten kaum Hilfsgeräte. Sie mussten lernen, ihre Meinungsverschiedenheiten zu verarbeiten, damit die Gemeinschaft weiter funktioniert und ihr Leben somit weiterhin abgesichert wird.

Heute braucht man das nicht mehr, bei der ersten Auseinandersetzung trennt man sich einfach. Zeit und Geduld werden füreinander nicht mehr oder kaum noch investiert. Probleme werden nicht mehr bearbeitet. Auch die Kraft der Vergebung fehlt.

Man sollte sich aber nach wie vor im Leben mit jemandem »prügeln«, um einen guten Freund zu entdecken. Das gilt nicht nur für Westernfilme. Problemen weicht man heute aus. Sie werden nicht mehr besprochen und werden nicht mehr geklärt. Somit sammelt man einen seelischen Ballast, den man unbemerkt für den Rest des Lebens hinter sich her schleppt.

Private oder verschleppte Unzufriedenheiten sind eine gute Voraussetzung für ein Burn-out.

Die moderne Arbeitswelt gibt den Rest dazu. In früheren Generationen war man gewohnt, eine Aufgabe zu übernehmen, diese mit dem notwendigen Zeitaufwand zu bearbeiten und auch gewissenhaft ohne Termindruck zu erledigen. Man hatte Zeit, sich mit seiner Aufgabe zu befassen, und konnte anschließend stolz und froh auf das erbrachte Werk sein. Dadurch empfanden die Menschen Persönlichkeit, Selbstbewusstsein, Ausgeglichenheit, Zufriedenheit und Respekt.

Der Computer hat unsere Zeit schneller und uns mittlerweile zu seinen modernen Sklaven gemacht. Kaum hat man eine Aufgabe übernommen, stehen die nächsten schon wieder an. Alles muss sehr schell erledigt werden, am liebsten noch gestern. Jeder Auftraggeber möchte sofort bedient werden. Niemand hat Zeit und auch keine Geduld mehr. Die Arbeit wird kaum noch respektiert oder honoriert. Der Mensch funktioniert nur noch und bedient dabei eine Maschine, die das Endergebnis schneller erbringt, als er selbst denken kann.

Das Computerzeitalter hat den Mensch verändert und selbst zur Maschine gemacht.

Eine Möglichkeit, sich über die eigenen Leistungen zu erfreuen, gibt es kaum noch. Dafür reicht die Zeit nicht mehr aus. Der Wert der geleisteten Arbeit rückt in dem Hintergrund.

Die innere Unzufriedenheit wird zu einer ungeheuren Belastung und staut sich unspürbar an. Das Leben unter Druck und in hohem Tempo kann auf Dauer ohne Abwechslung krank machen. Geist und Seele werden überlistet, das macht die Seele krank. Der seelische Ausgleich gerät unterschwellig in Ungleichgewicht, sodass ihm irgendwann die Arbeit verweigert wird.

Eines Tages schaut er sich seinen Arbeitsplatz an und kann damit nichts mehr anfangen. Sein Burn-out ist da. Das Ganze rückgängig zu machen, ist kein leichtes Spiel.

Um eine Seele wieder »auf die Beine« zu bringen, muss man sich mit anderen Alternativen als nur mit Psychopharmaka befassen.

Als ich hörte, dass ein guter Kunde schon seit einigen Wochen aus Krankheitsgründen fehlte, erkundigte ich mich nach seinem Gesundheitszustand. So ein Kunde wird nach Jahren guter Zusammenarbeit zu einem Freund. Ich erfuhr von seinem und gleichzeitig von zwei weiteren Burn-out-Fällen. Einer war deswegen seit zwei Jahren arbeitsunfähig und ein anderer musste seinen Führerschein wegen Einnahme starker Psychopharmaka abgeben. Eine Rückkehr in den Arbeitsprozess war für alle drei nicht abzusehen.

Da das Burn-out eine Krankheit der Seele ist, schlug ich meinem Kunden vor, andere Wege zu versuchen.

Als Erstes empfahl ich den Schlafplatzwechsel, weil auch bei Depressionen fast immer starke Strahlen im Kopfbereich zu finden sind.

Die Zähne sollten von der seelischen Seite her von einem fachkundigen Zahnarzt geprüft und behandelt werden. Ich empfahl ihm, notfalls auch eine Untersuchung durch den Vega-Test oder die Bioresonanz vornehmen zu lassen. Einige Zähne wurden behandelt. Der Erfolg war anschließend deutlich spürbar.

Um ihre Psyche zu regenerieren, haben alle drei an Sitzungen für Neurolinguistische Programmierung (NLP) teilgenommen. Das hat allen drei sehr geholfen, ihre Gedanken neu einzuordnen und ihr Leben mit System anzugehen. Sie waren von den Auswirkungen der NLP überrascht und sogar begeistert und kurz darauf schon wieder arbeitsfähig.

Einer davon ging trotzdem noch einen Schritt weiter. Er war zwar wieder fit, wollte aber noch mehr nach den Gründen seiner Erkrankung suchen und seinen Ausfall nicht ohne weitere Erklärung akzeptieren. Er besuchte einen Hypnosearzt, um den eigentlichen Ursprung seiner Probleme zu deuten.

Die Ergebnisse und die auslösenden Ursachen waren eindeutig. Hinzu kam, dass sein Atlas nach der Schümperli-Methode gerichtet wurde und er den positiven Effekt sofort merkte. Er fühlte sich freier. Er wusste aber intuitiv, dass etwas in seinem Leben fehlte oder schiefgelaufen ist, aber was?

Ich hatte zu einer früheren Zeit in einem Gespräch mit einem Arzt von einer sehr fähigen Beraterin gehört. Da der Arzt eine Lebenssituation erlebt hatte, mit der er alleine nicht fertig wurde, suchte er diese Beraterin auf.
Solche »Berater« werden mitunter auch von Politikern und Geschäftsleuten besucht. Darüber spricht man aber nicht, weil es letztendlich als Spinnerei abgetan wird.
Jedenfalls fuhr mein guter Kunde und Freund mit seiner Frau zu der Beraterin, im Volksmund »Hellseherin«. Diese erzählte ihm, ohne vorher eine Frage gestellt zu haben, wie seine Vergangenheit ausgesehen hat, den aktuellen Stand, das, was ihn krank macht und warum, das Positive, was sich daraus entwickelt und das, was auf ihn entsprechend zukommt.
Seine Ingenieurstätigkeit reichte ihm nicht aus, um zufrieden zu sein. Seine Bestimmung innerhalb der Gesellschaft war eine andere. Er war von selbst noch nicht darauf gekommen. Er litt einfach an einer Überlastung durch Unterlastung. Während der Beratung erkannte er sich und die Situation perfekt.
Er bekam so den Wink für eine Lebensumstellung und eine andere Zukunft.
Er rief mich sofort nach der zweistündigen Sitzung an. Es war für ihn und seine Frau kaum zu fassen. Die Beraterin hatte Probleme erkannt, wovon beide zwar unterschwellig wussten, aber keinesfalls die Verbindung mit dem Burnout sahen.
Jedenfalls war deutlich geworden, welcher Weg ab jetzt angegangen werden muss.
Hellseher, wenn sie keine Scharlatane sind, arbeiten vorsichtig, intelligent und sehr diplomatisch, ohne vorher Fragen zu stellen. Sie besitzen die Fähigkeit, sich in die Seele des Gegenübers einzuschleichen. Ihr Hilfsmittel dazu ist meistens das Kartenlegen und funktioniert ähnlich wie die »I-Ging«-Wissenschaft der Chinesen.

Das »I-Ging«-Buch ist das älteste Buch, das auf der Erde vor 10.000 Jahren auf Papyrus geschrieben wurde.
I-Ging ist das Orakel der Chinesen. Viele Geschäftsleute, Manager, Politiker und andere nutzen das Orakel. Das Buch wurde mehrmals sorgfältig ins Deutsche und zurück ins Chinesische übersetzt, um Fehler auszuschließen. Der Umgang mit I-Ging wurde für Europäer geändert und einfacher für die Bedienung gestaltet.
Der Titel des Buches im Diederichs-Verlag lautet: »Das Arbeitsbuch zum I-Ging«.

Es ist immer faszinierend, wie präzise die Fragen beantwortet werden. I-Ging ist ein Lebensberater und erleichtert in schwierigen Lebenslagen, die richtigen Entscheidungen zu treffen.

Die Astrologie kann ebenso dazu verhelfen, die Seele wieder einzuordnen. Die Astrologie (Horoskope) der Tageszeitschriften trägt leider nicht dazu bei, diese Wissenschaft glaubhaft zu machen.
Ein guter Astrologe muss auch ein guter Mathematiker sein. Um eine astrologische Berechnung zu machen, braucht er die Geburtsminute und den Geburtsort. Die Daten wichtiger Ereignisse wie Hochzeitstag oder Geburten der Kinder können ihm dazu verhelfen, die Genauigkeit der Angaben zu überprüfen. Eine korrekte Berechnung dauert bis zu mehrere Tage. Dadurch können sehr präzise Aussagen getätigt werden. Auch Astrologie kann ein Wegweiser unerwarteter Situationen sein, um ihre Botschaft für die Zukunft besser wahrzunehmen.

Ein Mensch ist ein Miniplanet, der zu einer bestimmten Zeit an einem bestimmten Ort auf die Erde kommt. Von da an übernimmt er seine Laufbahn, die Laufbahn, die von seiner Seele vorgegeben ist. Der Mensch ahnt glücklicherweise nichts von dem, was seine Seele mit ihm und seinem Leben vorhat. Driftet er eines Tages, auch durch Missachtung der Natur, von seiner für ihn bestimmten Laufbahn ab, dann wird er krank. Es gibt keinen Zufall, es fällt uns zu.
Seine Krankheit ist auch kein Zufall. Sie soll ihn zum Nachdenken bringen und zur Besinnung rufen. Dazu das Buch von Thorwald Dethlefsen: »Krankheit als Weg«.

Das Burn-out-Syndrom ist eine moderne Erkrankung der Seele, die erschreckend schnell zunimmt. Der Mensch muss in unserer leistungsorientierten Gesellschaft nur noch funktionieren, genau wie die Maschine, die er täglich bedient und womit er arbeitet, »dem Computer«.
Für eine persönliche Kreativität, die der Wegweiser seiner Seele ist, gibt es keinen Raum mehr. Es macht die Seele krank, bis sie die Arbeit endgültig völlig verweigert.
Die Seele hat nämlich das Sagen über den Menschen, in dem sie wohnt, und sie will es auch dauerhaft behalten. Der Mensch muss ihre Botschaft über seine Intuitionen, Träume und Intelligenz wahrnehmen und umsetzen.
Der Computer übernimmt und programmiert aber das menschliche Denken, das sich schleichend zu einem kaum spürbaren Arbeitsdruck entwickelt. Im Klartext heißt das, dass die Meinung des Computers gefragt ist und nicht die der Menschen, die damit arbeiten müssen. Das hindert die geistige Entwicklung eines Menschen und wurde so in der Natur nicht vorgesehen.

Eines Tages ist es so weit. Der Mensch steht plötzlich vor seiner Arbeit wie vor einer Wand. Er bekommt Angst und kann nichts mehr tun. Die Seele verweigert eine weitere Arbeit des Körpers. Das Burn-out ist da! Ein Zustand von deutlicher, körperlicher, geistiger und seelischer Erschöpfung.

Das Burn-out betrifft lediglich Menschen, die wie eine Maschine funktionieren, sich keine Pause gönnen und nicht mehr frei von Herzen lachen können. Wer so weit ist, sollte damit beginnen, in seinem Leben aufzuräumen, wenn er nicht völlig untergehen will.

Ein Burn-out ist für den modernen Mensch eine Niederlage und eine extrem schwierige Lernphase zugleich. Er war davon überzeugt, alles auf dieser Welt mit dem Verstand meistern zu können. Das wird ihm jetzt zum Verhängnis, weil er sein eigenes Leben mit seinen Aufgaben und oft selbst auferlegten Pflichten nicht mehr alleine in den Griff bekommen kann.

Würde er aber ab und zu an seine Seele denken, die Fügungen wahrnehmen und akzeptieren, die ihn durch das Leben führen, dankbar und erkenntlich dafür sein, dann würde es ihm deutlich besser gehen. Der seelische Frieden ist innere Zufriedenheit. Sie ist wertvoller als der Weg nach oben und das große Geld.

Natürlich hätte ich noch eine Bach-Blüten-Therapie empfehlen können, um die Seele positiv zu beeinflussen, eine Haar-Mineralien-Analyse dazu, um den intrazellulären Mineralieninhalt des Gewebes zu stärken und auszugleichen.

Eine Silva-Mind-Control-Tagung wäre infolge eines Burn-outs immer empfehlenswert.

In dem Fall der genannten drei Bekannten reichten die Maßnahmen aber vorläufig, sodass alle drei kurzfristig von ihrem Burn-out befreit und kurz darauf wieder berufstätig waren.

»Was könnte wichtiger sein als all das Wissen?, fragte der Verstand.
Das Gefühl und mit dem Herzen sehen!, antwortete die Seele.«
(Autor unbekannt)

KAPITEL 24

DIAGNOSE MÖGLICH!
DIE PSYCHOPHYSIOGNOMIK
ODER »WIE SEHE ICH HEUTE AUS?«

Wenn man sich morgens vor dem Spiegel die Frage stellt: »Wie sehe ich denn heute aus?«, dann stimmt oft etwas nicht. Das ist Physiognomik!

Der Körper meldet eine Funktionsänderung und ist damit sichtbar nicht zufrieden.

Carl Huter hat mit seinen Forschungen alle Falten und Fältchen an Menschen erkundet und ihre Bedeutung für die entsprechenden Organe oder Veranlagungen dokumentiert.

Seine Bücher »Menschenkenntnis« liefern die Aufschlüsselung vieler sichtbarer Geheimnisse.

Schon Sokrates, Hippokrates, Paracelsus, Goethe und viele andere haben sich bewusst oder unbewusst mit Physiognomik befasst. Carl Huter fasste in seinem System der Psychophysiognomik zusammen, was von ihm erkannt und erforscht worden ist. Er wird als Begründer der Psychophysiognomik angesehen.

Wilma Castrian beherrscht das Wissen. Sie hat schon viele faszinierende Seminare über Psycho- und Pathophysiognomik veranstaltet. Niemand kann sich vor ihrer Analyse verstecken. Frau Castrian erkennt nahezu alles im Gesicht, was man kann, wer man ist, was man tut, welche Vergangenheit man hat usw.

Sie hat das Wissen von Carl Huter noch weiter und präziser ausgearbeitet. Mittlerweile hat sie Bücher herausgebracht:
»Lehrbuch Psycho-Physiognomik – Antlitzdiagnostik für die Praxis« und
»Praxis der Psycho-Physiognomik – Das Arbeitsbuch zur Antlitzdiagnostik mit Fallbeispielen«.

Viele Abbildungen, Angaben und Dokumentationen helfen, das Lebenswerk zu verstehen. Das Thema ist sowohl für Therapeuten wie auch für Laien spannend.

Mit diesen Kenntnissen sollte ein guter Therapeut in der Lage sein, Krankheiten und ihre Ursachen am Gesicht seiner Patienten weitgehend zu erkennen.

Frau Castrian ist 1932 geboren. Sie befasst sich seit ihrem 16. Lebensjahr intensiv mit Physiognomik.

Anfragen zu Seminaren stellt man an:
Carl Huter Seminarhaus
Ambossring 18
D-31226 Schmedenstedt/Peine

Ich werde einige Beispiele zitieren. Falls ich alles richtig gelernt habe, können diese Beispiele für viele Leser zutreffen.

Die Form des Kopfes bestimmt die Veranlagung eines Menschen, nicht die Größe.
Ein zierlicher Mensch in führender Position kann ein gutes Beispiel dafür sein, dass ein ziemlich kleiner und harmonisch geformter Kopf absolut keine Einbuße an geistigem Inhalt und Intelligenz bedeutet. Damit fällt auf, dass Gewicht und Qualität nicht verwechselt werden sollten.

Die Willensachse wird dargestellt durch die Verbindungslinie zwischen Kinn und Schädelspitze. Ist die Achse lang, spricht das für einen starken Willen. Ist der Schädel spitz nach hinten geformt, dann hat man es vermutlich mit einem sogenannten Dickschädel zu tun. Wenn dazu das Kinn etwas zurückgebildet ist, dann sagt das aus, dass der Mensch sich zwar sehr viel vornimmt, er aber wahrscheinlich wenig Durchhaltevermögen hat.
Aussagen über die Willensachse werden durch die Breite des Kiefers und der Nase noch relativiert. Je breiter Nase und Kiefer sind, umso stärker ist der Wille. Der Nasenhöcker verrät Fleiß. Eine in Augenhöhe eingedellte Nase ist eine sogenannte Kindernase. Sie deutet oft auf eine noch nicht fertig entwickelte Reife hin. Eine Kindernase kann auch auf Fantasie hinweisen.

Die Nasenlöcher weisen, je nach Größe, auf die Lungenfunktionen und Luftaufnahmefähigkeit hin.

Die soziale Achse verläuft von der oberen Stirnkante bis hin an den unteren Hinterkopfknochen. Ist die Achse lang und der Knochen genau zu spüren, dann deutet das ziemlich sicher auf einen sehr sozialen Menschen hin.

Ist der Mund sehr breit, dann ist Egoismus entsprechend ausgeprägt. Ein großer Mund bedeutet oft, dass sich dieser Mensch viel nehmen will.

Ist die Unterlippe außerdem ziemlich dick, dann reicht es ihm nie. Er kann ziemlich gut nehmen und ist nicht selten bestechlich.

Sind die Lippen dünn und immer geschlossen, dann hat man vermutlich mit einem verbissenen Menschen zu tun. Ist eine leichte Öffnung des Mundes zu sehen, dann ist der Mensch, der Mundöffnung entsprechend, offen. Er öffnet sich zumindest zeitweise zum Beispiel für ein Gespräch, beide Lippen sind entspannt und nicht »aneinandergeklebt«.

Ein plötzlich weit geöffneter Mund zeigt einen zufälligen Moment des Staunens und des Verlangens nach mehr Wissen. Ein dauerhaft überdurchschnittlich geöffneter Mund zeigt oft einen Mangel an Charakter.

Wenn ein Mensch lügt, dann zuckt irgendein Körperteil. Es kann das Kinn sein, ein Arm oder das Auge. Es gibt Redner, die sich gerne hinter ein Pult stellen und gelernt haben, den Fuß oder das Knie auf ihre eigenen Unsicherheits- oder Lügenreaktionen so zu »trimmen«, dass selbst ein guter Beobachter der Körpersprache aus dem Publikum eine versteckte Lüge nicht bemerkt.

Zu dem »Zucken« und anderen Reaktionsformen von Körperteilen gehören weitere sichtbare Proteste der Seele. Wenn ihr etwas nicht gefällt, dann wird der Körper an den Organen mobil gemacht, die den seelischen Störungen entsprechen:
- Der Körper ist starr vor Schreck.
- Die Lunge: Der Atem stockt.
- Das Gesicht errötet.
- Die Stimme zittert, oder man stottert.
- Das Herz schlägt schnell.
- Darmdurchfall oder Verstopfung stellen sich ein.
- Die Blase: Man verspürt plötzlichen Harndrang.
- Der Magen: Man hat keinen Hunger oder mehr als üblich.
- Die Hände werden feucht.
- Die Knie zittern usw.

Ein Mensch mit abstehenden Ohren ist selten gerne alleine und sucht immer den Kontakt zu seinen Mitmenschen. Er hört gerne zu. Sind seine Ohren sehr fein geformt, ist er oft sehr vertrauenswürdig. Ist das Innere seiner Ohrmuschel sehr harmonisch gestaltet, dann ist er wahrscheinlich sogar Musiker, zumindest liebt er Musik. Sind die Ohren absolut senkrecht am Kopf angewachsen, in derselben Linie wie der gesamte Körper, dann hat man es mit einem innerlichen sehr ruhigen Menschen zu tun, besonders wenn er die zweite Lebenshälfte begonnen hat. Sind sie schräg nach hinten angewachsen, dann ist, vorwiegend bei Frauen, mit ziemlich großer Sicherheit eine unruhige Zeit im Alter von ungefähr vierzig Jahren herum zu erwarten. Diese Unruhe kann sogar eine Lebensänderung bedeuten.

Hängt das Ohrläppchen frei, dann deutet das auf eine gute Regenerationsfähigkeit hin. Sind sie zudem noch auffällig gut durchblutet, ist die Regenerationsfähigkeit umso besser. Angewachsene kleine Ohrläppchen deuten auf längere Regenerationszeiten hin.
In der Praxis könnte das bedeuten, dass sich ein Mensch mit hängenden und gut durchbluteten Ohrläppchen nach Ablauf einer Nacht schon von einer turbulenten Feier erholt hat, während sein Partner mit blassen und angewachsenen Ohrläppchen bis zu drei Tagen braucht, um sich von derselben Feier zu regenerieren.
Der Teil des Kopfes über den Augen macht Aussagen über die Intelligenz. Sie ist besonders groß, wenn das Oberhaupt in der Breite und in der Länge besonders ausgeprägt ist. Sind die Formen dazu sehr harmonisch ausgebildet, deutet dieses auf eine entsprechende Nutzung der Fähigkeiten hin.

Ist die Stirn hochgezogen, die »Hörner« ziemlich ausgeprägt, dann hat man es mit einem intuitiven Menschen zu tun. Die Stirn unterteilt sich bis zur oberen Kopfrundung in sieben Falten.

Die erste Falte fängt zwischen beiden Augen an. Ist sie stark ausgebildet, fast angeschwollen, dann weist sie auf ein gutes Konzentrationsvermögen hin sowie auf die Fähigkeit, sich sicher an Zahlen erinnern zu können.

Die zweite Falte gibt Auskunft über die Fähigkeit, sich Namen, Zeiten und Musik zu merken. Außerdem weist sie auf das Orientierungsvermögen hin.

Die dritte Falte kennzeichnet das praktische Denken eines Menschen.

Die vierte Falte gibt Aufschluss auf sein logisches Denken.

Die fünfte Falte zeugt von Weisheit, Witz und Kontrast.

Die sechste Falte bezieht sich auf das ethische Denken.

Die siebente Falte weist auf religiöses Denken hin, auf Hilfsbereitschaft und Herzensgüte. Das religiöse Denken beruht nicht auf der Zugehörigkeit zu einer kirchlichen Organisation, sondern auf dem, was tatsächlich im Herzen eines jeden Menschen steckt. Die siebente Falte endet am Dom eines Kopfes. Ist der Kopfdom rund und gut geformt, dann ist zu vermuten, dass das religiöse Denken dieses Menschen tief verankert ist.

Sind die Falten an der Stirn kaum zu sehen, dann sind die geistigen Fähigkeiten dieses Menschen noch nicht ausgebeutet worden.

Bildet sich die Falte als ein tiefer Riss, dann bleibt zu vermuten, dass diese Fähigkeiten weitgehend ermüdet sind. Sind zum Beispiel Eindellungen in der ersten Falte im oberen Nasenbereich zu sehen, dann ist der Mensch wahrscheinlich sehr vergesslich in Bezug auf Zahlen geworden. Findet man diese Eindellungen auch im zweiten Faltenbereich, dann weist das vermutlich auf eine Vergesslichkeit in Bezug auf Namen hin. Diese Fähigkeiten können aber wieder getrimmt werden. Man muss nur damit beginnen, zu üben, was anfangs sicherlich schwerfällt. Doch bald bilden sich die Speicherfähigkeiten zurück, was man an der Faltenbildung wiederum erkennen kann. Die Eindellungen verschwinden, und die Falten werden wieder glatt und rund. Es ist wie bei der Muskulatur: Wird sie nicht gebraucht, dann bildet sie sich zurück. Wird sie wieder in Anspruch genommen, dann verspürt man vorerst Muskelkater, der in diesem Falle den Schwierigkeiten entspricht, die man bei der Einspeicherung von neuen Informationen verspürt. Je mehr man sich übt, umso schneller bilden sich die Falten zurück, was wiederum wiederhergestelltes Aufnahmevermögen bedeutet.

Befinden sich die Augen ungefähr in der Kopfmitte oder vielleicht sogar darunter, ist der Kopf außerdem über dem Augenbereich breiter und harmonisch geformt nach hinten lang und rund, dann hat man es oftmals mit einem sehr intelligenten Menschen zu tun.

Man hat es häufig mit einem engstirnigen Menschen zu tun, wenn seine Augen nahe beieinander stehen. Sind sie weit auseinander und offen, dann denkt dieser Mensch weitsichtig und bezieht stets die Konsequenzen seiner Handlungen ein. Sind die Augen allerdings wenig geöffnet und leicht angekniffen, so als ob man sich vor einer starken Sonnenstrahlung schützen möchte, dann kann man von einem juristischen Blick sprechen.

Betrachtet man sich zum Beispiel die Augen von Robert Bosch, dem Gründer der Bosch-Werke in Stuttgart, dann sieht man den juristischen Blick eines Menschen, der alles genau und sehr kritisch beobachtet.

Bosch wurde nach Carl Huter als Beispiel für den juristischen Blick so beschrieben: Augapfel herausgedrängt, Iris ganz sichtbar, Lider energisch offen.

Die strenge Ausstrahlung von Robert Bosch, seine harmonische und hochgeformte Stirn verraten die Fähigkeiten, die ihm dazu verhalfen, einen solchen Betrieb auf die Beine zu stellen. Sein Willen und sein soziales, zukunftsorientiertes Engagement sind eindeutig zu erkennen.

Robert Bosch, immer noch als Beispiel von vielen Gewerkschaften genannt, führte schon 1907 die 40-Stunden-Arbeitszeit und 1911 die Fünftagewoche ein.

Diese Angaben sollten ein wenig aufmerksam machen auf den Zusammenhang zwischen Kopfform und den verschiedenen Fähigkeiten, über die ein Mensch verfügt. Man muss auf jeden Fall bedenken, dass eine Beurteilung nicht so einfach ist, weil die Falten und Formen immer in Relation zueinander gesehen werden müssen, das heißt, dass sich diese oder jene Fähigkeiten ändern oder gar aufheben können.
Man darf also keineswegs allzu schnell allein aufgrund einer Falte Rückschlüsse ziehen, obwohl es erstaunlicherweise oftmals zutrifft. Um sich eine begründete Meinung zu bilden und um niemanden ungerecht zu beurteilen, muss man sich intensiv mit der Physiognomik beschäftigen, und dafür sind einige Jahre an Erfahrungen notwendig.

Schriften von Carl Huter, wie »Die Naturell-Lehre«, »Handbuch für Menschenkenntnis«, oder von Walter Alispach, »Die Sprache der Augen« oder »Nasenform, Selbsterziehung und Charakter«, sowie die schon genannten Bücher von Frau Castrian geben die Möglichkeit, mehr über diese Thematik zu erfahren.

FALTEN UND GESUNDHEITSZUSTAND

Die folgenden Angaben sollten nicht für eine vollwertige Selbstdiagnose genutzt werden, sie können jedoch ein Indiz darstellen. Bei dem Verdacht auf eine Erkrankung empfiehlt sich stets, einen Therapeuten aufzusuchen.

Falten und Formen haben immer eine Bedeutung. Eine tiefe Falte, wie durch einen Messereinschnitt hervorgerufen, deutet auf eine Art Verletzung oder Verschleiß hin. Falls diese Falte in Verbindung zu einem Organ steht, stellt sie dessen sichtbaren Protest dar.

433

Die Daueraggressionen an gewissen Organen, durch Erdstrahlen am Schlafplatz, stimmen erstaunlicherweise überdurchschnittlich mit den zugehörigen Organfalten des Gesichts überein.

Wie schon am Anfang des Buches beschrieben, sind die Wirbelsäule und ihr Gesundheitszustand am Ohrrand zu erkennen. Viele Heilpraktiker schauen sich nach einer anderen Methode auch den inneren Teil der Ohrmuschel an, um dort Hinweise auf Wirbelsäulenprobleme zu bekommen.

Die waagerechte Falte zwischen Kinn und Unterlippe lässt auf eine mangelhafte Durchblutung und Venenprobleme schließen. Außerdem hat sie eine starke Aussagekraft für alle gesundheitlich angetasteten schwachen Organe.

Diese Falte ist bei den meisten Rauchern besonders stark ausgeprägt. Somit kann man am Gesicht schon feststellen, dass sich Raucher selbst nichts Gutes antun. Je tiefer die Falte ist, umso stärker ist die Wirkung der Zigarette, umso schneller wird der Mensch krank. Eine unausgewogene Ernährung sowie eine unausgeglichene Lebensweise können ebenso zu dieser Faltenbildung führen.

Die waagerechten Fältchen bei den Augen am Augenwinkel geben Hinweise über einen Ernährungsmangel. Sind in Verbindung mit diesen Fältchen senkrechte Falten vor dem Ohr vorhanden, dann bedeutet das, dass man nicht genug trinkt. Die Nieren melden einen Mangel an Flüssigkeit. Die senkrechten Falten vor dem Ohr beziehen sich nämlich auf die Nieren.

Ein zurückgebildetes Augenpolster unter den Augen deutet auf einen Mangel an Nervenreserven und einen Erschöpfungszustand hin.

Bildet sich darunter eine Falte, etwa in einem Abstand von einem Zentimeter unter dem unteren Augenlid, dann kann man bei einer Frau von einer Blasenentzündung oder einer -erkältung ausgehen. Bei einem Mann weist diese Erscheinung auf eine schwache oder kranke Prostata hin.

Je tiefer eine Falte ist, umso stärker ist im Normalfall das entsprechende Organ angegriffen. Je tiefer dazu die waagerechte Falte zwischen Unterlippe und Kinn ist, umso schlechter steht es um die Durchblutung dieses Organs. Ein entzündeter Pickel in einem bestimmten Gesichtsbereich kann ebenso Auskunft über das betroffene Organ geben. Es gibt nie Zufälle.

Eine Verdickung unter der untersten Lippe kann ein Hinweis auf ein Leberleiden sein, mit einem Nachlassen der Sehkraft als Begleiterscheinung. Erblindung hat laut erfahrener Naturheilkundler ein Leberproblem zur Ursache.

434

Menschen, die ihren Schlafplatz verändert haben und trotzdem nachts zwischen 1 Uhr und 3 Uhr nicht schlafen können, haben oft ein Leberleiden. Massive Färbungen im Gesicht haben häufig mit Leber- und Gallenproblemen zu tun. Braune Flecken in den Augen geben auch Auskunft über die Leber. Treten Krankheiten im Frühling auf, dann ist nach Aussage des Heilpraktikers Bach meistens eine Lebertherapie notwendig. Er stellt in seinen Büchern und Vorträgen den Zusammenhang zwischen den Jahreszeiten und den Erkrankungen gewisser Organe her, besonders von Nieren und Leber.

Eine sehr dünne Oberlippe kann Auskunft über die Bauchspeicheldrüse geben.

Eine breite Zunge deutet auf Bindegewebserkrankung und eine schwache Milz hin. Eine bläuliche Verfärbung kann sich ebenso auf die Milz beziehen. Geschmacksstörungen können auch auf Milzprobleme zurückgeführt werden.

Senkrechte Fältchen über der Oberlippe zeigen bei einer Frau im Allgemeinen Unterleibsprobleme an und sind ein Hinweis auf Östrogenmangel. Entzündungen oberhalb der Lippen deuten auch auf Erkrankungen an diesen Organen hin.

Eine senkrechte Falte, die vom Unterkiefer ab am Mundwinkel vorbei nach oben verläuft und dabei die gesamte Wange fast hoch bis zum Augenwinkel reicht, ist die Magen-Darm Falte. Bestehen Beschwerden, beginnt sie mit einer leichten Eindellung an der Wange. Sie bildet sich dann zu einem Riss aus. Er beginnt zumeist am Unterkiefer, verbunden mit entsprechenden Anzeichen wie zum Beispiel Hämorrhoiden oder zu weichem Stuhlgang. Die Fortsetzung dieser Falte lässt dann Schlüsse auf den gesamten Darm- und Magentrakt zu. Die Tiefe der Spalte spiegelt die Stärke der Beschwerden wider.

Die ab den Mundwinkeln abfallenden Falten, die sogenannten Unmutsfalten, gehören ausschließlich zu negativ eingestellten oder negativ kritischen Menschen und geben Hinweise auf eine kranke Milz. Die Milz findet in der Schulmedizin kaum Beachtung. Die Naturheilkunde dagegen legt sehr großen Wert auf eine gute Milzfunktion. Sie wird als eine Art wichtiger Regulator für das körperliche Wohlbefinden angesehen.

Ein junger Mann berichtete mir, Falten dieser Art gehabt zu haben. Er bestätigte, dass er in dieser Zeit tatsächlich negativ eingestellt gewesen war. Der Heilpraktiker Bach aus Telgte hatte ihm einen Hinweis während eines Vortrages gegeben. Daraufhin nahm er ein homöopathisches Präparat gegen Milzbeschwerden der Fa. Loges ein. Die Falten bildeten sich zurück und seine Lebenseinstellung wandelte sich zum Positiven. Organe beeinflussen also eindeutig die Seele. Ich erinnere hiermit an den toten Zahn als möglicher Störenfried für den Ausgleich der Seele. Bei negativ eingestellten Menschen sollte also die Milz in Augenschein genommen und nach toten Zähnen geschaut werden. Diese Menschen verstehen sich oft selbst nicht mehr, sind mit ihrer Umgebung und mit dem Ehepartner und auch den Kindern nicht im Einklang. Sie sind völlig unzufrieden, ohne zu wissen, wo die Ursache liegt. Diese Unzufriedenheit kann letztendlich infolge der völligen Disharmonie zur Scheidung führen.

An dieser Stelle möchte ich den lobenswerten Einsatz der homöopathischen Pharmafirmen erwähnen. Sie ermöglichen Heilpraktikern, durch erfahrene Therapeuten Wochenendvorträge und dadurch sehr wertvolle Fortbildung auf den verschiedenen Gebieten der Naturheilkunde zu erfahren.

Zu einem harmonischen Ausgleich von Körper und Seele gehören selbstverständlich auch eine gesunde Ernährung und ein guter Schlafplatz.

Arbeitszeiten am Bildschirm oder mit Elektronik sollten regelmäßig zum Regenerieren unterbrochen und möglichst gemindert werden, da sie oft Nervosität und unter anderem Magenbeschwerden verursachen.

Die Lebensfalte geht vom Mundwinkel bis zum Nasenflügel und zeigt die Befindlichkeit des Herzens und die Lebenslust an.

Ist diese Falte sehr tief ausgebildet, und die daraus entstehenden Wangenformen sind besonders ausgeprägt und sehr gut durchblutet, dann kann diese Durchblutung auf eine Art von Selbstschutz des Herzens hinweisen.

Mit solchen sehr tiefen »Herzfalten« sollte der Betroffene den Verzehr von Schweinefleisch auf jeden Fall unterlassen. In einem solchen Fall sind Ruhe, Abschalten und leichte Kost angesagt, zumindest bis die Falte sich etwas oder ganz zurückgebildet hat. Diese Faltenbildung muss als eine sehr ernst zu nehmende Aussage gewertet werden.

Ist ein Mensch schwer erkrankt, dann ist seine Widerstandskraft häufig an der Ordnung seiner Haare abzulesen. Sind sie sehr in Unordnung, dann hat man oft einen stark geschwächten Menschen vor sich. Mehr zu diesem Thema kann man in den Büchern über Psychophysiognomik von Frau Castrian erfahren.

Altmann gibt in seinem Buch »Einführung in die Kranken-Physiognomik« auch Hinweise zur Irisdiagnostik.

Das Buch von H.D. Bach: »Äußere Kennzeichen, innere Erkrankungen, Antlitzdiagnostik und visuelle Diagnostik mit Angaben über Krebsfrühzeichen des Antlitzes und der möglichen biologischen Therapie« ist ebenso sehr empfehlenswert.

Der folgende Hinweis stammt aus einem Vortrag von Bach und ist in seinem Buch, in dem Ärzte und Heilpraktiker sehr wichtige Behandlungshinweise finden, beschrieben.

Bildet sich plötzlich eine ungewöhnliche Disharmonie zwischen den Ohren, dass zum Beispiel das eine weiter absteht als das andere oder dass die Augenbrauen auf verschiedener Höhe stehen oder unterschiedlich dicht sind, dann sollte man seiner Gesundheit mehr Beachtung schenken und nach einer anderen gesünderen Lebensweise suchen.

Um die Wissenschaft der Physiognomik zu beherrschen, sind, wie schon erwähnt, Jahre der Beobachtungen und Erfahrungen notwendig.

Die von mir in diesem Text aufgeführten Beispiele sind in ihrer Aussage unverbindlich. Es gibt dafür entsprechende Experten und einschlägige Literatur. Das Ziel meiner Erläuterungen besteht darin, deutlich zu machen, dass unser Körper, unsere Gangart, unsere Gesichtsformen sich entsprechend der momentanen Verfassung des eigenen Ichs, ob geistig, seelisch oder gesundheitlich, verändern können.

Würden sich alle modernen Therapeuten mit diesen sogenannten alternativen Methoden befassen, dann blieben so manche Fehldiagnosen ungestellt und es kämen zerstörerische Therapien nicht mehr so leicht zustande.

Das Buch »Die Fehldiagnose in der Praxis« von Schrömgens und eine ARD-Fernsehsendung vom November 1993 mit dem Schlusssatz »Irren ist ärztlich« zeigen eindeutig, dass die moderne Medizin sich nicht genug mit dem ganzen Menschen beschäftigt, sondern viel mehr mit dem System einer rentablen Schulmedizin. Sehr viele Idealisten unter den Ärzten unterstützen gegen ihren Willen das System. Es muss nur noch funktionieren. So sichern sie ihre Existenz. Deren Wissen und Qualität im Sinne einer menschlichen Medizin schrumpfen leider stetig weiter wie wir es jetzt, 20 Jahre später, deutlich feststellen können.

Kunstfehler dürfen nicht zugegeben werden, auch wenn es rechzeitig wäre, da die Versicherungen dieses möglicherweise verhindern. So bleibt der Geschädigte allein und verlassen mit seinen Problemen.

Dass sehr viele Kunstfehler in der Schulmedizin zustande kommen, weiß jeder Mensch. Deshalb trägt jeder Einzelne auch einen Teil der Verantwortung für sich selbst, wenn er sich bedingungslos einem solchen System ausliefert. Sich mit sich selbst und den eigenen Problemen auseinanderzusetzen, Alternativtherapeuten und Therapien einzusetzen, kann viele Enttäuschungen, Ärger, unnötige Operationen ersparen und Chemie einsparen. Dabei können die Hinweise der Physiognomik von sehr großer Hilfe sein, weil man seinen veränderten Zustand schon zu Beginn erkennen und sofort wirksam bekämpfen kann.

Man kann also rechtzeitig vorbeugen.

WEGE DER SELBSTERKENNTNIS

Mein damaliger Krankheitszustand hat mich auf den Weg zur Selbsterkenntnis geführt. Die Erfahrungen, die ich von Jugend an bis zum heutigen Tag gemacht habe, waren nicht immer sehr erfreulich. Und doch gelang es mir jedes Mal aufs Neue, einen hoffnungsvollen Weg zu finden.

Ich musste im Laufe der Zeit erfahren, dass etablierte und gesetzlich anerkannte von der Gesellschaft geforderte Systemwissenschaften für mich selten hilfreich waren.

Diese Erfahrungen haben mich gegen Systeme, die den Menschen vereinnahmen und auf den Irrweg führen, sehr kritisch gemacht. Ich erkannte, welchen negativen Einfluss etablierte lukrative Einrichtungen auf meinen Körper und meine Seele haben können. Ich wählte meinen Weg so, dass ich zwar den positiven und bequemen Weg der etablierten Systeme zugewandt blieb, meine persönliche Freiheit aber bei meinen Entscheidungen nicht aufgab.

Mein kritisches Verhalten resultiert insbesondere aus den mannigfaltigen Enttäuschungen durch die Schulmedizin und aus dem durch meinen technischen Beruf geprägten systematischen Denken.

Systeme, die zu einer notwendigen Ordnung in der Gesellschaft führen, empfinde ich grundsätzlich nicht als negativ. Ich lehne aber Menschen ab, die diese Systeme für den Aufbau ihrer eigenen Machtposition und Profilierung missbrauchen und sich Profit verschaffen zum Nachteil Einzelner oder der Allgemeinheit.

Diese Einstellung forderte mich immer zum Nachdenken auf und ich ließ nicht alles bedingungslos mit mir machen.

Zugegeben, man muss vor gewissen korrupten Systemen, wie am Beispiel der heutigen Machenschaften zwischen Politiker, Banken, Industrie und mehr, die fast täglich aus den Medien zu hören sind, einfach einknicken, seine eigene Machtlosigkeit doch einsehen und trotzdem versuchen, glücklich zu werden.

In Sachen Medizin wollte ich aber nicht auf das große Fließband gerollt werden, wenn offensichtlich war, dass schon vor Beginn der Behandlung keine Aussicht auf Heilung sichergestellt werden konnte.

Ich versuchte, mir spätestens immer dann, wenn sich die Schulmedizin als hilflos erwies, ein eigenes Bild über die Ursachen meiner Krankheiten zu machen. Ich stellte Überlegungen dazu nach dem Verursacherprinzip an. Anschließend suchte ich nach verschiedenen Behandlungsmethoden, durch die ich auf natürlichem Wege und ohne meinen Körper der Chemie auszuliefern, meine Gesundheit wiedererlangte.

Mein Prinzip, nach Ursache und Wirkung zu suchen, ermöglichte mir, ein eigenes Bild von Krankheit, Ursachen und Behandlung aufzubauen, und zwar genau oder spätestens da, wo die Schulmedizin erfolglos blieb.

Wird man von einer Krankheit betroffen, an der selbst Schulmediziner leiden oder sogar daran sterben, oder wird man von einer Krankheit betroffen, die laut Mediziner als kaum heilbar oder unheilbar gilt (egal ob es sich um Wirbelsäulen- oder Krebserkrankungen handelt), spätestens dann sollte man seine Chancen gut einschätzen, nachdenken und unbedingt andere Therapiemöglichkeiten mit einbeziehen. Gerade Therapien, die von Unkundigen verspottet werden, sind vielleicht genau die Therapien, die man in diesem Moment braucht. Kritiker solcher Alternativen, die mit ihrer eigenen Therapie eine Krankheit nicht heilen können, sind immer unglaubwürdig. Sie sollten sich des Spottes und der Kritik enthalten.

Cortison, Penizillin, Hormonbehandlungen und Chemikalien, deren langfristigen Folgen nicht eindeutig geklärt sind, können keine Mittel für eine dauerhafte Therapie sein. Sie sind zwar bequem, unterdrücken aber oftmals nur die Schmerzen und bekämpfen selten oder nie die tatsächlichen Ursachen der Erkrankungen. Natürliche Prozesse im Körper werden aus Bequemlichkeit mit solchen Mitteln oft verdrängt, wie beispielsweise im Fall von Hormonbehandlungen gegen die Unannehmlichkeiten des Klimakteriums. Eine vollwertige

Ernährung und eine gesunde Lebensweise könnten vielen Krankheiten vorbeugen und überflüssige Therapien ersparen.

Die zahlreichen Tagungen über Natur und Naturheilkunde, die ich im Laufe der Zeit besucht habe, haben mich in meinem kritischen Denken bestärkt.

Durch meinen Beruf wurden mir immer neue Gespräche, Kontakte und Erfahrungen ermöglicht. Hier und da bekam ich eine neue Anschrift, einen guten Hinweis auf Therapeuten und Heilmethoden. Ich nahm diese Anregungen an und beschritt viele neue Wege.

Ich lernte, auf die mannigfaltigen Berichte von Presse und Rundfunk aufmerksam zu werden, auf sie zu reagieren. Ich entnahm ihnen Informationen, die mir halfen, mein Denken zu unterstützen und zu erweitern. Dabei verließ ich mich allerdings auf die Genauigkeit der journalistischen Angaben.

Ein kritischer Natur- und Schulmediziner ermutigte mich, die zahlreichen aus meiner früheren Not entstandenen Erkenntnisse aufzuschreiben. Der Inhalt meiner Bücher spiegelt somit einen Teil eines Lebensabschnittes wider, der durch Sorge um meine Gesundheit geprägt war. Dies gilt als Zusammenfassung meines Wissens für mich selbst.

Ich habe das Buch also in erster Linie für mich geschrieben, um eine Erinnerung an mögliche Selbsthilfen für spätere Zeiten festzuhalten und nicht zu vergessen. Deshalb sind meine Bücher in keiner Weise als Sachbücher anzusehen, sondern vielmehr als eine Lebensgeschichte mit einer Ansammlung von wichtigen Erkenntnissen.

Das war mein System, um meine Gesundheit wieder zurückzuerlangen und im Gleichgewicht zu halten. Es wird mein System sein, aufkommende Krankheiten frühzeitig zu erkennen, um ihnen sofort entgegenwirken zu können.

Eine Krankheit darf nie verdrängt werden. Eine Krankheit ist eine Botschaft für eine Kursänderung im Leben. Eine Krankheit gehört in erster Linie dem Betroffenen. Er muss sich also dieser Krankheit bewusst annehmen, sich kritisch mit ihr auseinandersetzen und sie mit aller Entschiedenheit bekämpfen. Der richtig gewählte Therapeut ist ein wichtiger Berater. Die Krankheit eines Patienten ist nicht das Eigentum eines Therapeuten. Ein Patient, der seinen Körper ohne mit- oder nachzudenken behandeln lässt, gibt möglicherweise damit eine wichtige Lernphase seines Lebens auf.

440

Zur Erinnerung und zum Nachdenken: Rudolf Breuß hat überwiegend natürlich gelebt und in einem strahlenfreien Bett geschlafen. Mit 106 Jahren hat er seine Praxis abgegeben und ist erst dann in den Ruhestand getreten.

Wenn ein Leser sich mit meinen Meinungen und Erkenntnissen identifizieren kann und diese für sich selbst in Anspruch nehmen möchte, tut er es aus seiner eigenen Verantwortung heraus und sollte im Zweifelfall immer einen vertrauenswürdigen Therapeuten konsultieren.

»Zu Risiken und Nebenwirkungen fragen Sie Ihren Arzt oder Apotheker ...«?

»Das Leben besteht aus vielen kleinen Münzen,
und wer sie aufzuheben weiß, hat ein Vermögen.«

Jean Anouilh

LITERATURHINWEISE

- Rudolf Breuß: Krebs und Leukämie
- Dr. med. Hartmann: Krankheit als Standortproblem
- Dr. med. Hartmann: Über Konstitutionen Yin Yang und Reaktionstypen
- Rauscher: Erfolgreiche Krebstherapie
- Rauscher: Tödliche Mykosen
- Dr. Josef Oberbach: Feuer des Lebens
- Köhnlechner: Man stirbt nicht im August
- Prof. Dr. König: Unsichtbare Umwelt
- Dr. Varga: Krebsgeschehen 2/1984
- Dr. Volkrodt: Mikrowellen und Elektrosmog (Berichte)
- Wetter-Boden-Mensch: Zeitschrift für Geobiologie
- Remy Alexandre: Votre lit est-il a la bonne place? Introduction a la géobiologie
- Dr. med. Peter Rothdach: Alte und neue Krebstheorien im Lichte der Geobiologie
- R.O. Becker: Der Funke des Lebens
- Ganten, Spahl, Deichmann: Die Steinzeit steckt uns in den Knochen
- Vernon Coleman: Wie Sie Ihren Arzt davon abhalten, Sie umzubringen
- Bachmann: Die Krebsmafia
- Dr. med. Robert S. Mendelsohn: Trau keinem Doktor
- Schrömgens: Die Fehldiagnose in der Praxis
- Hans-Martin Tillack: Die korrupte Republik
- Marion Grillparzer: Körperwissen
- Dr. med. Hoffmann: Rheuma heilt man anders
- Ulrich Rückert: Taiki, die neue Heilmethode aus Japan
- Rabe: Manuelle Therapie-Heilgymnastik
- Dr. med. Rosemarie Mieg: Krankheitsherd Zähne
- Dr. Sam Ziff: Amalgam, die toxische Zeitbombe
- Dr. Voll: Die energetischen Beziehungen zwischen Zahn-/Kiefergebiet und dem übrigen Organismus
- Thomas Weiss: Alles über Pilzerkrankungen
- Heinz Scholz: Sanft heilen mit Naturmedizin
- Heinz Scholz: Schlank und gesund mit Gemüse
- Heinz Scholz: Vitamine
- Heinz Scholz: Mineralstoffe und Spurenelemente
- Niels Krack: Biochemischer Leitfaden
- Wiedemann: Der Gesundheit auf der Spur (Orthomolekularmedizin)

- Volker Faust: Wetterfühligkeit
- Dextrait: Heilung durch Tonerde
- Droz: Die wunderbaren Heilwirkungen des Kohlblattes
- Kerner: Der Ruf der Rose
- Tomkiens und Bird: Das geheime Leben der Pflanzen
- Mechthild Scheffer: Selbsthilfe durch Bach-Blüten-Therapie
- Carl Huter: Menschenkenntnis
- Wilma Castrian: Lehrbuch Psycho-Physiognomik
- Wilma Castrian: Praxis der Psycho-Physiognomik
- Bach: Äußere Kennzeichen innerer Erkrankungen
- Bach Krankheit und Zunge
- Altmann: Einführung in die Kranken-Physiognomik
- Dr. John Diamond: Der Körper lügt nicht
- Bertold Ulsamer: Ohne Wurzeln keine Flügel
- Höting: Kraftquell Gedanke
- Louise Hay: Heile deinen Körper
- Stefan v. Jankovich: Ich war klinisch tot – Mein schönstes Erlebnis
- Ebert: Der innere Therapeut
- Informationsblätter von Micro Trace Minerals aus Hersbruck
- Der Naturarzt (Zeitschrift)
- Niels Krack: Biochemischer Leitfaden
- Windpferd: Das Ayurveda Heilbuch
- Dr. Enderlein: Der Schlüssel des Lebens
- Brigitte Bürger: Haushalt ohne Chemie
- Blaurock-Busch Heilende Nährstoffe
- Blaurock-Busch: Diagnose und Therapie
  von Nahrungsmittelallergien
- R. Bircher: Geheimarchiv der Ernährungslehre
- Dr. Kollath: Die Ordnung unserer Nahrung
- Michio Kushi: Der makrobiotische Weg
- Dr. Fisch: Chinesische Heilkunde in unserer Ernährung
- Marianne Lecomte: Die Yin-Yang-Diät
- Haller: Macht und Geheimnis der Natur
- Willfort: Gesünder leben – länger leben
- Seidenschwarz: Die häusliche Naturheilkunde
- Schoenenberger: Bewusst ernähren – Gesund durch natürliche Säfte
- Vogel: Gene verändern die Welt
- Wessely: Lebenskraft Atem
- Höfler: Atemtherapie und Atemgymnastik
- Decker-Voigt: Aus der Seele gespielt

Weitere Bücher von Guy Laforge

GESUNDHEIT ZUM SELBERMACHEN

»Gesundheit ist nicht selbstverständlich, Gesundheit ist kein Zufall.«

Guy Laforge führt den Leser durch eine spannende Achterbahn von natürlichen und unnatürlichen Systemen, die für Gesundheit oder Krankheiten mitentscheidend sind.

In diesem Buch werden – wissenschaftlich belegt – Naturereignisse beschrieben, die einen direkten Einfluss auf unser Leben haben. Sie können sich sowohl positiv als auch negativ auswirken. Nur der Mensch entscheidet, vorausgesetzt, dass er davon weiß.

Der menschliche Körper verfügt als Naturprodukt über ein bisher noch unbekanntes Warnsystem, um Krankheiten vorzubeugen. Diese Eigenschaft ist ein Phänomen, das in wenigen Minuten von nahezu jedem Menschen überall wahrgenommen werden kann.

Der »Liegetest« wurde von dem Autor selbst entdeckt und entwickelt. 15 Minuten reichen im Normalfall aus, um deutlich zu spüren, weshalb der eigene Körper krank ist und warum er Nacht für Nacht den Schlaf verweigert.
Diese natürlichen Warnsignale verhelfen auch, eine Lösung zu finden, wodurch häufig eine schnelle Genesung ermöglicht wird.

Guy Laforge macht hier aufgrund seiner eigenen Erfahrungen deutlich und nachvollziehbar, dass jeder Mensch die Fähigkeiten besitzt, Krankheiten weitgehend zu beherrschen oder zu vermeiden.

Wir sind Kinder der Schöpfung. Wenn wir die Schöpfungsenergie in uns wahrnehmen wollen und ehren, wird sie uns schützen und dazu verhelfen, bewusster zu leben.

Gesundheit ist der Schlüssel zum Glück.

GESUNDES HAUS – GESUNDER MENSCH

»Die Erfahrungen, die ich durch meine Krankheiten gemacht habe, lehrten mich, dass der Wohnort, der Standort des Hauses, die Baumaterialien und die Wohnungseinrichtung entscheidenden Einfluss auf die Gesundheit der Bewohner nehmen können.

In meinem Buch will ich Ihnen zeigen, wie einfach es oftmals ist, chemische durch natürliche Baustoffe zu ersetzen. Es gibt immer eine Alternative!

Baubiologie jedoch ist mehr, sie soll helfen, eine weitgehend störungsfreie und natürliche Umgebung aufzubauen. Wie? Lesen Sie meine Tipps dazu.

Alle ›biologischen Maßnahmen‹ beim Bau eines neuen Hauses oder in ein bereits bestehendes Haus, die ich in meinem Buch empfehle, sollen physische Störungen und Krankheiten vorbeugen. Es lauern viele Gefahren in unserer so chemischen Welt. Schützen Sie sich davor. Ich helfe Ihnen dabei.«

WENN DIE ÄRZTE NICHT WEITER WISSEN ...
... dann lies das Buch und finde heraus, warum dein Körper streikt!

Die Rückmeldungen und Fragen vieler Leser meiner bisher erschienen Bücher gaben die Anregungen für dieses neue Buch.
Die enorme und rasante Zunahme an Krankheiten, wie Krebs, Melanom, Burnout und Rückenprobleme, die Zivilisationskrankheiten sind, stellen die Mediziner - so scheint es - vor ein Rätsel.
Natürliche Krankheiten ermöglichen dem Arzt eine präzisere Diagnose, weil die Symptome seit Urzeiten bekannt sind.
Moderne Erkrankungen physikalischen und seelischen Ursprungs gehören nicht zum erlernten Wissen von Schulmedizinern. Daher ist es, selbst für einen bemühten Arzt, oft sehr schwierig, eine genaue Diagnose abzugeben.
Die Industrie entwickelt mit der Unterstützung ehrgeiziger Erfinder ständig neue Produkte, die das Leben vereinfachen und angenehmer machen sollen.
Der Konsum entwickelt sich permanent, deshalb ändert sich unsere Umwelt entsprechend schnell.
Der menschliche Körper ist aber ein Naturprodukt, der sich seit Jahrtausenden nicht geändert hat. Sein biologisches Umfeld hat sich dagegen gravierend geändert. Moderne Zeiten bringen zwangsläufig moderne und unerforschte Krankheiten mit sich.

445

Vor 35 Jahren entdeckte Guy Laforge als Betroffener durch sein technisches Wissen die Ursachen vieler Zivilisationskrankheiten. Er ist seitdem ständig auf der Spur neuer Umweltstörungen geblieben, um die daraus resultierenden Krankheiten effektiv besiegen zu können.
Das Buch ist mit vielen Bildern und Tabellen dokumentiert und dabei als Ergänzung der bisherigen Bücher anzusehen. Jeder Laie kann somit alle bisherigen Angaben besser verstehen und nachmachen.

PARIS ZU FUSS IN DREI TAGEN

Paris, die Hauptstadt Frankreichs, ist ohne Zweifel eine der sehenswertesten Orte der Welt.
Guy Laforge führt Sie mit diesem Band als erfahrener Reiseleiter durch die Stadt der Liebe und zeigt Ihnen die schönsten Seiten der Metropole!
Lassen Sie sich ein auf eine Reise durch die französische Küche mit ihren zahlreichen Delikatessen, genießen Sie die Atmosphäre der belebten Straßen und den Anblick monumentaler Bauwerke und kosten Sie den schmackhaften Wein, für den die Gegend zurecht so berühmt ist.
Und wenn Ihnen das noch nicht ausreicht, nimmt Guy Laforge Sie gerne mit auf eine Reise entlang der Loire, an deren Ufern malerische Schlösser und Weinanbaugebiete auf Sie warten.
Lernen Sie Frankreich und Paris kennen – und lieben!

Und Anfang 2016

DAS LEBEN BEGINNT MIT DER BEFRUCHTUNG
Einfache Wahrnehmung von Naturgesetzen
für ein gesundes, freies und glückliches Leben